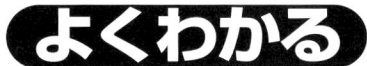

よくわかる
うつ病のすべて
―早期発見から治療まで―

改訂第2版

編集　鹿島晴雄　慶應義塾大学教授
　　　宮岡　等　北里大学教授

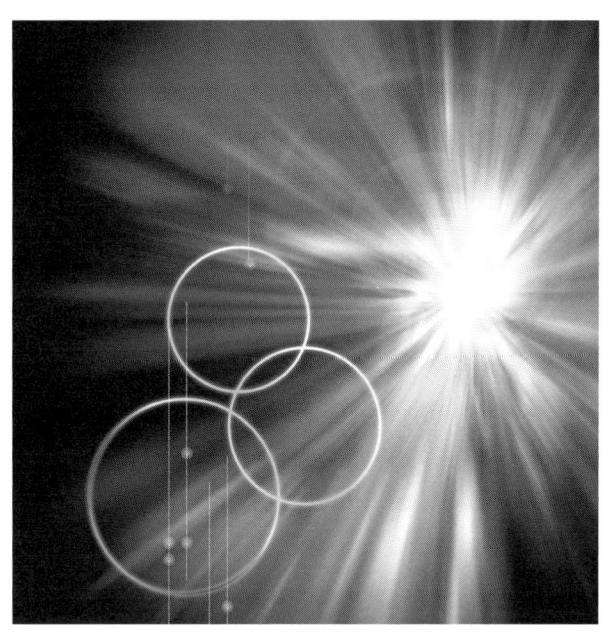

永井書店

■執筆者一覧

●編集

鹿島　晴雄(慶應義塾大学医学部精神神経科　教授)
宮岡　　等(北里大学医学部精神科　教授)

●執筆者(執筆順)

清水　邦夫(自衛隊中央病院精神科　第2精神科部長)
野村総一郎(防衛医科大学校精神科学講座　教授)
松下　幸生(独立行政法人国立病院機構久里浜アルコール症センター精神科　診療部長)
古茶　大樹(慶應義塾大学医学部精神神経科　講師)
城野　　匡(熊本大学大学院医学薬学研究部脳機能病態学分野)
北村　俊則(熊本大学大学院医学薬学研究部臨床行動科学分野　教授)
千葉　裕美(慈雲堂内科病院　部長)(東京都新宿区)
濱田　秀伯(特別・特定医療法人群馬会群馬病院　院長)(群馬県高崎市)
稲田　俊也(財団法人神経研究所附属晴和病院　副院長)
村松　太郎(慶應義塾大学医学部精神神経科　准教授)
藤田　憲一(新中野FKクリニック　院長)(東京都中野区)
古賀　良彦(杏林大学医学部精神神経科　教授)
藤澤　大介(慶應義塾大学医学部精神神経科)
大野　　裕(慶應義塾大学保健管理センター　教授)
坂村　　雄(東京電力病院神経科　科長)(東京都新宿区)
岸本泰士郎(医療法人財団厚生協会大泉病院　副医長)(東京都練馬区)
渡邊衡一郎(慶應義塾大学医学部精神神経科　講師)
早馬　　俊(横浜メンタルクリニック戸塚　院長)(横浜市)
鈴木　映二(国際医療福祉大学熱海病院精神科　教授)
根本　隆洋(慶應義塾大学医学部精神神経科)
水野　雅文(東邦大学医学部精神神経科　教授)
田野尻俊郎(JR東京総合病院メンタルヘルス精神科　主任医長)
石﨑　潤子(昭和大学医学部精神医学)
三村　　將(昭和大学附属烏山病院精神医学　准教授)
穴水　幸子(慶應義塾大学医学部精神神経科)
齋藤　正範(北里大学医学部精神科・北里大学大学院医療系研究科　専任講師)
吉邨　善孝(北里大学医学部精神科　講師)

黒木　宣夫(東邦大学医療センター佐倉病院精神神経医学研究室　教授)

中村　　純(産業医科大学医学部精神医学　教授)

前田　貴記(慶應義塾大学医学部精神神経科)

鹿島　晴雄(慶應義塾大学医学部精神神経科　教授)

加藤元一郎(慶應義塾大学医学部精神神経科　准教授)

田　　亮介(青渓会駒木野病院精神科　医長)(東京都八王子市)

笠原　麻里(国立成育医療センターこころの診療部育児心理科　医長)

吉益　晴夫(昭和大学横浜市北部病院メンタルケアセンター　准教授)

吉田　芳子(北里大学医学部精神科　診療講師)

宮岡　　等(北里大学医学部精神科　教授)

船山　道隆(足利赤十字病院精神神経科)

白波瀬丈一郎(慶應義塾大学医学部精神神経科　講師)

改訂第2版　序文

「うつ病は心の風邪。薬を服んで十分な休養をとって治そう」という言葉そのままにうつ病を理解している一般の方が少なくない。うつ病が精神疾患として偏見をもって受け止められた時代は終わりを告げ、「状況次第で誰でも罹りうる病気」と思われ始めたかのようである。一方、職域では「同じような状態なのに、精神科医によって、診断書の病名がうつ病だったり、適応障害だったりするのはどうしてか」とよく質問されるし、一般向けの啓発書にまで「○○うつ病」などといううつ病の亜型を示すかのような用語が登場する。うつ病が広く知られ、理解が深まるとともに、今度は新たな混乱が生まれつつある。精神科診療の中でも、伝統的診断基準と操作的診断基準が必ずしも適切とは言えない形で併用され、複数の治療ガイドラインが混在する状況をみると、精神医学の中でも多くの議論を残したまま、さらに新しい課題が生まれつつあるように思う。

　本書はうつ病に関するあらゆる問題を無理なく理解できる本を目指して2003年に出版された。初版では診断から治療、精神病理から生物学的基盤まで多くの側面が取りあげられ、さらに社会とのかかわり、さまざまな病型、年代ごとの特徴まで論じられた。各執筆者の努力によって、本書は読み通せばうつ病の全貌を理解できるものになったと思う。今回、新たな項目を追加し、さらに各項目にも最新の知識を加えて、第2版を出版することになった。うつ病臨床に携わる方にとって、第1版以上に参考になると確信している。うつ病について、診断や治療に次々に新しい議論が生まれる現状をみると、今後も本書の定期的な改訂は不可欠であろう。

　読者の中には本書の中でも、うつ病の捉え方が執筆者ごとに微妙に異なるように思われる方があるかも知れない。しかしそれはうつ病の専門家の間でも意見の食い違いやすい部分であり、読者にも積極的に議論に加わってほしいと思う。

　ご執筆頂いた方々に心から御礼を申し上げるとともに、第2版の出版にあたりお世話になった編集長の高山静氏と山本美恵子氏に感謝したい。

　平成21年5月吉日

編者　鹿島晴雄、宮岡　等

序　文

　うつ病ないしうつ状態は精神科診療、特に外来の診療において最も多く出会うもののひとつである。うつ病に関する啓蒙書や情報はますます多く、"うつ病"や"うつ"という用語は、今や以前の"神経衰弱"、"ノイローゼ"に代わり、精神的不調の代名詞となった感がある。一度も憂うつな気分や億劫な感じを体験したことのない人はいないであろう。それだけに一般の方には"うつ"は一見わかりやすく思われ、情報の多さにもかかわらず、必ずしも本当のところが知られていない面もある。そのため治療者が診療の場面で説明に苦しむこともあろう。他方、最近のうつ病に関する研究、特に薬理学をはじめとする生物学的研究は膨大なものがあり、それらの知見の概要を知ることは容易でない。

　本書は、うつ病に関するさまざまな問題を取りあげ、多くの専門家に最近の知見を含めお書き頂いた。28章にわたっており、うつ病に関する問題は生物学の最近の知見から一般医へのアドバイスまで、ほぼ網羅されていると考えている。

　まず総論的なはじめの10章までは、うつ病の分類と概念、病因に関する最近の生物学的知見と病前性格、疫学、症候学が、また治療として、抗うつ薬およびその他の薬物療法、電気痙攣療法と経頭蓋磁気刺激療法、各種の精神療法が述べられ、ストレスとうつの章では予防と自己管理についてふれられている。続く各論では、さまざまな型のうつ、混合状態、ラピッド・サイクラー、難治性うつ病が取りあげられ、またうつを惹き起こすものとしての身体疾患、アルコール、薬物につき述べられている。さらに、ライフサイクルとうつについて、小児・思春期と老年期また産褥・性周期・更年期に分けて章が割かれている。自殺についても1章を設けた。最終章では、精神科医と同様またはそれ以上にうつを診ることの多い一般医のための早期発見を含めたうつ病診断や専門医紹介のタイミングについて留意点が述べられている。

　このようにうつ病のさまざまな問題について、高度な内容も含め、わかりやすく書かれた本書がうつ病の臨床に携わる方々に少しでも参考になれば幸いである。

　御執筆頂いた方々に心から感謝いたしますとともに、出版にあたり大変にお世話になった編集長の高山静氏と山本美恵子氏に深く感謝する次第です。

　平成15年12月吉日

編者　鹿島晴雄、宮岡　等

目 次

1 概念・分類 ——————————————————（清水邦夫、野村総一郎） 1
- Ⅰ うつ病概念の歴史的経緯 …………………………………………………………1
- Ⅱ うつ病とは何か ……………………………………………………………………3
- Ⅲ うつ病の主な臨床病型分類 ………………………………………………………7

2 病因：生物学 ——————————————————————（松下幸生） 15
- Ⅰ モノアミン仮説 ……………………………………………………………………15
- Ⅱ 受容体仮説 …………………………………………………………………………18
- Ⅲ 視床下部-下垂体-副腎皮質(HPA)系障害仮説および海馬周辺の神経損傷仮説 ……21
- Ⅳ 神経細胞新生・神経可塑性仮説 …………………………………………………22
- Ⅴ うつ病の遺伝因子 …………………………………………………………………25
- Ⅵ うつ病の生物学的マーカー ………………………………………………………28

3 病因：病前性格と状況 ——————————————————（古茶大樹） 33
- Ⅰ クレッチマーの循環気質 …………………………………………………………34
- Ⅱ 下田・平澤の執着気質(または執着性格) ………………………………………35
- Ⅲ テレンバッハのメランコリー親和型 ……………………………………………37
- Ⅳ 笠原のメランコリー論 ……………………………………………………………38

4 疫　学 ——————————————————————（城野　匡、北村俊則） 42
- Ⅰ 気分障害の分布 ……………………………………………………………………42
- Ⅱ 年齢 …………………………………………………………………………………44
- Ⅲ 施設入所および一般診療科外来患者との関連 …………………………………44
- Ⅳ うつ病の危険因子 …………………………………………………………………45

5 症候学 ——————————————————————（千葉裕美、濱田秀伯） 50
- Ⅰ 態度 …………………………………………………………………………………50
- Ⅱ 感情の障害 …………………………………………………………………………50
- Ⅲ 意欲(意志・欲動)の障害 …………………………………………………………52
- Ⅳ 思考障害 ……………………………………………………………………………52
- Ⅴ 妄想 …………………………………………………………………………………54
- Ⅵ 知覚・認知障害 ……………………………………………………………………57
- Ⅶ 身体症状 ……………………………………………………………………………58
- Ⅷ うつ病と統合失調症のうつ状態 …………………………………………………59

6 抗うつ薬療法 ——————————————————————（稲田俊也） 62
- Ⅰ わが国で使用されている抗うつ薬とその分類 …………………………………62
- Ⅱ 抗うつ薬の効果と使い方 …………………………………………………………66
- Ⅲ 抗うつ薬による副作用 ……………………………………………………………72

7 抗うつ薬以外の薬物療法 ———————————————（村松太郎） 82
 I　リチウム（リーマス®） ………………………………………………………82
 II　カルバマゼピン（テグレトール®） …………………………………………83
 III　バルプロ酸（デパケン®） ……………………………………………………84
 IV　甲状腺ホルモン（チラーヂン®） ……………………………………………85
 V　メチルフェニデート（リタリン®） …………………………………………86
 VI　ベンゾジアゼピン（例：ジアゼパム） ………………………………………87
 VII　抗精神病薬 ……………………………………………………………………87
 VIII　セントジョーンズワート ……………………………………………………88

8 電気痙攣療法と経頭蓋磁気刺激療法 ———————（藤田憲一、古賀良彦）90
 I　ECT と TMS の比較 …………………………………………………………91

9 精神療法 —特に認知行動療法、対人関係療法、家族や職場のサポートなど—
 ———————————————————————（藤澤大介、大野　裕）98
 I　うつ病患者への一般的な接し方 ………………………………………………98
 II　精神療法の概要とエビデンス …………………………………………………99
 III　認知行動療法（CBT） ………………………………………………………101
 IV　対人関係療法（IPT） ………………………………………………………107
 V　職場・家族へのサポート ……………………………………………………109

10 ストレスとうつ—ストレス対処法— ———————————（坂村　雄）115
 I　ストレスとは何か ……………………………………………………………116
 II　ストレス状態と身体の反応 …………………………………………………117
 III　精神的ストレスの強さ ………………………………………………………120
 IV　ストレスにどのように対処するか …………………………………………121

11 大うつ病性障害 ————————————————（岸本泰士郎、渡邊衡一郎）126
 I　歴史・概念・分類 ……………………………………………………………126
 II　疫学 ……………………………………………………………………………129
 III　症状 ……………………………………………………………………………129
 IV　診断 ……………………………………………………………………………131
 V　鑑別診断 ………………………………………………………………………135
 VI　コモビディティ（comorbidity） ……………………………………………137
 VII　治療 ……………………………………………………………………………138
 VIII　経過・予後 ……………………………………………………………………146

12 双極 I 型障害 ——————————————————（早馬　俊、鈴木映二）148
 I　双極 I 型障害とは ……………………………………………………………148
 II　症状 ……………………………………………………………………………149
 III　症例提示 ………………………………………………………………………151
 IV　診断 ……………………………………………………………………………154
 V　病因 ……………………………………………………………………………155
 VI　治療 ……………………………………………………………………………158

13 双極 II 型障害 ————————————(根本隆洋、水野雅文) 163
　　I　概念 …………………………………………………………………163
　　II　歴史 …………………………………………………………………163
　　III　診断 …………………………………………………………………164
　　IV　臨床的特徴 …………………………………………………………168
　　V　薬物療法 ……………………………………………………………170
　　VI　心理社会的治療 ……………………………………………………176
　　VII　症例提示 ……………………………………………………………179

14 気分変調性障害 ————————————————————(早馬　俊) 181
　　I　気分変調性障害とは ………………………………………………181
　　II　症状 …………………………………………………………………185
　　III　症例提示 ……………………………………………………………186
　　IV　診断 …………………………………………………………………189
　　V　経過・予後 …………………………………………………………191
　　VI　治療 …………………………………………………………………191
　　VII　まとめ ………………………………………………………………192

15 気分循環症(気分循環性障害) ———————————(田野尻俊郎) 195
　　I　用語の概念 …………………………………………………………195
　　II　気分障害の一元論と二元論 ………………………………………195
　　III　診断基準・症状 ……………………………………………………196
　　IV　臨床像の特徴 ………………………………………………………198
　　V　疫学 …………………………………………………………………199
　　VI　双極性障害との関係 ………………………………………………200
　　VII　鑑別診断 ……………………………………………………………200
　　VIII　症例 …………………………………………………………………203
　　IX　治療 …………………………………………………………………205

16 季節性感情障害 ————————————————(石﨑潤子、三村　將) 207
　　I　症状 …………………………………………………………………207
　　II　診断 …………………………………………………………………207
　　III　疫学 …………………………………………………………………208
　　IV　病因 …………………………………………………………………209
　　V　治療 …………………………………………………………………212
　　VI　予後 …………………………………………………………………215

17 非定型うつ病 ————————————————————(穴水幸子) 218
　　I　診断基準：DSM-IV-TR と ADDS ………………………………218
　　II　5症状の分析(気分反応性、過食、過眠、鉛様の麻痺状態、拒絶への過敏性) ……219
　　III　他疾患との鑑別 ……………………………………………………221
　　IV　治療 …………………………………………………………………223
　　V　特殊な型のうつ病 postpsychotic depression(精神病後抑うつ)と非定型うつ病
　　　　との近似性 …………………………………………………………224
　　VI　まとめ ………………………………………………………………225

18 混合状態 ────────────────── (齋藤正範) 227

　Ⅰ　混合状態とはどういう状態か ……………………………………………227
　Ⅱ　診断 ……………………………………………………………………228
　Ⅲ　混合状態は珍しい状態像か？ ……………………………………………230
　Ⅳ　混合状態に合併する種々の問題 …………………………………………231
　Ⅴ　治療と予後 ……………………………………………………………231
　Ⅵ　専門医への紹介 …………………………………………………………232

19 ラピッド・サイクラー ────────────── (吉邨善孝) 235

　Ⅰ　ラピッド・サイクラーの定義 ……………………………………………235
　Ⅱ　臨床的特徴 ……………………………………………………………237
　Ⅲ　成因 ……………………………………………………………………239
　Ⅳ　治療 ……………………………………………………………………241
　Ⅴ　予防 ……………………………………………………………………243

20 適応障害とうつ病 ─────────────── (黒木宣夫) 245

　Ⅰ　労災請求事例に下された診断名 …………………………………………245
　Ⅱ　適応障害とうつ病の診断基準 ……………………………………………246
　Ⅲ　適応障害とうつ病の鑑別 …………………………………………………249

21 Comorbidityとうつ病 ──────────────── (中村　純) 252

　Ⅰ　米国精神医学会 DSM-IV-TR(DSM)診断基準の課題 ……………………253
　Ⅱ　Comorbidity(並存症、共存症、重複罹患)の概念 ………………………254
　Ⅲ　うつ病とComorbidity …………………………………………………254

22 身体疾患とうつ状態 ─────────── (前田貴記、鹿島晴雄) 261

　Ⅰ　脳に直接的に障害をきたす疾患によるもの(狭義の器質性気分障害) …………261
　Ⅱ　脳に間接的に障害をきたす身体疾患によるもの(症状性気分障害) ……………267
　Ⅲ　身体疾患における心因性うつ状態(抑うつ気分を伴う適応障害) ………………274
　Ⅳ　身体疾患に伴ううつ状態の治療 …………………………………………274

23 アルコールとうつ状態 ──────────── (加藤元一郎) 275

　Ⅰ　アルコール依存症の非均質性 ……………………………………………275
　Ⅱ　アルコール症の臨床類型について ………………………………………276
　Ⅲ　アルコール依存症とうつ病性障害 ………………………………………278
　Ⅳ　不快感と飲酒動機 ………………………………………………………279
　Ⅴ　具体的な症例 ……………………………………………………………280

24 薬物とうつ状態 ────────────────── (田　亮介) 282

　Ⅰ　薬剤誘発性うつ状態 ……………………………………………………282
　Ⅱ　インターフェロン ………………………………………………………283
　Ⅲ　グルココルチコイド(副腎皮質ホルモン) ………………………………284
　Ⅳ　消化器用剤(ヒスタミン H_2 受容体遮断薬) ……………………………285
　Ⅴ　抗結核薬 ………………………………………………………………286

Ⅵ　カルシウム拮抗薬 ……………………………………………………………286
　　Ⅶ　β受容体拮抗薬 ………………………………………………………………287
　　Ⅷ　薬剤性精神障害の治療上の留意点 …………………………………………287

25　小児・思春期のうつ状態　　　　　　　　　　　　　　　〈笠原麻里〉289
　　Ⅰ　気分障害としての子どものうつ ……………………………………………289
　　Ⅱ　子どものうつの治療 …………………………………………………………294

26　老年期のうつ状態　　　　　　　　　　　　　　　　　　〈吉益晴夫〉298
　　Ⅰ　疫学 ……………………………………………………………………………298
　　Ⅱ　病因 ……………………………………………………………………………299
　　Ⅲ　診断 ……………………………………………………………………………299
　　Ⅳ　予後 ……………………………………………………………………………303
　　Ⅴ　治療 ……………………………………………………………………………304

27　産褥・性周期・更年期とうつ状態　　　　　　　　　　　〈吉田芳子〉307
　　Ⅰ　妊娠中および産褥期にみられるうつ状態 …………………………………307
　　Ⅱ　性周期にみられるうつ病 ……………………………………………………310
　　Ⅲ　更年期のうつ病 ………………………………………………………………313

28　難治性うつ病　　　　　　　　　　　　　　　　　　　　〈宮岡　等〉316
　　Ⅰ　定義 ……………………………………………………………………………316
　　Ⅱ　頻度 ……………………………………………………………………………318
　　Ⅲ　特徴 ……………………………………………………………………………318
　　Ⅳ　難治性うつ病に対する対応と治療 …………………………………………319

29　うつ病と自殺　　　　　　　　　　　　　　　〈船山道隆、白波瀬丈一郎〉324
　　Ⅰ　うつ病の病期と自殺 …………………………………………………………325
　　Ⅱ　ライフサイクルとうつ病の自殺 ……………………………………………325
　　Ⅲ　うつ病の自殺の危険因子 ……………………………………………………326
　　Ⅳ　自殺の精神力動 ………………………………………………………………327
　　Ⅴ　治療と予防 ……………………………………………………………………328

30　一般医のためのうつ病診断の留意点と専門医紹介のタイミング
　　　　　　　　　　　　　　　　　　　　　　　〈清水邦夫、野村総一郎〉333
　　Ⅰ　一般科臨床医(一般医)がうつ病を診るために必要な前提 ………………333
　　Ⅱ　うつ病診断のポイント ………………………………………………………335
　　Ⅲ　一般身体疾患とうつ病をめぐる接点 ………………………………………338
　　Ⅳ　一般医の限界と精神科医への紹介のポイント ……………………………341

1 概念・分類

I　うつ病概念の歴史的経緯

　うつ病が有史以来存在していたことは間違いない。ただ、種々の分類がなされたり、時代によって、あるいは学者によって異なった概念で捉えられてきた感がある。

■メランコリー melancholia（うつ）

　例えば、古代ギリシャのHippocratesは「恐怖苦悩の長く続くもの」をメランコリー melancholia（うつ）と呼んだが、当時はこの病因は身体にあると考えられていた。すなわち、メランコリーの語源ともなっている「黒い胆汁」の量や温度が体内で変化したり、あるいはこれが胃や横隔膜や脳に上がってくることによって、うつや狂気（躁）を呈したり、さまざまな身体症状が現れるとされていた。ただ、

■マニー mania（躁）

この時代にメランコリーとマニー mania（躁）の区別は定かではなく、両者がまったく同じ意味で使われたり、マニーは興奮を呈する精神病全体を指すものとされるなど、明確な定義や概念があったわけではなかったようである[1]。

　その後、うつ病をも包括するメランコリーの概念は、中世に入ると悪魔学的超自然的に説明され、例えば宗教的な観点からは死に値する罪と関係づけられたりした。また、ルネサンス期以降は再び身体疾患と考えられるようになったが、特に古代ギリシャ時代の概念と比べてさしたる進歩もなく近世に至ることになる[1,2]。

　近世においてメランコリーの臨床的分類および躁病との関連について多大の貢献をしたのは19世紀のフランス学派である。Esquirol、Falret、Baillargerらはメランコリーとマニーが交代して出現することを記載し、このような疾患が存在す

■循環精神病（folie criculaire）

ることを提唱した。そして、このような疾患を循環精神病（folie circulaire）と命名して、メランコリーとマニーの循環的経過をはっきりと表現した[2]。

　このような流れを受けて、19世紀末にドイツの著名な精神医学者Kraepelinが、上述のような循環的経過を呈する病いが1つの独立した疾患であることを提

■躁うつ病（manisch-depressives irresein）

唱し、躁うつ病（manisch-depressives irresein）という疾患概念を確立したのであった。

　今日の躁うつ病の概念は基本的にはKraepelinの概念と大きく異なるものではない。大雑把にいえば、爽快な気分や高揚した気分で特徴づけられる躁病相と、気分の落ち込み・抑うつによって特徴づけられるうつ病相とが繰り返され、それぞれの病相期から完全に回復する点で、統合失調症などと比べると予後は一般的によい

1

というものである。また、この疾患では、うつ病相と躁病相の両病相をもつものばかりでなく、一生涯にわたってうつ病相のみしか示さないものや、逆に稀ではあるが躁病相のみが繰り返されるものなども含まれる。さらに、病相期の長さは数週間ないし数ヵ月のことが多いが、極めて稀には数年に及ぶことがあるし、逆に2日おきに躁状態とうつ状態が交代するというのもある。病相期と病相期の間隔はまちまちで、一生に一度しか病相期のないものもあれば、比較的頻回に繰り返すものもある。そして、現在一般的に用いられている「うつ病」という用語の概念は、Kraepelinが命名した「躁うつ病」の経過中のすべての「うつ病相」あるいは「うつ状態(depressiver Zustand)」に近いものとして使われることが多いようである。

■うつ状態
(depressiver Zustand)

　ところで、「躁うつ病」という病名はわが国でも一般的に浸透していて、便利ではあるが、この疾患の障害の基本は「気分(感情)」の障害であり、これに基づいてほかの症状(思考面、行動面)が引き起こされていると理解されることから、最近「躁うつ病」に代わり、国際的には「気分障害(mood disorder)」という用語が一般化してきており、正式名となりつつある。例えば、現在WHOの診断分類はICD-10が最新版[3]であるが、この中では「気分(感情)障害 mood(affective) disorders」という用語がKraepelinが提唱した躁うつ病と同義で用いられている。また、アメリカ精神医学会の診断基準であるDSM-IV[4]においても、従来からの躁うつ病は「気分障害(mood disorders)」に分類されている(細かな分類については後の項で詳述する)。

■気分障害
(mood disorder)

　Kraepelinが提唱した「躁うつ病」という病名が、その疾患に必ず躁状態が存在するかのような誤った印象を与える可能性が高いことを踏まえると、「気分障害」という用語はこの点で誤解が少なく、一歩進んだ感があり、また学問的な厳密性からいっても正確な用語ではある。

　しかしながら、「気分障害」という病名は、日本語としてはいかにも生硬であり、しかも「気分」という言葉が日常的に汎用されているがために、一見わかりやすそうで、その実は早呑み込みされたり、誤解されたりする恐れがあるともいえる。

■デプレッション
(depression)

　•注意点•　因みに、「うつ病」にはメランコリー(melancholia)とかデプレッション(depression)という欧米訳が当てられるが、現在一般的にはデプレッションが用いられている。デプレッションという言葉は、19世紀になって初めて医学的に用いられるようになったが、メランコリーがさまざまな意味を包含していて、必ずしも感情(気分)のみにかかわる言葉ではない一方で、デプレッションは純粋に感情に関係する言葉として特定された経緯がある[1]。また、今日メランコリーといえば、精神医学の世界では、DSM-IV分類の「気分障害(最も新しいエピソードを記述する特定用語)」中のメランコリー型の特徴を伴うものにみられるように、「より内因性(後に詳述する)に近い抑うつ」を示唆するニュアンスで使用されたり、あるいは「内因性うつ病すなわち循環性、周期性、単相性すべての抑うつ相を意味するもの」として使用されたりしているが、文芸の分野などでは、悲哀、憂うつ、世界苦の意で使われている[2]。

■内因性うつ病

1. 概念・分類

■うつ病

それでは Kraepelin が提唱した「躁うつ病」やそれと同義である「気分障害」に代表される疾患全体をなんという呼称でまとめるのが、一般的には最も誤解なく伝わりやすいのであろうか。そこで、これは筆者らの私見ではあるが、やはり「うつ病」という言葉で疾患全体を代表させ、その中のサブタイプについては学問的に正確な用語を用いるのが一番わかりやすいのではないかと考えている。もちろん医学の世界では国際協調が今後ますます大切であり、「気分障害」という言葉を正式には用いるべきことは承知しているが、一般医やコメディカル向けの本書の性格を考えて、敢えてここでは「うつ病」という用語を疾患群全体を表す言葉として用いたい[5]（躁病相のみを呈するような気分障害をも「うつ病」と呼ぶのは、さすがに少しばかり気が引けるが）。そして、本書の表題である「よくわかるうつ病のすべて」の「うつ病」という用語も、このような理由で「気分障害」と同義で使用されていると理解して頂いて結構である。

次項ではうつ病について、その概念をもう少し具体性をもってわかりやすく述べる[5]こととしたい。

II　うつ病とは何か

1　正常心理としての「憂うつ」が極端化した病気

■憂うつ

「憂うつ」というのは誰しもが経験したことがあるに違いない。よって「うつ病というのは、その『憂うつ』がひどくなった病気である」とするのは、わかりやすくもあり、概念的にもほぼ正解である。例えば、「気分が暗い」「やる気が出ない」「眠れない」「食欲がない」「体調がすぐれない」「イライラする」などのうつ病の中心症状も、自分が憂うつになったときに体験した感じの延長上にあると考えれば、理解しやすい。したがって「うつ病のほとんどの症状は『憂うつ』というキーワードの範囲内で理解できる」としてよいと思われる。

ただ、論点もある。まず、憂うつがひどくなった、といっても「ひどく」とはどの程度のことをいうのか？　次に「誰しも経験する感情」を中心としているのなら、うつ病は「病気」とはいえないのではないか？　さらにいえば、「うつ病と正常心理とは程度の差なのか？」などの疑問である。

これらに対しては次のように答えることができる。「ひどく」とは「社会生活が困難になるくらいの憂うつが、長く（2週間以上）続く」状態をいう。具体的には「いつもの冷静な判断力がなくなり、事実上あり得ないことを心配したり、そこまで考えることはないと傍から思うほどの追いつめられ感を抱き、自殺まで考える」レベルである。このレベルは通常心理の憂うつと「程度の違い」だけとはいえない。つまり、量的異常であるとともに質的異常でもある。「質的に異常がある」とは、「事実を歪めて判断し、周囲の意見や説得、慰めなどにより修正できない硬直

■量的異常
■質的異常

さが症状の中心にある」という意味である。このことは精神病の妄想すら思わせるほど現実を誤認し、頑になる重症例であれば非常にわかりやすいが、軽症例ではまったくの正常心理の延長線上にあるようにみえることもある。しかしながら、ある程度注意深く話を聴けば、軽症例ではあっても上述したような「質的な違い」が存在することが明らかとなる。

■質的な違い

このような意味において、うつ病は「病気」として考えた方がよいのである。「病気」や「疾患」としてみることが医学的治療の道を開くし、病態生理学的な研究を促進するというメリットもある。事実、最近は疾患としてのうつ病の病態研究には遺伝子や脳内神経機構、画像診断などの先端医学の光が当てられるようになり、成果もあがっている。

2 ストレス反応性にかかわる病気

うつ病理解のためには、症状以外の特徴も重要である。しばしば誤解される点であり、学問的にも議論のあるのは、うつ病を引き起こす契機(つまり心理的、状況的な原因)についてであるが、これについては2つの両極端な見解がある。

■内因性疾患

1つはうつ病はなんのきっかけもなく起こるという考え、そしてもう1つはうつ病はショックが原因で起こるという考えである。前者は「うつ病は内因性疾患なのだから、きっかけなどはない。逆にいえば、きっかけもないのに生じるからこそ、内因性疾患なのだ」という古いうつ病観が基本となっている。

後者は「うつ病は極めて人間的な病であって、状況への人間的な反応としてうつが生じている」というわりと単純な立場からきている。

実は正解は両者の中間である。つまり、「了解可能でいかにも人間的なきっかけがあっても、そういう状況におかれれば誰でもうつ病になるわけではなく、なぜあれほど憂うつになったのか、誰にでも理解できるというわけではない」ということである。すなわち確かにストレス体験が契機となって生じることが多いが、その反応が大きく、長過ぎるが故に、共感できにくいというわけである。これを現代的に言い換えれば、「うつ病とはストレス反応性にかかわる病気である」となるだろう。

> **・メモ1** 明確な身体疾患もなく、また明確な心因もなく発症してくる一群の精神疾患があり、内部的遺伝的素質のようなものが発病の原因に大きく関与しているのであろうということで、古くから「内因性疾患」と呼ばれている。おそらくなんらかの生物学的変化が脳内に起きているとの推測に基づいて各方面から研究がなされているが、まだ確定的なことはわかっていない。この内因性疾患を統合失調症と躁うつ病の二大疾患に分けたのはKraepelinである。この2分法は、その後大きな論争を巻き起こしながらも、ほぼ今日まで伝承されている。ただ最近の神経科学の進展によって、この2分法によって精神障害を整理することへの論理的矛盾が出ていることも事実である[6]。

■統合失調症
■躁うつ病

3 ある種の性格をもつ人に起こりやすい

　原因との絡みで指摘されることが多いのは、「性格との関係」である。ただ、うつ病と特定の性格とを結びつけようとした研究の多くが失敗に帰していることから、うつ病になりやすい人には独特の性格(病前性格)があるかどうかについては、やや混沌としてきている(詳細は本書の他章を参照)。しかしながら一方で、わが国の多くの臨床家らは伝統的な病前性格論を支持していることも事実である。ここではそれを前提に考えてみる。最もよく知られているものとして「メランコリー親和型性格」や「執着気質」がいわれてきた。前者はドイツの Tellenbach、後者は日本の下田光造が指摘したものであり、「几帳面、まじめ、ルールに忠実、人に気を遣う、物事にこだわる、感情が尾を引きやすい、頭がかたい」といった特徴でまとめられる。これとは別に米国の精神療法家である Beck も「完璧主義、〜すべきという言葉をよく使う、自分でなんでも責任を引き受ける、よいことを無視して悪いことを拡大解釈する、情報が偏る」などの特徴を挙げている。つまり、「まじめな堅物」といった人物像は洋の東西を問わず共通しているといってよさそうである。そして、この性格は客観的には「よい性格」として評価され、うつ病者が一般的に社会適応がよい理由はこのような病前性格によるとも考えられる。

■メランコリー親和型性格
■執着気質

■まじめな堅物

　しかし一方で、このような性格は理想的なものではないことも確かであろう。すなわち、「考え方に柔軟性がなく、一面的なものの見方しかできない」ということである。このような硬直化した性格の側面から「秩序を愛する、他人に合わせる」という傾向性が生まれるし、「事態の変化に弱い」という特質も出てくる。職場や家庭、そして世間の次々変わる動きに応じて発想を次々繰り出すということが極端に苦手なので、既に世の中で定まっているルールに従ったり、他人の言うことに合わせてやっていくしかないのである。当然、常に保守的な姿勢をとることになる。うつ病が引っ越しや昇進などの状況変化をきっかけに発症することが多いのもこのためと考えられる。角度を変えていえば、「うつ病は元来の硬直な病前性格が、ストレス反応性によりさらに極端になって病的になったものである」といえるかも知れない。

> **・注意点・** 前述のようにうつ病と病前性格との関係、特にうつ病の病型ごとの性格に関しては学問的に議論のあるところであり、本書の別章において詳しく論じられるところであろう。わが国では一般的に「双極性躁うつ病」(後ほど述べる)の場合は、「社交的、ユーモラス、エネルギッシュ、お調子者」など、どちらかといえばリーダー的な資質であるのに対し、「単極性うつ病」(これについても後に述べる)の場合には、ここで論じているようなメランコリー親和型性格が色濃いものとされてきた。しかしながら、筆者らの臨床的な印象では「柔軟性のない性格」が両病型に共通して問題となるように思われる。

■柔軟性のない性格

4 基本的には、自然に治る病気である

うつ病は不治の病などではなく、基本的には治療しなくても自然に治る病気であるといっても過言ではない。「それなら何も治療などしなくてもよいのではないか」という疑問が出そうである。ただ、これについては明快な答えが出せる。すなわち、「ある時期がくれば自然に治ることは確かだが、それまでに自殺してしまう危険性がある」し、「治療しなければ、こじれて必要以上に長く苦しむことになる」から、治療は明らかに必要なのである。さらに、「自然に治るが、繰り返すことが多い」ともいわれているので、単なる治療にとどまらず、予防的な視点も必要である。

■自殺

■うつ病の長期化

・メモ2・ うつ病がどのくらいの期間で自然回復するのかについては、正確な統計がないし、また自然回復例というのは病院などにかかっていないのであるから、当然ながら統計の取りようもない。多くの臨床諸家らの印象では、平均2〜3ヵ月というところではないだろうか。しかし最近、うつ病の長期化ということがいわれており、1年以上も治らないタイプが増えてきて、全体の5％くらいはそうなるとの説もある。これが時代性なのか、ほかの要因（例えば、臨床的に十分量とはいえない少量の抗うつ薬をダラダラと使用し続けているとうつ病が長期化するといわれている）によるのか、またそれが事実なのかを含めてはっきりしていない。

5 精神科医以外に受診することが多い

うつ病患者の多くが精神科以外にかかっていることを示唆する報告は数多い。Paykel[7]によれば、イギリスではうつ病の実に9割がプライマリ・ケア医を受診しているという。これはイギリスの医療制度を考慮したとしても、非常に高い割合である。またわが国の上島[8]によれば、日本でも米国でも軽症うつ病患者の80％がプライマリ・ケア医を最初に訪れ、精神科医にいきなり初診するのは10％しかいないという。米国のBarrettら[9]による調査では、プライマリ・ケア医に受診する患者の10％がうつ病であり、また精神症状の中で最も多いのがうつ状態で、全患者の12〜48％にもみられたという。欧州6ヵ国での調査[10]では、プライマリ・ケア医を受診する患者の5〜25％がうつ病圏であり、13.5％が大うつ病に該当するという。これとほぼ同様の統計がわが国にもあり、佐藤ら[11]によれば総合病院一般科を初診した患者の4.7％がうつ病であったというし、藤井らの報告[12]では内科を初診した患者の6.0％がうつ病であったという。また、Blazerら[13]が実施した米国におけるさらに大規模な調査では、一般人口の13〜20％が臨床的に意味のある抑うつ症状を示し、3〜8％はうつ病との診断がついたという。

■プライマリ・ケア医

ではなぜうつ病患者が精神科以外の診療科を受診するのであろうか？　これにはいくつかの理由がある。まず、うつ病の有病率は非常に高く、精神科医だけでカバーし切れない、ということがある（やや乱暴な計算になるが、うつ病の時点有病率を5％とすれば、日本には600万人近いうつ病者がいることになり、日本の精

神科医 1 万 2,000 人が総がかりになったとして、1 人あたり 500 人を担当せねばならないことになり、実質不可能な数字となる）。また精神科へのスティグマが存在し、まだまだ非常に受診しにくいが、プライマリ・ケアであれば、相対的にかかりやすいという点がある。病態との関係でいえば、うつ病では身体症状が非常に多く、心気的なので、まず精神科より身体科を受診するという面、またうつ病者は精神面への気づきが案外乏しく、苦しんではいてもそれを医学的なものと考えない傾向があり、これも精神科への距離を遠ざけている。これらのことから、プライマリ・ケア医へのうつ病診療教育、社会への啓蒙、精神科への受診しやすさの工夫、などが必要となろう。

■精神科へのスティグマ

6 抗うつ薬は比較的有効である

一般の実地医家や開業医が思っている以上に、うつ病には薬がよく効く。内外の多くの治験結果を総合すれば、抗うつ薬全般としての有効率は 70％弱といったところであろう。これは「よく効く」とはいえない率であるかにも思えるが、さらに種々の工夫を重ねれば、最終的には 90％くらいの有効率まで高めることが可能である。これはまず十分な有効性といえよう。一方で「人間の感情に影響を及ぼす薬などあるのか、あったとしても怖い薬ではないか」などと誤解されることがあるが、抗うつ薬は「感情を変える薬」というより、うつ病という疾患そのものを改善させ、その結果として感情面が改善する、といった方がよいように思われる。正常感情にはまったく影響を及ぼさないし、うつ病に対しても直ちに感情を変える効果はないからである。

■治療アルゴリズム

抗うつ薬の使い方にもほぼ定式的なものがあり、多くのガイドラインや治療アルゴリズムが提唱されているので、それらを基本として治療を行うべきである。ただ、アルゴリズムにあまりに拘泥すれば治療の硬直化がむしろ問題となるので、患者ごとの種々の要因を踏まえることも必要である。

III うつ病の主な臨床病型分類

うつ病については古くから数多くのサブタイプが指摘され、臨床分類法も多数提唱されてきた。現状で使用されているこれらの分類法は「臨床的印象」のみに基づくものであったが、最近の生物学的指標を用いての神経科学的研究知見は、これらの臨床分類法が病態生理あるいは病因という視点でみても、ある程度の妥当性を有することを暗示している。本項では、臨床現場における意義という視点を重視して、これまで提唱されてきた主な臨床分類について概観したい[14]。

1 古典的分類

　Kraepelinの躁うつ病概念以来、わが国の臨床類型の基盤となってきたのは**表1**にあるような分類法である。これは少なくとも考え方は非常に明快であり、覚えやすいこともあって、今日でも卒前教育や一般への啓蒙では広く用いられている。ただ、わかりやすいということは、言い換えれば単純過ぎ、よく考えれば論理的な矛盾も多くある。このことから、「古典的」といってよい地位になりつつあるといえる。

　表1を簡単に解説すると、「内因性」というのは、前述したように「まだ原因はわからないが、脳の働きに生来性の異常がある」と考えられているもので、単極性うつ病は「うつ状態のエピソードしかない」タイプ、双極性躁うつ病は「うつ状態のほかに、躁状態も示したことがある」というものである。神経症性うつ病は「うつ病というよりもノイローゼ(神経症)であって、性格的な要因により、ぐずぐずと長くうつ状態が続いている」タイプ、反応性うつ病は「(肉親の死、事件・事故との遭遇、解雇、失恋などの)誰でもうつ状態になってしまうような出来事を契機に(一時的に)ひどいうつ状態になっている」というもの、脳器質性・症候性うつ病は「脳実質の変性疾患や頭部外傷、脳血管障害などにより、脳に一次的な損傷をきたしたためにうつ状態に陥っているもの(脳器質性うつ病)、あるいは脳以外の比較的重篤な身体疾患(重症感染症、内分泌疾患、肝・心・腎疾患など)によって、脳に二次的に侵襲が加わってうつ状態を起こしているもの(症候性うつ病)」である。

　この分類法は、臨床的な実態にも合っているし、確かに一見論理的でわかりやすい。しかし問題は、これが基本的には「原因による分類」である点にある。つまりうつ病は病因がはっきりわからず、それこそこれから研究せねばならない本質的な謎であるにもかかわらず、そのもとになるのが「原因による分類」であるのは、明らかな論理矛盾といえる。そこで最近世界的には後述するDSM-IVのように、「原因が病名に入っておらず、もっぱら現象的な事実を記載することによってのみ分類する方法」が主流となってきている。

■原因による分類

表1. うつ病の古典的分類
1. 内因性うつ病
    - 単極性うつ病
    - 双極性躁うつ病
2. 神経症性うつ病
3. 反応性うつ病
4. 脳器質性・症候性うつ病

　・注意点・ 症候性うつ病は、古典的分類では器質性うつ病に含めて考えることもある。なぜなら、脳の器質的変化に基づくものを器質性うつ病と呼ぶが、厳密には症候性うつ病との境界は明瞭ではなく、例えば内分泌疾患や薬物中毒などによっても脳の器質的変化が惹起されることがあるからである。ただ本項では、一般科臨床において多く遭遇すると思われる脳器質性・症候性うつ病について、その概念の違いだけでも知っておいてほしいという筆者らの願いもあり、ここでは区分して紹介した。

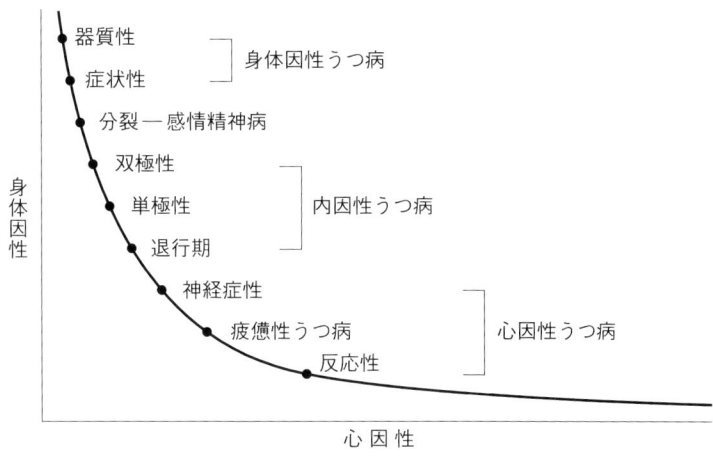

図1. Kielholzの分類
(Kielholz P：抗うつ薬の作用スペクトラム．清水 信(訳)，臨床精神医学 7：807，1978 による)

2 Kielholzの分類

　図1に示したように、うつ病のいろいろなサブタイプを身体因と心因の2軸上にプロットして表している。すなわち、身体因の関与が最も大きく心因の関与が最も小さい器質性うつ病から、その正反対の反応性うつ病の9種類を分類し、それを身体因性、内因性、心因性の3つに大別している[15]。これも古典的分類と同様に病因を仮定した概念的なものだが、臨床の現場で実際に用いるというよりも、考え方を整理する目的で便利な場合もあろう。

■身体因性
■内因性
■心因性

　ただやはり、いくつかの疑問点も感じざるを得ない。例えば、すべてのうつ病が身体因や心因の関数で表せる連続的なものなのだろうか？　とか、内因性を身体因性と心因性の中間に置いているのは理論的に妥当なのだろうか？　などである。

3 笠原・木村の分類

　日本の精神病理学者から提唱された分類で、病因論や心理機構、病態生理などを排し、彼らの鋭く的確な臨床眼に基づく、純粋に臨床経験的な立場からつくられている。国際的にはあまり認知されていないが、わが国の臨床家の間では幅広い支持を受けている。その特徴は「病前性格―発病状況―病像―治療反応性―経過」の5項目をセットとして類型を設けていることである。いわゆる多軸評定ではあるが、DSM-Ⅳのように「いろいろな臨床的要因を別々に評価する」というものではなく、「それらを総合して診断を1つ下す」というスタイルを採っている。実際、わが国の臨床現場ではそのような論理によって病名が決定されているのであるから、多くの臨床家から支持されるのは当然であるといえよう。

■多軸評定

　この笠原・木村分類については紙面の都合上、表2にサブタイプ名のみを挙げ

表2. 笠原・木村の分類

Ⅰ型：性格反応型うつ病
（メランコリー親和型性格者が状況変化に適応し得ず呈するところの、ほとんど常に単相のうつ状態）

Ⅱ型：循環型うつ病
（循環性格を基礎とし、普通明白な発病状況なしに躁・うつ）

Ⅲ型：葛藤反応型うつ病
（未熟依存的自信欠如的性格者が持続的葛藤状況によって生じるうつ状態）

Ⅳ型：偽循環性統合失調症
（統合失調質者が青春期の困難を背景にして示す、躁うつ病の仮面を被った統合失調症）

Ⅴ型：悲哀反応
（病前性格に関係なく、悲痛な体験への一過的反応として生じるうつ状態）

Ⅵ型：その他のうつ状態
（症候性医薬原性うつ状態、老年性変化に基づくうつ状態、若年のうつ状態、分類不能のうつ状態）

(文献16) による)

表3. DSM-Ⅳの分類

気分障害

（うつ病性障害）
296.2x　大うつ病性障害、単一エピソード
296.3x　大うつ病性障害、反復性
300.4　　気分変調性障害
311　　　特定不能のうつ病性障害

（双極性障害）
296.0x　双極Ⅰ型障害、単一躁病エピソード
296.40　双極Ⅰ型障害、最も新しいエピソードが軽躁病
296.4x　双極Ⅰ型障害、最も新しいエピソードが躁病
296.6x　双極Ⅰ型障害、最も新しいエピソードが混合成
296.5x　双極Ⅰ型障害、最も新しいエピソードがうつ病
296.7　　双極Ⅰ型障害、最も新しいエピソードが特定不能
296.89　双極Ⅱ型障害（軽躁病エピソードを伴う反復性大うつ病エピソード）
301.13　気分循環性障害
296.80　特定不能の双極性障害

（他の気分障害）
293.83　一般身体疾患を示すことによる気分障害
291.8　　アルコール誘発性気分障害
292.84　アルコール以外の物質誘発性気分障害
296.90　特定不能の気分障害

(文献4) による)

たが、詳細については原著[16]（非常に明確で理解しやすい）の一読をお勧めする。

4　DSM-Ⅳによる分類

■アメリカ精神医学会
■世界的な標準

　この分類はアメリカ精神医学会の診断マニュアルによるものであるが、前述しているように、精神科疾患名をつける場合の世界的な標準となりつつあり、特にわが国の精神医学界は採用に熱心であるように思われる。その基本的な考えは、病態生理や病因論的な仮説を診断の根拠とすることを排し、あくまで臨床病像と経過のみ

に基づいて分類を行おうとする姿勢にある。うつ病のすべてのサブタイプを「気分障害」と称し、まず大うつ病エピソード、躁病エピソード、混合性エピソード、軽躁病エピソードの4つの状態像を厳密に定義し、それに当てはまるか否かを診断の基本にしている［これは要するにこれまでの臨床概念で考えられているうつ病（躁うつ病）に該当する症状があるかどうかということであり、疾患名ではなく、いわば状態像診断といえる］。そのうえで、非常に具体的な基準に基づいて、まるでコンピュータが行うような機械的なやり方で、**表3**に示すような臨床類型に当てはめていく仕組みである。これは医師だけではなく、看護師、ケースワーカー、弁護士、保険会社の人など、どの職種のどのレベルの人とも、共通のマニュアルを通してコミュニケーションをよくしていこうとする、いかにもアメリカ的な発想の所産といえる。ただ、「マニュアルはあくまで操作的なもの」と謳ってはいるが、実際には膨大な臨床データと多くの議論を経て練られた最終結果の集積であることは間違いない。

■操作的なもの

　この分類ではうつ病性障害と双極性障害が、まず別のカテゴリーとして分けられている。**表3**を簡単に説明すると、うつ病性障害のうち、大うつ病性障害というのが古典的分類の単極性うつ病に相当するものである。古典的分類の神経症性うつ病に相当するのは気分変調性障害であるが、これは DSM-IV では「2年以上、軽いうつ状態が続くタイプ」と明確な症状に基づく定義が定められている。ただ、気分変調性障害が大うつ病性障害と並列して、うつ病性障害のサブタイプとして位置づけられていることはやや意外な感じがしないわけではない。「特定不能のうつ病性障害」は、上記2つに当てはまらないその他のタイプであるが、実はこの中には「月経前不快気分障害」や「統合失調症の精神病後うつ病性障害」といった注目すべき類型も含まれている。

■大うつ病性障害

■気分変調性障害

　次に、双極性障害の中にⅠ型とⅡ型という2つのタイプを区別したのは新しい点である。Ⅰ型は従来の双極性躁うつ病とほぼ同じであるが、その中の「双極Ⅰ型障害、単一躁病エピソード」は躁状態しか呈さないものであり、単極性躁病とでもいえると思われるが、これも双極性としているところに DSM-IV の考えが出ている。Ⅱ型はうつ病のエピソードを繰り返し、その経過中に（主としてうつ状態からの回復期に）軽い躁状態を示したことのあるものである。このようなタイプは従来、単極性なのか双極性なのか、その扱いに議論があったが、最近の多くの臨床報告に基づき、「純粋な双極性躁うつ病とは区別した方がよい」という見解を採用した結果、新設されたカテゴリーである。気分循環性障害は、軽いうつや軽い躁状態を長年（2年以上）にわたって繰り返しているケースである。従来はむしろ「性格の問題」として捉えられていたものと推察される。以上のような双極性障害に当てはまらないのが「特定不能の双極性障害」であるが、純粋に軽躁しか示さない軽躁病や、統合失調症に重なる躁うつ病像などもここに含まれる。

■気分循環性障害

　最後に「他の気分障害」であるが、この中の「一般身体疾患を示すことによる気

分障害」は、古典的分類の「脳器質性・症候性うつ病」にほぼ相当する。器質因が明確なうつは、大うつ病に当てはまるか否かにかかわらず、このカテゴリーに入れられる。但し、うつ症状が、既に存在する認知症の部分症状として起こった場合は、「認知症(抑うつ気分を伴うもの)」のカテゴリーに分類され、気分障害のコード番号は付与されない。また「特定不能の気分障害」には、気分症状を伴う疾患で特定の気分障害の基準をどれも満たさず、「特定不能のうつ病性障害」と「特定不能の双極性障害」のどちらかを選ぶのが困難なものが含まれている。

■反応性うつ病

■大うつ病性障害
■適応障害

一方、古典的分類の「反応性うつ病」というサブタイプは、DSM-IVの「気分障害」カテゴリー中の「大うつ病性障害」か、もしくは「適応障害」カテゴリー中の「309.0 抑うつ気分を伴うもの」や「309.28 不安と抑うつ気分の混合を伴うもの」に該当すると思われる(すなわち、反応性うつ病の「抑うつ気分」が、DSM-IVの気分障害における「大うつ病エピソード」の基準を満たすなら、その反応性うつ病は「大うつ病性障害」に該当するし、満たさなければ、それは「抑うつ気分を伴う適応障害」に分類される)。

以上のように、DSM-IVの発想は古典的なものとは大きく違うようでもあるが、実際の類型としては単極性うつ病が「大うつ病性障害」、双極性躁うつ病が「双極Ⅰ型障害」、神経症性うつ病が「気分変調性障害」、反応性うつ病が「大うつ病性障害」もしくは「抑うつ気分を伴う適応障害」、脳器質性・症候性うつ病が「一般身体疾患を示すことによる気分障害」と名を変えただけともいえ、古くからの臨床家にも馴染みやすいものと思われる。

DSM-IVのもう1つの特色は、最近になって世界的にいわれるようになった「季節性感情障害」、「ラピッド・サイクラー」、「産後うつ病」、「うつ病の遷延化」(いずれも、他の章で詳述されている)、「メランコリー」などの概念を「特定用語」として取り入れている点である。ただ、これらは独立した類型というよりも、**表3**に示したようなコードの付いた主要類型に当てはめたうえで、「このようにもいうことができる」という形で付記することが可能という扱いになっている。

5 ICD-10による分類

WHOの定める国際疾病分類の最新版である。精神障害の項目では、これまでのICD-9までの国際分類とは一転して、明らかにDSM-IVの影響を受けており、分類の中に病因論を排斥し、各類型に具体的かつ操作的な診断基準を記載している。ICD-10は精神疾患にとどまらず、すべての疾患、障害にコードを付けて分類したものであり、今後わが国でも医療保険への適用を含めた検討がなされていることを考えれば、今後精神科についてもICD-10の採用場面がますます増えることが予想される。うつ病に関してはDSM-IVと類似した形となっており、馴染みやすいが、初回のうつ病相を「エピソード」と呼称し、この段階で障害としての位置づけを与えていないことなど、やや論理の不徹底な面もある。ここでは**表4**に

表4. ICD-10の分類　F3　気分（感情）障害

F30　躁病エピソード
　F30.0　軽躁病
　F30.1　精神病症状を伴わない躁病
　F30.8　他の躁病エピソード
　F30.9　躁病エピソード、特定不能
F31　双極性感情障害(躁うつ病)
　F31.0　双極性感情障害、現在軽躁病エピソード
　F31.1　双極性感情障害、現在精神病症状を伴わない躁病エピソード
　F31.2　双極性感情障害、現在精神病症状を伴う躁病エピソード
　F31.3　双極性感情障害、現在軽症あるいは中等症うつ病エピソード
　F31.4　双極性感情障害、現在精神病症状を伴わない重症うつ病エピソード
　F31.5　双極性感情障害、現在精神病症状を伴う重症うつ病エピソード
　F31.6　双極性感情障害、現在混合性エピソード
　F31.7　双極性感情障害、現在寛解状態エピソード
F32　うつ病エピソード
　F32.0　軽症うつ病エピソード
　F32.1　中等症うつ病エピソード
　F32.2　精神病症状を伴わない重症うつ病エピソード
　F32.3　精神病症状を伴う重症うつ病エピソード
　F32.8　他のうつ病エピソード
　F32.9　うつ病エピソード、特定不能
F33　反復性うつ病性障害
　F33.0　反復性うつ病性障害、現在軽症エピソード
　F33.1　反復性うつ病性障害、現在中等症エピソード
　F33.2　反復性うつ病性障害、現在精神病症状を伴わない重症エピソード
　F33.3　反復性うつ病性障害、現在精神病症状を伴う重症エピソード
　F33.4　反復性うつ病性障害、現在寛解状態
　F33.8　他の反復性うつ病性障害
　F33.9　反復性うつ病性障害、特定不能
F34　持続性気分(感情)障害
　F34.0　気分循環症
　F34.1　気分変調症
　F34.8　他の持続性気分(感情)障害
　F34.9　持続性気分(感情)障害、特定不能
F38　他の気分(感情)障害
　F38.0　他の単一気分(感情)障害
　　F38.00　混合性感情性エピソード
　F38.1　他の反復性気分(感情)障害
　　F38.10　反復性短期うつ病性障害
　F38.8　他の特定の気分(感情)障害
F39　特定不能の気分(感情)障害

(文献3) による)

ICD-10の項目名のみを挙げておく。

(清水邦夫、野村総一郎)

■ 文　献 ■

1) 樋口輝彦：気分障害. 標準精神医学, 第2版, 野村総一郎, 樋口輝彦(編), pp260-281, 医学書院, 東京, 2001.
2) 後藤基裕：メランコリー. 新版精神医学事典, 第1版, 加藤正明, 保崎秀夫, 笠原　嘉, ほか(編), pp765-766, 弘文堂, 東京, 1993.
3) WHO：ICD-10 精神および行動の障害；臨床記述と診断ガイドライン. 融　道男, ほか(監訳), 医学書院, 東京, 1993.

4) American Psychiatric Association：DSM-IV 精神疾患の分類と診断の手引．高橋三郎，大野　裕，染矢俊幸(訳)，医学書院，東京，1995.
5) 野村総一郎：内科医のためのうつ病診療．医学書院，東京，1998.
6) 辰沼利彦：精神疾患の臨床診断．第1版，金剛出版，東京，1980.
7) Paykel ES：Recognition and management of depression in general practice；consensus statement. Brit Med J 305：1198-1202, 1992.
8) 上島国利：抗うつ薬の知識と使い方．ライフ・サイエンス社，東京，1993.
9) Barrett JE, Barrett JA, Oxman TE, et al：The prevalence of psychiatric disorders in a primary care practice. Arch Gen Psychiatry 45：1100, 1988.
10) Lepine JP：Depression in the community；the first pan-European study DEPRES. Int Clinical Psychoparmacol 12：19-29, 1997.
11) Sato T, Takeichi M, et al：Lifetime prevalence of specific psychiatric disorders in a general medicine clinic. Gen Hosp Psychiatry 15：224, 1993.
12) Fujii K, et al：Studies on depressive patients in general practice. The History of the Department of Neuropsychiatry, Nagasaki University School of Medicine, From 1967-1984, p 150, 1985.
13) Blazer D, Swartz M, Woodbury M, et al：Depressive symptoms and depressive diagnoses in a community population. Arch Gen Psychiatry 45：1078, 1998.
14) 野村総一郎：うつ病の臨床類型．プライマリ・ケアにおけるうつ病(うつ状態)診療のポイント，第1版，桂　戴作(編)，pp 23-29, トーア総合企画社，大阪，1996.
15) Kielholz P：抗うつ薬の作用スペクトラム．臨床精神医学 7, 清水　信(訳)，p 807, ダイヤモンド社，東京，1978.
16) 笠原　嘉，木村　敏：うつ状態の臨床的分類に関する研究．精神神経学雑誌 77：715, 1975.

2 病因：生物学

■はじめに

　うつ病の発症機序には以下のようなものが考えられている。①神経ネットワークや神経細胞の変化といった神経化学・神経生理学的要因、②病前性格のようなうつ病への発症準備性または脆弱性（なりやすさ）、③ストレスに代表されるような心理社会的状況、④依存物質の摂取、⑤季節変動などの環境因子、⑥内分泌障害のような体内の環境因子、など。このようにうつ病の発症機序には多くの要因が関与すると考えられ、その点でも異質性の高い疾患だといえる。また、うつ病の脆弱性については遺伝的要因が考えられており、遺伝などによって規定される体質ともいえるようなうつ病への罹りやすさに加えてストレスをはじめとする環境因子などが複雑に関与すると考えられる。その複雑さは**表1**に示したようなさまざまな生物学的変化がうつ病で観察されていることからもわかるであろう。このような複雑なうつ病のメカニズムを単純に説明できる仮説は存在しないが、生物学的に観察された結果をもとにしていくつかの仮説が提唱され検証されてきた。

　ここでは、うつ病の生物学的要因に焦点を絞って、今までに提唱されているうつ病の発症機序に関する主な仮説について解説する。ここで紹介するものだけですべての現象が説明できるというものではないが、うつ病の生物学的要因を理解することに少しでも役立てば幸いである。

I　モノアミン仮説

■モノアミン仮説

　他の精神疾患にも共通するが、うつ病の原因解明は薬剤の作用機序を解明することから始まり、その過程でモノアミン仮説が生まれた（モノアミンについては**メモ1**参照）。その経緯について簡単に紹介する。

　1952年に抗結核薬でモノアミン酸化酵素阻害作用をもつイプロナイアジドの服用者に副作用として精神賦活作用が認められた。また、1956年にはモノアミンを枯渇させる降圧薬であるレセルピンの服用者にうつ状態が認められることが報告されて、その作用機序が注目された。また、1960年代になって三環系抗うつ薬などの開発に伴ってモノアミン仮説が提唱されるようになった。

■ノルアドレナリン
■セロトニン

　モノアミン仮説とは、うつ病がノルアドレナリン（NA）の低下およびセロトニン（5-HT）の低下が原因であるとする仮説である。この仮説は次のような根拠に基づく。

表1. うつ病で指摘されているさまざまな生物学的変化

＜セロトニン系＞
- 脳脊髄液中の 5-HIAA 減少
- 血小板および死後脳におけるイミプラミン結合の減少
- 生体および死後脳における 5 HT$_{1A}$ 受容体結合の減少
- 抗うつ薬のシナプス間の 5-HT 増強効果
- 抗うつ薬治療患者におけるトリプトファン枯渇による催うつ作用
- 抗うつ薬によって 5 HT$_2$ 受容体は減少するが ECT では増加する

＜ノルアドレナリン系＞
- 脳脊髄液および尿中 MHPG 減少
- 血漿ノルエピネフリン上昇
- クロニジンに対する反応低下
- α_2 および β アドレナリン受容体密度の低下
- ノルアドレナリン増強作用物質による抗うつ効果

＜ドパミン系＞
- 脳脊髄液中の HVA 減少
- ドパミン作動薬に対する反応の低下
- ドパミン作動薬による抗うつ効果
- カテコラミン合成阻害薬による催うつ効果
- パーキンソン病にうつ病が多い
- ドパミンが脳内報酬系の中心的役割

＜コリン系＞
- コリン作動性薬物による催うつ効果
- コリン感受性の増加
- うつ病でよくみられる睡眠脳波異常にコリン系が重要な役割をしている
- コリン作用薬による抗躁効果

＜グルタミン酸系＞
- ストレスによってグルタミン酸系シグナルが増強する
- リチウムはグルタミン酸の再取り込みを促進する
- 抗うつ効果をもつ薬物の中にグルタミン酸の放出を減少させるものがある
- ケタミンは抗うつ効果を有する可能性がある
- 抗うつ薬は NMDA 受容体の発現を減少させる
- 神経細胞萎縮との関連

＜GABA 系＞
- 脳脊髄液および血漿中 GABA 低下
- リチウムやバルプロ酸には GABA 神経伝達を増強する作用がある

＜内分泌系＞
- 脳脊髄液中副腎皮質刺激ホルモン放出因子(CRF)上昇および脳内 CRF 受容体減少
- CRF 作動薬の催うつ効果
- 高コルチゾール血症と抗うつ薬治療によるコルチゾールレベルの低下

＜神経栄養因子＞
- 血中脳由来神経栄養因子(BDNF)の低下

＜神経生理学＞
- 前頭前野における脳血流低下
- 扁桃核における脳血流上昇
- 帯状回脳血流異常

(文献3)より改変)

■シナプス

1. レセルピンやテトラベナジンは、モノアミンを枯渇させてうつ状態を惹起させる。神経細胞をつなぐシナプス(図1参照)にモノアミンが少なくなるとうつ状態になる。

■モノアミン酸化酵素
■MAO

2. モノアミン酸化酵素(MAO)阻害薬に抗うつ効果がある。モノアミンが壊されないようにモノアミンの分解酵素である MAO の働きを抑えるとうつ状態が改善する(モノアミンの合成、分解については図2、3を参照)。

2. 病因：生物学

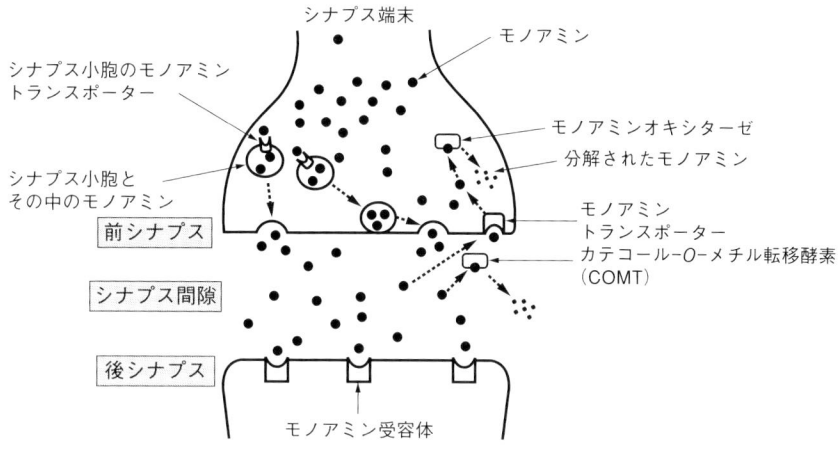

図1. シナプスの構造

神経細胞の中で産生されたモノアミンはシナプス小胞上に存在するモノアミントランスポーターによってシナプス小胞に取り込まれて、シナプス間隙に放出される。放出されたモノアミンは受容体に働いて神経伝達を行う一方でモノアミントランスポーターによって前シナプスに再び取り込まれたり、COMTによって分解されたりしてモノアミンの作用が止められる。取り込まれたモノアミンはモノアミン酸化酵素(MAO)によって分解される。

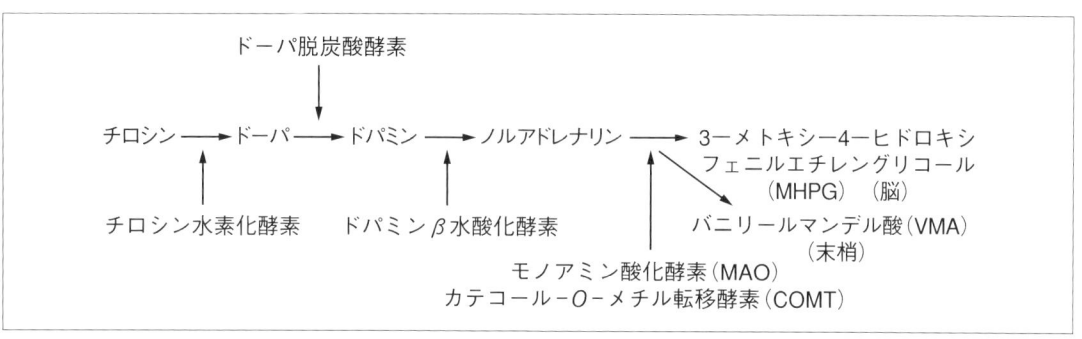

図2. ノルアドレナリンの合成と分解

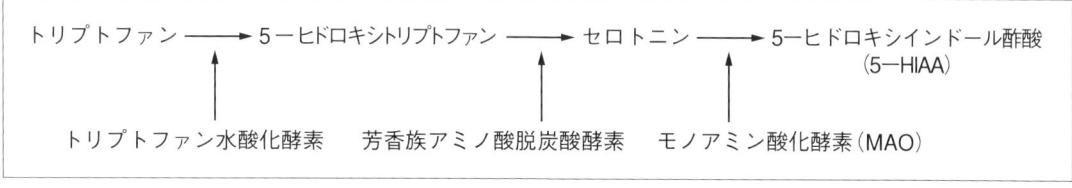

図3. セロトニンの合成と分解

・メモ1・ 神経伝達物質とモノアミン

　神経伝達物質とは、神経細胞の間をつなぐシナプスという部位に存在して、神経細胞間の信号伝達を担う物質である。現在50種類以上の物質が知られているが、その中でドパミン、ノルアドレナリン、セロトニンを総称してモノアミンという。ノルアドレナリン、セロトニンの合成、分解経路は図2、3に示す。ドパミンはノルアドレナリン合成の中間産物である。

■ドパミン

17

3. 三環系抗うつ薬のモノアミン再取り込み阻害作用によるシナプス間隙のモノアミン利用亢進効果。シナプスからモノアミンの取り込みを抑えてシナプスにモノアミンが多い状態にするとうつ状態は改善する。

■MHPG
■5-HIAA

4. うつ病者の尿中MHPGの低下、5-HIAAの低下。モノアミンの一種であるNAは分解されてMHPGとなって尿中に排泄されるが(図2参照)、その濃度がうつ病では健常者より低い。また、モノアミンの1つである5-HTは分解されて5-HIAAになるが(図3参照)、うつ病では健常者より低い濃度であることから、うつ病ではNAや5-HTが不足していることが考えられる。

5. 5-HTの前駆物質である5-HTPの抗うつ効果。5-HTのもととなるヒドロキシトリプタミンを摂取するとうつ状態がよくなることがある。

このような研究結果のほかにも、躁うつ病の尿中MHPGを測定したところ、躁病期に高く、うつ病期に低いという研究結果がある。また、うつ病の中でも尿中のMHPGが低いと抗うつ薬であるイミプラミンに対する反応がよく、うつ病の改善に伴って尿中MHPGが増加する。さらに脳脊髄液中の5-HIAAが低いうつ病では自殺企図が多く、激しい手段を選ぶ傾向があるといった研究結果もこの仮説を裏づけている。

しかし、この仮説には以下に述べるように矛盾を指摘する研究結果も報告されている。

＜モノアミン仮説の矛盾点＞

1. レセルピンを服用したすべての人がうつ状態になるわけではない。
2. モノアミン再取り込み阻害作用をもつコカインやアンフェタミンには抗うつ作用がない。
3. クロルプロマジンにはイミプラミンと同じ程度のNA再取り込み阻害作用が認められるにもかかわらず抗うつ作用が認められない。
4. ミアンセリン、セチプリンといった抗うつ薬にはモノアミン再取り込み阻害作用やMAO阻害作用はないのに抗うつ効果がある。

このようにモノアミン仮説だけでは説明がつかないことが存在するために、以下のようにモノアミンの受容体の機能異常が原因であるとする仮説が提唱されるに到った。

II 受容体仮説

■受容体仮説

神経伝達物質の欠乏だけではうつ病の成因を説明できないことから、受容体仮説が提唱された。これは受容体の側の機能異常によってうつ病が生じるという仮説であるが、以下に簡単に紹介する。

神経伝達物質の受容体は神経伝達物質の放出の増減によってその機能を変化させることが知られている。伝達物質の放出が増加すると受容体数は減少するが(図4

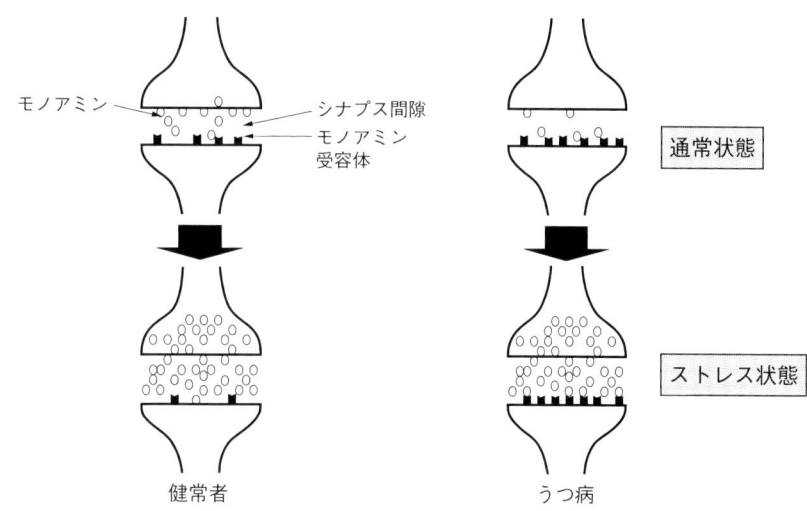

図4. 受容体感受性亢進仮説
図の上段2つは、健常者、うつ病それぞれの通常状態を示す。下段2つは、それぞれのストレス状態を示す。ストレスがかかるとモノアミン放出が増加し、健常者ではモノアミン受容体が減少(down-regulation)して過剰な神経伝達が伝わらないように適応する。一方、うつ病ではモノアミンが少ない状態にあって、受容体の数が健常者より多い状態にある。ここにストレスがかかって過剰なモノアミンが放出されると、受容体は数の調節ができずに過剰な神経伝達が生じると考えられる。

■down regulation
■up regulation

参照)、このような調節を down regulation という。逆に伝達物質が減少すると受容体数は増加する。これを up regulation という。このように受容体数は神経伝達物質の状態によって変化し、受容体の感受性も同様に変化する。うつ病で提唱された受容体仮説はこのような抗うつ薬と受容体の変化との関係から考えられたものであり、うつ病では受容体の感受性が高くなって機能が亢進している状態にあることが原因とする仮説である。

これをもう少し詳しく述べると、うつ病では病前はモノアミンの放出が少なく、これを補うために後シナプスのモノアミン受容体が感受性を高めてバランスを保っているが、ストレスなどでモノアミンの放出が高まると、受容体が過剰に反応してうつ病が生じるというものである(図4参照)。

受容体仮説はNA受容体に機能異常があるという説と5-HT受容体に機能異常があるという説がある。また、受容体の機能亢進が最初なのか、それとも前シナプスからのモノアミン遊離が減少したために、それを補うために二次的に受容体機能が亢進したのかという点については明らかではない。

NA受容体の感受性亢進を支持する報告としては、①NAは認知や気分、情動、運動などの調節に関与し、NA系の障害は注意・集中力の低下、精神運動抑制などの原因となる(図5)、②実験的に動物に抗うつ薬を投与すると脳のNA受容体(β受容体)数が減少するが、この現象は臨床的に抗うつ薬の効果が現れる時期に一致して認められる、③血小板にはNAのα_2という受容体が存在するが、うつ病ではα_2受容体の感受性が亢進しており、これは抗うつ薬治療によって改善する、

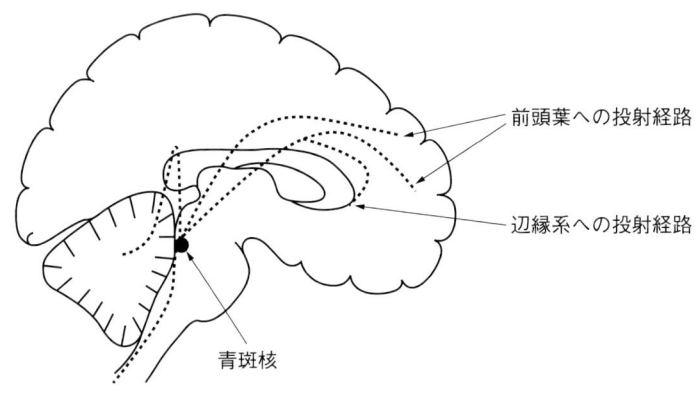

図5. ノルアドレナリンの脳内経路

■青斑核　　脳内のノルアドレナリンのほとんどは脳幹の青斑核に由来する。青斑核の異常は、うつ病や不安、注意、情報処理障害など気分や認知の障害の原因となる。青斑核から前頭葉への投射経路は気分の調節に関与すると考えられる。また、別の前頭葉への経路は注意、集中、情報処理、ワーキングメモリなどの認知機能に関係すると考えられる。青斑核から辺縁皮質への経路は精神運動興奮や精神運動抑制を調整するといわれる。

④自殺者の死後脳ではNAのβ受容体数が増加している。

一方、5-HT受容体の機能が亢進しているという説は以下のような研究結果によって支持されている。

■5-HT$_2$受容体数　　①三環系抗うつ薬を長期投与した動物では脳のセロトニン受容体(5-HT$_2$)数が減少する、②ストレスがかかると5-HT$_2$受容体数が増加する、③自殺者やうつ病の死後脳で5-HT$_2$受容体数が増加していることなどである。うつ病における5-HT受容体の機能亢進は末梢血液中の血小板に存在する5-HT$_2$受容体においても観察されている。受容体が活性化した状態は、受容体を刺激すると血小板内のカルシウム貯蔵部位からカルシウムが遊離するという形で観察することができる。うつ病の血小板の5-HT$_2$受容体に関する研究から5-HT受容体の機能亢進が観察されており、この状態はうつ状態のときのみならず寛解状態でもみられることから、5-HT受容体の機能亢進がうつ病の素因である可能性を示唆している。

しかし、このような受容体仮説にも矛盾が指摘されている。①すべての抗うつ薬がβ受容体数を減少させるわけではない、②選択的5-HT再取込み阻害薬(SSRI；抗うつ薬の1つ)では5-HT$_2$受容体数の減少は起こらない、③5-HTとNAの再取込み阻害薬(SNRI；抗うつ薬の1つ)ではβ受容体や5-HT$_2$受容体数の減少はみられない、といった研究結果である。

■選択的5-HT再取込み阻害薬
■SSRI
■SNRI

このように受容体仮説もうつ病のすべての現象を説明できるものではないが、うつ病にこのような現象がみられることは、抗うつ薬のメカニズムを理解するうえでも有用なことであろう。

III 視床下部-下垂体-副腎皮質(HPA)系障害仮説および海馬周辺の神経損傷仮説

■HPA系
■CRH
■ACTH

　　さまざまなストレスに対する生体反応として視床下部-下垂体-副腎皮質(hypothalamic-pituitary-adrenal axis；HPA)系がある。ストレスに対する反応として視床下部からコルチコトロピン放出ホルモン(CRH)が分泌され、それが脳下垂体に作用して副腎皮質刺激ホルモン(ACTH)を分泌させる。さらにACTHは副腎皮質に作用してコルチゾールが分泌される。コルチゾールは血糖値や血圧を上昇させてストレスに対する生体反応を引き起こす。このようにHPA系はストレスに反応して一過性に機能亢進が起こるが、正常ではフィードバック機能によって短時間でもとの状態に戻るようになっている。つまり、健常者では過剰なコルチゾールが分泌されると、海馬、視床下部、脳下垂体のフィードバック機能が働いてHPAの興奮を鎮めるためHPA系が興奮しても、一過性のものとなる。しかし、うつ病患者の一部では、コルチゾール分泌亢進、コルチコトロピン放出ホルモン(CRH)分泌亢進、CRHに対する副腎皮質刺激ホルモン(ACTH)反応の低下、副腎皮質の肥大などHPA系の機能亢進を示す所見がみられ、うつ病ではこのフィードバック機能がうまく働かないために持続的なHPA系機能亢進が生じるとする仮説である。

■デキサメタゾン抑制試験

　　合成ステロイドのデキサメタゾンを投与してコルチゾールの受容体を刺激すると健常者ではACTHの分泌抑制が起こるので、コルチゾール濃度が低下してCRHで刺激しても反応しないが、うつ病の患者の50％でコルチゾール濃度が著明に増加し、フィードバック機能の低下がみられる。抗うつ薬療法が奏効するとコルチゾールの過剰反応は正常化する。また、抗うつ薬では奏効しなかったうつ病患者に電気刺激療法を施行して軽快するとHPA系の過剰に対するフィードバック機能低下は同様に正常化する。このようなストレスの生体反応系の制御機能の低下は、発症していないうつ病者の家族にも軽度ながら認められることが報告されているので、発症脆弱性の1つと考えられる。

　　コルチゾールが神経系に与える影響として、海馬への影響が示されている。コルチゾールをラットに慢性的に投与すると、海馬の神経細胞に変性がみられる。これはラットを長期間ストレスに曝した場合でも同様である。海馬は学習・記憶に深く関与している。人を対象とした研究でもコルチゾールが過剰に分泌されるクッシング病患者や強度のストレスを受けた心的外傷後ストレス障害(posttraumatic stress disorder；PTSD)患者において海馬の容積減少や認知機能障害が認められており、動物実験の結果が人でもみられることが示唆されている。また、前頭前野(prefrontal cortex；PFC)も海馬に加えてうつ病で病理的に変化がみられる部位であることが示唆されており、うつ病や双極性障害の死後脳を用いた研究で神経細

胞数の減少（前頭前野膝下野）、細胞萎縮（前頭前野背外側部および眼窩前頭野）、細胞数増加（視床下部、背部縫線核）といった所見が示されている。

　HPA系の機能亢進がセロトニン神経系へ及ぼす影響としては、うつ病が発症する際にはストレスに曝されてそのフィードバック機能の低下が一層明らかとなり、HPA系の機能亢進が持続すると、セロトニン受容体の発現に影響してセロトニン神経伝達も変化することになる。コルチコステロンや副腎皮質刺激ホルモンの反復投与によりラット前頭皮質の5-HT$_2$A受容体密度の増加が起こる一方、ラット海馬の5-HT$_1$A受容体密度は副腎摘出により増加し、逆にコルチコステロンの補充によって低下することが示されている。このようにHPA系の機能亢進によってうつ病でみられるセロトニン受容体の変化が説明できる可能性がある。

> **・メモ2・** ストレス反応について
>
> 　ストレスに対する反応には2つの反応が知られている。1つはHPA系であり、もう1つは交感神経系の反応である。HPA系は、ストレスによって視床下部からコルチコトロピン放出ホルモン（CRH）が分泌され、CRHは脳下垂体に作用して副腎皮質刺激ホルモン（ACTH）を分泌させる。次にACTHは副腎皮質に作用してコルチゾールを分泌させるというものである。コルチゾールは、血糖値を上昇させたり、血圧を上昇させたり免疫を抑制したりする。短期的には、ストレスに対処する反応だが、繰り返されると、免疫力を低下させて身体抵抗力を低下させてしまう。もう1つの反応は交感神経の興奮が種々の臓器に作用して副腎髄質からカテコラミンを分泌させるものである。カテコラミンは、血管を収縮させたり、心拍数を増加させたりして血圧を上昇させる。さらに血小板の凝集能を高めたり、胃の粘膜血流を低下させたり、肝臓からブドウ糖を血中に放出させるといった反応を起こす。

Ⅳ　神経細胞新生・神経可塑性仮説

　前述のように、うつ病の原因は神経伝達物質をはじめとする神経化学的変化にあると考えられていたが、神経細胞の新生や可塑性といった神経細胞そのものに原因があるとする新たな仮説が提唱されている。

■海馬
■神経細胞の新生

　以前、ヒトの脳神経細胞は再生しないと考えられていたが、最近の研究によれば脳室周囲や海馬といった部位では神経細胞の新生が起こることがわかっている。一方、うつ病では海馬の神経細胞数が減少していることが知られているが、以下に示すような研究結果から、海馬における神経細胞の新生の障害がうつ病の原因になるという考えが提唱されるようになった。しかし、海馬の神経細胞新生が通常の大脳皮質機能や神経傷害からの修復において大きな役割を果たしているとは考えられず、神経細胞新生の障害だけではうつ病を説明できないことから、神経細胞の新生に加えて神経可塑性が関与すると考えられている。神経の可塑性とは、神経細胞間の情報伝達の効率をよくしたり悪くしたりすることで外界の変化に対する適応能力を変化させるものである。このような神経細胞新生や神経可塑性を調節したり神経細胞の生存を司ったりするような信号伝達の障害がうつ病の原因ではないかという

■神経可塑性

2．病因：生物学

のがこの仮説である。

　この仮説は次のような研究結果から支持されている。

■神経栄養因子

1. 抗うつ薬には神経栄養因子類似の効果があることがわかってきた。それによると、抗うつ薬は細胞の維持に重要な cAMP-CREB(cAMP responsive element binding protein)カスケードを活性化し、神経栄養因子(メモ3参照)の1つである脳由来神経栄養因子(brain-derived neurotrophic factor；BDNF)が増加する。抗うつ薬がこれらの因子を介して効果を発揮するとすれば抗うつ薬の効果発現に時間がかかることが説明できる。また、電気痙攣療法、経頭蓋磁気刺激療法(repetitive transcranial magnetic stimulation；rTMS)はいずれも BDNF レベルを上昇させることが動物実験で示されている。

■脳由来神経栄養因子
■BDNF

> **・メモ3・** 神経栄養因子について
>
> 　神経栄養因子は、中枢神経系における神経細胞の発達、分化、生存などにおいて重要な役割を果たしている。神経細胞の成長を支えるのみならず細胞死を抑制する効果もある。近年、向精神薬やストレスが神経栄養因子を調節することによって神経発生を調節していることが示され、抗うつ薬などの効果発現のメカニズムとして、脳由来神経栄養因子(BDNF)などの神経栄養因子が関与している可能性が指摘されている。その他、神経成長因子(nerve growth factor；NGF)、グリア細胞由来神経栄養因子(glial-derived neurotrophic factor；GDNF)やサイトカイン、インスリン様成長因子(insulin-like growth factor-1；IGF-1)が細胞を増やしている。これらの因子は細胞膜の受容体に結合して主要な抗アポトーシス蛋白である Bcl-2 などアポトーシス(神経細胞死)をコントロールする細胞内シグナルを調整する。神経栄養因子の影響を媒介するシグナル伝達カスケードには mitogen-activated protein kinase(MAPK)カスケード、phosphatidylinositol-3 kinase(PI 3 K)-Akt 経路、phospholipase C カスケードが知られている。MAPK 経路の活性化は Bcl-2 の発現を増加させてアポトーシスを抑制することが示されている。このように Bcl-2 は神経保護作用があるのみならず神経栄養効果も有しており神経突起の発芽や伸長、軸索の再生を促進することが知られており、リチウムやバルプロ酸は Bcl-2 を増加させることが知られている。

2. 抗うつ薬の抗うつ効果は、動物実験で海馬を X 線で照射して神経発生を抑制した状態では効果が失われる。つまり、抗うつ薬は神経新生を介して抗うつ効果を発揮するらしい。

3. 動物実験ではストレスによって海馬が萎縮することが知られているが、抗うつ薬にはストレスによって生じる海馬の萎縮を予防する効果がある。

4. 躁病やうつ病の治療に用いられているリチウムは細胞防御因子である Bcl-2 の脳内レベルを増加させる。またリチウムには神経障害をきたすようなさまざまな因子(例えば NMDA 受容体の活性化、放射線、虚血)から神経細胞を保護する働きがある。さらに、実験動物では海馬の神経発生を増強する効果があるとされている。このような効果は、ヒトでも 4 週間のリチウム投与によって大脳の灰白質容積が増加したという報告がある。

■PET

5. PET(メモ4参照)を用いたうつ病の研究によって局所の脳血流や脳神経の安静

時糖代謝は、家族歴のあるうつ病患者では扁桃核、視床内側、前頭葉眼窩面で健常者より増加、前前頭皮質、帯状回、脳梁膝で減少していることが指摘されているが、これらの領域は感情や行動に関する回路を形成している。

> **・メモ4・** PETについて
> Positron emission tomography の略であり、陽電子放出断層撮像法と訳される。目的に応じてさまざまな物質に放射性物質で標識して静脈注射して脳への集積をみるものである。PETを用いることによって脳循環、脳神経細胞の糖代謝のほかに伝達物質や受容体を画像化して機能を調べることが可能となる。

6. 神経解剖学的研究からうつ病では、前頭葉眼窩面、前前頭皮質内側面、腹側線条体、海馬の灰白質容積の減少、第3脳室の拡大が指摘されている。これらの変化がうつ病の原因なのか結果なのかは明らかではないが、これらの領域でグリア細胞が著明に減少していることが知られている。グリア細胞はシナプスにおけるグルタミン酸の濃度を調整したり、神経ネットワークの維持に必要な神経栄養因子を放出したりして重要な役割を果たすことからうつ病の病態生理に関与するものと考えられる。また、これらの領域を障害するような神経変性疾患においてうつ病のリスクが高いことも関連するといわれる。

■グリア細胞

7. 精神的ストレスはうつ病のリスクであることが知られているが、強いストレスは樹状突起の萎縮を引き起こすことが動物実験で証明されている。このようなストレスによる神経細胞変化に視床下部・下垂体・副腎系が関与することが知られている。これは、副腎皮質切除によって神経細胞萎縮を防ぐことができることや、高濃度の糖質コルチコイドが樹状突起萎縮を引き起こすといった知見による。また、上述のように、コルチゾールの過剰分泌を起こすクッシング病ではうつ病合併が多く、脳画像上は海馬の萎縮がみられるように血中コルチゾール濃度と海馬の萎縮の程度は負の相関を示す。このように繰り返すストレスは神経細胞の萎縮・細胞死を引き起こしうつ病と関連するのかも知れない。

■樹状突起

　以上の仮説は局所的な神経細胞の減少や神経新生の障害、神経可塑性の変化がうつ病に関与するという可能性に基づくものであり、従来の神経化学的変化を主な役割とする仮説とは根本的に異なる。しかし、これから証明されなければならない点も数多い。まず証明されなければならないのは、うつ病で海馬の神経細胞の新生が障害されているとしても、それがどのようにうつ病の症状につながるのかという点であろう。可能性としては、神経細胞の新生の障害が感情障害に直接関与する、情報処理や認知機能の障害を介して感情の障害につながるという両方が考えられるが、いずれもまだ推論の段階である。

V　うつ病の遺伝因子

　以前からうつ病には遺伝が関係することが指摘されていた。すなわち血縁のある親族にうつ病のいる人ではうつ病に罹患しやすいということであり、表2に示すように家族歴があることはうつ病のリスクを高めることが知られている。しかし、うつ病の遺伝は、いわゆる遺伝病とは異なることは明らかである。ここでいう遺伝病とは、ある遺伝子をもっているとほぼ確実に発症する優性遺伝や血友病のように男性でのみ発症するような性染色体伴性遺伝のことを指す。うつ病の遺伝はこのような単純なメンデルの法則には従わない遺伝形式をとることがわかっている。さらに、その表現型(臨床症状)もさまざまである。親がうつ病だから子どももうつ病とは限らず、躁うつ病であったりアルコール依存症であったりする。ではどのような遺伝子がどのように世代間に伝わっていくのであろうか。その点が今も活発に調査・研究されている分野であり、もし解明されればうつ病のメカニズムそのものに迫ることができるはずである。さらにメカニズムが解明されれば、新しい治療法の開発や予防方法の開発といった具合に得られる恩恵は計り知れない。

■表現型

　ここでは、うつ病の遺伝因子について現在解明されていることの概略を紹介したい。まずこのような複雑な遺伝因子を検討する際に用いられる研究方法として大きく分けて連鎖解析と相関研究の2つの方法がある。

■遺伝因子

■連鎖解析
■相関研究

　連鎖解析とは、2人以上の罹患者のいる家系を対象とする。このような対象者からDNAを抽出して染色体上にある数多くの遺伝子多型(バリエーション)をマーカーとして各マーカーのタイプを調べていく方法である。親から子へと遺伝子が伝わるときに染色体上の遺伝子多型は近くにあればあるほど一緒に子どもへ伝わりやすいという原理を利用する。そして、染色体上の各遺伝子多型がどのように親から子へ伝わっているか、または対象者が同胞の場合には共有しているかを調べて、罹患している人と罹患してない人で遺伝子多型を比べて、罹患している人がもっていて罹患していない人がもっていない遺伝子多型を探してその近くに原因となる遺伝子が存在すると考えるのが連鎖解析である。この方法は疾患のメカニズムがよくわかっていなくても遺伝子上にその原因があれば解明が可能であるという利点があるため、精神疾患の場合には好都合な方法である。しかし、次のような欠点がある。①うつ病の罹患者が多数存在するような家系を探すのが難しい。さらにそのような家系がうつ病全体を代表できるのか(特殊なうつ病ではないかという)疑問であ

■DNA

表2．気分障害に罹患する危険度の比較

	両極性気分障害のリスク(%)	単極性気分障害のリスク(%)
一卵性双生児	45〜75	15〜25
一親等以内	4〜9	8〜20
家族歴なし	0.5〜1.5	5〜10

(文献4)より改変)

る、②先にも述べたように、そのような家系においてうつ病だけがみられるわけではなく複数の疾患がみられる、③この方法は1つの主要な原因となる遺伝子が存在するような疾患には有効な手段であるが、うつ病の場合、原因となる遺伝子は1つだけとは考えられず、複数の遺伝子がマイナーな効果を及ぼしながら疾患に関与するという方が説明しやすいので方法論的に難しい、という点などである。現在もこのような研究は進行中であり、まだ決定的なものは発見されていないが、今までに報告されているうつ病の原因遺伝子が存在する染色体として第4番染色体(4p16)、第12番染色体(12q23-q24)、第16番染色体(16p)、第18番染色体、第21番染色体(21q22)、X染色体(Xq24-q26)が報告されている(染色体上の位置については**メモ5**を参照)。今後、これらの染色体上の範囲をさらに狭めて、最終的には原因遺伝子の特定をするという作業が残されている。

一方、相関研究とは、まず候補となる遺伝子を選択してその遺伝子上の多型をマーカーとしてうつ病とコントロールで多型の頻度を比較することによって、その遺伝子多型とうつ病との相関をみる方法である。ある遺伝子多型の頻度がうつ病群とコントロール群で統計的に有意に異なっていた場合、その遺伝子多型そのもの、またはその近くにある遺伝子がうつ病に相関する可能性を示唆している。このような候補遺伝子について調べる方法は、複数の遺伝子が疾患に関与しているような場合に有効と考えられる。しかし結果の解釈には注意が必要である。うつ病のように環境因と遺伝因など複数の原因が関与するような疾患では症例の均質性の問題があり、より遺伝因子の強い症例や環境因子の強い症例が混在することになる。また、日本人を対象とする場合にはあまり問題にならないが、症例とコントロールが人種など遺伝的に異なる背景を有する場合、見かけ上の相関が生じる可能性(タイプIエラーという)を考えなければならない。タイプIエラーを克服するには、症例の均質性を高める工夫をすること(より遺伝負因が強いと考えられる症例を集めるなど)、より多数の症例を集めること、うつ病とコントロールで人種を同じにすること、他の集団でも同じ結果が得られることなどがある。今までのところ、このような条件を満足する相関研究は存在せず、ある遺伝子で相関が報告されても別の集団

■タイプIエラー

・**メモ5**・ ヒトの染色体について

ヒトの染色体は23組46本あり、大きい順に1番から番号が付いている。
- 女性は第1番から第22番の常染色体が2本ずつ＋X染色体が2本
- 男性は第1番から第22番の常染色体が2本ずつ＋X染色体が1本、Y染色体が1本

染色体を色素で染めると右の図のように縞模様ができる。染色体上の位置は遺伝子座といって右の図のようにセントロメアを中心にして、順に番号が付けられている。

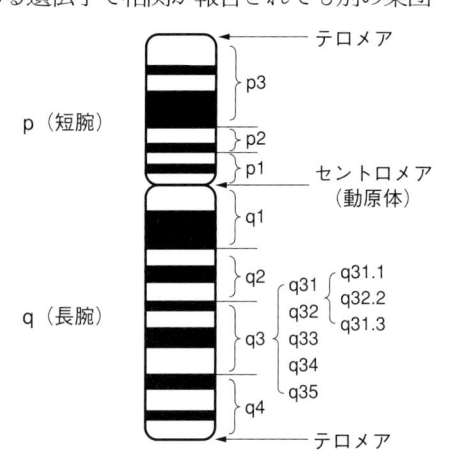

表3. セロトニン関連遺伝子多型とうつ病の相関

遺伝子	多型	遺伝子多型の機能	相関
5HT1A	C-1019G	機能的	あり(追試が必要)
5HT1B	複数	機能的	なし
5HT1D	複数	不明	自殺との相関なし
5HT1E	C117T	不明	自殺との相関なし
5HT1F	C-78T	不明	自殺との相関なし
5HT2A	T102C	機能的	なし
5HT2C	Cys23Ser	機能的	恐らくあり
5HT3	Pro16Ser	機能的	未評価
5HT5	G-19C	不明	自殺との相関なし
5HT6	C267T	不明	なし
MAOA	MAOA-LPR	機能的	なし

(文献13)より改変)

では確認されないといったことが繰り返されている。

今までにモノアミン系神経伝達に関与する受容体や代謝酵素を中心に多くの候補遺伝子が検討された。特にセロトニントランスポーター(5-HTT)やモノアミン酸化酵素(MAO)遺伝子が活発に研究された。しかし、いずれの候補も肯定・否定する結果があり、すべての研究の結論が一致するものはない。表3にセロトニン関連の遺伝子多型とうつ病の相関研究のまとめを示す。

■セロトニントランスポーター

ここでは、数ある候補の中でも活発に検討されているセロトニントランスポーター(5-HTT)遺伝子を紹介する。5-HTTは、前シナプスにあってシナプスからの5-HTの再取り込みをするものである。5-HTT遺伝子は第17番染色体に存在し、5-HTTLPRという一般的な(頻度の高い)遺伝子多型が知られている。5-HTTLPRは、5-HTT遺伝子の転写調節をする領域にみられる長・短2タイプに分けられる遺伝子多型である。この遺伝子多型は5-HTTの転写活性に影響を及ぼすことが実験によって示されており、その点で機能的多型と呼ばれる。実験では欠失型と呼ばれる短いタイプをもつ人では5-HTT遺伝子の発現、すなわち5-HTTがつくられる効率が挿入型(長いタイプ)より低いことが示されている。また、単に発現の効率だけでなく、表現型にも違いがある。それは性格の違いであり、欠失型の持ち主は挿入型の人に比べて不安や抑うつ傾向といった神経症傾向が強いという。このような報告に加えて前述のようにうつ病とセロトニンとの関係やSSRIによる抗うつ効果といったことから5-HTT遺伝子型とうつ病の相関を検討した論文が多くみられる。しかし、この相関については賛否両論があって、長・短タイプの頻度がうつ病と健常者の間で差があるとする報告と差がないとする報告があって結論をみていない。では、5-HTT遺伝子型はうつ病とは無関係かというとそうでもなく、これらはあくまでも全体の話であって完全に否定するものではない。最近では、より詳細に検討されている。そのような研究について紹介する。

うつ病の素質に関連する研究として、セロトニンの前駆物質であるトリプトファン摂取を制限して枯渇させた状態で気分の変動をみる実験があるが、その反応が5-HTT遺伝子型によって異なるという報告がある。この報告によると欠失型の遺

伝子をもつ健康な女性ではトリプトファンを枯渇させると抑うつ気分が強くなるが、欠失型の遺伝子をもたない女性ではそのような反応はみられなかったという。

また、別の報告では、環境因子と遺伝因子の組み合わせについて検討している。強いストレスがうつ病の原因となることは以前から指摘されている。しかし、強いストレスを受けた者すべてがうつ病を発症することもないのでストレス脆弱性といった素質のようなものの存在が想定される。そこで、大規模な追跡調査においてストレスとなるようなライフイベント(就労、経済問題や家の問題など)の数とうつ病発症の有無、5-HTTLPR遺伝子型の3つが検討された。その結果、5-HTT遺伝子多型の欠失型をもつ人でストレス誘発性のうつ病発症の傾向が強いことが示された。

このほかにもSSRIの薬効と5-HTT遺伝子多型との相関が報告されている。SSRIは従来の抗うつ薬に比べて副作用が少なく、うつ病の治療を大きく変化させたが、その効果には個人差のあることが指摘されている。SSRIの作用は5-HTTに結合することによって再取り込みを阻害することによる。SSRIの効果と5-HTTLPRとの関係を調べたところ、挿入型のホモで最も高いSSRIの効果が得られており、特に不安感の改善が顕著であった。5-HTT遺伝子の挿入型は欠失型に比べて約2倍発現効率が高いことからもこの結果は理屈に合う。

■BDNF遺伝子多型

その他の候補遺伝子には、上述の*BDNF*遺伝子がある。BDNF遺伝子には66番目のアミノ酸であるバリンがメチオニンに置換する遺伝子多型がある。この遺伝子多型はBDNFの前駆体蛋白質に含まれるもので、成熟したBDNFには含まれない部分だが、BDNFの細胞内分布や分泌に影響する可能性が示唆されており、メチオニン型はバリン型に比べて機能が低下しているという。この遺伝子多型とうつ病との相関を調べた研究によると、メチオニン型では海馬の灰白質容積がバリン型より小さい、高齢うつ病と相関する、メチオニン型ではバリン型より自殺企図の既往のあるものが多いといった結果が報告されており、うつ病発症またはその経過に関与する可能性が示唆されている。

一方、HPA系に関与する遺伝子では、CRHに結合するCRH結合蛋白には2つの遺伝子多型が存在し、うつ病と相関することが報告されている。また、グルココルチコイド(コルチゾール)受容体の感受性の調整に関与する蛋白であるFKBP5にも遺伝子多型が存在し、この遺伝子多型はHPA系の調整に影響すると同時にうつ病やうつ病の再発、さらに抗うつ薬の有効性との相関が示されており、興味深い候補遺伝子となっている。

VI うつ病の生物学的マーカー

上述のようにうつ病の原因は多岐にわたると考えられ、その点では異質性の高い疾患であり、診断は主に症状からなされるが、うつ病の生物学的マーカーについて

検討することは抗うつ薬の効果判定やうつ病の生物学的原因の解明に貢献することが予想され、さらに個々の患者に特異的で理想的な治療法を選択することに役立つことが期待される。

1 BDNF

うつ病の死後脳を用いた研究から抗うつ薬で治療されていたものでは未治療のものに比べて歯状回などでBDNFの発現が上昇していたという報告や抗うつ薬、電気痙攣療法（electroconvulsive therapy；ECT）、運動、経頭蓋磁気刺激療法（repetitive transcranial magnetic stimulation；rTMS）はいずれもBDNFが共通の作用であり、これらの治療法がいずれもBDNFのレベルを上昇させること、さらに人においても抗うつ薬が血中BDNFレベルを上昇させること、さらにうつ病患者では血中BDNFレベルが低下していることが示されており、これらの報告はうつ病におけるBDNFの関与を示すと同時にうつ病の生物学的マーカーとなる可能性を示唆している。

■血中BDNF

BDNFはさまざまな組織で発現しており、血中BDNFは脳以外にもこれらの末梢組織に由来する可能性がある。血液中では血小板に多く貯蔵されているが、血中のBDNFがどこに由来するかという点についてはほとんど情報がない。血中BDNFレベルの低下が脳BDNFレベルの低下を反映するのか末梢組織での低下を示すのか、その両方かはさらに研究が必要である。

このように血中BDNFがどこに由来するのかよくわかっていないが、うつ病患者で血中BDNFレベルが低下していることを示す研究は多く、臨床的に有用な生物学的マーカーとなる可能性を示唆している。しかし、うつ病以外にも統合失調症、双極性障害、摂食障害、ハンチントン舞踏病、アルツハイマー病、自閉症、呼吸器感染症、2型糖尿病といった病態で低下することが報告されている。したがって、疾患特異的な生物学的マーカーとしての価値は低いと思われるが、逆にこれらの疾患に共通したプロセスがある可能性やうつ病がこれらの疾患に高率で合併することを示唆するものとも考えられる。

一方、BDNFには診断としてのマーカーのほかに抗うつ薬の効果を示すマーカーとしての価値も考えられる。新たな抗うつ薬開発や抗うつ薬治療の効果判定への応用の可能性も期待される。しかし、末梢BDNFレベルは食事、ストレス、運動とも相関するため末梢BDNFレベルの解釈には注意が必要であるが、薬物療法以外の治療法が末梢BDNFにどのような影響を及ぼすのか興味のあるところである。

ほとんどの蛋白は血液脳関門を通過しない。BDNFも血液脳関門を通過しないが、肝臓で合成されて能動的に脳内に取り込まれ、神経細胞の生存や神経再生を調整するinsulin-like growth factor 1（IGF-1）のようにBDNFを能動的に中枢神経に取り込むシステムが存在する可能性もある。動物実験では末梢からBDNFを投与すると神経再生が増加し抗不安、抗うつ効果を発揮するという予備実験の結

果が得られている。

2 脂質

　血中脂質がうつ病の生物学的マーカーであるとする研究があり、低コレステロール血症がうつ病、自殺、気分障害と相関すると報告されている。プライマリ・ケアの場面で一般人口を対象とした調査ではコレステロールレベルはうつ病や不安の血液マーカーとされる。コレステロールの低い人はハミルトンうつ病スケールが高値である。高中性脂肪血症もうつ病との相関が指摘されており、中性脂肪が低下すると抑うつ症状も軽減することが報告されている。

3 電解質と微量金属

　急性または慢性疾患の患者では血清カリウムが低下すると強いうつ状態になったり、無気力になったりすることが知られている。また、亜鉛が低下すると治療抵抗性のうつ病と相関することが報告されている。マグネシウムの不足は無気力から精神病状態までうつ病に関連したさまざまな精神症状をもたらすと報告されている。

4 ビタミン類

a 葉酸

　食事中の葉酸摂取不足は重症うつ病のリスクであることを示唆する報告がある。末梢の葉酸欠乏と中枢神経のセロトニン欠乏が関連する可能性も示唆されている。セロトニン欠乏は自殺と関連があり、葉酸の欠乏は自殺につながる可能性がある。うつ病では血中および赤血球中の葉酸の低値が報告されており、抗うつ薬への反応が乏しいことにも関連があるという。したがって、抗うつ薬療法に対してあまり反応しない場合は葉酸レベルを評価する必要がある。

b ビタミン B_6 と B_{12}

　ビタミン B_6（ピリドキシン）は、アミノ酸脱炭酸酵素およびアミノ基転移酵素の補酵素としてアミノ酸代謝に重要であり、グルタミン酸、GABA、セロトニン、ノルアドレナリンなどの神経伝達物質代謝に関与し、欠乏時には神経細胞の萎縮や変性を生じる。また、ビタミン B_{12}（シアノコバラミン）は、核酸合成、メチル基転移、グルタチオン還元反応などの生理作用に関与し、ミエリン鞘の保持に重要である。ビタミン B_{12} 欠乏でみられる神経症状は脊髄変性によるものであり、脊髄のミエリン鞘に沿って腫脹と破壊、軸索断裂、ミエリン鞘の脱落が起こる。このようなことから、ビタミン B_6 や B_{12} の不足がうつ病や認知機能の低下と関連があることが示唆されている。認知障害のない要介護の高齢女性を対象とした調査ではビタミン B_{12} 欠乏が重度のうつ病と関連していたという。高齢者のうつ病治療で抗うつ薬にビタミン B_1、B_2、B_6 を加えたところより抑うつ症状や認知機能の改善度が高く、高齢者うつ病治療にビタミン B コンプレックスは抗うつ薬の増強治療に

なる可能性を示唆している。

5　神経画像マーカー

　PETでは、うつ病に限局的な脳血流や糖代謝の異常が認められると指摘されている。薬物療法を受けていないうつ病者では扁桃核や眼窩皮質や視床内側で血流が増加し、前頭前野背内側部、前頭前野前外側、脳梁膝部腹側の前部帯状回(subgenual prefrontal cortex；膝下野)で血流が低下していると報告されている。さらに扁桃核の血流増加はうつ病の重症度と相関するという。これらの血流変化部位は、辺縁—視床—皮質および辺縁—皮質—線条体—淡蒼球—視床回路を巻き込むものであり、うつ病の神経病理でも異常が指摘されている部位である。

　脳の形態画像では眼窩皮質、内側前頭前野、腹側線条、海馬における灰白質容積の減少および第3脳室の容積増加が指摘されている。うつ病の死後脳を用いた神経病理研究でも同様に膝下野、眼窩皮質、背側前外側前頭前野、扁桃核での皮質容積の減少およびグリア細胞の減少、神経細胞のサイズの減少が指摘されており、結果が一致している。これらがうつ病の脆弱性に関与する発達障害の結果なのか、うつ病の結果なのかの結論は得られていない。しかし、グリア細胞にはシナプスのグルタミン酸濃度の調整、シナプスネットワークの維持発達に関与する神経栄養因子を分泌するといった機能があり、その減少は示唆に富むと考えられる。

　これらを総合すると、うつ病は感情やストレスを調整するとされている扁桃核の活性化と相関する一方、感情の表出を抑制する眼窩皮質後部には病理所見がみられて感情やストレス反応の調整を障害している可能性がある。

■おわりに

　以上、うつ病の生物学的病因について現在までに提唱されている仮説を中心に解説した。ここで紹介した仮説がすべてではないが、主要なものを選んだつもりである。いずれの仮説もうつ病のすべてを説明できるものではないが、それだけうつ病は複雑だということであろう。その原因解明の道のりはまだ遠いが、地道な研究の積み重ねによってさらに解明が進むことが期待される。

（松下幸生）

■参考文献■

1) Stahl SM(著), 仙波純一(訳)：精神薬理学エセンシャルズ；神経科学的基礎と応用. 第2版, メディカル・サイエンス・インターナショナル, 東京, 2002.
2) 神庭重信(編)：躁うつ病の脳科学. 星和書店, 東京, 1995.
3) Manji HK, Drevets WC, Charney DS：The cellular neurobiology of depression. Nat Med 7：541-547, 2001.
4) Craddock N, Jones I：Molecular genetics of bipolar disorder. Br J Psychiatry 178：s128-s133, 2001.
5) Kempermann G, Kronenberg G：Depressed new neurons；adult hippocampal neurogenesis and a cellular plasticity hypothesis of major depression. Biol Psychiatry 54：499-503, 2003.

6) Manji HK, Moore GJ, Rajkowska G, et al : Neuroplasticity and cellular resilience in mood disorders. Mol Psychiatry 5 : 578-593, 2000.
7) Neumeister A, Konstantinidis A, Stastny J, et al : Association between serotonin transporter gene promoter polymorphism (5-HTTLPR) and behavioral responses to tryptophan depletion in healthy women with and without family history of depression. Arch Gen Psychiatry 59 : 613-620, 2002.
8) Caspi A, Sugden K, Moffitt TE, et al : Influence of life stress on depression ; moderation by a polymorphism in the 5-HTT gene. Science 301 : 386-389, 2003.
9) Yu YW-Y, Tsai S-J, Chen T-J, et al : Association study of the serotonin transporter promoter polymorphism and symptomatology and antidepressant response in major depressive disorders. Mol Psychiatry 7 : 1115-1119, 2002.
10) Baron M : Manic-depression genes and the new millennium ; poised for discovery. Mol Psychiatry 7 : 342-358, 2002.
11) Souery D, Rivelli SK, Mendlewicz J : Molecular genetic and family studies in affective disorders ; state of the art. J Affect Disord 62 : 45-55, 2001.
12) Sen S, Duman R, Sanacora G : Serum brain-derived neurotrophic factor, depression, and antidepressant medications ; Meta-analyes and implications. Biol Psychiatry 64 : 527-532, 2008.
13) Mössner R, Mikova L, Koutsilieri E, et al : Consensus paper of the WFSBP Task Force on Biological Markers ; Biological Markers in Depression. The World Journal of Biological Psychiatry 8 : 141-174, 2007.

3 病因：病前性格と状況

■はじめに

　抑うつ状態が、心的体験と強く結びつき、その人の人格と反応するが如くに出現することは少なくない。親しい人との死別、失恋、離婚、事故、病気、リストラといった、その人にとって不愉快であり、思いどおりにならない、あるいは辛く耐え難い心的体験や持続的な状況が、抑うつ状態の体験内容に強く結びつき、それが、観察者であるわれわれにそれ以上の説明を必要としないくらいに伝わってくる。このような場合、これらの体験や状況は、抑うつ状態の『原因』であり、それによって生じた抑うつ状態は心因反応ということができる。その一方で、心的体験と抑うつ状態の間に、心理的に了解できる因果関係が見い出せない場合もある。従来からいわれているように、内因性うつ病の発病と生活史上の出来事との関係は、ヤスパースやシュナイダーの了解心理学的な心因反応の枠組みでは捉え切れない。うつ病を誘発した体験は、病者の体験次元ではほとんど意識されず、了解的な意味関連を十分にたどれないことが多い[1]。

■心因反応

■発病状況論

　飯田[1]によれば、発病状況論とは、心的体験という次元を超えた、自己と世界との関係の総体である生きられた状況を問題にすることによって、精神病の発病の了解可能性を拡大する試みである。そして状況が病因的であるためには、その人の性格に内在する病的構造や、個体の有する生物学的機構の病理性を前提としなければならない。病前性格と状況因は内因性精神病の発病を規定する諸条件の1つに過ぎないが、内因のもつ自律性、自己法則性を認めつつも、発病に関して補完的機能を果たすと考えられる[1]。

　ここではうつ病者の病前性格を、発病状況論を視野に入れつつ論ずることにする。うつ病の病前性格としては、クレッチマーの循環気質、下田の執着気質、テレンバッハのメランコリー親和型性格がよく知られており、それぞれの発表時期からすれば、既に古典という意見もあるだろうが、その内容は決して時代遅れではない。今日の臨床においても十分に通用するものであり、現在のわが国のこの分野での研究はこれらの歴史的概念を核にしているといってよい。以下に、循環気質、執着気質、メランコリー親和型性格、およびこれらに触発された笠原のメランコリー論を紹介する。

I クレッチマーの循環気質

■クレッチマー
■循環気質

クレッチマー[2]は躁うつ病の病前性格として循環気質という概念を提唱したが、循環気質を理解するためにはまず彼の気質論全体を知っておく必要がある。気質 Temperament とは、ある個性全体の一般的特徴をなす情動性 Affektivität の全体的態度 Gesamthaltung である。情動性は2つの主要因子である触感性 Affizierbarkeit と発動性 Antrieb によって規定され、触感性は精神感受性(敏感と鈍感)と気分状態性(快活と憂うつ)という互いに独立した2つの感情尺度をもち、発動性は精神的テンポにより表現されるという。精神的テンポとは物事の把握や知的活動、精神運動性全般の遅速や特殊なリズムによって表現されるものである。

■循環気質
■分裂気質
■粘着気質

これらの組み合わせから、循環気質 Zyklothym、分裂気質 Schizothym、粘着気質 Kollathym という主要三大気質が導かれるが、正常気質は、これらのうち、主に循環気質と分裂気質として表現される2つの類型がさまざまな程度に混合したもので、それにより色合いの異なるさまざまな正常気質が合成される。注意すべき点は、循環気質と分裂気質はどちらも病的な異常気質ではなく、共に正常気質の範囲内にあって、その中で際立つ類型なのである。

■循環病質
■分裂病質

クレッチマーは、疾病と健康との間に循環病質 Zykloid と分裂病質 Schizoid をおくことで、循環気質—循環病質—躁うつ病、分裂気質—分裂病質—早発性認知症[統合失調症(精神分裂病)]という連続したスペクトラムを想定していた。彼の考えでは、それぞれの疾患は、それぞれの気質の特徴を明瞭化、誇張したものなのである。さらにクレッチマーはこれら主要三大気質と体型的特徴との関係に注目し、そこに一定の傾向があること(細長型/分裂気質、肥満型/循環気質、闘士型/粘着気質)を見い出した。このことからもわかるように、彼の気質論は生物学的なものであり、多分に遺伝的なものである。主要三大気質の比較を**表1**に示す。

さて、循環気質は、前述の情動性を構成する因子のうち、気分状態性の比率に特徴がある。常に快活の極に近いもの(軽躁型)と憂うつの極に近いもの(沈うつ型)とがあり、その両極の中間の気質(同調型)がある。循環気質では気分と精神的テンポとは概ね一致(快活—活発、憂うつ—緩慢)しており、分裂気質と比較して喜

表1. クレッチマーの気質の分類

	循環気質	分裂気質	粘着気質
精神感受性と気分	気分状態性の比率 発揚と抑うつとの間	精神感受性の比率 過敏と鈍感との間	爆発と鈍重との間
精神的テンポ	活動と緩慢との間	一方的思考感情様式	粘着性気質曲線
精神運動機能	刺激に相応、円滑、自然、柔軟	刺激不相応、抑圧、麻痺、阻止、硬直	刺激相応、緩徐、精確愚図、どっしり
親和性体型	肥満型	細長型	闘士型

(文献2)より一部改変)

びや悲しみに対して柔軟で自然な反応、刺激に相応した表情や態度を示すが、そのテンポは活発さと緩慢さとの間で揺れ動く。本質的な特徴として環界や現在に没入する傾向をもち、開放的、社交的、情が深く親切、そして率直で自然な人間である。クレッチマーは循環気質の人間像をいくつかの具体例として挙げている。実行力のある実際家、官能的な享楽家、芸術様式としては幅広いのびのびとした描写をする写実主義者、善良で情深いユーモア作家、科学的思考様式としては誰にでもわかりやすい書き方をする通俗的学者、実生活の面では親切でものわかりのよいまとめ役、大胆で派手な組織者、逞しい猪突猛進型などである。

前述のように、クレッチマーは躁うつ病を循環気質の延長線上にあるもの、その病的代表者であると位置づけている。古典的な精神病理学者の中にあって力動的な考え方をいち早く取り入れていたクレッチマーは、優格観念、コンプレックス、敏感関係妄想についての考察には目を見張るものがあるが、循環気質または循環病質者からどのようにうつ病が発症していくのか、その発病状況論に相当する記載は見当たらない。

II 下田・平澤の執着気質（または執着性格）

■下田
■執着気質

下田[1)3)]は1932年、初老期うつ病（原文では『初老期うつ憂症』）の研究からその病前性格としての執着気質 Statothymie、Immodithymie を提唱した。その執着とは物事に対する執着であり、ある事柄がいったん起こると、それに伴う感情が冷めることなく持続することである。したがって仕事はいったん着手すれば徹底的にやり遂げないと気が済まない。物事へのかかわり方は、熱中しやすく、凝り性、几帳面である。他者との関係では責任感や義務感が強い。周囲からの信頼も厚く、真面目で誠実、模範的な人物と評価される。そのような人物はその性格特性により、知らず知らずのうちに心身の疲労状態に陥ってしまう。下田によれば「ある期間の過労事情によって睡眠障害、疲労亢進をはじめ、各種の神経衰弱症状が生ずると、正常人は自ずと休養状態に入るが、執着気質にあってはその標識たる感情興奮性の異常により休養生活に入ることが妨げられ、疲憊に抗して活動を続け、ますます過労に陥り、その頂点においてかなり突然に発揚症候群または抑うつ症候群を呈する」という。発病状況については『ある期間の過労状況』とあるが、具体的には『長期にわたる身体病、心身の持続的疲労、業務熱中』が挙げられているものの、それ以上の言及はない。

その後、下田らは研究対象の範囲を広げ、1941年には躁うつ病の病前性格としての執着気質を改めて主張している[3)4)]。ここでは、既に海外でもよく知られていたクレッチマーの循環気質との比較がなされている。それによれば、循環気質は正常人にも多くみられるもので、分裂気質などほかの異常な気質を除いた後に残る正常気質と考えた方がよいという。循環気質の特性である、社交性、善良、親切、明

■循環気質

朗は人が社会生活を営むうえで好ましい性格傾向であるから、これを直ちに病的な性格指標と捉えるべきではない。したがって循環気質は躁うつ病の病前性格としての意義は少ないと下田らは主張する。彼らの統計によれば、執着気質は躁うつ病者の93.4%に確認できたという。

■平澤
■執着性格

　執着気質は下田の提唱したものではあるが、この概念を復活させ、さらに洗練されたものとした平澤(1962)[5]の功績は大きい。平澤はうつ病患者の中から執着性格を示す105例を選び出し、その特徴、発病状況、循環性格および下田の執着性格との関係について述べている。平澤はすべての執着性格に共通する特徴として、几帳面、仕事熱心、対人過敏を挙げている。具体的に例を挙げると、几帳面とは、家の中を散らかしておけない、掃除好き、物の整理整頓、時間へのこだわりなどである。仕事熱心とは、まめに働く、じっとしているのが苦痛、仕事をいい加減に放っておけない、仕事道楽、休日出勤、残業してもその日のうちに仕事を済ませるなどである。対人過敏としては、人づきあい・同僚との折り合いはよい方、人との争いを好まない、心配性・苦労性で、人に何か言われると気になってしまう、一度気にするとそれをすぐに忘れることができない、他人の思惑を気にして気を回す、人の気持ちを先に探ってそれに自分を合わせる方、あまりに妥協的で自分の性格の弱いのが嫌になるなどである。平澤によれば執着性格者は、一様ではない。几帳面と仕事熱心だけが著しい、つまり執着性のみが著しい型、執着的傾向と循環性格とが同時に認められる型、執着性と神経症的人格とが共存する型の三群に分類できる。

　発病状況についても下田の考え(図1)をもとにしているが、さらに深く検討が加えられている。平澤によれば、執着性格者は躁うつ病の発病により、発病の原因からようやく離れることができるようになると考える。「疲憊に抵抗して活動、過労」の時期に既にうつ病は徐々に始まっており、普通の人ならば、既にこの程度の状態で、仕事を休み葛藤状況から離れるにもかかわらず、執着性格者は最後の破局に至るまで絶望的な努力を続ける、これは彼らの几帳面・仕事熱心・責任感によるものである。確かに、凝り性、熱中性、徹底的に疲労に抵抗してますます活動する型もあるが、仕事が気になり休めない、病気を人に知られないので休めないといった、抵抗よりは弱い表現のものが多い。このうつ病の発病期に患者の渾身の努力にかかわらずうつ状態が徐々に悪化していく過程を、発病期の「空転」(空回りするとい

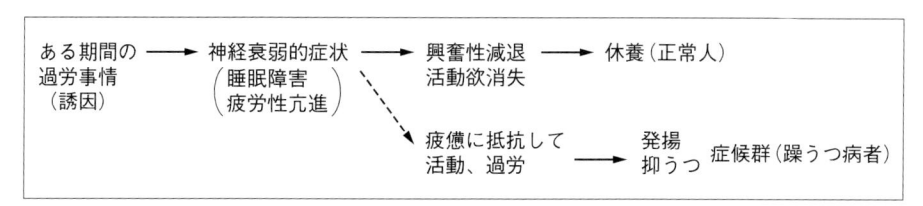

図1. 執着気質と発病状況
(平澤　一：うつ病にあらわれる執着性格の研究. 精神医学 4：229-237, 1962 による)

うこと）と呼んでいる。この平澤の報告により、下田が強調していた執着性・熱中性は几帳面・仕事熱心へと置き換えられ、これにより執着気質とテレンバッハのメランコリー親和型とはより接近したものとなったのである。

III　テレンバッハのメランコリー親和型

■メランコリー親和型
■テレンバッハ
■発病状況論

■几帳面さ
■秩序志向性

　メランコリー親和型 Typus melancholicus[6]はテレンバッハが提唱するうつ病の病前性格であるが、それは単なる標識的な特徴を列挙したものではなく、その人の性格傾向とある特異的な状況との間に積極的に相関を見い出していくという発病状況論につながっている。

　メランコリー親和型に必須の基本的特徴は几帳面さ（Ordentlichkeit 秩序志向性）への固着である。ここでいう、几帳面さとはなんら特殊なものではなく、健康人にもみられるものでそれが強調されているに過ぎない。したがって、几帳面さ自体は異常さの指標にはならないが、メランコリー親和型の人は、生活全般ではないにしても、少なくともある部分において顕著に秩序に固着してしまっている。この几帳面さは職場では高く評価されることが多い。勤勉、良心的、責任感といった指標の根底にあるのは几帳面さである。対人関係においても他人に迷惑をかけたくない、自分が負い目を背負いたくないという形での秩序へのこだわりがみられる。つまり、誠実、親切、序列を重んじることといった側面にその傾向が現れている。

　これらの几帳面さと同時に存在するメランコリー親和型のもう1つの特徴は、自己の仕事に対する過度に高い要求水準である。この要求水準は質と量の両面に向けられたもので、常に質的に良好な、そして量的にたくさんの仕事を自らに要求する。但し、この高い要求水準の実現は、現実的で可能性のあるものに限られており、不可能と思われるものに対して向けられることはほとんどない。

　この几帳面さと仕事に対する高い要求水準という2つの基本的な特徴をもったメランコリー親和型の人にとって、うつ病の発病状況、危機とは、これらの傾向が満たされない状況ということになる。テレンバッハの掲げる発病の危機的状況を表2にまとめた。まず、仕事の側面で考えると、その人の能力の範囲内でこれら2つの傾向が平衡を保っている限りはなんの問題も生じない。ところが、これらのバランスが崩れると危機的な状況が訪れる。平衡が失われるのは、2つの傾向のうちどちらかが度を越してしまったり、一方の傾向の実現が妨げられたりするときである。仕事量の著しい増大は、几帳面さ、つまり仕事の正確さの低下につながる。この正確さをある程度犠牲にして、妥協して仕事をこなすということが、この種の人はできない。また正確さを維持しようとすれば、自ずと仕事量が減るものだ

表2．メランコリー親和型の人の危機

仕事の量と精度の悪循環
対人関係の秩序の障害
良心の負担や板ばさみによる危機
自分の病気による危険
生殖過程における危機的状況

が、メランコリー親和型の人にとってはそれも許すことができないのである。

この種の人の対人関係の特徴は『他人のために尽くす』という形で『他人のためにある』。ここでは自分が単純に存在するだけで相手のためになるというのではなく、常に具体的な尽力を伴う。それによって却って相手を恐縮させたり、相手を束縛したりすることもありうるという考えがなく、対人的配慮といっても自己中心的なニュアンスがある。この他人への気遣いの特殊な在り方が障害されることが危機につながる。

同じく、良心性にも秩序性がよく現れている。特に良心はその人に禁止的な働きをする。これは裏を返せば、罪（負い目）に陥ることへの不安である。仮に相手が間違った判断をしている場合でさえ、自分が非難され他人から罪があるものとみなされるのは耐え難い苦しみとなる。良心へ過度の負担がかかること、あるいはいくつかの良心の板ばさみが生ずる状況がうつ病発症の危機となりうる。

身体の病気がうつ病の発症の契機となることは少なくない。そのような場合でも『症候性』あるいは『誘発性』メランコリーとみるべきでなく、病気によりその人にとって重要な秩序の実現が妨げられること、仕事の能率が下がったり、仕事量がこなせなくなることに意味がある。

■退行期　　妊娠や閉経（退行期）もまた発病の契機になりうる。これらの場合も、体内ホルモンの変化という観点からだけでメランコリーを説明すべきではない。それまで自らを支えてきた秩序の変更を余儀なくされる状況にこそ発病の機転がある。

以上がテレンバッハのメランコリー親和型の特徴と発病状況の要約である。この概念は了解不能とされた発病の機転を、特徴的な病前性格と発病状況から、ある程度了解できるものとして導き出すことに成功している。しかしながら、このメランコリー親和型の概念は不思議とドイツ語圏とわが国でしか普及しなかったのである。英米でテレンバッハが取りあげられることは非常に稀であったが、わが国では平澤による執着気質の再評価とテレンバッハのメランコリー親和型性格に触発されたうつ病の状況論が活発に展開された。

Ⅳ　笠原のメランコリー論

■笠原　　笠原[7]はメランコリー親和型について、『他者との関係を円満に維持しようとする配慮』を秩序性と並ぶ本質的特徴とみている。テレンバッハもまたメランコリー親和型の人々に『他人に尽くす』という形で『他人のためにある』という、対人関係の特徴を指摘していたが、その本質は几帳面さにあると考えていた。しかし、笠

■対他的配慮の裏打ちをもった秩序愛
　原は、この対他的配慮の裏打ちをもった秩序愛（律儀、正直、まじめ、仕事熱心、責任感、仕事の入念さ、時間厳守など）は、単に『そうしないと気が済まない』ための秩序愛ではないという。ここには、人と争えない、人と折り合えないときには自分の方が折れて争いを避ける、人に頼まれると嫌と言えない、義理人情を重視す

3. 病因：病前性格と状況

表3. 笠原・木村のうつ状態分類表

類型	病　像	亜　型	病前性格	発病状況	治療への反応	経　過	年　齢	体　型	生　活　史	家　族　像	仮　称	従来の診断名との関係
I型	精神症状と身体症状の双方を具備する典型的うつ病像。しばしばその症状は網羅的で、かつ内因性の例においてほぼ画一的である	I-1: 単相うつ病、しばしば軽症 I-2: 軽躁（あるいはうつ）の混入 I-3: 精神的葛藤の二次的な露呈 I-4: 非定型精神病像の混入	メランコリー親和型性格（テレンバッハ）、執着性格（下田、平沢）	特有の状況変化、頻度高し（転勤、昇任、異動、家族成員の移動、身心疾患、慶弔事罹病、負担感の急激な増加ないし軽減、出産ないし居住地の移動などと変化、愛着する事物あるいは財産の喪失など）	治療意欲高し。抗うつ剤に好反応。時にニューロレプタンの併用を要し、一定の時間（3ヵ月～6ヵ月が多い）で治癒。反復傾向はII型より少ない	概して良好。普通一定の時間（3ヵ月～6ヵ月が多い）を要して治癒。	中年から初老期に多し。但し20代、30代にも稀ならず。10代にもありうる	どちらかというと細長型	発病前の社会適応良好。仮面の経済的な支柱であることを多い身体的な違和感をもつことが多い	原則として病者自身が家庭内の経済的な支柱。伝統志向の強い家族	メランコリー親和型性格のうつ病（反応）型うつ病	内因うつ病 軽症うつ病 性格因うつ病 心因性うつ病 神経症性うつ病 抑うつ神経症 更年期（退行期）うつ病 非定型精神病
II型	I型に準じるが、個別症状はI型ほど網羅的にもたれず、画一性にもとしい	II-1: 躁とうつの規則的反復 II-2: 主としてうつ病相のみの反復 II-3: 主としてうつ病相のみの反復に精神的葛藤の混入 II-4: 非定型精神病像の混入、躁・うつ混合状態あり	循環性格（クレッチマー）	躁ほど明白でない場合多し。生物学的条件の関与もしばしば（季節、月経、出産など）	抗うつ剤への反応はI型ほどよくない	概して良好であるが、反復傾向はI型より高い	初発は若年期に比較的多く、晩発は少ない	肥満型多し	インターバルにおいての社会適応はIほど十分ならず	家庭内に権威的もしくは庇護的人物をもつ大家族構成多し、伝統志向の強い家族	循環型うつ病	躁うつ病 内因性うつ病 循環性うつ病 循環病 非定型精神病
III型	I型のように一連の症状を完備せず、時に依存性、誇張性などその他の神経症状を呈し、躁・うつ混合状態少なし、他在傾向あり	III-1: 神経症レベルにとどまるもの III-2: 過性に精神病レベルに落ち込むもの	未熟。秩序愛ならびに他者への配慮性少なし	過大な負担。性格的弱点にふれるような困難。対人葛藤。成熟危機	慢性化遷延化の傾向強し	慢性化遷延化の傾向強し	2つあり、1つは10代後半から20代、1つは40代、50代	特徴なし	既にうつ病発病前から神経症もしくは性格神経症的傾向を示す	特徴なし	神経症型うつ病葛藤反応	神経症性うつ病 抑うつ神経症 反応性うつ病 心因うつ病 更年期（退行期）うつ病 Claiming depression Hystero depression
IV型	うつ病像の非典型性。アクティング・アウト・自己アイデンティティ自己抗散、無気力が目立つ。躁病相もありうる。相の長さは短いいわゆる境界例にあたるものの多い	IV-1: うつ病像のみ IV-2: 躁病像を併せ持つもの	分裂質	個別化の危機（悉愛、性愛体験、完熟の体験、孤立、自立、旅行、受験など）	抗うつ剤による根本的な改善なし。精神療法もしばしば困難	早晩分裂病化し症状を発現する	青春期後期	細長型多し	少年期、青春期前期において模範児童、自己アイデンティティをめぐる困難に駆らることが多し	分裂病の家族研究として知られる特徴を示す場合も多し	（偽）循環病境界型分裂病型分裂病	Student apathy 無気力反応 境界型分裂病 慢性軽症うつ病 分裂病
V型	悲哀体験への反応としてのうつ状態	V-1: 正常悲哀反応 V-2: 異常悲哀反応 V-3: 精神病レベルの症状の混入	特徴なし	悲哀体験	抗うつ剤無効	一過性、但しV-2は遷延多し	特徴なし	特徴なし	特徴なし	特徴なし	悲哀反応	神経症性うつ病 抑うつ神経症 反応性うつ病 心因性うつ病
VI型	その他のうつ状態、症状の非典型性、多様性、多種の症状の併存	VI-1: 明白な身体的基盤をもったうつ状態（症候性、医薬原性など） VI-2: 老年性変化が基盤に推定されるもの VI-3: 若年のうつ状態 VI-4: その他	「病前性格―発病状況―病像―経過」をセットするというこの分類の視点からは把えられないうつ状態をまとめたもの								その他のうつ状態	症候性うつ病 医薬原性うつ病 老年うつ病 脳動脈硬化性うつ病 若年うつ病 Ictal depression

（文献9）による）

る、人の評価に敏感であるといった特徴がある。そしてこの種の人々の弱点として、他人の賞賛なしに自己評価を確立できない、個性的な人間関係の不成立、世俗性の強さが挙げられる。

■執着気質
■メランコリー親和型

　下田の執着気質と比べ、メランコリー親和型では内的葛藤が少なく、しばしば過剰適応となる。精力性-対-弱力性という内的緊張が存在しない、つまり弱力性優位の一重性であり、過度の良心性、小心さ、消極性、保守性、対人的配慮もその弱力性の現れとみることもできる。一方、下田の執着気質は、熱中性、凝り性、執着性、徹底性といった精力性性格が強調されている。この両者の相違は病像の違いとなって現れるという。弱力性優位のメランコリー親和型性格に精力性の要素が混在する度合いが高いほど、臨床像に躁病相や非定型精神病の病像が出現しやすい。その点で下田の執着気質は躁うつ病の病前性格とみるべきであるという。同様の指摘は森山[8]によってもなされている。下田の執着性格には几帳面性と熱中性という2つの契機があり、両者のバランスに応じてうつ病単相、躁うつ病相、躁病単相が出現すると仮定している。

　さらに笠原はメランコリー親和型の対人関係の在り方にもう1つの側面があるという。他者全般に対する対他配慮を認める一方で、特定の他者、近親者に対しては自己中心的に振舞う。メランコリー親和型性格者は私的生活領域とそれ以外の非私的生活領域との間で対人的態度に一種のズレがあり、依存性・愁訴性・誇張性が目立つ場合があるという。

　笠原と木村[9]はテレンバッハ、平澤のうつ病研究に刺激を受け、わが国の臨床に即したうつ状態の分類を1975年に提唱した。この分類は2つの原理に従って考案されたものである。第一には『病前性格―発病前状況―病像―治療への反応―経過』の5項目をセットにすることで、従来から内因性、反応性といった表現からは避けられなかった曖昧性、恣意性を少なくすること、第二には単一精神病的見地を取り入れ、個々の類型の中に心的水準低下の度合いに応じて生じてくるいくつかの段階を設定することで立体的構成を図ることである。今日のDSM―IVでも採用されている多軸分類と共通する部分もあるが、わが国のうつ病、うつ状態の実体を考えるうえでは、既に発表から四半世紀が過ぎてはいるものの、今なお臨床的に十分通用するものである。最後に彼らのうつ状態分類表(**表3**)を提示する。詳細は文献9)を参照して頂きたい。

（古茶大樹）

■　文　献　■

1) 飯田　眞, 松浪克文, 林　直樹：躁うつ病の状況論. 躁うつ病の臨床と理論, 大熊輝雄(編), pp 39-65, 医学書院, 東京, 1990.
2) Kretschmer E：Temperamente. Medizinische Psychologie, 14 Auflage, Georg Thieme Verlag, Stuttgart, 1975 [西丸四方, 高橋義夫(訳)：医学的心理学 II. pp 35-50, みすず書房, 東京, 1985].
3) 下田光造：躁鬱病の病前性格に就いて. 精神神経誌 45：101-103, 1941.
4) 向笠広次：躁鬱病の病前性格に就いて. 精神神経誌 45：300-302, 1941.

5) 平澤　一：うつ病にあらわれる執着性格の研究．精神医学 4：229-237, 1962.
6) Tellenbach H：Melancholie. Vierte, erweiterte Aufl. Springer, Berlin, 1983[木村　敏(訳)：メランコリー．改訂増補版，みすず書房，東京，1985].
7) 笠原　嘉：うつ病の病前性格について．躁うつ病の精神病理 I, pp 1-29, 弘文堂，東京，1976.
8) 森山公夫：両極性見地による躁うつ病の人間学的類型学．精神神経誌 70：922-943, 1968.
9) 笠原　嘉，木村　敏：うつ状態の臨床的分類に関する研究．精神神経誌 77：715-735, 1975.

4 疫　　学

■はじめに

　精神障害の疫学研究の目的は、大きく分けて2つある。第一の目的は、一般人口の当該疾病の有病率や罹患率を求めることである。これらの所見はその地域における保健行政方針決定の一助となって、臨床医の診断の助けとなるばかりでなく、人口統計学的諸指標との関係から疾病の原因・誘因に関する示唆が得られることがある。第二の目的は特定の疾病の原因・誘因を直接調査することである。これによって危険因子を同定すれば、この因子の操作で疾患の低減をみることにより因果関係を確認できる。本稿では欧米とわが国の気分障害の疫学調査をもとにした気分障害の分布と気分障害の危険因子について述べる。

I　気分障害の分布

1　生涯有病率

　1980年のアメリカ精神保健研究所(National Institute of Mental Health)主催の多施設共同による疫学調査である Epidemiologic Catchment Area (ECA) study によると、気分障害の生涯有病率は6%である[1]。1990年代の15〜84歳の8,000人以上を対象とした National Comorbidity Study によると気分障害の生涯の罹病率は ECA study よりずっと高率で17.1%であることが示されている[2,3]。さらに2000〜2001年に National Comorbidity Survey Replication Survey(NCS-R)が実施[4]され、DSM-IV 大うつ病性障害の地域住民における障害有病率は16.6%とほぼ NCS と同様の有病率であったことが報告されている。

■各気分障害の生涯有病率

　各気分障害の生涯有病率をまとめると**表1**のようになる[2]。大うつ病性障害の女性の生涯有病率は10〜25%、男性の生涯有病率は5〜12%になる。このことからうつ病は重要な健康問題と考えられる。

表1. 気分障害の有病率

気分障害	生涯罹病率
大うつ病性障害	男性 12% 女性 25%
気分変調性障害	6%
双極性障害	1%
気分循環性障害	0.7%

　双極型障害の生涯罹病率は約1%で[2]、この数値は統合失調症(精神分裂病)と同様の頻度になる。

　気分変調性障害の生涯罹病率は6%である。気分循環性障害の生涯罹病率は0.7%である[2]。

日本では甲府市の18歳以上の220人を対象として、Time Ordered Stress and Health Interview という構造化面接法を用いて DSM-III-R による気分障害を含めた軽症精神疾患の疫学研究が行われている[5]。この研究によると、大うつ病の生涯有病率14.0％(男性：7.3％、女性：18.5％)、12ヵ月発症率は2.7％(男性：1.0％、女性：4.0％)であり、年齢別の生涯有病率は18～34歳で27.6％と極めて高率であった。その後、WHO国際精神科疫学共同研究(WHO International Consortium of Psychiatric Epidemiology；WHO-ICPE)の一環として、1997～1999年に実施された岐阜市での20歳以上の住民に対するCIDIを用いた面接調査[6]では、DSM-III-Rによる大うつ病性障害の障害有病率は3.0％と低い結果を示し、WHO世界精神保健調査(WHO World Mental Health Survey；WHO-WMH)の共同研究の一環として2002～2003年に実施された岡山市、長崎市、鹿児島県の2市町村の20歳以上の住民に対する疫学調査(WMHJ 2002-2003)[7]では、DSM-IV診断による大うつ病性障害の障害有病率は6.7％であった。調査方法の違いはあるものの、これらの結果はわが国の地域住民においてうつ病がごく一般的な疾患となってきていることを示している。

2 発生率

気分障害の12ヵ月間での発生率はECA studyにおいては、男性・女性を合わせ1.59％で、NCS-R study では2.7％である。わが国での、12ヵ月発症率は甲府市の調査で2.7％(男性；1.0％、女性；4.0％)、岐阜市での調査で1.2％、WMHJ 2002-2003では2.9％で、わが国の20歳以上の地域住民のうち35人に1人が過去1年間に大うつ病性障害を経験していることになる。

3 性差

大うつ病性障害は、国や文化を超えてほぼ普遍的にみられ、女性では男性の2倍の有病率を有している[3]。一方、躁病エピソードの有病率は男性と女性での差はみられていない。この大うつ病性障害および気分変調性障害の有病率の性差は生涯を通じて認められ、老年期や子どもと比較して若年層(18～29歳)や中年層に一層顕著に認められている。うつ状態の性差については、多様な観点、特に内分泌機能、遺伝子の面から提唱されてきている。女性の内分泌機能は男性のそれと異なっているが、内分泌機能の違いによってうつ状態を説明はできていない。また遺伝子の影響は現在のところ認められていない。アルコール依存やうつ病はよく同一家族内にみられ、アルコール依存や乱用は男性の方によくみられることから、うつ病とアルコール乱用・依存は遺伝が関与している可能性があるのかも知れないが、それを指し示す決定的な報告はなくまだ議論が必要なところになっている。近年、心理社会的な説明が女性にうつ病が多いことの説明として最も適切ではないかと考えられている。例えば女性が、仕事、妻、家事など多数の役割をしなければならないこ

■心理社会的な影響

とが1つの説明として考えられている。また気分障害の有病率はWHO-WMH調査が実施された諸外国間で、DSM-IV大うつ病性障害の生涯重病率が3.3〜14.6％、12ヵ月有病率で1.0〜8.4％と各国間でばらつきがみられている。

II 年齢

1 高齢者

近年、人口の加齢化に伴い老年期の精神疾患が増加し、社会的な問題となっている。うつ状態は老年期の精神症状の中で認知症と並んで最もよくみられ、一方で認知症と異なり治療可能な場合がある。老年期は、脳の老化や身体疾患の合併などの生物学的機能低下を背景にして、子どもの独立、配偶者との死別、退職といった家族および社会的役割の喪失などの要因が付加されるため比較的高率のうつ病発症が予想されていたが、65歳以上のDSM-III-Rを用いた研究での有病率は0.4〜3.1％と全体の有病率と比較して少ないという結果が得られている[8)-10)]。

この要因として診断基準が老齢のうつ病患者に適していない、うつ状態を呈した高齢者が医療施設に入所してしまい施設入所しているうつ病の有病率は高いにもかかわらず地域の疫学調査から漏れてしまう、高齢者の記憶欠損に基づき情報が欠落しているなどが考えられている。

2 思春期・青年期

米国では1970年代から思春期・青年期のうつ病に関する研究が行われ、高い有病率が報告されてきた。日本でも構造化面接法(Time Ordered Stress and Health Interview)と操作型診断基準(DSM-IV)を用いて、一般地域における青年期の疫学的調査が行われ、大うつ病の生涯有病率は13.4％であった[11)]。さらに大学1年の学生を同様の方法で検討した結果、大うつ病の12ヵ月有病率は20.7％(男性：10.2％、女性：28.4％)と高率であった[12)]。この有病率は米国の結果と呼応するものである。

III 施設入所および一般診療科外来患者との関連

■施設入所者

大うつ病障害の罹患率は地域生活者よりもなんらかの治療を受ける環境にいる方がより高くなっている。長期療養病棟にいる人々の11％が大うつ病性障害に罹患し、さらに入院している人々の約20％は臨床的に明らかなうつ病の周辺症状を呈していることが報告されている[13)]。

■プライマリ・ケア

うつ病はまた一般に生活している人口群よりもなんらかの外来治療(プライマリ・ケア)を受けている人口群に多くみられる。一般人口群に比較してプライマ

リ・ケアを受けている人口群では2倍多くうつ病の罹患が認められている。一般外来の調査においては、20％以上の患者が臨床的に明らかなうつ症状をもっている。わが国では一般診療科外来患者での大うつ病有病率は5.4～7.4％である。プライマリ・ケアの場に6～7％前後のうつ病患者が訪れている。また、内科受診うつ病患者では、主訴の80％が身体症状であり、45.7％に前医が存在し、すべての患者でうつ病が見逃されている[14]。この原因として一般診療科を受診するうつ病患者が精神的な問題に気づいていない可能性や外国では約9割のうつ病患者が一般診療科で治療を受けることなどが外国の調査との違いとして現れているのかも知れない。

Ⅳ うつ病の危険因子

うつ病(大うつ病性障害)の危険因子として、表2にみられるものが挙げられている。

表2. 大うつ病性障害の危険因子

危険因子	
性　差	女　性
年　齢	若　年
結　婚	離　婚
教　育	低教育
収　入	低所得
地　域	都　会
職　業	6ヵ月の無職

1 性　差

女性の方が男性の約2倍大うつ病に罹患しやすい[3)7)]。女性にとっての社会環境や男性におけるうつ症状への閾値の高さがうつ病と性差の関連の説明になるのかも知れない。双極性障害では性差は認められていない。

2 年　齢

大うつ病および双極性障害発症は一般に20～40歳の間に起こる[3)]。また大うつ病は子どもにも起こりうることも示されている。若年でのうつ病の危険因子としては社会要因が関係するのかも知れないし、大うつ病に対する生物学的な要因が年齢とともに増加していくのかも知れない。

3 社会経済的状態

低い社会経済的状態の方がうつ病により罹患しやすい[3)]と考えられているが、わが国の岐阜市の調査およびWMHJ 2002-2003調査では、学歴および所得とのうつ病の関連性は明確ではない。

4 結婚の状態

結婚の状態はうつ病と最も重要な危険因子の1つになる[3]。離別や離婚した人たちにうつ病はよくみられ、独身者や既婚者にはあまりみられない。離別あるいは離婚してすぐの時期がうつ病に罹患している割合が高くなっている。また危険性は性別によって違う。独身女性は既婚女性よりうつ病の割合は少ないが、男性の場合は逆で既婚者の方がうつ病の割合は少ない。

5 家族歴

第一度親族内のうつ病の家族歴は高い[15]。また自殺やアルコール依存も繰り返し家族内に起こりやすいことがいわれている。

6 幼児期の体験

幼児期の体験はそれ以降の気分障害の発生に関連があることで注目されている。幼児期の心的外傷体験への精神力動的な調査の複雑性は地域的な疫学調査には適していないものの、幼児体験の調査により幼児体験とうつ病の関係性が明らかになってきている。その1つとして養育のない、混乱した家庭環境がリスクファクターを形成するとされている。しかし方法的な問題が幼児期のトラウマおよび離別の客観的研究を困難にしている。例えば、両親からの無視といった出来事は非常に主観的な出来事で、成人のうつ病の患者による両親の無視といった報告はインタビュー時の感情状態により変動がみられやすく、今後の検討が必要とされている。

7 パーソナリティ

パーソナリティの特性は早期の幼児体験、後の気分障害のリスクファクターとして密接に関連している。パーソナリティは早期に形成され、子どもの社会環境とともに生物学的な傾向によって形成される。うつ病になりやすい人は活気がなく、より内向的、心配しやすい、より依存的で、より感受性が強いとされている[16]。大うつ病性障害はよく第II軸の診断をもっている。

■ II軸との関連

8 ソーシャルストレス

生涯を通じて大うつ病のソーシャルストレス(social stress)がほかのリスクファクターよりも注目されている。ソーシャルストレスは3つに分類され、ライフイベント(Life event)、慢性のストレス(chronic stress)、日常的なストレス(daily hassles)が挙げられている。ライフイベントは疫学調査ではよく利用されている。ライフイベントは同定でき、日常の生活を変化させる不連続な変化であり、個人の生活を脅かすものである。慢性的なストレスは経済的な問題、職場での人間関係、長期にわたる身体疾患など長期にわたる個人を脅かすストレスになる。日常的なス

トレスは、ライフイベントほど明らかなストレス要因ではないが、日々起こり人をイライラさせる瑣末な出来事のことである。家計のやりくりや不快な近所づきあいなどの現代社会では日常の至るところで起こり得るが、ストレスとなってしまう出来事である。

■ライフイベント
■life event

a ライフイベント

大部分の疫学調査がストレスのかかるライフイベント (life event)、特にネガティブなイベントと大うつ病の発症と相関を明らかにしている。これらのイベントの中では、結婚、離婚、転職、病気、近親者の死、家族の病気、家族の別離が含まれる。

近年イベントの認識の仕方がイベント自身よりもより重要であるかも知れないと考えられている。ストレスのかかるイベントのより感度の高い評価法はイベント自身の評価だけでなく、イベントへの反応について評価することになる。つまりイベントをポジティブなものかそれともネガティブなものと捉えるか？　がうつ病発症の危険因子との関連がある可能性が考えられている。

ストレスのかかるネガティブなライフイベントの蓄積は大うつ病にかかりやすくするようである。

■慢性的なストレス
■chronic stress

b 慢性的なストレス

慢性的なストレス (chronic stress) は特定のストレスのかかるライフイベントと比較してより高いうつ病の危険因子となっている。身体疾患によるストレスが長くかかると、大うつ病性障害からの回復が難しくなっている[17]。

■日常的なストレス
■daily hassles

c 日常的なストレス

自殺企図などの衝動行為は日常的なストレス (daily hassles) と関連しているのかも知れない。ストレスのかかるライフイベントやストレスのかかっている状態や慢性的なストレス状態にさらに日常的なストレスがかかり衝動行為の引き金となっているのかも知れない。

9 ソーシャルネットワーク

ソーシャルサポートはソーシャルネットワーク、ソーシャルインターアクション、既知のソーシャルサポート、物質的なサポートの4つの要素から成り立っている。ソーシャルネットワークは個人や子どもや配偶者といった個人のグループから構成される。ソーシャルネットワークに関連して、配偶者の不在がうつ病の危険因子となっている。ソーシャルインターアクションはほかのネットワークの構成員との交流を指す。社会的に孤立し交流の頻度が減るとうつ病の危険性が高まることがいわれている。さらに交流の質が交流の頻度よりも重要であるとも考えられている。既知のソーシャルサポートはソーシャルネットワークへの依存度、交流のしやすさ、ネットワークに属しているという感覚、ネットワークのメンバーとの親密さになる。ソーシャルサポートとうまくつきあえない感覚はうつ病の危険因子となっ

ている。物質的なサポートは実際に行われている病気の際のケアや食事の準備などのサービスを指す。しかし物質的なサポートがないことがうつ病と関連があるかどうかの調査はまだなされていない。

10 住 居

大うつ病性障害は都会で生活している方が男女で2倍高くみられている[18]。都市化が進むにつれ伝統的な生活環境が変わり、それに伴うストレスを強く受ける結果ではないかと推測されている。

11 職 業

職業に就いていないということは危険因子の1つになっている。男性・女性ともに6ヵ月間無職であると大うつ病エピソードの症状をもちやすくなる[19]。

12 転 機

大うつ病は半年以内に50％が改善するが、次第に改善率が下がり、12％は5年経っても改善がみられない[20]。気分変調性障害、精神病の症状をもつものはあまりよく改善しない。すぐに改善した大うつ病性障害では大うつ病の再発率が高くなっている。気分変調性障害に重責した大うつ病や3回以上のうつ病エピソードをもつと再発しやすくなる。また躁状態とうつ状態の混合性のエピソードをもつ双極Ⅰ型障害や急速交代型の双極性障害は大うつ病性障害と比較して予後がよくない。

(城野　匡、北村俊則)

■ 文　献 ■

1) Weissman MM, Leaf PJ, Tischler GL, et al：Affective disorders in five United States communities. Psychol Med 18：141-153, 1988.
2) Blazer DG, Kessler RC, McGonagle KA, et al：The prevalence and distribution of major depression in a national community sample；the National Comorbidity Survey. Am J Psychiatry 151：979-986, 1994.
3) Kessler RC, McGonagle KA, Zhao S, et al：Lifetime and 12-Month prevalence of DSM-III-R psychiatric disorders in the United States. Arch Gen Psychiatry 51：8-19, 1994.
4) Kessler RC, Berglund P, Demler O, et al：National Comorbidity Survey Replication；The epidemiology of major depressive disorder；results from the National Comorbidity Survey Replication (NCS-R). JAMA 289：3095-3105, 2003.
5) Kitamura T, Fujihara S, Iwata N, et al：Epidemiology of psychiatric disorders in Japan. Images in Psychiatry, Nakane Y, Radford M(eds), pp 37-46, World Psychiatric Association, Paris, 1999.
6) Kawakami N, Shimizu H, Haratani T, et al：Lifetime and 6-month prevalence of DSM-III-R psychiatric disorders in an urban community in Japan. Psychiatry Res 121：293-301, 2004.
7) Kawakami N, Takeshima T, Ono Y, et al：Twelve-month prevalence, severity, and treatment of common mental disorders in communities in Japan；preliminary finding from the World Mental Health Japan Survey 2002-2003. Psychiatry Clin Neurosci 59：441-452, 2005.
8) 川上憲人，ほか：地域高齢者における大うつ病エピソードの有病率および関連要因．日本公衛誌　43：615-623, 1996.
9) 清水弘之：地域における高齢者の社会年齢とうつ病の発生に関する疫学的研究．長寿科学総合

研究 9：101-108, 1996.
10）Komahashi T, Ohmori K, Nakano T, et al：Epidemiological survey of dementia and depression among the aged living in the community in Japan. Jpn J Psychiatry Neurol 48：517-526, 1994.
11）友田貴子, ほか：地域調査データに基づく閾値下うつ病の頻度とその特徴. 精神科診断学 8：391-401, 1997.
12）Tomoda A, Mori K, Kimura M, et al：One-year prevalence and incidence of depression among first-year university students in Japan；A preliminary study. Psychiatry Clin Neuosci 54：583-588, 2000.
13）Koenig HG, Meador KG, Cohen HJ, et al：Depression in elderly hospitalized patients with medical illness. Arch Intern Med 148：1929-1936, 1988.
14）津田 司, ほか：プライマリ・ケアにおけるうつ病の検討. 日本医事新報 3117：47-50, 1984.
15）Klerman GL, Weissman MM：Increasing rates of depression. JAMA 261：2229-2235, 1989.
16）Hirschfeld RMA, Klerman GL：Personality attributes and affective disorders. Am J Psychiatry 136：67-70, 1979.
17）Wells KB, Stewart A, Hays RD, et al：The functioning and well-being of depressed patients；Results from the Medical Outcomes Study. JAMA 262：914-919, 1989.
18）Blazer D, George LK, Landerman R, et al：Psychiatric disorders；A rural/urban comparison. Arch Gen Psychiatry 42：651-656, 1985.
19）Broadhead WE, Blazer DG, George LK, et al：Depression, disability days, and days lost from work in a prospective epidemiologic survey. JAMA 264：2524-2528, 1990.
20）Keller MB, Lavori PW, Mueller TI, et al：Time to recovery, chronicity, and levels of psychopathology in major depression；A 5-year prospective follow-up of 431 subjects. Arch Gen Psychiatry 49：809-816, 1992.

5 症候学

■はじめに

うつ病の中核となる症状は気分の落ち込み、すなわち抑うつ気分である。うつ病では、抑うつ気分を中心に精神運動制止、興味関心の喪失などがみられる。うつ病の診断は、これらの症状のまとまりを、症候学的に把握することから行われる。ここではうつ病の症状を精神症状と身体症状に分け、さらに前者を態度、感情、意欲、思考、知覚の観点から取りあげ、最後にうつ病と統合失調症（精神分裂病）のうつ状態との鑑別を述べる。

I 態度

うつ病では、口数が少なく、声も小さく単調で途切れ途切れに話し、表情も乏しく悲しげで、目に光沢がなく視線が固定する。動作も遅く、周囲に関心をもたず、しおれて活気がない。初老期に多い焦燥の強いうつ病では、意欲低下が目立たず、じっとしていられず歩き回る。眉間にしわを寄せ続けるため、筋肉が緊張し、眉間の間に三角形の皺襞（フェラグート Veraguth の皺襞）がみられることもある。

II 感情の障害

気分沈滞はうつ病の中核を占める症状で、気分が重い、寂しい、悲しい、すべてがむなしい、涙もろくなった、などと訴えられる。頭の中に限局して不快感、違和感を覚える頭内苦悶が生じることもある。Kraepelin E はメランコリーの背景気分は動機なしに生じた抑うつ情動に支配されると述べたが[1]、うつ病の気分沈滞には一般に明らかな理由が見い出せない。

■生気悲哀　　生気感情の障害である生気悲哀ないし抑うつ vitate Traurigkeit od Verstimmung は、身体的不調と精神的抑うつが同時に存在する。これは漠然とした身体の不調、重苦しさとして感じられ、「重苦しい気分」「圧迫感」「うっとうしい感じ」などと表現される。Schneider K は循環病（躁うつ病）には統合失調症の一級症状に相当するものは何ひとつ知られていないと述べたうえで、「気分変調の生気的特徴（生気抑うつ）」「身体感情の消沈または高揚」を重視し、生気抑うつを内因性う

■生気抑うつ　　つ病に特有であるとした。生気抑うつは自由に浮かんでくるもので、ほとんど周りの出来事の影響を受けない。身体の圧迫感や胸が重いという身体感情の消沈は、内

■身体感情の消沈

因性うつ病に必発ではなく、体験の反応として二次的に起こることがあり、ほかの疾患にもみられる。さらに Schneider K は、躁うつ病患者の憂うつは生気的なものだけでなく、反応性のものと密接に結びついた気分も併存すると考えた[2]。

　生気障害が強くなると何事にも感情が動かなくなり、抑うつ、悲哀感を感じず、感情喪失の感情となる。これは自分の心の中では何もかも生気を失い、空虚だと訴えるような状態をいう。この場合、感情がほとんど存在せず、感情がないことを嘆く[2]。Petrilowitsch N は「感情喪失感」が前景に出るうつ病を疎隔うつ病と呼んだ[3]。喜びも悲しみも笑うことも泣くこともなく、すべてが親しみのない無縁に感じられる。Schulte W は悲しめないことをうつ病の症状として重視した[4]。何をみてもおもしろくない、ぼんやりしていると訴えることが多いのはこの感情喪失の感情に近い。この感情の喪失は、従来からうつ病の離人症の特徴とされてきた。離人症は楽しいという感じがない、何にも興味がもてない、現実感がないなどという訴えになる。Kraepelin E は、すべてがつまらなくなり、周囲のものがいきいきと感じられず、感情が薄れる、ものをみてもピンとこない、自分が自分でないような気がするといった離人症状が、しばしばうつにみられると述べた[1]。離人感はうつ病の初期に多く、症状が出揃うと目立たなくなることも少なくない。von Gebsattel VE はうつ病の離人症を論じる中で「実存的空虚」に注目した[5]。それは、深淵へ墜落する感じであり、「私というものが猛烈なスピードで私から遠ざかっていく。それに追いつこうと必死になっても追いつけない。2つの私が追いかけっこをしていて、その距離がちっとも縮まらない」と表現される。彼は実存的空虚を「生成抑制（内的時間の停止）」によって生じると考えたが、この症例の離人症は世俗的な悩みではなく自身の存在にかかわる深刻な内容であり、過敏で強迫的な内省傾向や自我障害を伴うことから統合失調症の可能性を考える意見もある[6]。すなわち離人症を伴う難治性うつ病には、診断の見直しが必要な場合がある。

　不安はさまざまな疾患に伴うが、うつ病でも主要な症状である。不安が強いと不安うつ病などと呼ばれる。不安障害がうつ病に先立って、あるいはその経過中に生じることがあり、不安障害との共存 comorbidity が話題となっている。アメリカのミシガン大学 Survey Research Center が行った大規模な National Comorbidity Survey（NCS）から大うつ病の生涯共存率をみると、単一恐怖が 24.3%、社会恐怖は 27.1%、パニック障害は 9.9%で、全般性不安障害は 17.2% であった[7]。プライマリ・ケア患者を対象としてボストン、シカゴ、ロサンゼルスで行った調査によるうつ病との生涯共存率は、恐怖症 27.9%、パニック障害 10.9%、全般性不安障害 63.4% であったという[8]。当初、パニック発作だけを生じても、その後の経過をみると、うつ病像を呈するものがあるので注意が必要である。

■ 感情喪失の感情
■ 疎隔うつ病
■ 離人症
■ von Gebsattel VE
■ 実在的空虚

III 意欲(意志・欲動)の障害

　意欲減退は全身倦怠感、食欲不振、性欲減退のほかに、風呂に入るのが面倒、人に会う気がしない、食事を摂りたくない、何をするのも億劫になる、などの形で現れる。根気がなくなり、集中力が低下し、本や新聞を読み始めても長続きしない。興味や関心が失われ、テレビ、映画、テニス、スキーなど、これまで楽しめたことに向かえなくなる。青年期に多いいわゆる逃避型抑うつでは、学業や仕事が手につかないのに趣味などはできる。

　少し休養するようにいわれて自宅で横になってみるものの、「自分だけこうしてはいられない」との思いが込みあげて、気持ちが休まらない。やらなくてはと思っているのに、実際の能率が悪く作業が進まないので、ますますイライラする。物事をしようと思いながら行動に移せないのは**精神運動制止**または**精神運動抑制**とも呼ばれる。軽いうちは口数が少なくおとなしい印象で、単純作業や日常生活はなんとかこなせるが、手紙や報告書を書く、新しい仕事に取りかかる、会議をとりしきるなどの比較的難しい精神作業になると大きな努力を要する。精神運動制止が強まると、自ら進んで何もしなくなり、じっと動かず、意識障害はなく周囲の様子はわかっているにもかかわらず、周りの呼びかけにまったく反応しない**昏迷**になる。より程度が軽く、少しは応答する場合は亜昏迷という。物事が決定できず、あれこれ迷って決められないのは意志制止である。初老期や老年期に多い不安、焦燥の強い**激越うつ病**では、意欲の低下が目立たず、却って口数が多くなり、同じことをくどく何度も言い、イライラして家族にあたり、立ったり座ったり落ち着かない。

　内因性うつ病では、これらの症状が午前中に強く夕方軽くなる日内変動が特徴的である。うつが重くない場合に、午前中は動けないが、夕方から夜になると新聞やテレビをみるなど、少しは活動ができる。日内変動はうつの初期に目立ちやすく、重くなるとむしろ不明瞭になり、治療である程度回復すると、再び目立ちやすい。うつ症状がすっかり消失したようにみえる患者が、朝どうしても出社できず、職場の不適応を疑われる場合が少なくない。内因性うつ病の特徴としてほかに、体重減少、食欲不振、早朝覚醒、自責、精神運動制止が強いことが挙げられる。

IV 思考障害

　思考の障害は内容と形式の障害に分けることができる。思考の内容の障害としては、悲観的になり、自分の能力や財産、健康を過小に評価して絶望する。何事にも強い劣等感を抱き無力感を感じ、取り越し苦労をする。身体のことを極度に気にし、自責的になり、悲観的な訴えのみを繰り返す。将来の希望も見通しもまったくないと感じ、希死念慮が生じる。意識内に長い時間とどまり、これを占有し続ける

観念を支配観念(優格観念)というが、うつ病では強い劣等感と希死の支配観念にとらわれやすい。こうした支配観念は意欲の低下と相俟って、不安や対人緊張を強め、外に出るのが怖くなり、会議や宴会を避け、家に人が訪れても奥へ逃げて会いたがらない。自殺企図は焦燥感が強いときと精神運動制止が軽減する時期に多い。死にたい気持ちがあっても精神運動制止が強いときは、身体が動かず実行し難いが、むしろ少しよくなって精神運動制止がとれてくる回復途上期、それも単極性より気分変動の幅が大きい双極性障害の場合に注意が必要である。

うつ病では、自分を責め、過去のことを後悔するのも特徴である。「自分のせいで仕事がうまくゆかなかった、家族に迷惑をかけた、今までのすべてが間違っていた、何もかもがなくなってしまった」などと言う。Binswanger L はうつ病患者が「もし私が、あんなことさえしなければ」という形で過去を悔やむことに注目し、「しなければ」という言い回しの中に空虚な可能性を見い出している。すなわち可能性には未来志向の作用が存在するが、空虚な可能性においては、本来は自由であるはずの可能性が過去にひきこもっているという。うつ病患者は「明日、私の破産が新聞に出る」「明日、逮捕される」などと、未来に予測される出来事を既成事実のように確信するが、これを本来、過去志向にのみ属する明証性が未来志向に浸透していることによるとみている[9]。

■Binswanger L

木村はうつ病者には「ポスト・フェストゥム(post festum)」的な時間構造があると考えた。転勤や家族の死、結婚、昇進を契機として、過去があとのまつり(ポスト・フェストゥム)のように手遅れになり巨大な未済となり、未来も現在もみようとせず「取り返しのつかないものになった」という後悔のみになる。うつ病者は社会に果たしている役割や秩序を、あたかも所有するかのようにもっているために、転居や昇進といった慣れ親しんだ環境の変化が所有の喪失となり、「あとのまつり」のように感じられるという[10]。

■ポスト・フェストゥム

内因性うつ病は自責の形で現れるので、他人を攻撃する他罰性がみられるときは、境界型人格障害などのパーソナリティ障害の可能性がある。心因性抑うつは内因性うつ病に比べて悲哀感を強く訴える割に精神運動制止は乏しく、体重減少や早朝覚醒などの生物学的症状が少なく、後悔や自責より他罰性や未熟性が目立ちやすい。笠原はメランコリー親和型性格のものが、身近な人に甘えて気難しくなり、依存性、誇張性、愁訴性といった形で攻撃性を表し、他人にまとわりつくタイプのうつ病を clinging depression と呼んだ[11]。

■心因性抑うつ

■clinging depression

思考の形式の障害としては、思考の流れ(思路)が遅くなり、思考制止または思考抑制が起きる。すなわち思考の進みが遅くなり、着想も乏しく、頭の回転が悪くなったように感じる。理解力、集中力、判断力が鈍り、仕事の能率が落ちる。患者は「考えがまとまらない、頭が働かない、頭が空っぽになった、考えが頭に浮かばない、献立が考えられない、馬鹿になった、ぼけてしまった」などと訴える。こうしたうつ病症状のうち、Bleuler E は悲哀、思路および意志の抑制を[12]、Kraepelin E は抑うつ気分、精神運動制止、思考制止を重視した[1]。

■仮性認知症　　老人のうつ病では、主に注意集中、判断、思考や記憶の低下を訴えるので、一見すると認知症の始まりのようにみえることがある（仮性認知症）。この場合に知能検査の数値に意味はなく、背後に隠れている抑うつ気分などの感情症状と、自律神経症状を中心とする身体症状の有無が鑑別診断のポイントである。

■強迫症状　　うつ病に強迫症状を伴うことがある。強迫性障害におけるうつ病の生涯共存率は85％の高値が推定されており、30〜40％は強迫性障害の後に大うつ病が生じている[13]。笠原はうつ病の病前性格を強迫スペクトラムの範疇で論じ[11]、Launter H

■制縛うつ病　　はうつ病相に強迫症状が強くなるうつ病を制縛うつ病 anankastische Depression と呼び、うつ病と強迫との関係は従来からさまざまに示唆されてきた。しかし強迫症状は一種の自我障害とみなすことが可能であり、症候学的に気分障害と直接の重なりはない。強迫がうつ病に伴うときは典型的な内因性うつ病でなく、広い意味でのうつ状態、特に不安焦燥性の病像であることが多い[6]。いわゆる精神病後抑うつ postpsychotic depression に強迫がみられることがあるが、それは「ついなんとなく」やってしまう自生思考に近いものである[14]。統合失調症の強迫には離人症や自生思考が先行する。統合失調症では実行意識が希薄になるために、行為が行われたかどうか自信がもてなくなってしまい、その不確かな体験の実感を取り戻す形で強迫がみられる[6]。

V　妄　想

うつ病の思考の歪みが強くなると妄想になる。Kuhs H は内因性うつ病の14.4％に妄想がみられるとしている[15]。うつ病期にみられる妄想は、単極性うつ病より双極性障害のうつ病期に多く[16]、しばしば不安焦燥を伴い、うつ病期が終わると妄想も消失する。うつ病では自己を実際より低く評価し、自分は価値のない存在と考える微小妄想になりやすい。これには貧困妄想、罪業妄想、心気妄想があり、うつ病の三大妄想として重視されている。Jaspers K はこれらの妄想を、真性妄想ではなく感情から了解できる妄想様観念とした。Schneider K はこれらをうつ病から直接に生じたものではなく、人間の原始不安が抑うつによって露呈したものと考えた。

■貧困妄想　　貧困妄想は、経済的に心配ないはずなのにお金がないから食べ物が買えない、入院費が払えない、家族が困窮してしまうなどというもので、ほかの2つの妄想に比べて内因性うつ病に比較的多く現れる。Janzarik W はうつ病の妄想主題に、患者が病前から重視していた価値に関するものになりやすい傾向を指摘している。彼は貧困念慮をもつ患者は、農民や中小の経営者に多く、うつ病のために能力が低下し生活の現実的問題を解決できないと苦しんでいることに注目した。そして倹約家で慎重、経済的問題に不安をもちやすいタイプで、普段は人並み以上に勤勉で能

力があり、労働と所有を重視する価値構造の人が、うつ病で能力が低下するとその価値が障害されて貧困主題が生じると考えた[17)18)]。

　宮本は、わが国における貧困妄想の内容はヨーロッパに比べ、一家の経済的破綻や離散が重視されていることを指摘した。すなわち「お金がないので、食べるものもない、破産して一家が路頭に迷う」など、家族の破綻が強調される。これに対してヨーロッパの貧困妄想は、家族ではなく経済的破綻や罪などによる困窮に力点がおかれている。Peters UH の辞書にも「困窮している、罪の判決をくだされる、または一家の経済的破綻に直面し、そのため両親も餓死しなければならない、といううつ病者の妄想的観念」と定義されている。さらに宮本は、うつ病者の貧困妄想の特徴として、常に「自分が、自分が」と言い、訴えが自分を中心に同じところをぐるぐる回る同心円的循環になっていることを挙げ、これをパラノイアの扇形の進展や統合失調症の網状の拡散と対比した。すなわち、うつ病患者は「もうだめになった」などと同じ文句を毎日繰り返して時間が進まず、妄想は展開せず、物語が成立しない。妄想に登場してくる人物も家族や隣人などの共同生活者に限られ、迷惑をかけ悲惨の巻き添えとなる対象に過ぎないという。うつ病患者は考えを進めてゆくことができず、いくつかの事柄が同時に並列的に現れるので、果てしなくためらい続けてしまい、その中から１つを選び出せない。彼は、このように「現在」の中で停滞してしまい、時間を先に進め現在を乗り越えることができない躁うつ病患者の存在形態を、「円環的」存在様態と呼んでいる[19)]。

■罪業妄想

　罪業妄想は、過去の些細なことを悔やみ、仕事の失敗をすべて自分のせいにしたり、文書を偽造したから罪に問われるなどと訴えるもので、一次妄想と二次妄想に分けて考えると理解しやすい。前者は些細な失敗を重大な罪と捉え、それと釣り合いのとれないほど深刻な自責を感じるもので、妄想の発生が心理学的に了解できない。後者は「仕事ができないので家族を養っていくことができない」というようなうつ病性抑制のために役割が遂行できなかったり、生活上の挫折などの状況から了解できるものである[20)]。うつ病の罪責念慮は、一般に明瞭な倫理的ないし宗教的な内容ではなく、「職場のみんなに迷惑をかけて申しわけない」「責任が果たせなくて恥ずかしい」などと自己の過去の行為や、その行為をした自己への後悔の形をとり、自己の存在そのものに向けられる非難は少ない[21)]。罪責体験をもつに至る誘因も、日常の卑近なことが多い。

■Tellenbach H

　Tellenbach H は、メランコリー親和型性格の人では厳格な良心がわずかの負い目を負わないように、たくさんの仕事をこなし、立派にやってのけるが、ひとたび秩序が要請する義務に応じることができなくなると、それを負責(Schulden)の範囲にとどめられず、罪(Schuld)として受け取ってしまうと述べている。負い目を負うこと(Schulden 借りをつくること)と罪の負い目(Schuld)とを区別することができなくなり、負い目が罪として生きられてしまうのである。そして罪業妄想の内容は、病相ごとに同じ内容が反復される傾向があるとも指摘されている[22)]。一

方、Janzarik W は、知的文化度が高く、感受性に優れ、責任感が強く、人間関係を重視するような価値志向をもつ人がうつ病になると、その価値が失われ、罪業妄想が生ずるとした[17)18)]。

■心気妄想

　心身の些細な不調を重大な病気と思い込む心気傾向が、より病的になると心気妄想となる。心気妄想は身体に関する微小妄想で、不治の重い病気にかかった、癌に侵されてもうおしまいだ、自分の病気は一生治らない、などという形で現れる。Janzarik W は、健康や死への不安が強く、敏感かつ自己不確実で知的分化度が低く、自分に固執する傾向がある人がうつ病になると、身体症状の影響を受けて自分の身体に関心を向けるために、心気妄想をもちやすい傾向を指摘している[17)18)]。

■否定妄想

■コタール症候群

　うつ状態に、胃や腸がない、口がなくなったなどと臓器を否定し、ひどくなると身体を含むすべての存在そのものが無意味であると否認する否定妄想あるいは虚無妄想を伴う場合がある。さらに自己の運命や死に関する否定にまで達すると誇大的な色彩(巨大妄想、誇大的虚無)を帯びる。コタール症候群はこのように、種々の臓器が破壊された、臓器がないという否定妄想を中心に、抑うつ、不安、世界中の罪責を1人で背負っているという罪責妄想、死ぬこともできず苦しみが未来永劫に続く不死妄想、痛覚消失、自傷傾向、反対症(緘黙、拒食、拒絶)などを伴う症候群である。従来から重症の初老期うつ病にみられるとされているが、うつ病だけでなく統合失調症、器質疾患などにも生じる。スケールの大きい空想的な発展から、一種のパラフレニーとする見方もある[6)]。

　阿部はうつ病妄想の成立過程について、うつ病患者には他者との関係や自分の財産などに対する否定的な評価が出現するが、自分の理想的な健康状態が失われてしまい日常的な営みが遂行できない不能性を背景に生じるとしている。これはまず「健康でない」「信頼に値しない」「財産がない」といった形で現れ、次に内容が誇大性を帯びてくると「どこにもない病気にかかってしまった」「世界一の罪人である」「一家が破産し親類縁者にも迷惑がかかる」など、妄想と呼びうる条件が整う。心気・貧困・罪責念慮の段階では「病気ではないか」「申しわけないことをしたのではないか」「破産するのではないか」と現在、過去、未来に生じうる否定的な出来事への恐れがある。それが「なってしまった」という完了形で誇大的に表現されるようになると、妄想が結実し固定する。阿部は否定的な内容が誇大化することを負の誇大性と呼び、こうした負の誇大性と形式としての完了形をうつ病妄想の特徴に挙げた[23)]。

■被害妄想

　うつ病では被害妄想がみられることもある。Kraepelin E は、迫害妄想は罪業妄想と結びついて起きるとし、死刑になる、近所の人から軽蔑され悪口を言われ、もう挨拶してくれない、新聞にあてこすりが出ているなどの例を挙げている[1)]。

■迫害妄想

　笠原らはうつ病の迫害妄想の特徴として、①退行期、初老期に多いが30歳代にもある。但しより若い場合は、統合失調症の初回発病が躁うつ的な気分変調を前景に現し、診断を誤らせることがあるので注意が必要である。②罪責主題が多少とも

基盤にある。③関係妄想の主題は日常的次元に限られ、超越性、神秘性にかける。④病前性格、発病状況、迫害妄想以外の諸症状、治療への反応などに注意すれば診断は容易である、という点を抽出している[24]。

　高橋は、50歳未満の迫害妄想を呈する単極性うつ病について次のように考えている[25]。患者はメランコリー親和型性格をもつが、普段は自分の実績に自信をもっている。しかし他人は自分の評価を脅かす可能性があるので、彼らの内部には他人に対する恐れが潜在している。秩序を保てず追いつめられた状況になったときに、自分が他人に切り捨てられるという他者からの攻撃に対する内心の恐れが顕在し、それが外からの害として体験されることから迫害妄想が生じる。妄想の内容も「もともとできない仕事を、無理に上司から押しつけられてはめられた」などと、それなりに了解可能である。妄想の迫害者は身近な人物で、統合失調症のように超越的な他者、あるいは強力な組織が背後にいてその組織の指令であるというような二重化はみられない。仕事が十分にできないということが発端であるが、不当な迫害を受けていると感じていて、罪責感は若干あるものの希薄である。うつ病の妄想には一般に、統合失調症にみられるような背後に得体の知れない人たちがいるといった不気味な恐怖感は生じない。

　精神病像がうつ状態の期間に出現する場合に、DSM-IV、ICD-10では気分障害の範囲に含める。精神病像を伴うものはうつ病患者の14％にみられ、再発しやすいとされる[26]。精神病像は、気分に一致したものと一致しないものに分けられる。前者は、幻覚や妄想の内容が抑うつ気分からある程度了解できるものを指し、自分の価値が低い、自己不全感があり自分を責める、病気になる、罪を受けるといった内容である。後者は、考想吹入、考想伝播などの自我障害や、抑うつ気分から了解できにくい主題の被害妄想である。

VI　知覚・認知障害

　感覚の強さが減少する感覚鈍麻が生じることがあり、身近な声が遠くに聞こえたりする。幻覚が出現する頻度は双極性うつ病161例の8.6％、単極性うつ病763例の7.4％と報告されている[27]。時間体験の障害として、時間が遅く感じられる時間緩慢現象がある。

　うつ病では一見、病識を欠くようにみえることがある。症状をうつ病によるものと説明しても、病気であるとの自覚に乏しい場合のことで、虚無感が強くなると「何をやっても無駄」などと言い、治療や食事を拒否したりする。回復すると、あのときは病気であったという自覚が戻るので、確信が揺るがない統合失調症の病識欠如とは異なる。むしろうつ病期に深刻に悩んでいたことを忘れてしまうことが多い。Binswanger Lは、正常な経験を構成する時間構造が障害されるうつ病は痕跡を残さないので、患者は簡単にその苦しみを忘れてしまうと述べている[9]。

VII 身体症状

うつ病では精神症状だけでなく、自律神経症状を中心とする身体症状が出現する。心気傾向を伴うと身体面の愁訴を繰り返しやすい。

a 睡眠障害

うつ病では、寝付きの悪い入眠障害、眠りが浅く途中で目覚めた後なかなか寝つけない中途覚醒、朝早く目覚める早朝覚醒など、さまざまな睡眠障害がみられるが、特に内因性うつ病では早朝覚醒が特徴的であり、患者は朝早くから寝床で目が覚めて悲観的なことを考える。REM睡眠潜時の短縮と徐波睡眠の減少、多夢を認めることが多い。逆に過眠になることがあり、DSM-IVでは食欲や体重の増加などとともに、気分障害の非定型特徴とされている。

b 消化器症状

食欲がなくなり、食べられなくなる。食べてもおいしくない、味がない、味がわからない、砂を嚙むよう、などと訴えられる。意欲が低下すると食事を摂る気力もなくなるが、罪業妄想のために食べる資格がないと拒食をすることもある。食事量が減ると体重も減少するが、うつ病では食事量と不釣合いに大幅な体重減少を示すことが少なくない。回復期には過食や過剰な体重増加、チョコレートや糖質などの甘いものがしきりに食べたくなる甘味癖を一過性に認めることがある。

便秘、口渇がうつ病の自律神経症状としてみられる。抗うつ薬の副作用として生じることもあるので、治療初期の患者ではこうした消化器系の訴えが心気的になることが多い。ほかにも吐き気、嘔吐、味覚障害、下痢、胸部や腹部の張った感じ、胃部不快感などの消化器症状をもって発現することが少なくない[28]。稀に胃十二指腸潰瘍になることもある。このような消化器症状はうつ病の精神症状がはっきり出現する以前にみられることがあり、内科疾患として治療されていることもある。

c その他の身体症状

うつ病では自律神経症状を中心とするさまざまな身体症状がみられる。胸内苦悶、呼吸困難、胸部圧迫感、胸痛、動悸、息切れ、息苦しさ、のぼせ、ほてり、頭痛、頭重感、背部痛、腰痛、喉の圧迫感、口内の異常感覚、しびれ、夜間の発汗、頻尿、排尿障害、肩こり、めまい、耳鳴り、四肢末端の冷え、振戦、眼精疲労、目の乾き、視力低下感、全身倦怠感、性欲減退、血圧の上昇や変動などである。痛みの多くは筋収縮によるもので、動悸などの循環器症状は残存しやすいとされる[28]。月経異常などの内分泌機能障害のみられることもある。

■仮面うつ病

気分の落ち込みなど感情面の症状が目立たず、身体症状が前面に出ているうつ病を仮面うつ病 masked depression という。患者は身体症状を訴えて、内科や婦人科などを訪れる。この場合、身体疾患を除外するために諸検査を行い、検査値に異常がみられない場合、あるいは訴えと所見が一致しない場合には仮面うつ病を疑って、背後に隠れている精神症状や睡眠障害を探すようにする。

VIII うつ病と統合失調症のうつ状態

■統合失調症

　統合失調症の経過中に抑うつ症状を示すことはよく知られており、うつ病との鑑別がしばしば問題になる。統合失調症のうつ状態は一般に、明らかな精神病症状が現れる前、あるいは急性期の精神病症状が消退した後にみられる。Conrad K は統合失調症の過程が、抑うつ、抑制、決断不能、罪業妄想、自殺念慮といった気分変調の症状で始まることが多いことを指摘した[29]。実際、こうした横断的な病像から統合失調症とうつ病を区別することは困難であるが、鑑別の参考になる症候学的な特徴を以下に述べる。

　統合失調症の初期にみられるうつ状態では、患者が自分と周囲の変容を感じることが少なくない。自分の存在そのものが不確かになる感じ、急き立てられるような焦り、周囲のただならぬ変容感は、緊張病の始まりや妄想気分に現れるもので、うつ病にはみられない。

　統合失調症の急性症状が消退した後のうつ状態は、精神病後抑うつ[30]と呼ばれる心的エネルギーの低下した疲弊状態である。意欲低下、疲労感、集中困難、将来への不安、自責などが出現する。この病態がうつ病と異なるところは行動の不活発さなど意欲の低下が主体で、抑うつ気分といった感情症状が少ないこと、過去の後悔より将来に対する不安が強いことにあり、抗うつ薬の効果にも乏しい。統合失調症では爽快気分のない興奮、抑うつ気分のない意欲低下を表すが、うつ病は情意の障害であり基本的に感情と欲動が、釣り合った形で一次的に障害される。将来への不安は、統合失調症患者が未来を先取りするアンテ・フェストゥム構造[10]、あるいは時間軸に沿って未来に自身を投企できないことによる[6]。うつ病では取り返しのつかない過去を悔やむが、妄想疾患や統合失調症のうつ状態では可能性の極めて少ない将来の出来事を予測して悩むことが多い[31]。

■Tellenbach H

　うつ病患者の関心は、仕事をこなす能力、社会的地位、金銭、健康など、卑近で世俗的なことに向きやすい。Tellenbach H は、うつ病では良心が世俗化されると指摘した[22,32]。一方、統合失調症患者は、生きる意味、人間の価値など、存在の根源に触れる哲学的なことに関心をもつ傾向にあり、内省傾向が強い[6]。

　内因性うつ病は、周囲の影響を受けにくい、より身体に近い、可塑性に乏しい病態である。これに対して統合失調症では、自他境界が不鮮明になるために周囲に巻き込まれやすく、周りの出来事の影響を受けやすい。統合失調症の妄想は時代や価値観の影響を受け変遷するが、うつ病患者の体験は時代や世界とかかわらず自分自身の内部に限られるので、その妄想も時代の影響を受けにくい。こうしたことから

■Kranz H

Kranz H は、うつ病患者が外界との接触を断ち、自分のうちに閉じこもり、統合失調症患者よりも自閉的であると考えている[33,34]。

（千葉裕美、濱田秀伯）

■ 文 献 ■

1) Kraepelin F：Psychiatrie, Band 3.8 Aufl. Barth, Leipzig, 1913[西丸四方，西丸甫夫(訳)：躁うつ病とてんかん．みすず書房，東京，1986].
2) Schneider K：Klinische Psychopathologie. 13 Aufl, Georg Thieme Verlag, Stuttgart, 1987.
3) Petrilowitsch N：Zur Psychopathologie und Klinik der Enfremdungsdepression. Arch Psychiatr Z Neurol 194：289-301, 1956.
4) Schulte W：Nichttraurigseinkönnen im Kern melancholischen Erlebnis. Nervenarzt 32：314-320, 1961.
5) Von Gebsattel VE：Zur Frage der Depersonalisation；Ein Beitrag zur Theorie der Melancholie. Nervenarzt 10：169-178, 248-257, 1937[木村　敏，高橋　潔(訳)：精神医学 23：1185-1197, 1293-1304, 1981].
6) 濱田秀泊：精神病理学臨床講義．弘文堂，東京，2002.
7) Kessler RC, Nelson CB, McGonagale KA, et al：Comorbidity of DSM-III-R major depressive disorder in the general population；results from the US National Comorbidity Survey. Br J Psychiat 168(suppl 30)：17-30, 1996.
8) Sherbourne CD, Jackson CA, Meredith LS, et al：Prevalence of comorbid anxiety disorders in primary care outpatients. Arch Fam Med 5：27-34, 1996.
9) Binswanger L：Melancholie und manie. Phanomenologische studien, Neske, Pfullingen, 1960[山本厳夫，宇野昌人，森山公夫(訳)：うつ病と躁病．みすず書房，東京，1972].
10) 木村　敏：時間と自己．中央公論社，東京，1982.
11) 笠原　嘉：うつ病の病前性格について．躁うつ病の精神病理 1，笠原　嘉(編)，pp 1-29，弘文堂，東京，1976.
12) Bleuler E：Lehrbuch der Psychiatrie. 15 Aufl, Springer Berlin, Berlin[切替辰哉(訳)：内因性精神障害と心因性精神障害．中央洋書，東京，1990].
13) Pigott TA, L'Heureux F, Dubbert B, et al：Obsessive compulsive disorder；comorbid condisions. J Clin Psychiatry 55(suppl)：15-27, 1994.
14) 萩生田晃代：精神病後抑うつ状態(postpsycotic depression)を示した精神分裂病の経過類型に関する研究．慶應医学 67：1033-1050, 1990.
15) Kuhs H：Depressive delusion. Psychopathology 24：106-114, 1991.
16) Coryell W, Pfohl B, Zimmermann M：The clinical and neuroendocrine features of psychotic depression. J Nerv Ment Dis 172：521-528, 1984.
17) Janzarik W：Der lebensgeschichtliche und personlichkeitseigene Hintergrund des cyclothiemen Verarmungswahns. Arch Psychiat Neurol 195：210-234, 1956.
18) Janzarik W：Die cyclothieme Schuldthematik und das individuelle Wertgefuge. Schweiz Arch Neurol Psychiat 80：173-208, 1957.
19) 宮本忠雄：躁うつ病者の妄想的ディスクール．躁うつ病の精神病理 2，宮本忠雄(編)，pp 1-29，弘文堂，東京，1977.
20) 海老原英彦：罪業妄想．新版精神医学事典，加藤正明，保崎秀夫，笠原　嘉，ほか(編)，pp 258-259，弘文堂，東京，1995.
21) 市川　潤，迎　豊：うつ病症状．現代精神医学大系 9 A，懸田克射(編)，pp 199-232，中山書店，東京，1979.
22) Tellenbach H：Melancholie. 3 Aufl, 1976, 4 erweiterte Aufl, 1983, Springer, Berlin[木村　敏(訳)：メランコリー．1978 改訂増補版，みすず書房，東京，1985].
23) 阿部隆明：精神病像をともなう気分障害；妄想性うつ病を中心に．臨床精神医学 29(8)：961-966, 2000.
24) 笠原　嘉，藤縄　昭：妄想．現代精神医学大系 3 A，懸田克射(編)，pp 233-328，中山書店，東京，1978.
25) 高橋俊彦：迫害妄想を有する単極うつ病について．躁うつ病の精神病理 4，木村　敏(編)，pp 67-94，弘文堂，東京，1981.
26) Jahnson J, Horwath E, Weissman MM：The validity of major depression with psychotic features based on a community study. Arch Gen Psychiatry 48：1075-1081, 1991.
27) Black DW, Nasrallah A：Hallucinations and delusions in 1715 patients with unipolar and bipolar

affective disorders. Psychopathology 22：28-34, 1989.
28）田所千代子，宮岡　等，上島国利：うつ病の経過に伴う身体症状の変化．精神医学 35(9)：967-973, 1993.
29）Conrad K：Die beginnende Schizophrenie. 分裂病のはじまり，中井久夫，山口直彦，安　克昌（訳），岩崎学術出版社，東京，1994.
30）MacGlashan TH, Carpenter WT Jr：Postpsychotic depression in schizophrenia. Arch Gen Psychiatry 33：231-239, 1976.
31）濱田秀伯：精神症候学．弘文堂，東京，1994.
32）木村　敏：鬱病と躁鬱病の関係についての人間学的・時間論的考察．躁うつ病の精神病理 4，木村　敏（編），pp 1-39, 弘文堂，東京，1981.
33）Kranz H：Das Thema das Wahns im Wandel der Zeit. Fortschr Neurol Psychiatr 23：58-72, 1955.
34）木村　敏：いわゆる「鬱病性自閉」をめぐって．躁うつ病の精神病理，笠原　嘉（編），pp 91-116, 弘文堂，東京，1976.

6 抗うつ薬療法

■はじめに

　1956年にスイスの精神科医 Kuhn によってイミプラミンの抗うつ効果が示されて以来、うつ病の薬物療法が始まり、初期の抗うつ薬の開発は三環系抗うつ薬(tricyclic antidepressants；TCA)を中心に進められてきた。1961年にはイミプラミンにノルアドレナリンの再取り込み阻害作用のあることが、また1969年にはセロトニン再取り込み阻害作用のあることが発見され、うつ病の病因としてモノアミン欠乏仮説が提唱されるようになり、中でもうつ病との密接な関連が示唆されているノルアドレナリンとセロトニンが注目されるようになった。わが国で使用されてきた抗うつ薬は、長らくTCA、四環系抗うつ薬などの複素環系抗うつ薬が主流を占めており、このほかにはトラゾドンやスルピリドが使用されてきたが、1999年からは選択的セロトニン再取込み阻害薬(selective serotonin reuptake inhibitor；SSRI)のフルボキサミンが、また2000年からはセロトニン・ノルアドレナリン再取込み阻害薬(serotonin norepinephrine reuptake inhibitor；SNRI)のミルナシプランおよびSSRIの一種であるパロキセチンが使用可能となり、ようやく欧米並みに臨床現場で使用できる抗うつ薬の選択肢が広がりつつある状況である。

■TCA

■SSRI

■SNRI

I　わが国で使用されている抗うつ薬とその分類

　現在わが国で使用されている抗うつ薬を表1に示す[1]。抗うつ薬はその化学構造から第一世代の三環系抗うつ薬や第二世代の四環系抗うつ薬などの環系抗うつ薬とその他の非環系抗うつ薬に分類されてきた。1990年代後半以降には、作用機序に基づいて開発が進められてきたSSRIやSNRIが使用可能となり、第三世代の抗うつ薬として位置づけられている。これらの抗うつ薬は主たる抗うつ作用としてセロトニンやノルアドレナリンなどの再取り込み部位に対する親和性を有しているが、このほかアセチルコリン、ヒスタミン、α_1受容体などに対する親和性を有する薬剤もあり、これらは主に副作用に関係している。表2は代表的な抗うつ薬についてそれぞれの薬剤のセロトニンおよびノルアドレナリンの再取り込み阻害作用の強さおよび各種神経伝達物質に対する親和性の強さを示したものである[2)-5)]。

6. 抗うつ薬療法

表1. 抗うつ薬の種類

分類		一般名	発売年	等価用量[*2]
第一世代の抗うつ薬	三環系(TCA)	imipramine	1959	150
		amitriptyline	1961	150
		desipramine[*1]	1964	150
		trimipramine	1965	150
		nortriptyline	1971	75
		clomipramine	1973	120
第二世代の抗うつ薬		amoxapine	1980	150
		lofepramine	1981	150
		dosulepin	1985	150
	四環系	maprotiline	1981	150
		mianserin	1983	60
		setiptiline	1989	6
	SARI	trazodone	1991	300
第三世代の抗うつ薬	SSRI	fluvoxamine	1999	150
		paroxetine	2000	40
		sertraline	2006	100
	SNRI	milnacipran	2000	150
MAO阻害薬		safrazine[*1]	1964	30
その他		sulpiride	1979	300
		methylphenidate	1957	—
気分安定薬		lithium carbonate	1980	—

[*1] 発売中止となった薬剤
[*2] 文献1) より著作権者の許可を得て引用

表2. 代表的な抗うつ薬の再取り込み阻害作用および受容体遮断作用の強さ

抗うつ薬		再取り込み阻害作用			受容体遮断作用				
		NA	5HT	NA/5HT比	Ach	α_1	H_1	$5\text{-}HT_1$	$5\text{-}HT_2$
三環系 3級アミン	アミトリプチリン	+	++	+	+++	+++	++	+/−	+/−
	クロミプラミン	++	+++	−	+	++	+	0	+
	トリミプラミン	0	0	記載なし	+	++	+++	0	+/−
三環系 2級アミン	ノルトリプチリン	++	+	++	+	+	+	+/−	+
	デシプラミン	+++	+	+++	+	+	+	0	+/−
四環系	マプロチリン	++	0	+++	+	+	++	0	+/−
三環系	アモキサピン	++	+	++	+	++	+	+−	+++
SARI	トラゾドン	0	+	−−	0	++	+/−	+	++
SSRI	フルボキサミン	0	+++	−−−	0	0	0	0	0
	パロキセチン	0	+++	−−−	+	0	0	0	0
	セルトラリン	0	+++	−−−	0	0	0	0	0
SNRI	ミルナシプラン	++	++	記載なし	0	0	0	0	0

(文献2)–5) のデータより作成)

1 三環系抗うつ薬（TCA）

　初期に開発された第一世代の三環系抗うつ薬（TCA）は、現在も標準薬として広く使用されているイミプラミンやアミトリプチリンのほか、わが国では1998年に発売中止となったデシプラミンやセロトニン増強作用が強くうつ病以外にもパニッ

ク障害や強迫性障害の治療にも用いられるクロミプラミンなどがある。

■TCA

TCAはその化学構造上から、側鎖の窒素原子に2つのメチル基をもつ3級アミン(アミトリプチリン、イミプラミン、クロミプラミンなど)と1つのメチル基をもつ2級アミン(ノルトリプチリン、デシプラミンなど)に分類され、3級アミンは比較的セロトニン系に対する作用が強く、2級アミンはノルアドレナリン系に対する作用が強い。3級アミンは生体内でそれぞれ対応する2級アミンに代謝されるためノルアドレナリン系にも作用を発揮する一方、2級アミン類より抗コリン作用が強いため副作用も強い傾向がある。

1980年代以降に開発された第二世代のTCAであるアモキサピン、ロフェプラミン、ドスレピンは主としてノルアドレナリン再取込み阻害薬であるが、セロトニン再取り込み阻害作用ももっている。服薬1週間以内に効果が発現する速効型のアモキサピンはわが国でイミプラミンを対照薬として実施された無作為化二重盲検比較対照試験の中で唯一イミプラミンに対して有効性で有意な差を示した抗うつ薬であり(図1)[6]、ドパミンD_2受容体遮断作用も有しており、精神病性うつ病に対する有効性が認められる。

2 四環系抗うつ薬

■四環系抗うつ薬

四環系抗うつ薬は三環系抗うつ薬とは異なるものとして1980年代以降に登場した第二世代の抗うつ薬の一群であり、マプロチリン、セチプチリン、ミアンセリンがこのグループに含まれる。作用・副作用ともにTCAと共通する点が多く、両者を併せて複素環系抗うつ薬として総称されることもある。

マプロチリンは側鎖が2級アミンで特異的にノルアドレナリン再取り込み阻害作用を有するのに対し、セチプチリンは前シナプス$α_2$受容体遮断作用およびセロトニン受容体遮断作用を有する。一方、テトラミドは抗ヒスタミン作用と前シナプス$α_2$受容体遮断作用により正常なシナプス伝達を増加させ、この結果ノルアドレナリン放出の増加を引き起こして抗うつ効果を示すほか、反復する夜間せん妄の予防に有効であることが報告されている。

3 選択的セロトニン再取込み阻害薬(SSRI)

■SSRI

SSRI開発の歴史は1972年に合成されたジメリジンに始まるが、これはギラン・バレー症候群の副作用がみられたことから臨床で使用されなくなった。抗うつ薬としての本格的に臨床で使用されるようになったのは1980年代に入ってからであり、1983年にスイスでフルボキサミンが、また1988年には米国でfluoxetine(わが国では開発中)が認可されている。1990年代に入ってセルトラリン、パロキセチン、citalopramなどが登場し欧米で広く使われるようになったが、わが国では1999年にようやくフルボキサミンが、また2000年からはパロキセチンが使用可能となりSSRI時代を迎えている。SSRIは選択的にセロトニン再取り込み部位

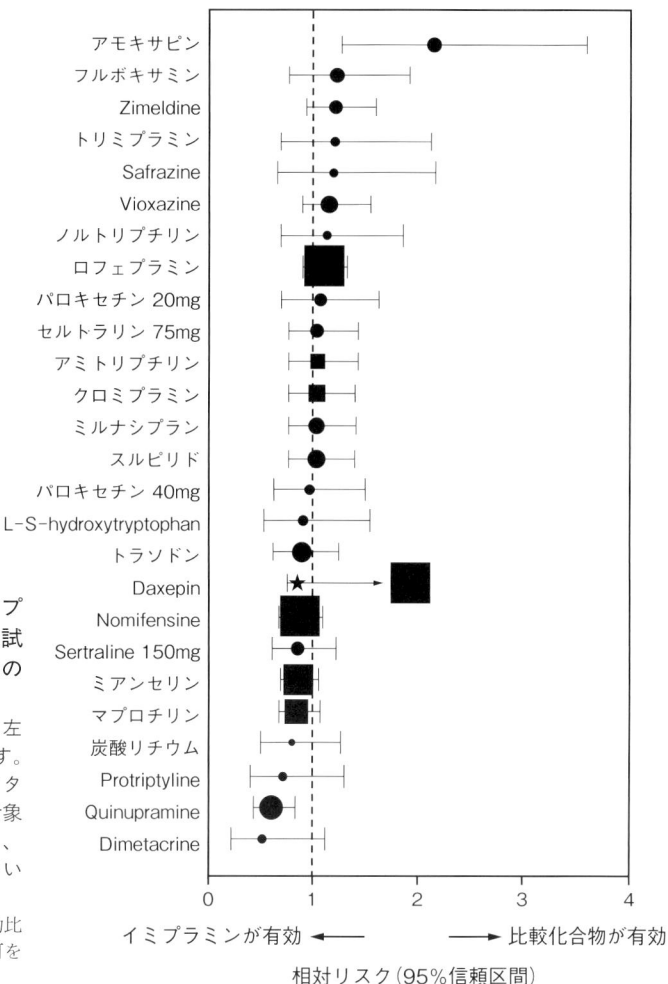

図1. うつ病に対してわが国でイミプラミンと無作為化2重盲検比較対照試験が行われた薬剤(化合物)の有効性の比較

中央の●または■は相対リスクを示し、左右の線の両端はその95%信頼区間を示す。●は1つのRCTで■は複数のRCTのメタ解析の結果で、中央の図形の大きさは対象患者数の多さ(エビデンスの強さ)を示し、薬剤(化合物)は上から相対リスクの大きい順に並べている。
(稲田俊也：ひと目でわかる向精神薬の薬効比較. じほう, 東京, 2003より著作権者の許可を得て引用)

■TCA

を阻害し、アセチルコリンやノルアドレナリンなど、それ以外の各種神経伝達物質受容体への親和性が極めて弱いことから、TCAでしばしば服薬コンプライアンス不良の原因となった抗コリン系の副作用も少なく、また心毒性も弱いため大量服薬時にもTCAに比べて安全性が高いうえに、うつ病以外にも全般性不安障害、パニック障害、強迫性障害、月経前気分変調症など従来の神経症性障害圏の疾患にも治療適応範囲が及ぶことから、急速に普及してきている。

■SNRI

4　セロトニン・ノルアドレナリン再取込み阻害薬(SNRI)

SSRIの登場によりSSRIはその幅広い治療適応とTCAに勝る安全性から幅広く使用されるようになったが、重症うつ病に対する有効性についてはTCAの方が優れているという報告や効果発現までに要する時間が長いなどSSRIには課題も多いことからセロトニンに加え、ノルアドレナリンの再取り込み阻害作用も有するSNRIの開発が進められた。SNRIはまた各種神経伝達物質受容体への親和性

が非常に弱いことから、TCAと同等の抗うつ効果を示しながら安全性の面ではSSRIと同程度であるとされている。わが国ではミルナシプランが2000年から使用可能であるが、このほかduloxetineの開発も進められており今後臨床場面に登場してくることが予想される。

5 その他の抗うつ薬

■SARI

トリアゾピリジン系の化合物であるトラゾドンは強力なセロトニン2受容体阻害作用と弱いセロトニン再取り込み阻害作用を有することからセロトニン遮断再取込み阻害薬(serotonin antagonist and reuptake inhibitor；SARI)と呼ばれることもある。中枢性の抗潰瘍薬として1960年代後半にフランスで開発されたベンザミド誘導体のスルピリドは比較的選択的にドパミンD_2受容体を遮断する化合物であり、わが国では胃・十二指腸潰瘍のほか1979年から統合失調症およびうつ病・うつ状態への効能が追加され、精神科のみならず内科や心療内科領域でも広く使用されている薬剤である。傾眠や無気力を伴う重症うつ病症例への使用が推奨されているモノアミン酸化酵素阻害薬(MAO-I)としては、従来の非選択的MAO-Iではチラミン含有食品や風邪薬などの交感神経作用薬との併用で致命的な高血圧クリーゼを引き起こすことから厳しい食事制限が必要であり、このためわが国ではサフラジンが販売中止となり、現在ではパーキンソン病の治療薬としてセレギリンが認可されているだけである。

■MAO-I

II 抗うつ薬の効果と使い方

ここでは抗うつ薬の有効性と臨床での実際の使い方について、これまでに提案されているガイドラインや臨床研究で集積されてきたエビデンスを中心にまとめてみた。ガイドラインの多くは科学的根拠に基づく医療(evidene-based medicine；EBM)の考えに沿って、うつ病治療の際における治療選択範囲や治療選択手順がアルゴリズム形式で示されたものであり、標準的な治療スタイルを知るうえで有用であるが、実際に個々の臨床症例を治療する際には、これらのガイドラインに示されている各治療アルゴリズムの中では想定されていないような個々の患者の臨床特徴や環境要因について十分に考慮したうえで、最終的には担当医がすべての情報を集積して独自に治療方針を決めていかなければならないことは言うまでもないことであり、ガイドラインはそれらを決定する際のあくまでも参考資料の1つである。

■ガイドライン
■アルゴリズム

1 ガイドラインが推奨する大うつ病性障害の第一選択薬

■ガイドライン

表3[7]は精神病像を伴わない中等症以上の大うつ病性障害に対する第一選択薬として推奨されている薬剤(群)を、プロジェクトやガイドライン別に示したものである。これらのガイドラインを利用する際には、例えばIAPA日本版はまだ

表3. 各種ガイドライン・アルゴリズムが推奨する大うつ病性障害患者への第一選択薬

略　称	ガイドライン・アルゴリズム	第一選択薬
IPAP [USA]	国際精神薬理アルゴリズムプロジェクト米国版(1995)	中等症：SSRI 重　症：SSRI、TCA
IPAP [EU]	国際精神薬理アルゴリズムプロジェクト欧州版(1997)	SSRI、TCA
TMAP	テキサス薬物療法アルゴリズムプロジェクト(1999)	SSRI、bupropion、nefazodone、venlafaxine、mirtazapine
APAPG	米国精神医学会ガイドライン(1993 → 2002 改訂)	SSRI、desipramine、ノルトリプチリン、bupropion、venlafaxine
WFSBP	生物学的精神医学会世界連合版(2002)	抗うつ薬(TCA、非TCA、SSRI、SNRI)
JPAP	日本精神科薬物療法アルゴリズム(1998 → 2003 改訂)	軽症・中等症：SSRI、SNRI 重症：抗うつ薬(TCA、非TCA、SSRI、SNRI)
NICE	英国国立臨床有用性評価機構アルゴリズム(2004)	中等症以上：SSRI

わが国では bupropion、nefazodone、venlafaxine、mirtazapine は未発売で、desipramine は販売が終了している。
(文献 7) による)

SSRI や SNRI の承認前にできたものであることなど、アルゴリズムのできた時期においてその国における抗うつ薬の承認状況をしっかりと把握しておくことが重要で、そのうえで臨床上の参考にすべきである。各ガイドラインの単純な比較はできないが、第一選択薬としてはガイドラインごとにさまざまな種類の薬剤が挙げられている。

2　TCA、SSRI、SNRI 間の有効性の比較

■TCA、SSRI、SNRI

SSRI と TCA の有効性を比較した無作為化二重盲検比較対照試験(Double Blind Randomized Controlled Trial；DB-RCT)に関するメタ解析は多数存在する。比較的初期に行われたメタ解析では TCA と SSRI の臨床効果は同等であるという報告が多かったが[8]、102編の RCT を対象としてメタ解析を行った Anderson によれば、効果については対象全体では SSRI と TCA の有効性は同等であるが、入院症例に限って解析すると TCA の方が優れていることを示し、また逆に脱落率についてはフルボキサミンを除き SSRI の方が TCA よりも優れていることを報告している[9]。入院症例を対象とした Shelton らのメタ解析やメランコリー型を対象にした Perry らの検討でも有効性については TCA の優位性が示されており[8]、またアミトリプチリンに関する186編の RCT をメタ解析した Barbui らもアミトリプチリンは比較されたすべての薬剤と同等の効果がみられ SSRI と比較すれば患者の回復率が有意に勝っていることを示している[7]。わが国で行われたアミトリプチリンに関する DB-RCT でも比較された15の薬剤すべてにおいて同等の効果が確認されている(図2)[6]。Cochrane Review では、SSRI と TCA では改善率に有意差はなく、脱落率については SSRI の方が有意に少ないものの、その差は Odds 比で1.21であり、四環系抗うつ薬と比較した場合には有意

■SSRI

■TCA

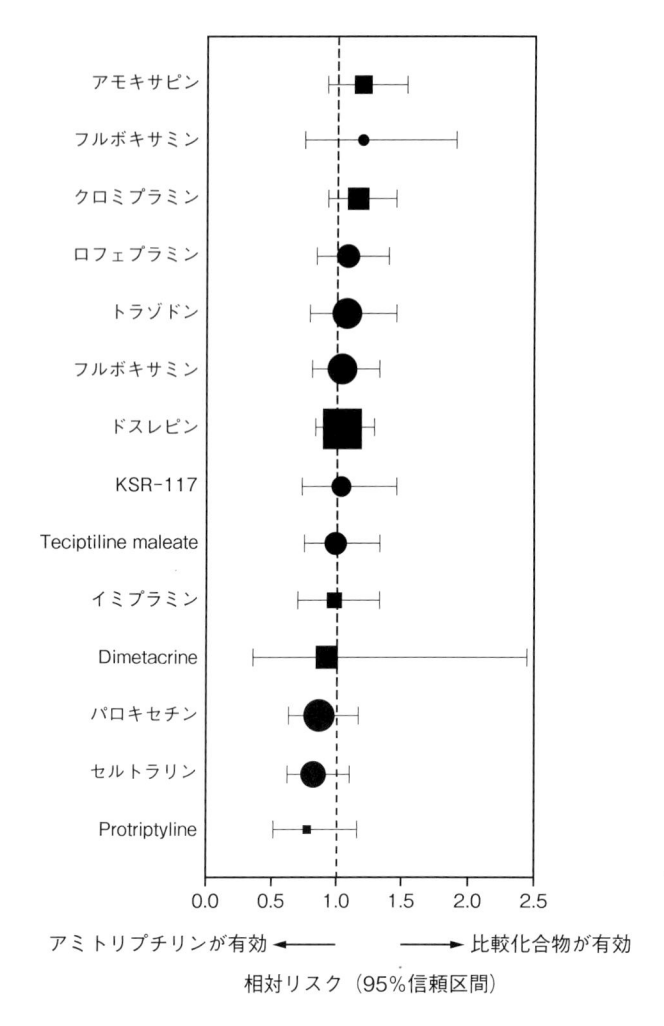

図2．うつ病に対してわが国でアミトリプチリンと無作為化2重盲検比較対照試験が行われた薬剤（化合物）の有効性の比較

図の見方については図1を参照すること。
（稲田俊也：ひと目でわかる向精神薬の薬効比較．じほう，東京，2003より著作権者の許可を得て引用）

差がなくなると報告している[10]。

■SNRI

一方、SNRIとTCAの有効性については、ミルナシプランとイミプラミンを比較した6編のRCTをメタ解析したPeuchは、反応率は両群間でほぼ等しかったと報告している[11]。SNRIとSSRIの有効性を比較したRCTはまだ現時点では多くはないが、ミルナシプラン、venlafaxineともSSRIよりも高い反応性が示されている[8]。

3　抗うつ薬の投与量

TCAでは治療効果領域（therapeutic windows）の設定されているノルトリプチリンを除き、投与量と治療効果の間には直線的な関連があるとされている。SSRIはパロキセチンとセルトラリンについては効果と投与量の間に比例関係が見い出されていないが、fluoxetineについては無作為化対照試験において低用量で反応しなかった患者群に対して2～3倍の高用量を用いたところ有意な効果がみられたことが報告されている。アメリカ精神医学会のガイドラインではSSRI無効

■難治性うつ病　例に対してはまず SSRI の増量が勧められており、米国精神科医を対象とした調査でも 84％の医師が難治性うつ病に対してまず SSRI を増量すると答えている[7]。抗うつ薬治療が有効であるのかどうかの判断を行う際に、しばしば「十分量の抗うつ薬を十分な期間使用してみること」が求められるが、ここでいう「十分量」とは通常はイミプラミン換算で 150 mg/日であり、「十分な期間」というのは通常 4〜6 週程度がこれまでのコンセンサスとなっている。イミプラミン換算の投

■稲垣らの換算表　与量については、わが国では稲垣らの換算表(表1)が広く使用されている。野村(2001)の総説[12]でも十分量の抗うつ薬の根拠として、イミプラミン、アミトリプチリン、クロミプラミンについては 150 mg/日以上の投与量が推奨されており、100〜125 mg/日以下の投与量ではプラセボと同程度の効果しかみられなかったことが引用されているが、その後 Furukawa らは TCA に関する 35 編のプラセボ対照 DB-RCT をメタ解析し[13]、75〜100 mg/日の低用量抗うつ薬でも、投与開始 4 週後および 6〜8 週後においてプラセボよりも良好な反応を示す割合が有意に高く、相対リスクでそれぞれ 1.65 および 1.47 であったと報告しており、併せて標準量での抗うつ薬治療は低用量の治療よりも良好な反応が得られなかったうえ、副作用による脱落が多くみられたことも報告し、低用量抗うつ薬治療の正当性を強調している。

4　効果発現時期

抗うつ薬の効果発現時期は一般的に服用開始後 2〜3 週間はかかるといわれているが、抗うつ薬に反応する患者群(responder)ではなんらかの初期効果の発現は投与後 7〜10 日目に認められると報告されている[14]。効果発現が 4〜7 日と比較的早い速効型とされている抗うつ薬にはアモキサピン、citalopram、venlafaxine がある。このほかミルナシプランもフルボキサミンとの RCT で 1 週目の MADRS 減少率が有意に高かったことが報告されている[8]。

5　維持療法における投与量と投与期間[15]

■再発予防効果　抗うつ薬はうつ病エピソードの治療だけでなく再発予防効果も示されており、う
■持続療法　つ病エピソードから回復した後も維持療法として投与を継続することが推奨されている。抗うつ薬維持療法における投与量および投与期間に関するエビデンスは限られているが、投与量に関しては、急性期と同じ用量を投与する方がうつ病エピソードの再発や再燃の予防に効果があると報告されている[16]。また維持療法における抗うつ薬の投与期間については、過去のうつ病エピソードの回数など再発の危険因子を考慮する必要があるが、初回うつ病エピソードの患者については、寛解後最初の 6 ヵ月間が再発の可能性が高く、6 ヵ月間を経過した後については抗うつ薬の投与でもプラセボの投与でも再発率に差がみられなかったという報告がある[17]。抗うつ
■リチウム増強療法　薬に対する反応が不十分でリチウム増強療法を実施している場合には、抗うつ薬に

合わせてリチウムも6ヵ月以上投与する方が再発予防効果が高いと報告されている[18]。

6 気分変調性障害に対する抗うつ薬療法[15]

気分変調性障害に対する抗うつ薬療法の効果については、Cochrane Reviewのメタ解析によれば、プラセボ投与に比較して優れていることが示されており、各抗うつ薬間における有効性の差はなかったものの、TCAについては副作用の頻度や脱落率が高かったことが報告されている[19]。気分変調性障害の薬物療法による改善率は気分変調性障害に大うつ病エピソードを合併したいわゆるdouble depressionの薬物療法による改善率とは差がないとされており[20]、薬物療法と精神療法の併用の方が薬物療法のみよりも有効であるとの報告もある[21]。

7 双極性うつ病に対する薬物療法

双極性障害のうつ病エピソードに対する抗うつ薬療法については現在発展途上にあり、専門家の間でもさまざまな意見がみられる。近年の治療ガイドラインでは、リチウム、バルプロ酸製剤などの気分安定薬、あるいはラモトリジンの単剤療法が推奨され(APAPG, 2002；RANZCP, 2004；BAP, 2003；SIGN, 2005)、状況に応じて気分安定薬に抗うつ薬(SSRIまたはvenlafaxine)の併用が認められることもあるが、抗うつ薬の単独投与はサイクルの加速や躁転の危険性があるため認められず(APAPG, 2002)、既に使用されている場合にはリチウムなどの気分安定薬を併用する(MPG, 2007)。米国ではラモトリジンのほか、クエチアピンの単独投与あるいはジプレキサとfluoxetineの合剤が双極性うつ病の治療薬として承認されている。

■躁転

8 難治性うつ病に対する増強療法の効果

抗うつ薬に治療抵抗性のうつ病に対しては、リチウムをはじめ付加的な増強療法(augmentation therapy)がしばしば行われ、ガイドラインの中でも推奨されている。エビデンスが最も確立しているのはリチウム増強療法であり1999年には難治性うつ病に対するリチウム増強療法の効果について、11編のRCTをメタ解析した結果が報告されている。それによれば、number needed to treat(NNT)が3.7で、プラセボと比較して27%の有意な反応率の増加が認められている[22]。T_3による増強療法についても研究されており、プラセボより優れておりリチウムと同等の効果がある[23]、T_4より優れているとしたRCTがそれぞれ発表されているが[24]、Aronsonら(1996)のメタ解析でははっきりとした有意な効果は認められていない[25]。増強療法に関する研究はまだほとんどがTCAあるいはMAO-IにリチウムやT_3を加えて行われたものであり、SSRIやSNRIに加えて増強療法を行ったエビデンスはまだ限られている。SSRIにリチウム増強療法を行ったRCTで

■リチウム増強療法

は、難治性うつ病に対する有効性のみられたことが報告されている[26]。SSRIについてはこのほかに 5-HT$_{1a}$ 作動薬 buspirone による増強療法も検討されており、オープン試験で有効性を示す報告がなされたが DB-RCT では効果が確認されなかったと報告されている[27]。米国では、2007年11月に治療抵抗性うつ病に対する抗うつ薬補助療法として、エビリファイ®の併用が承認されている。前シナプス 5-HT$_{1a}$ 阻害薬として作用する pindolol については SSRI の効果の発現を早めるといった意味合いからも検討がなされてきたが、難治性うつ病に対し SSRI やクロミプラミンに加えて pindolol を投与した大規模な RCT ではその効果は否定的であった[28]。

9　抗うつ薬の併用[15]

■MAO-I と TCA
■TCA と SNRI
■TCA と SSRI

臨床で抗うつ薬が併用されることは珍しくないものの、併用の有効性に関するデータは乏しい。MAO-I と TCA の併用は、それぞれの単剤での治療と比べて効果が優れてはいなかったとの報告がある[29]。しかし TCA と SNRI の併用[30]や TCA と SSRI の併用[31]で効果があったという報告もあり、評価が定まっていない。抗うつ薬は肝臓においてチトクローム P450 で代謝されるが、同一の酵素で代謝される薬剤同士の併用投与では血中濃度の上昇などの相互作用が考えられる。特に CYP2D6 では TCA を含む多くの向精神薬が代謝され、パロキセチンは比較的強い CYP2D6 阻害作用をもっている[32]ので注意が必要である。特に TCA と SSRI の併用で TCA の濃度が上昇し心毒性などが出現する可能性が指摘されており、血中濃度上昇の症例報告もある[33]ため注意すべきである。

10　妊娠時における抗うつ薬の使用

妊婦への抗うつ薬の投与は、投与による母体・胎児双方への危険と利益を考え慎重に行う必要がある。また循環血漿量や肝機能、消化管吸収能などの妊娠に伴う変化に応じて薬剤の投与量も調整する必要があるとされる[34]。2000年に公表された米国精神医学会（APA）の大うつ病ガイドライン改訂版[35]によれば、公表時点において明らかな因果関係の認められる胎児の奇形や死亡を誘発する抗うつ薬の報告はないが、fluoxetine の投与で胎児の minor anomaly が増加し、妊娠25週以降の fluoxetine の投与で出生時体重の減少が報告がされている[36]。また、抗うつ薬の投与により出生後に新生児に離脱症候群が起きるとの報告があり、同ガイドラインでは出産予定日の10～14日前から抗うつ薬の投与量を漸減するよう勧めている[35]。また、治療薬としては SSRI のほか、ノルトリプチリンが認可されてからの年数が長く抗コリン作用が少ないことや血中濃度と治療効果領域(therapeutic windows)の関係がよく研究されていることから安全性が高いとして推奨されている。薬物療法に代わる選択肢として電気痙攣療法（ECT）が挙げられており、胎児の軽度の不整脈や子宮の収縮、腹痛といった副作用はあるものの、副作用を評価・

■治療効果領域
(therapeutic windows)

管理する手段をとれば母体・胎児双方にとって比較的安全であるとされている[37]。

11 心疾患患者に対する抗うつ薬の投与

うつ病患者では心疾患による死亡率が一般人口より高いとされており[38]、抗うつ薬の投与で心疾患による死亡が減少する可能性が示唆されている[39]。後述するように TCA および四環系抗うつ薬は心血管系の副作用があることから、心臓の伝導障害を合併している患者に関しては、不整脈から突然死を引き起こす危険性があり、慎重な投与が求められる。特に、無症候性の AV ブロックや脚ブロックなどの伝導障害があった場合、TCA の投与で初めて不整脈が現れる場合もあり、その投与開始前に心電図をとってこれらの有無をチェックしておくことが望まれる。TCA はクラス 1 に分類される抗不整脈薬と同じキニジン様作用をもつが、クラス 1 の抗不整脈薬は投与患者の死亡率を高めるという報告[40]があり、心疾患合併患者への TCA の長期投与は極力避けるべある。TCA には心電図上の QT 延長、起立性低血圧の惹起などを介した心毒性が報告されており、循環器疾患の合併が明らかな症例では、SSRI など心血管系に安全性の高い薬剤を第一選択薬とし、TCA は選択しない方が望ましい。

III 抗うつ薬による副作用

■抗コリン作用
■性機能障害

抗うつ薬による副作用には、抗コリン作用による口渇や便秘といった診断しやすい副作用のほかに、体重の変化や性機能障害などの症状は抗うつ薬の副作用なのかうつ病症状の悪化によるものなのか鑑別が難しい場合も多くみられる。

TCA は SSRI に比べノルアドレナリン系にも作用するという利点がある一方で、ムスカリン受容体や α_1 受容体など幅広い受容体に作用するため副作用も強い。副作用としては、抗コリン性のもの（口渇、尿閉、便秘、霧視）、心血管系のもの（起立性低血圧、動悸、心臓の伝導障害）、中枢神経系のもの（せん妄、振戦、過鎮静、痙攣閾値の低下、錐体外路症状）のほか、体重増加や性機能障害などがみられる。

■体重増加

SSRI はほぼセロトニンにのみ選択的に作用するため、副作用もセロトニンに関連したものがほとんどである。TCA に比べ不快な副作用は少ないが、胃腸障害（嘔気、嘔吐、下痢）、中枢神経賦活作用（不眠、焦燥、じっとしていられない感じ）、性機能障害（性欲の低下、オルガズムの遅延）のほか、頭痛、発汗、食欲不振、セロトニン症候群などがみられる。SSRI が継続して服用できなくなる最大の理由は、胃腸障害である。この胃腸障害は SSRI の投与数週間後に用量依存性に出現してくるが、投与を継続するに従って消失することが多い。

■性機能障害

SNRI は薬剤によってセロトニンとノルアドレナリンの再取り込み阻害比がかなり異なるため、それぞれの SNRI は独自の副作用特性をもっている。ミルナシ

プランについては、抗コリン作用、抗ヒスタミン作用、抗 α_1 作用のいずれも TCA より弱いが、めまい、発汗、不安、顔面紅潮、排尿障害といった副作用が報告されている[41]。TCA や SSRI に比して排尿障害の頻度が高いが、これはミルナシプランの間接的な α_1 刺激作用によるものと考えられている。α_1 受容体阻害薬によって改善することが示されているが、前立腺肥大による尿閉がみられる患者への投与は避ける方が望ましい[41]。

表4. 抗うつ薬がもつ各種神経伝達物質の再取り込み阻害作用および受容体遮断遮断作用により生ずる主たる副作用

ノルアドレナリン再取り込み阻害	振戦 頻脈 不眠 勃起・射精障害
セロトニン再取り込み阻害	胃腸障害 中枢神経系の賦活作用 性機能障害 発汗 頭痛 セロトニン症候群
ムスカリン受容体遮断	便秘 尿閉 口渇 記憶障害 目のかすみ 洞性頻脈
アドレナリン α_1 受容体遮断	起立性低血圧 めまい
アドレナリン α_2 受容体遮断	持続性勃起
ヒスタミン H_1 受容体遮断	過鎮静 体重増加 めまい
セロトニン 5-HT_1 受容体遮断	射精障害
セロトニン 5-HT_2 受容体遮断	低血圧
ドパミン D_2 受容体遮断	錐体外路症状

（文献10）より改変して引用）

表4[10]は抗うつ薬がもつ各種神経伝達物質の再取り込み阻害作用および受容体遮断作用により生ずる主たる副作用についてまとめたものである。本稿では、まずこれらの各種神経伝達物質の直接的な作用と関連の深い副作用として、①抗コリン作用に伴うもの、②抗 α_1、抗 α_2 作用に伴うもの、③抗ヒスタミン作用に伴うもの、④セロトニン増強作用に伴うもの、⑤抗ドパミン作用に伴うもの、について取りあげ、続いて複数の神経伝達物質の関与が想定される、⑥心血管系の副作用、⑦中枢神経系の副作用、について紹介する。

■抗コリン作用
■抗 α_1、抗 α_2 作用
■抗ヒスタミン作用
■セロトニン増強作用
■抗ドパミン作用

■抗コリン作用

1 抗コリン作用に伴う副作用とその対策

アセチルコリンは自律神経系の主要な神経伝達物質であり、主に交感神経・副交感神経の神経節と副交感神経の神経効果器接合部での役割を担っている。アセチルコリンの受容体にはニコチン受容体とムスカリン受容体があり、神経節にはニコチン受容体、神経効果器接合部にはムスカリン受容体が主に分布している。TCA には抗コリン作用があるが、その作用は主にムスカリン受容体の遮断によるものであり、末梢性の副交感神経遮断作用となって現れる。抗コリン作用の強さは用量依存的である。抗コリン作用の強さは TCA の種類によって異なるが、一般に3級ア

ミンの方が2級アミンより作用が強い。抗コリン性副作用としてしばしば認められる副作用としては、口渇、便秘、霧視、尿閉などであるが、抗コリン作用には耐性があるため、投与を継続するにつれて症状が軽快してくることも多い。ただこれらの抗うつ薬の副作用は効果が発現する前に発現してくることが多いので、投与後効果が現れるまでの期間と副作用の発現しやすい時期を前もって患者に説明しておかないとコンプライアンス不良の原因となることがある。

■口渇

a 口渇

頻度の高い副作用であるが、服用を継続するに従って軽快することも多い。時に口渇のためお茶や清涼飲料水など水分を多飲する患者がみられるが、極度の多飲では稀に水中毒を引き起こし意識障害や痙攣などの低ナトリウム血症の症状がみられることがある。海外では、ピロカルピンのうがい[34]やベタネコールの舌下および内服投与[2]が推奨されている。

■便秘

b 便秘

放置すると稀に麻痺性イレウスとなることもあるので、対症療法として下剤が投与されることが多いが、刺激性下剤は連用で耐性が生じることもあり、注意を要する。普段から水分や食物繊維を十分に摂取するよう食生活の指導を行い、便秘を起こさないようにする予防対策も必要である。

■尿閉

c 尿閉

TCAの多くは尿閉傾向にある患者への投与は禁忌または慎重投与となっており、特に前立腺肥大の影響を受ける高齢の男性患者には出現しやすくなるので、注意が必要である。治療にはコリン類似薬のベタネコールや臭化ジスチグミンなどのコリンエステラーゼ阻害薬などが用いられる[3]。

■霧視

d 霧視

TCA服用中にしばしば認められる副作用である。「物がかすんで見える」と言ったり、「眼鏡が合わなくなった」などと訴えてくる場合もある。米国ではピロカルピンの点眼[2]が用いられている。

■抗α_1、抗α_2作用

2 抗α_1、抗α_2作用に伴う副作用とその対策

交感神経の神経効果器接合部では、主にノルアドレナリンが神経伝達物質として働いており、またアドレナリンは主に副腎髄質に貯蔵され、ホルモンとして血中に放出されて作用を発揮する。α_1、α_2、β_1、β_2、β_3の5つの受容体サブタイプに分けられ、シナプス前に存在するα_2受容体は、ネガティブフィードバックをかける役割を担っている。各サブタイプによってアドレナリンとノルアドレナリンの親和性比は異なる。TCAの中でも3級アミンは2級アミンよりも抗α_1作用が強く、またトラゾドンは比較的強い抗α_1作用をもち、これに関連した起立性低血圧、反射性頻脈、めまいなどの副作用のみられることが多い。また抗α_2作用の強いトラゾドンでは持続性勃起が起きることがある。

a 起立性低血圧

　起立性低血圧の頻度や重症度は抗うつ薬の種類や量、患者の年齢、心疾患の有無などによって異なるが、高齢者や心疾患をもつ患者、高血圧や低血圧の患者ではリスクが高い[42]。特に高齢患者では転倒による骨折の危険性もあり注意を要する。対策としては、仰臥位-立位と体位を移す際の血圧の変動を抗うつ薬の開始前後に頻回に測定するのがよいとされている[43]。立ちくらみやめまいなどの臨床症状がない場合にも、収縮期血圧と拡張期血圧がそれぞれ 20 mmHg、10 mmHg 以上低下する場合には注意が必要である[43]。臨床症状を伴う起立性低血圧が起こった場合には、できるだけ減量するかほかの抗うつ薬に変更すべきであるが[44]、対症療法としては、弾性ストッキングの着用やフルロコルチゾンの投与が挙げられる[44]。起床時にはゆっくりと起き上がることや増量の際にはゆっくりと漸増することなどによりある程度予防可能である。

b 持続性勃起

　抗 α_2 作用に関連したものとしては、トラゾドンによる持続性勃起が報告されている。頻度は約 1,000～10,000 人に 1 人程度[45]であるが、投与開始後早期に出現する傾向にあり、放置すると非可逆性の障害が生じて、緊急の泌尿器科的治療が必要な場合もあるので注意が必要である。

3 抗ヒスタミン作用に伴う副作用とその対策

　ヒスタミンは末梢では主に肥満細胞に貯蔵されアレルギーや胃液の分泌に関与しているが、中枢神経系におけるヒスタミンの役割としてはヒスタミン作動性神経系を介した睡眠・覚醒レベルの調節への関与が推定されている。ヒスタミンの受容体には H_1、H_2、H_3 のサブタイプが存在するが、中枢神経系には H_1 受容体が高濃度に存在しており、抗うつ薬の抗 H_1 作用により眠気などの副作用が現れると考えられる。抗ヒスタミン作用は抗うつ薬による体重増加への関与も示唆されているが、これに関しては、セロトニン神経系をはじめほかの要因の関与も指摘されている。

a 眠気

　抗うつ薬の抗 H_1 作用の強さと鎮静効果との相関から、主に抗 H_1 作用が眠気に関与していると推定されている。抗 H_1 作用の強さはそれぞれの薬剤によって異なるが、TCA については 3 級アミンの方が 2 級アミンより抗 H_1 作用は強い。眠気は用量依存性にみられるが、耐性が生じやすく、投与初期の数週間で軽快することが多い[35]。対策としては、1 日に服用する薬剤を就寝前に多くして昼間に眠気がこないようするなどの方法が採られる。

b 体重増加

　TCA の投与では体重が増加するとの報告が多く、Gerland らの総説では 6 ヵ月間の投与で 0.57～1.37 kg 体重が増加すると報告されている[46]。ある TCA で

体重増加がみられると、ほかの TCA でも同様にみられることが多い。用量との関係は必ずしも明らかではないが、アミトリプチリンの投与量が 25 mg/日でもみられ、増量により顕著な体重増加を認めたという報告がある[47]。アミトリプチリン、ノルトリプチリン、イミプラミンを 6 ヵ月間継続投与した研究では 1 ヵ月間に平均 0.6〜1.3 kg の体重増加が認められ[48]、またイミプラミンを平均 33 週間投与した研究では 13.3％の患者に 10％以上の体重増加が認められている[49]。このほかトラゾドン、アモキサピン、マプロチリンの DB-RCT では、トラゾドンで平均 0.4 kg、アモキサピンで平均 0.7 kg、マプロチリンで平均 1.8 kg の体重増加が報告されている[50]。体重増加は通常は可逆的であり、原因となった抗うつ薬の投与中止でもとの体重に戻ってくることが多いが、抗うつ薬の中止が困難なケースでは食生活の指導のほか、SSRI などの体重増加があまりみられないほかの抗うつ薬への切り替えを検討する[35]。

■セロトニン増強作用

4 セロトニン増強作用に伴う副作用とその対策

生体内のセロトニンの 90％は胃腸管に存在するが、脳・脊髄にはアドレナリンとほぼ同じ濃度のセロトニンが存在する。セロトニン(5-HT)受容体は、$5\text{-}HT_1$〜$5\text{-}HT_4$ のサブタイプに分類され、$5\text{-}HT_1$ 受容体はさらに $5\text{-}HT_{1A}$〜$5\text{-}HT_{1D}$ の 4 亜型に細分類される。セロトニンは、消化器系(胃腸管の蠕動亢進、催吐作用)、心血管系(骨格筋や皮膚の血管拡張)、運動系(振戦・筋剛直)、知覚系(中枢痛覚路の抑制・末梢の痛覚神経の刺激)など広範囲に作用することが知られており、このほか摂食行動や攻撃行動の抑制などへも関与も知られている。TCA、SSRI、SNRI のいずれもセロトニン再取り込み阻害作用によりセロトニンのシナプス間隙濃度を高めるように働くため、セロトニンの作用増強に関連した副作用の現れることがある。

■胃腸障害

a 胃腸障害

吐き気、嘔吐、下痢といった胃腸症状が高い頻度で現れるが、これらは腸管に分布する $5\text{-}HT_3$ 受容体に関連して起こると考えられている。胃腸症状は TCA よりも SSRI の方が高頻度にみられ、吐き気・嘔吐の副作用はフルボキサミンが 37％、パロキセチンが 27％との報告されている[51]。用量依存性であるが、投与数週間後には消失することが多い。対策としては、少量から投与を開始し、有効用量までゆっくりと漸増することや食事とともに服用すること[2]などが挙げられる。

■中枢神経系

b 中枢神経系の興奮

不眠、焦燥感、内的不穏感といった中枢神経系の興奮作用は、SSRI 服用患者の少なくとも 10〜20％に出現する[3]。SSRI の興奮作用には強弱があり、逆に鎮静効果が認められることもある。フルボキサミンは比較的興奮作用が弱いとされ、26％に鎮静効果が認められている[51]。パロキセチンについては、鎮静効果が 24％に認められるという報告や、7.1％に不眠が出現したという報告がみられる[52]。投

与継続により軽快することが多いが、改善しない場合には、服用時間を朝にしたり、少量のベンゾジアゼピン系薬剤の併用などを試みる。不眠に対しては抗うつ効果の増強も期待して就寝前にトラゾドンの併用が推奨されている[2]。SSRIの投与初期には片頭痛、緊張性頭痛ともに悪化させる作用があるが、逆に継続投与により片頭痛の予防や治療に役立つという[53]。

■セロトニン症候群

c セロトニン症候群

セロトニン症候群の症状としては、意識障害(見当識障害のみのこともある)、自律神経系の症状(発熱、発汗、下痢、皮膚の紅潮)、運動・神経系の症状(興奮、落ち着きのなさ、反射亢進、ミオクローヌス、運動失調)などがあり、これらの症状は臨床症状のみからでは抗精神病薬の投与による悪性症候群との鑑別が困難なこともある。発症頻度は少ないもののSSRIの増量後やセロトニン作動性薬剤の多剤併用投与後24時間以内に起こることが多い。悪化すれば、横紋筋融解や腎不全、ショック状態となることもある。治療としては、セロトニン増強作用のある薬剤を直ちに中止し[54]、併せて心機能、腎機能をモニターしながら輸液などの対症療法を行う。治療に成功すれば、原因薬剤の中止後24時間以内に回復することが多い[55]。

5 抗ドパミン作用に伴う副作用とその対策

ドパミン遮断作用を有するアモキサピンやスルピリドの使用中には錐体外路症状やジスキネジアを引き起こすことがある。特に高齢者では長期投与により遅発性ジスキネジアの出現する頻度が高くなるので注意を要する。このほか、選択的ドパミンD_2遮断薬であるスルピリドの副作用としては、プロラクチン分泌の亢進に伴い、男性では女性化乳房が、また女性では乳汁分泌や無月経などの出現がみられることがある。

■遅発性ジスキネジア

■プロラクチン分泌

6 性機能障害とその対策

■性機能障害

性機能は複雑な神経支配を受けており、心理的要因も大きいため特定の受容体の機能に関連して説明することは難しい。男性機能に関しては主として副交感神経が勃起に交感神経は射精に関連しているが両者の関係は複雑であり、また抗コリン作用や抗α_2作用も性機能に影響を及ぼすことが知られている。性欲の低下、オルガスムの遅延といった性機能障害の頻度は、SSRI、mirtazapine、venlafaxene服用中の患者に高く、特にパロキセチンやセルトラリンを服用中の患者では概ね30～70%であり[56,57]、女性より男性に多いと報告されている[56]。うつ病の症状として性欲低下のみられる場合もあり、原因が疾患そのものなのか薬剤の副作用なのかを見極める必要があるが、薬剤が原因と考えられる場合には、投与を継続しても軽快しない場合が多いので、減量や他剤への変更といった方法が勧められる。海外では、ヨヒンビンやbupropionの投与[2]のほか、SSRIによる性機能不全に対し

てはシルデナフィルの有効性がプラセボ対照 DB-RCT で確認されている[58]。

7　心血管系の副作用とその対策

■TCA

　TCA および四環系抗うつ薬はいずれも心臓の伝導時間の延長と心拍数の増加をもたらす作用がある。QT 延長、QRS 延長、ST や T 波の変化などの軽度の心電図異常の発症頻度は、服用患者の約 20％ と報告されている[59]。虚血性心疾患を有するうつ病患者を対象としたノルトリプチリンとパロキセチンの DB-RCT では、パロキセチン投与群には特に心臓に対する影響を認めなかったのに対し、ノルトリプチリン投与群では心拍数の増加、起立性低血圧といった副作用を認め、副作用による脱落率も有意に高かったと報告されている[60]。対策としては、心電図の定期的なモニターにより伝導障害の早期発見に努め、必要に応じて循環器専門医へ相談することであるが、TCA を使用中の場合にはまず SSRI など心血管系への安全性の高い薬剤への切り替えを検討することである。

8　中枢神経系の副作用とその対策

■TCA
■せん妄

　TCA によるせん妄は比較的頻度が高く、最も出現しやすい時期は投与開始 1 週目前後とされている[43]。持続的に服用している場合でも用量を急激に増やした場合には起こることがあり、高齢者や脳器質疾患の合併患者などせん妄に対する脆弱性がある場合に起こりやすい。TCA の血中濃度と関連があるとの報告[61]もあるが、用量とは無関係との報告[62]もあり結論は出ていない。TCA の減量、中止によりせん妄は消失する。TCA による振戦はミオクローヌスの形をとることが多く、時には急性中毒の前駆症状として認められる。TCA の服用量に問題がなければ、クロナゼパムの追加投与[35]を試みる方法がある。このほか、TCA には痙攣閾値を用量依存性に低下させる作用がある。痙攣発作の頻度は報告により一定しないが、イミプラミン 150〜300 mg/日の用量で 0.3〜0.6％ 程度であり、特に急激な増量は痙攣発作の危険性を高める[63]。またマプロチリンはてんかん素因のある患者において痙攣発作を誘発し、その発生率は 200 mg/日以上の用量で高くなるという。

■振戦

■痙攣発作

（稲田俊也）

■　文　　献　■

1) 稲垣 中, 稲田俊也, 藤井康男, ほか：抗うつ薬の等価換算. 向精神薬の等価換算, 稲垣 中, 稲田俊也, 藤井康男, ほか（編）, pp 77-98, 星和書店, 東京, 1999.
2) Schatzberg AF, Cole JO, Debattista C：Manual of clinical psychopharmacology. 3rd ed, American Psychiatric Press, Inc. Washington DC, 1997.
3) 野崎昭子, 稲田俊也：抗うつ薬の副作用とその対策. うつ病診療用語ハンドブック, 樋口輝彦（編）, pp 177-196, メディカルレビュー社, 東京, 2002.
4) 上島国利, 田所千代子, 田島 治：抗うつ薬. 精神治療薬体系, 第 3 巻 抗うつ薬, 抗躁薬, 抗てんかん薬, 抗パ薬, 漢方薬他, 三浦貞則（監修）, pp 1-109, 星和書店, 東京, 1996.
5) Cusack B, Nelson A, Richelson E：Binding of antidepressants to human brain receptors；focus on newer generation compounds. Psychopharmacology 114：559-565, 1994.

6) 稲田俊也（編集・解説）：ひと目でわかる向精神薬の薬効比較．エビデンスグラフィックバージョン 2003 ランダム効果モデル・相対リスク版，じほう，東京，2003．

7) 大上俊彦，稲田俊也：うつ病の薬物療法．精神疾患の薬物療法ガイド，稲田俊也（編集・監修），稲垣 中，伊豫雅臣，尾崎紀夫（監修），pp 39-55，星和書店，東京，2008．

8) 樋口輝彦：TCA，SSRI，SNRI の徹底有効性比較．臨床精神薬理 5：1663-1674，2002．

9) Anderson IM：Selective serotonin reuptake inhibitors versus tricyclic antidepressants ; a meta analysis of efficacy and tolerability. J Afective Disorder 58：19-36, 2000.

10) Geddes JR, Freemantle N, Mason J, et al：SSRIs versus other antidepressants for depressive disorder. Cochrane Databese Sys Rev 2：CD 001851, 2000.

11) Puech A, Montgomery SA, Prost JF, et al：Milnacipran, a new serotonin and noradrenaline reuptake inhibitor ; an overview of its antidepressant activity and clinical tolerability. Int Clin Psychopharmacol 12：99-108, 1997.

12) 野村総一郎：気分障害の薬物療法．精神経誌 103：1041-1045，2001．

13) Furukawa TA, McGuire H, Barbui C：Meta-analysis of effects and side effects of low dosage tricyclic antidepressants in depression ; systematic review. BMJ bmj com 325：991, 2002.

14) Stassen HH, Delini-Stula A, Angst J：Time course of improvement under antidepressant treatment ; a survival-analytical approach. Eur Neuropsychopharmacol 3：127-135, 1993.

15) 野崎昭子，稲田俊也：EBM におけるうつ病の薬物療法．Depression Frontier 1：59-64，2002．

16) Frank E, Kupfer DJ, Perel JM, et al：Comparison of full-dose versus half-dose pharmacotherapy in the maintenance treatment of recurrent depression. J Affect Disord 27：139-145, 1993.

17) Reimherr FW, Amsterdam JD, Quitkin FM, et al：Optimal length of continuation therapy in depression ; a prospective assessment during long-term fluoxetine treatment. Am J Psychiatry 155：1247-1253, 1998.

18) Bauer M, Bschor T, Kunz D, et al：Double-blind, placebo-controlled trial of the use of lithium to augment antidepressant medication in continuation treatment of unipolar major depression. Am J psychiatry 157：1429-1435, 2000.

19) Lima MS, Moncrieff J：Drugs versus placebo for dysthymia. Cochrane Database Syst Rev 4：CD 001130, 2000.

20) Segal ZV, Kennedy SH, Cohen NL ; CANMAT Depression Work Group ; Clinical guidelines for the treatment of depressive disorders V ; Combining Psychotherapy and pharmacotherapy. Can J Psychiatry 46(Suppl 1)：59 S-62 S, 2001.

21) Keller MB, Mc Cullough JP, Klein DN, et al：A comparison of nefazodone, the cognitive behavioral-analysis system of psychotherapy, and their combination for the treatment of chronic depression. N Eng J Med 342：1462-1470, 2000.

22) Bauer M, Dopfmer S：Lithium augmentation in treatment-resistant depression ; meta-analysis of placebo-controlled studies. J Clin Psychopharmacol 19：427-434, 1999.

23) Joffe RT, Singer W, Levitt AJ, et al：A placebo-controlled comparison of lithium and triodothyronine augmentation of tricyclic antidepressants in unipolar refractory depression. Arch Gen Psychiatry 50：387-393, 1993.

24) Joffe RT, Singer W：A comparison of triiodothronine and thyroxine in the potentiation of tricyclic antidepressants. Psychiatr Res 32：241-251, 1990.

25) Aronson R, Offman HJ, Joffe RT, et al：Triiodothyronine augmentation in the treatment of refractory depression, A meta-analysis. Arch Gen Psychiatry 53：842-848, 1996.

26) Baumann P, Nil R, Souche A, et al：A double-blind, placebo-controlled study of citalopram with and without lithium in the treatment of therapy-resistant depressive patients ; a clinical, parhacokinetic, and pharmacogenetic investigation. J Clin Psychopharmacol 16：307-314, 1996.

27) Landen M, Bjorling G, Agren H, et al：A randomized, double-blind, placebo-controlled trial of buspirone in combination with an SSRI inpatients with treatment-refractory depression. J Clin Psychiatry 59：664-668, 1998.

28) Perez V, Soler J, Puigdemont D, et al：A double-blind, randomized, placebo-controlled trial of pindolol augmentation in depressive patients resistant to serotonin reuptake inhibitors ; Grup de recerca en trastorns afectius. Arch Gen Psychiatry 56：375-379, 1999.

29) White K, Simpson G : The combined use of MAOIs and tricyclics. J Clin Psychiatry 45 : 67-69, 1984.
30) Seth R, Jennings AL, Bindman J, et al : Combination treatment with noradrenalin and serotonin reuptake inhibitors in resistant depression. Br J Psychiatry 161 : 562-565, 1992.
31) Weilberg JB, Rosenbaum JF, Melzer-Brody S, et al : Tricyclic augmentation of fluoxetine. Ann Clin Psychiatry 2 : 209-214, 1991.
32) Nemeroff CB, DeVane CL, Pollock BG : Newer Antidepressants and Cytochrome P 450 system. Am J Psychiatry 153 : 311-320, 1996.
33) Vaughan DA : Interaction of fluoxetine with tricyclic antidepressants(letter). Am J psychiatry 145 : 1478, 1988.
34) Wisner KL, Gelenberg AJ, Leonard H, et al : Pharmacologic treatment of depression during pregnancy. JAMA 282 : 1264-1269, 1999.
35) American Psychiatric Association : Practice guideline for the treatment of patients with major depressive disorder(revision). Am J Psychiatry 157(Suppl 4) : 1-45, 2000.
36) Chambers CD, Johnson KA, Dick LM, et al : Birth outcomes in pregnant women taking fluoxetine. N Engl J Med 335 : 1010-1015, 1996.
37) Miller LJ : Use of electroconvulsive therapy during pregnancy. Hosp Community Psychiatry 45 : 444-450, 1994.
38) Murphy JM, Monson RR, Oliver DC, et al : Affective disorders and mortality ; a general population study. Arch Gen Psychiatry 44 : 473-480, 1987.
39) Avery D, Winokur G : Mortality in depressed patients treated with electro-convulsive therapy and antidepressants. Arch Gen Psychiatry 33 : 1029-1037, 1976.
40) Cardiac Arrhythmia Supression Trial(CAST) Investigators : Preliminary report ; effect of encainide and flecainide on mortality in a randomized trial of arhythymia suppression after myocardial infarction. N Engl J Med 321 : 406-412, 1989.
41) Briley M : Milnacipran, a well-torelated specific serotonine and noradrenaline reuptake inhibiting antidepressant. CNS Drugs 4 : 137-148, 1998.
42) Muller OF, Goodman F, Bullet S : The hypotensive effect of imipramine hydrochloride in patients with cardiovascular disease. Clin Pharmacol Ther 2 : 300-307, 1961.
43) 三浦貞則(監)：精神治療薬体系．第5巻，向精神薬の副作用とその対策，星和書店，東京，1997.
44) Cole JO, Bodlin JA : Antidepressant drug side effects. J Clin Psychiatry 51(suppl 1) : 21-27, 1990.
45) Thompson JR Jr, Ware MR, Blashfield RK : Psychotropic medication and priapism ; A comprehensive review. J Clin Psychiatry 51 : 430-433, 1990.
46) Garland EJ, Remick RA, Zis AP : Weight gain with antidepressants and lithium. J Clin Psychopharmacol 8 : 323-330, 1988.
47) Paykel ES, Mueller PS, DeLa Verbne PM : Amitryptiline, weight gain, and carbohydrate craving ; a side effect. British Journal of Psychiatry 123 : 501-507, 1973.
48) Berken GH, Weinstein DO, Stern WC : Weight gain ; A side effect of tricyclic antidepressants. J Affect Disord 7 : 133-138, 1984.
49) Frank E, Kupfer DJ, Bulik CM, et al : Imipramine and weight gain during the treatment of recurrent depression. J Affect Disord 20 : 165-172, 1990.
50) Robinson DS, Corcella EA, Feighner JP, et al : A comparison of trazodone, amoxapine, and maprotiline in the treatment of endogenous depression ; results of multicenter study. Curr Ther Res 35 : 549-560, 1984.
51) Rickels K, Schweizer E : Clinical overview of serotonin reuptake inhibitors. J Clin Psychiatry 51(12 suppl B) : 9-12, 1990.
52) Preskorn SH : Comparison of the tolerability of bupropion, fluoxetine, imipramine, nefazodone, paroxetine, sertraline, and venlafaxine. J Clin Psychiatry 56(suppl 6) : 12-21, 1995.
53) Doughty MJ, Lyle WM : Medications used to prevent migraine headaches and their potential ocular adverse effects. Optom Vis Sci 72 : 879-891, 1995.
54) Settle EC Jr : Antidepressant drugs ; disturbing and potentially dangerous adverse effects. J Clin Psychiatry 59(suppl 16) : 25-30, 1998.

55) Lane R, Baldwin D : Selective serotonin reuptake inhibitor-induced serotonin syndrome ; review. J Clin Psychopharmacol 17 : 208-221, 1997.
56) Kennedy SH, Eisfeld BS, Dickens SE, et al : Antidepressant-induced sexual dysfunction during treatment with moclobemide, paroxetine, sertraline, and venlafaxine. J Clin Psychiatry 61 : 276-281, 2000.
57) Clayton AH, Pradko JF, Croft HA, et al : Prevalence of sexual dysfunction among newer antidepressants. J Clin Psychiatry 63 : 357-366, 2002.
58) Nurnberg HG, Hensley PL, Gelenberg AJ, et al : Treatment of antidepressant-associated sexual dysfunction with sildenafil ; a randomized controlled trial. JAMA 289 : 56-64, 2003.
59) Risch SC, Groon GP, Janowsky DS : Interfaces of psychopharmacology and cardiology ; part two. J Clin Psychiatry 42 : 23-34, 1981.
60) Roose SP, Laghrissi-Thode F, Kennedy JS, et al : Comparison of paroxetine and nortriptyline in depressed patients with ischemic heart disease. JAMA 279 : 287-291, 1998.
61) Prescorn SH, Simpson AS : Tricyclic-antidepressant-induced delirium and plasma drug concentration. Am J Psychiatry 139 : 822-823, 1982.
62) Davies RK, Tucker GJ, Harrow M, et al : Confusional episodes and antidepressant medication. Am J Psychiatry 128 : 127-131, 1971.
63) Rosenstein DL, Nelson JC, Jacob SC : Seizures associated with antidepressants ; a review. J Clin Psychiatry 54 : 289-299, 1993.

7 抗うつ薬以外の薬物療法

■はじめに

 抗うつ薬はうつ病に対する確立された治療法である。しかし、当然ながら全例に有効というわけではなく、抗うつ薬抵抗性のうつ病も存在する。あるいは、副作用のために抗うつ薬を十分に増量ができない例がある。これらに対しては、電気痙攣療法（ECT）の適応の考慮や、精神療法的アプローチも考えられるが、抗うつ薬以外の薬物を試みる、あるいは抗うつ薬にほかの薬物を追加処方するという方法もあり、かなりの有効性が示されている。

■抗うつ薬抵抗性のうつ病

I　リチウム（リーマス®）（図1）

■増強薬
■リチウム

 抗うつ薬の効果が思わしくないとき、さらにほかの薬を追加するという方法がある。これを「増強薬」と呼ぶこともある。その代表がリチウムである。もともとリチウムは、躁状態の治療効果・予防効果が最初に証明された薬物である。現在でもわが国での保険適用は「躁病、躁状態」である。したがって公式にはうつ病への適用はないが、実際にはうつ病相の発現予防効果もあり、また抗うつ薬治療抵抗性のうつ病に対し、第一選択として用いられる増強薬でもある。

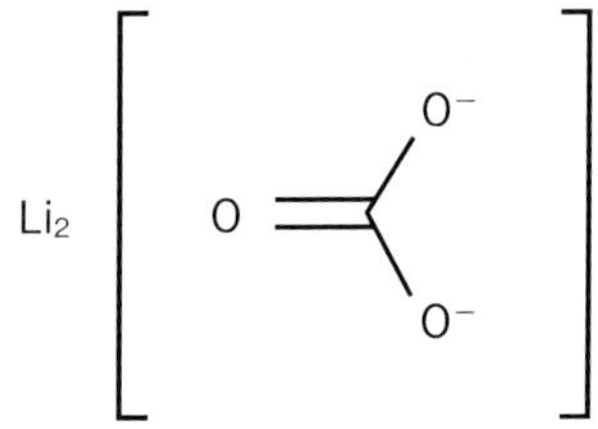

図1. 炭酸リチウム

1　効　果

 増強薬としてのリチウムの有効性は、報告によって56〜95％の幅がある。48時間以内に効果が出たという報告もあるが、その一方で3〜6週間は必要とするものもある。この相違は、対象とする患者の相違、例えばそれまでの抗うつ薬治療の時期などによる可能性が指摘されているが、本当のところは不明である。

2　方　法

 それまで投与されていた抗うつ薬は同じ量を維持し、ここにリチウムを1日量400〜600 mgの追加から開始する。1,200 mgまで増量することができる。
 但しリチウムは、有効濃度と中毒濃度の幅が狭いので、増強薬として用いる場合も当然ながら血中濃度のモニターが必要である。その有効濃度は、一般に双極性気

分障害におけるリチウムのそれに等しい。但し、有効濃度内においては、血中濃度が上がっても抗うつ薬の増強効果は増加しないので、有効濃度の下限程度を保つことが望ましい。下限程度であれば副作用の発現が少ないためである。血清リチウム濃度が 1.5 mEq/l を超えるとリチウム中毒の可能性が出てくる。症状としては、消化器症状、体重増加、振戦、協調運動障害などがある。

3 理論

リチウムは、シナプス後部のセロトニン受容体の活性を低下させることによって、結果としてセロトニンの伝達を促進すると考えられている。その結果、セロトニン放出細胞のネガティブ・フィードバックを減じ、シナプス間隙のセロトニンを増加させる。動物実験においては、抗うつ薬を長期にわたって投与すると、シナプス後部のセロトニン受容体の活性を増強することが示されている。リチウムの投与は理論的にはこれに拮抗するのである。

さらにリチウムの作用機序については、ほかの神経伝達物質への作用や、セカンドメッセンジャー系の修飾への作用も推定されている。

II カルバマゼピン（テグレトール®）（図2）

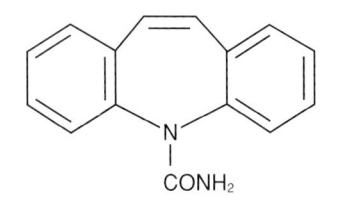

■カルバマゼピン

抗痙攣薬であるカルバマゼピンが気分障害の治療に有効であることは、わが国の Takezaki と Hanaoka が 1971 年に器質性の躁状態に有効と報告したのが最初で、躁うつ病（双極性障害）の躁状態に対する最初の報告は 1973 年の Okuma によるものである。さらに躁うつ病相の予防効果があることも Okuma によって示されている。しかし国際的に認知されたのは、1980 年に二重盲検が発表されてからである。但し現在でも、カルバマゼピンは米国 FDA では気分障害の治療薬としては承認されていない。わが国では躁状態が適用になっているが、うつに対しては保険では承認されていない。しかしながら、リチウム同様、抗うつ薬増強薬として効果があったとする複数の報告があり、さらには単独で抗うつ効果を認めたとする報告もある。

図2. カルバマゼピン

1 効果

躁うつ病（双極性障害）の躁状態に対するカルバマゼピンの効果についての研究は多いが、うつ状態に対しての報告は散発的である。しかし抗うつ薬抵抗性のうつ病に著明な効果が認められた例もあり、試みる価値はある薬物である。文献を総合すると、カルバマゼピンが最も有効なのは、双極性障害のうつ病相、慢性のうつ病、身体症状のあるうつ病であるといえる。

2 方 法

1日量200〜400 mgから開始し、1,200 mg程度まで増量することができる。中毒濃度に達しないようにするため、血中濃度の定期的な測定が必要である。なお、カルバマゼピンは酵素を誘導しやすい薬物であるため、三環系抗うつ薬の血中濃度を下げ、効果を減弱させる可能性があることに留意する必要がある。

3 理 論

カルバマゼピンは、ナトリウムチャネルやカリウムチャネルを阻害することによって、神経伝達物質であるGABA(γ-aminobutyric acid)の抑制的な作用を修飾すると考えられている。気分障害にGABAが関与している可能性と併せて、この薬理作用が抗うつ薬増強作用に関係していると思われるが、不明な点が多い。

III バルプロ酸(デパケン®) (図3)

■バルプロ酸

バルプロ酸の気分障害に対する有効性は、ドイツでの報告が最初である。1995年には米国FDAによって躁うつ病の躁状態への適用が承認されている。わが国でも躁病および躁うつ病の躁状態の治療薬として適用が認められている。そして、抗うつ薬増強薬としての効果も報告されている。

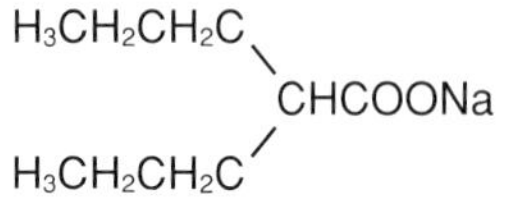

図3. バルプロ酸ナトリウム

1 効 果

カルバマゼピン同様、双極性障害での研究が多い。しかし単極性うつ病に対する効果も報告されている。

2 方 法

1日量400〜1,200 mgを経口投与する。中毒濃度に達しないようにするため、血中濃度の定期的な測定が必要である。なお、バルプロ酸はカルバマゼピンとは逆に、酵素を阻害しやすい薬物であるため、三環系抗うつ薬の血中濃度を上げる可能性があることに留意する必要がある。アミトリプチリン、ノリトリプチリンとの併用については注意が添付文書にも明記されている。

なお、バルプロ酸とカルバマゼピンの併用で劇的な抗うつ効果が得られた例もある。

3 理 論

バルプロ酸は、カルシウムチャネルやナトリウムチャネルを阻害することによっ

て、カルバマゼピン同様、神経伝達物質であるGABAの抑制的な作用を修飾すると考えられており、この薬理作用が抗うつ薬増強作用に関係していると思われるが、不明な点が多い。

IV 甲状腺ホルモン（チラーヂン®）(図4)

■甲状腺ホルモン

うつ病の治療薬としての甲状腺ホルモンは、次の3つの方法で試みられている。
① T_3 を単独治療薬として用いる。
② T_3 を、抗うつ薬に併用し、抗うつ薬の効果増強をねらう。
③ 大量の T_4 をラピッド・サイクラーの治療薬として用いる。
このうち、有効性がほぼ確立している②について述べる。

1 効 果

抗うつ薬抵抗性のうつ病に、T_3 を併用した場合、その有効性はほぼ50%である。

2 方 法

1日量25～400μgを経口投与する。T_3 投与開始前と開始後に甲状腺機能をチェックすることは重要である。但し、開始前の甲状腺機能が正常であっても、本剤の投与を見合わせる理由にはならない。一方、過量に投与すると、焦燥感、発汗、不整脈などが起こる。

なお、うつ病への T_3 投与は2～3週間程度にとどめるべきである。慢性的に投与すると甲状腺機能に影響するからである。

3 理 論

T_3 の併用による抗うつ薬の効果増強のメカニズムはいまだ明確でない。上記のとおり、甲状腺ホルモンが正常な例でも有効なことがあるが、それは潜在的な甲状腺機能低下が存在するためであるという考え方もある。逆に甲状腺機能低下症では抑うつ状態をしばしば呈することがこれを支持する1つの所見ではある。「潜在的」という語の意味するところは曖昧であるが、脳の甲状腺ホルモンレベルを是正するという説もある。また、甲状腺機能とは直接関係せず、ノルアドレナリン系の作用

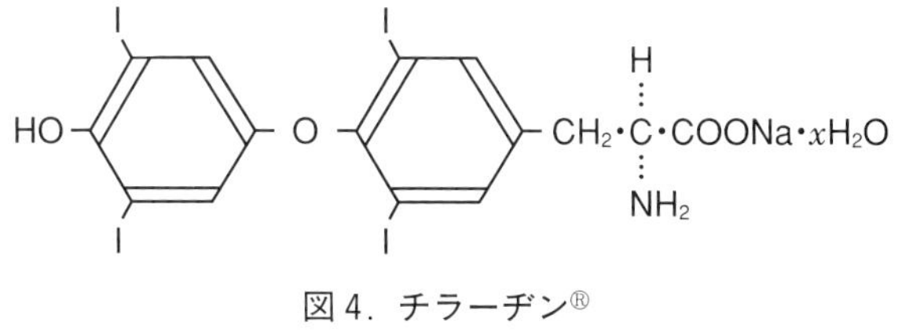

図4．チラーヂン®

を増強するという説もある。

V　メチルフェニデート（リタリン®）（図5）

■メチルフェニデート

メチルフェニデートは精神刺激薬である。精神刺激薬は、かつてはうつ病の第一選択治療薬であった。三環系抗うつ薬の出現によりその地位は後退したが、難治例に対してはまだまだ適応があったところ、平成19年に厚生労働省が「うつ」の適応症削除を承認した。これは、うつ病への効果

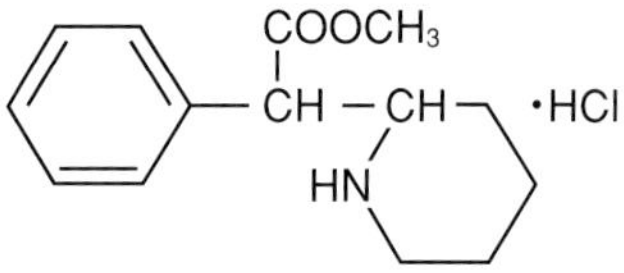

図5. 塩酸メチルフェニデート

に疑問が投げかけられたためではなく、リタリン®乱用が社会問題となったのを受けて、販売元の製薬会社が削除を求めたという異例の事態によるものである。

1　効　果

メチルフェニデートを単独で投与した場合、うつ病の症状のうち、抑うつ気分、精神運動制止、倦怠感、自信欠如などへの効果が期待できる。一方、不安焦燥や心気には効果がなく、逆に悪化させることもある。

抗うつ薬の増強薬として使用する場合も、不安焦燥が強いケース以外にはかなり有効とされている。また、効果の立ち上がりを早くするという指摘もある。

2　方　法

リタリン®は、本章「抗うつ薬以外の薬物療法」記載の薬物の中で、抗うつ薬の増強薬としてわが国の保険で承認されていた唯一の製品であり、添付文書から削除された効能は「抗うつ薬で効果の不十分な下記疾患に対する抗うつ薬との併用：難治性うつ病、遷延性うつ病」であった。また、「用法および用量」としては、「塩酸メチルフェニデートとして、通常成人1日20～30 mgを2～3回に分割経口投与する」が公式の投与法であった。

3　理　論

メチルフェニデートは、ドパミントランスポーターに結合することによって、シナプス間隙からのドパミン再取り込みを阻害する（これに対し、アンフェタミンは、シナプス間隙へのドパミン放出を促進する）。また、ノルアドレナリンやセロトニンに対する作用も有している。これらが抗うつ効果や抗うつ薬増強効果の背景にあると考えられている。

効能からうつ病が削除されたのは上記のとおりもっぱら社会的理由であり、薬理学的に新たな知見が見い出されたためではない。したがって、難治性・遷延性うつ病に有効であるという事実は争えない。

VI ベンゾジアゼピン(例：ジアゼパム) (図6)

■ベンゾジアゼピン

うつ病には不安を伴うことが多いため、抗うつ薬にベンゾジアゼピンなどの抗不安薬を併用することは臨床では従来から一般的に行われている。最近になって、これを客観的に示す研究も報告されている。

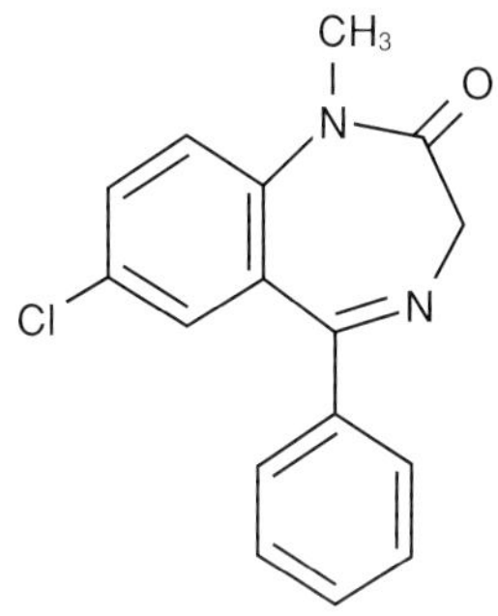

1 効果

抗うつ薬にベンゾジアゼピンを併用した場合の効果は、治療開始1週間の時点で最大で、4週間まで持続し、6〜8週間で消失する。また、治療からのドロップアウトを抑える効果も認められている。

図6．ジアゼパム

2 方法

抗うつ薬による治療開始の、少なくとも初期においては、ベンゾジアゼピンを併用することがプラスに作用する可能性があるので、併用を考慮してよい。但し長期にわたり併用すると依存の危惧も出てくるうえ、効果も証明されていないので、推奨されない。

3 理論

効果のメカニズムとしては、3つの可能性が考えられる。第一は、抗うつ薬投与初期の副作用に伴う不安感の解消である。第二は、不安と睡眠障害の減少である。第三に、うつ病におけるGABAの低下に関連して、ベンゾジアゼピン自体がうつ病治療効果を有しているのかも知れない。

VII 抗精神病薬 (図7)

■抗精神病薬

うつ病に対する抗精神病薬は対症的な使用にとどまる。すなわち、強度の不安焦燥の鎮静や、幻覚妄想を伴う場合にそれらを抑えることを目的とする。前者にはフェノチアジン系[クロルプロマジン(図7-A)など]、後者にはブチロフェノン系[ハロペリドール(図7-B)など]というのが定法だが、この区分は厳密なものではない。また、非定型抗精神病薬[リスペリドン(図7-C)、オランザピンなど]が抑うつを改善するという報告も散見されるが、確立した所見にはほど遠いものである。むしろこうした報告については、背後にある製薬会社の市場拡大の意図を慎重に検討すべきであろう。

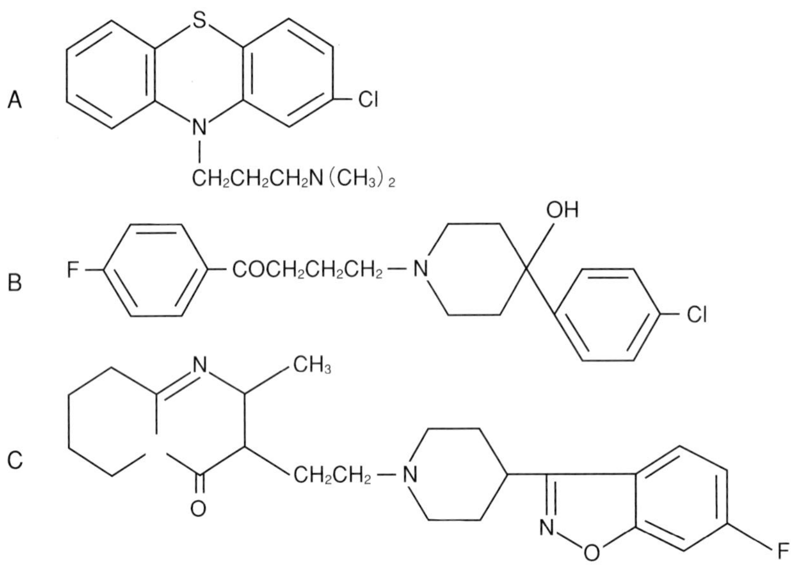

図7．A＝クロルプロマジン、B＝ハロペリドール、C＝リスペリドン

Ⅷ セントジョーンズワート（図8）

■セントジョーンズワート

セントジョーンズワート（セイヨウオトギリソウ）は、うつ病の治療薬として古来から広く用いられてきた。現在わが国では医薬品として販売されておらず、もちろんうつ病の治療薬としても承認されていないが、自然と称する治療法を信奉する人々の間では大きな期待が寄せられている薬草である。

1 効果

セントジョーンズワートの効果を検証しようとした研究は多数あり、有効とする報告も無効とする報告もある。

2 方法

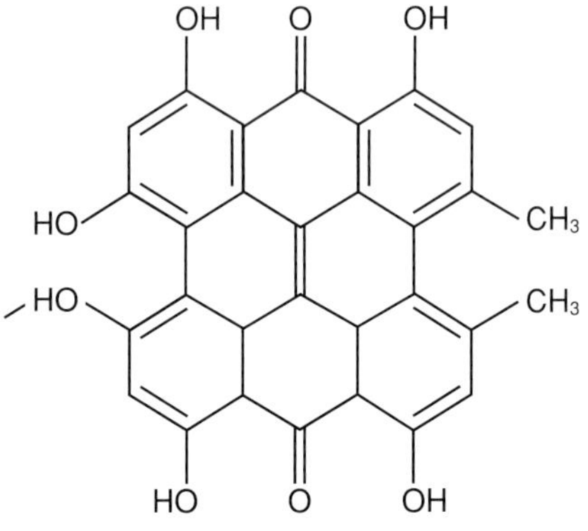

現段階では、セントジョーンズワートをうつ病の治療に用いるべきではない。もちろん将来的に有効性が証明される可能性は残されているが、少なくとも現時点では、治療のために適切な量も投与期間も確立されていない。一方で副作用が存在することは確実である。抗うつ薬には、有効性、忍容性、安全性の十分なデータがあるが、セントジョーンズワート

図8．ヒペリシン

のそれはまだまだ不十分である。

さらに何より、日本で入手できるセントジョーンズワートなるものの中身が何であるかわからない。

3 理 論

セントジョーンズワートの主要な活性成分はヒペリシン hypericin（図8）である。この物質は、セロトニン、ノルアドレナリン、ドパミンのシナプスでの再取り込み阻害作用を有している。

（村松太郎）

■ 文 献 ■

1) Joffe RT, Levitt AJ, Sokolov ST：Augmentation strategies. J Clin Psychiatry 57(7)：25-31, 1996.
2) de Montigny C：Lithium addition in treatment-resistant depression. Int Clin Psychopharmacol 9(2)：31-35, 1994.
3) Joffe RT, Sokolov STH, Singer W：Thyroid hormone treatment of depression. Thyroid 5：235-239, 1995.
4) De la Fuente JM, Mendlewicz J：Carbamazepine addition in tricyclic antidepressant-resistant unipolar depression. Biol Psychiatry 32：369-374, 1992.
5) Takezaki I, Hanaoka M：The use of carbamazepine in the control of manic depressive psychosis and manic, depressive states. Clin Psychiatry 13：173-182, 1971.
6) Okuma T, Kishimoto A, Inoue K, et al：Anti-manic and prophylactic effects of carbamazepine (Tegretol) on manic depressive psychosis；a preliminary report. Folia Psychiatrica et Neurologica Japonica 27：617-630, 1973.
7) Okuma T, Inanaga K, Otsuki S, et al：Comparison of the antimanic efficacy of carbamazepine and chlorpromazine；a double-blind controlled study. Psychopharamacology 66：211-217, 1979.
8) Dietrich DE, Emrich HM：The use of anticonvulsants to augment antidepressant medication. J Clin Psychiatry 59(5)：51-59, 1998.
9) Emrich HM, von Zerssen D, Kissling W, et al：Effect of sodium valproate on mania；the GABA-hypothesis of affective disorders. Archiv fur Psychiatrie und Nervenkrankheiten 220：1-16, 1980.
10) Ketter TA, Pazzaglia PJ, Post R：Synergy of carbamazepine and valproic acid in affective illness；case report and review of the literature. J Clin Psychopharmacol 12：276-281, 1992.
11) 秋元波留夫，大塚良作，正橋剛二：鬱病および分裂病に対する中枢刺激薬"Ritalin"の使用経験．脳と神経 10(別冊)：717-721, 1958.
12) Gwirtsman HE, Szuba MP, Toren L, et al：The antidepressant response to tricyclics in major depressives is accelerated with adjunctive use of methylpenidate. Psychopharamacol Bull 30：157-164, 1994.
13) Furukawa TA, Streiner DL, Young LT：Is antidepressant-benzodiazepine combination therapy clinically more useful? A meta-analytic study. J Affect Disord 65：173-177, 2001.
14) Nathan P：The experimental and clinical pharmacology of St John's Wort (Hypericum perforatum L). Mol Psychiatry 4：333-338, 1999.
15) Di Carlo G, Borrelli F, Ernst E, et al：St John's wort；prozac from the plant kingdom. Trends Pharmacol Sci 22：292-297, 2001.
16) Barak G, John H：St John's wort for depression；a systematic review. Arch Int Med 160：152-156, 2000.

8 電気痙攣療法と経頭蓋磁気刺激療法

■はじめに

「うつ病は心の風邪である」などとよくいわれるが、実際の臨床ではなかなか寛解しない例が少なくない。そのような場合は遷延性うつ病、あるいは難治性うつ病と呼ばれ、治療抵抗性のうつ病であり、おおよそうつ病全体の20%を占めている。とりわけ高齢化が進む今日では、老年期うつ病の遷延例は特に目立つ存在である。それではなぜ老年期のうつ病が治りにくいのだろうか。老年期うつ病の治療に苦慮する背景には、加齢による器質的変化に伴う脳の機能低下、身体機能の衰えが挙げられる。60歳以上の健常なヒトの頭部のMRIを撮ってみると、その約30%に深部白質における高信号の異常が斑状にみられる。これは多発性微小脳梗塞であり、抑うつ症状の原因になりうる。そのため、このような病態を伴ううつ病を血管性うつ病と呼ぶことも多い。

■難治性うつ病

うつ病治療の第一選択は薬物療法である。最近では選択的セロトニン再取込み阻害薬(SSRI)、あるいはノルアドレナリン・セロトニン再取込み阻害薬(SNRI)といった新しい薬物の登場により薬物療法の幅も広がってきている。これら新しい抗うつ薬は、比較的副作用が少なく、効果は従来の三環系抗うつ薬(比較的副作用が多い)と同等といわれ、一般内科のクリニックからも、比較的手軽に処方されている。このほかにも気分安定剤や甲状腺ホルモンあるいはセント・ジョーンズワートなどのハーブが治療に用いられることもある。

■ECT

しかし、これら薬物療法が無効な場合が前述の如く約20%ある。このような難治性うつ病あるいは自殺念慮が強く、即効性が求められるような場合には、電気痙攣療法(electroconvulsive therapy；ECT)が選択肢となりうる。ECTは、向精神薬が登場する以前の古い治療法であるが、麻酔薬と筋弛緩薬を用いたmodified ECT(mECT)が開発され、その効果が見直されている。

■TMS

また、最近ではECTと対比されることが多い経頭蓋磁気刺激療法(transcranial magnetic stimulation；TMS)にも多くの関心が寄せられている。本稿ではうつ病の治療として実績があるECTと、新たな治療法としてその可能性が注目されているTMSについて述べていく。

I ECTとTMSの比較[1]

1 歴史

■痙攣療法の歴史

　痙攣療法の歴史[1]は古い。当初、痙攣療法には電気ではなく薬物が用いられていた。スイスの医師 Paracelsus により16世紀にショウノウを用いた痙攣療法が精神疾患に対して初めて行われた。

　19世紀に入り、当時てんかん患者は統合失調症にならないとの誤った仮説に基づき、ハンガリーの精神科医 Meduna（1934）が薬物を用いて痙攣療法を行った。その結果、全身の痙攣発作が生じ、精神症状の改善をみた。その後、Cereletti と Bini（1938）により薬物に取って代わり電気を用いた現在の原法 ECT が開発された。わが国でも、1950年代の向精神薬の台頭まで、ECT は頻繁に行われていたが、その後副作用の問題もあり使用頻度は徐々に減少していった。また「電気ショック療法」と呼ばれ、必ずしも科学的・合理的に施行されなかった経緯もあり、マイナスのイメージが拭えず、さらに、反精神医学の影響も受け、1960〜1970年代には ECT は批判の的となった。一方、欧米では向精神薬の出現以降いったんは減少したものの、刺激装置の改良、有効性の科学的検証を通して、1980年代には再評価され、以後施行例も増加している。そして今日では、うつ病、躁病、統合失調症、さらにはパーキンソン病や悪性症候群に対しても有効な治療方法として認められている。欧米では、麻酔を用いた無痙攣性の mECT が主流となっ

■modified ECT

ている。これは、麻酔科医との連携によりバルビツレート麻酔薬とサクシニールコリンを用いた ECT であり、骨折やその他の副作用を予防することができる。わが国では、1958年に島薗らにより最初の mECT 施行の報告があるが、その後 mECT の普及はほとんどみられなかったが、近年になり徐々に総合病院を中心に行われるようになっている。

■TMSの歴史

　一方、TMS の歴史は新しい。1954年に Penfield と Jasper により開頭した脳表に電気刺激を与え、刺激部位に一致した運動を認め、一次運動野の機能を同定した。このように、頭蓋骨を開けなければ行えなかった刺激を、非侵襲的に可能にしたのが TMS である。実際に実用的になったのは、Barker ら（1985）[2]により公開デモンストレーションが行われてからであり、神経学的検査あるいは脳機能研究に広く臨床で用いられるようになった。このような検査用の神経刺激装置であった TMS であるが、Hoflich ら（1993）が初めて治療としてうつ病に応用し、その後多くの TMS の抗うつ効果に関する報告がされるようになった。さらに、うつ病以外の疾患として統合失調症、強迫性障害、外傷後ストレス障害（PTSD）、パーキンソン病、てんかんなどの治療にも試みられ、一定の効果が報告されている。そのほか、脳のマッピングや脳外科の術前検査として言語優位半球の決定にも利用さ

れている。わが国では、1990年以降「磁気刺激法の臨床応用と安全性に関する研究会」が設立され、その翌年には「磁気刺激に関する委員会(旧日本脳波筋電図学会)」が設けられ安全性の検討が慎重に進められている。

2 刺激

■正弦波
■矩形波

　まず、ECTで用いられる刺激電流について述べる。図1に示すように、定電圧で交流の正弦波と定電流の矩形波がある。脳細胞が脱分極を起こすのに必要な刺激のパルス幅は0.1〜0.2 msecと短く、また脳細胞に対して刺激電流の変化が急激なほど興奮は生じやすい。しかも、いったん細胞が興奮した後の不応期に流れる電流は無効であり、不応期の後再び刺激が行われる矩形波がより合理的と考えられている。さらに矩形波は、正弦波の1/3のエネルギーで痙攣を引き起こすことが可能であり、より少ないエネルギーで十分な効果を期待できることから、欧米では矩形波を用いることがスタンダードとなっている。正弦波と矩形波を比較した研究では、正弦波においてより記憶障害などの認知障害や脳波異常が多くみられている。わが国におけるECTは、1960年代より進展がほとんどみられず、これまで旧式の正弦波の刺激装置(図2-a)が主流に用いられてきたが、2002年6月に矩形波を用いた刺激装置が認可された。

　TMSの刺激は、Faradayの電磁誘導の法則を利用したものである。すなわち、磁場の変化により付近の伝導体に生じる誘導電流(二次電流)を用いて刺激を行う。コンデンサーに充電された電流を、短時間にコイルに放電し、磁場を発生させ、同時に大脳皮質にコイルと反対の向きの誘導電流を生じさせ刺激を得る。つまり、磁気刺激とはいうものの、実際には磁場が脳細胞を刺激するのではなく、誘導電流が刺激しているのであり、電気刺激なのである。この際に生じる誘導電流の強さはコイルからの距離、コイルの形状、刺激強度などにより決まる。2〜1.5 Teslaで刺激した場合の誘導電流の脳内への到達深度は、コイルから1.5〜2 cmとされるが、実際にはそれ以上に刺激はシナプスを介して広がる。理論的には脳内のピーク電流密度は、rTMSで強力に刺激した場合、コイルから10 mmのところでおおよそ20 mA/cm²と計算さる。これはECTと比較して明らかに少ない。

■single pulse TMS
■rTMS

　刺激頻度の違いによりTMSは2種に大別される。神経学的検査に用いられ、わが国でも安全性の確認されているsingle pulse TMS(図2-b)と、高頻度で刺激可能なrepetitive TMS(rTMS)である(図2-c)。Single pulse TMSとは数秒に1回程度の不規則な刺激を意味し、rTMSは連続した規則的な刺激を意味しており、1 Hz以下をslow rTMS、1 Hzより高頻度のものをfast rTMSと呼んでいる。

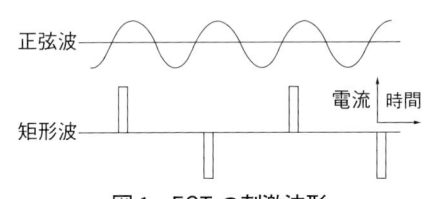

図1. ECTの刺激波形
上段が正弦波で下段が矩形波。下段の矩形波はUrtra-brief pulseでは0.1〜0.4 msec、Brief pulseでは0.5〜2.0 msecの範囲で調節可能。

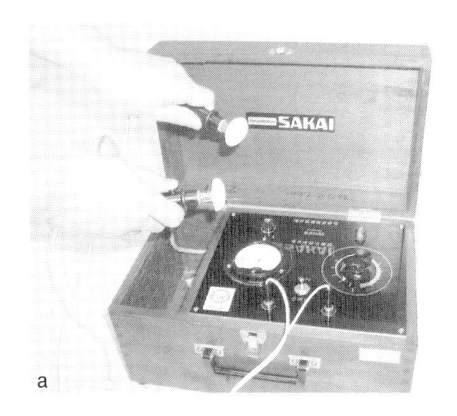

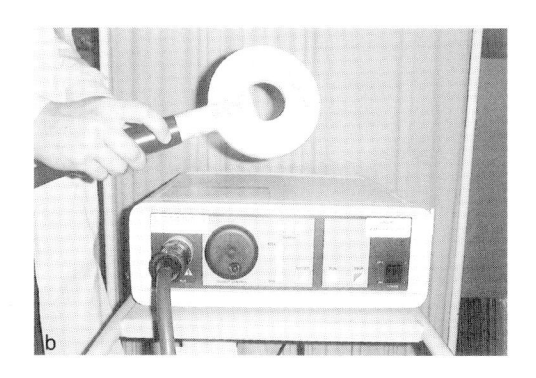

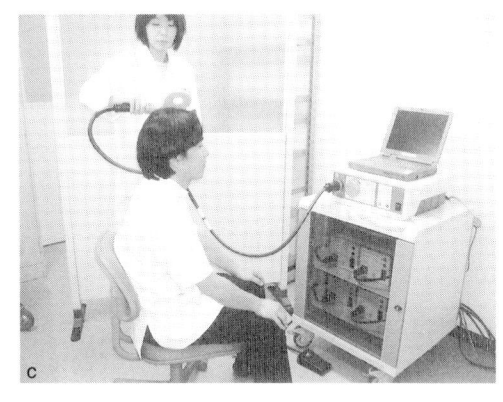

図2. ECT、TMSの各刺激装置
 a：正弦波を出力するECT刺激装置
 b：single pulse TMSの刺激装置（Magstim 200）
 c：1〜50 Hzで刺激可能なrTMSの刺激装置
 　　（Magstim super rapid）

3　痙攣の有無

　ECTとTMSはともに身体療法であり、両者とも脳を刺激するという意味では共通している。ところが、ECTは痙攣療法であり、筋弛緩薬により痙攣が抑制されるmECTであっても、脳内では痙攣を生じうるレベルの脳細胞の脱分極、興奮が起こっている。もしもサクシニールコリンを投与しなければ、強直間代性痙攣が引き起こされる。強直性痙攣は数秒から数十秒持続し、その後強直期より長い間代性痙攣が生じる。これに対し、TMSは無痙攣療法であり、定められた範囲内の刺激であれば、痙攣を生じることは極めて稀である。現在のところ、安全にTMSを施行するためには、Wassermannのガイドライン(1998)[3]に従うことが推奨されている。但し、TMSでもてんかん患者に施行したり、刺激強度や頻度を極端に上げれば痙攣を誘発する可能性はある。実際、アカゲザルをモデルとしてLisanbyら(2001)がmagnetic seizure therapy(MST)を開発し、予備的研究としてうつ病患者に施行している[4]。MSTは、磁場が頭蓋骨や皮膚の抵抗と関係なく通過するというTMSの長所を利用し、脳の限られた局所的な刺激を行うことが可能とされるが、現在のところまだ研究段階である。

4 各パラメーター

　ECTの刺激はかなりの部分皮膚・頭蓋骨・脳を通過する際に、これらの抵抗により減弱される。皮膚と脳細胞の抵抗率はさほど高くはなく、それぞれ222 Ω/cmと220 Ω/cmである。これに対して、頭蓋骨の抵抗率は17,760 Ω/cmと高い。すなわちECTの電流は脳細胞に到達する前に頭蓋骨でかなり減弱(約90%)されてしまう。このような頭蓋骨の抵抗率は個人によりさまざまであることより、個人の痙攣閾値も異なってくる。一般に男性の方が女性より50%高く、Sackeimらの研究でも対象者の間で12倍以上の差がみられたと報告している。また治療効果は、エネルギー量の絶対量より、痙攣閾値に相関するといわれ、さらに、痙攣閾値はECTの回数を重ねるごとに上昇し、この閾値上昇が大きいほど抗うつ効果も高いとされる。つまり、個々の対象に対して、細かく刺激量を痙攣閾値に基づいて決定していく必要がある。矩形波を出力する刺激装置では、周波数(20〜120 Hz)、pulse width(0〜2.0 msec)、ピーク電流(0.5〜0.9 A)、刺激時間(0.5〜8 sec)をそれぞれ設定することが可能である。

　一方、rTMSでは磁場は頭蓋骨や皮膚により減弱されることはない。すなわちコイルと脳の間に介在する組織とは無関係に刺激を行うことが可能である。rTMSのパラメーターとしては刺激頻度、刺激強度、刺激時間、刺激間隔があり、これらパラメーターの設定により得られる効果も異なる。刺激を行う際の刺激強度はECTのように痙攣閾値が基準となるのではなく、運動閾値を基準とする場合が多い。Single pulse TMSを用いて運動野を刺激し、個々のabductor pollicis brevis(APB)などの運動閾値を測定し、その80〜110%程度の刺激強度が用いられることが一般的である。

　また、刺激期間に関してはECTでは、週に2〜3回、合計3〜4週間の治療が行われるのが一般的である。一方、rTMSに関しては、期間や刺激強度などパラメーターに関してまだ研究の段階であり、一致した見解は得られていなが、週に5回、1〜4週のパターンでこれまでの報告では効果を上げている。

5 刺激部位

■一側刺激
■両側刺激

　ECTの刺激には刺激電極の位置により一側刺激と両側刺激がある。一側刺激では言語における優位半球を避け、劣位半球を刺激する右半球刺激が一般的である。左半球刺激と右半球刺激を比較すると、両者とも抗うつ効果を示すが、右半球刺激で見当識障害、言語記憶障害の出現が少ないことが確認されている。

　TMSでは、初期にはsingle pulse TMSを用いて、頭頂部・両側前頭葉を刺激したものが多かったがrTMSが用いられるようになってからは、多くの研究者がGeorgeMSら[5]やPascual-Leoneら[6]の報告と同様に、左前頭前野背外側部(left dorsolateral prefrontal cortex;LDLPFC)を選択している。一方、

Kleinら(1999)は[7] 1 Hz で right dorsolateral prefrontal cortex(RDLPFC)を刺激し効果があったと報告した。このような laterallized effect については、健康成人ではうつ病とは反対に、fast rTMS で左前頭葉を刺激することにより悲哀感が生じ、右前頭葉では多幸感が生じたと Pasucal-Leone(1996)[8]らは報告している。

また、fast と slow rTMS の効果の比較を行った研究が1999年以降いくつか行われたが、現在のところ明確な結論は出ていない。但し、これまでの研究から fast rTMS では脳機能の亢進作用、slow rTMS には抑制作用がある可能性が指摘されている。さらに、それを裏づける報告として Speer AMら(2000)が、PETを用いた研究で、20 Hz と 1 Hz の刺激を 2 週間にわたり左側前頭葉に行い、20 Hz では局所血流量(rCBF)の増加、1 Hz では低下を認めたと報告している。

すなわち、うつ病では RDLPFC の機能が亢進し、LDLPFC の機能が低下してバランスを崩している可能性が指摘されている。

6 抗うつ効果と副作用

mECT と rTMS の抗うつ効果を比較した研究で、Grunhaus ら(2000)は、mECT の方がより効果を認めたが、精神病の特徴を伴わない大うつ病に対しては、ほぼ同等であったと報告している。

ECT のうつ病に対する有効性は 80〜90%、薬物治療抵抗性のうつ病でも 50% である。治療効果の発現は ECT 施行 3〜6 回後より現れることが多い。抗うつ薬との比較では、ECT はより即効性があり、抗うつ効果も高い。但し、効果の持続に関しては 3〜6 ヵ月と比較的短期間である。

■ECT の副作用

ECT の副作用としては、①通電直後に発生して数時間で消失するものとして、持続性痙攣、頻脈、血圧上昇、不整脈、②覚醒後に出現し、数時間持続するものとして頭痛、嘔気、筋肉痛、健忘、見当識障害、③数日以上持続するものとして、記銘力障害、脳波異常、などが挙げられる。このうち、酸素吸入により頭痛、嘔気、記憶障害は軽減可能であり、筋肉痛には筋弛緩薬の増量が効果を示す。また、記憶障害を予防するために、pulse-width の短い矩形波(ultra-brief pulse)を用いて右半球刺激を行うこともある。死亡率は mECT で 1 回あたり 0.002〜0.005% であり、死因は心室性不整脈によることが多い。

TMS に関しては、安全性の高い single pulse TMS を用いた研究が先行し、抗うつ効果があることがまず示された。rTMS を用いた研究では、George ら(1995)が薬物治療抵抗性うつ病 6 例に試み、4 例で改善を認め、うち 2 例では著しい改善がみられたと報告した。その後、sham TMS を用いた二重盲検試験を、George ら(1997)や Pascual-Leone ら(1996)が薬物治療抵抗性うつ病に、rTMS を用いて行い、有意な改善を認めた。さらに Figiel ら(1998)は 50 例の難治性うつ病に rTMS を施行し、42% が治療に反応したと報告した。一方、治療効

果がさほど認められなかったものや、sham TMS との間に有意差を認めなかった報告もある。これまでのところ、パラメータ、刺激部位、sham の方法などの違いにより、ハミルトンうつ病評価尺度（Hamilton rating scale for depression；HAM-D）減少率は 20〜60％ とさまざまであった。このような状況の中、2007 年に刺激条件を統一し、多施設における大規模（アメリカ、カナダ、オーストラリア）な調査が行われた。301 名の未服薬のうつ病患者を対象に二重盲検試験が行われ、左 DLPFC を 10 Hz で、4〜6 週間刺激した結果、sham 刺激に対して有意な抗うつ効果が報告された。有害作用としては目の痛み、筋肉の痙攣、刺激部位の痛みなどが認められたものの、脱落率は 7.7％ と低いものであった[9]。一般に rTMS の副作用としては痙攣発作、頭皮上電極による熱傷、ホルモンへの影響、想起遅延、頭痛、speech arrest などが知られている。また、single pulse TMS の副作用に関しては、稀に刺激部位の一時的な不快感、刺激後の集中力、反応性の低下が生じることがあると報告されている。TMS の禁忌は、心臓に対する直接の刺激、ペースメーカーなどの電気的生命維持装置やインプラントの使用者、てんかん、重篤な心疾患、脳腫瘍などの脳器質疾患である。

■rTMS の副作用
■single pulse TMS の副作用

7　説明と同意

■インフォームド・コンセント

　実際には ECT のインフォームド・コンセントが、患者本人に対して行われることは薬物の場合と比較して少ない。患者の代わりに、家族などに対して行われていることが多いが、任意入院患者であれば、本人および家族から同意を得る必要があり、医療保護入院であれば、同意能力が十分ではないため保護者より同意を得ることとなる。説明するべき内容は、ECT の適応、ECT の有効性と副作用、具体的手技、期間、ほかの選択可能な治療法および同意者の決定権の保障についてである。
　TMS に関しては、治療としてはまだ研究段階（中枢神経刺激の誘発筋電図として 2002 年 4 月から保険請求が認められた）のものであることより、各施設の倫理委員会の承諾を得ることが望ましい。さらにインフォームド・コンセントに関しては文章と口頭により研究の目的、背景を説明したうえで治験に準じて行うべきである。

8　うつ病の身体療法の新たな試み

■迷走神経刺激
■脳深部刺激
■経頭蓋電気刺激

　ECT と新たな治療方法として注目されている TMS について述べてきたが、近年これらに加えて迷走神経刺激、脳深部刺激などのうつ病の治療法として可能性が探られている。また、これらの治療法と比較して侵襲性の低い経頭蓋電気刺激に関する報告（2006）[10]もされている。この報告では、10 名のうつ病患者を対象に二重盲検試験を用い、電極を脳波国際 10-20 法の F3 の位置に置き、1 mA で 1 日につき 20 分の通電を 1 日おきに 5 日間行った結果、コントロール群に対して有意に抗うつ効果が認められたと報告している。経頭蓋電気刺激の長所としては治療機器

が比較的安価である点、さらに治療方法が容易であり、痛みを伴わず非侵襲的である点などが挙げられている。これらの方法はまだ研究段階であるが、うつ病の身体療法として期待されている。

■おわりに

　薬物が反応しにくい難治性のうつ病に対して、ECT・TMSが有効な治療の選択肢となり得ると考えられる。但し、今後いくつかの課題がECT・TMSともに残されている。ECTに関しては特にわが国では、発展の立ち後れがあり、矩形波を発生する刺激装置の普及、mECTの一般化、誤ったイメージの訂正、科学的検証に基づいた刺激パラメーターの統一化などが挙げられる。またTMSに関しては、まだ研究段階のことが多く、明確ではないが、患者に対する侵襲が少なく、痙攣を生じることなく抗うつ効果を有することが明らかとされてきている。しかしながら、その効果の程度に関しては、現在のところECTには及ばない印象も受ける。TMSはECTと比較して手軽であり、麻酔も必要とせず治療後の認知機能にもほとんど影響を及ぼさず回復期を要さない。そのため、外来でも容易に行うことが可能であり、必ずしもECTと並列に捉えるべきではないのかも知れない。いずれにせよ今後TMSが新たな治療法として定着するためには、さらなる研究のうえ、適切なパラメーターの設定が必要とされる。

（藤田憲一、古賀良彦）

■ 文　献 ■

1) 本橋伸高：ECTマニュアル科学的精神医学をめざして．p 5, 医学書院，東京，2000.
2) Barker AT, Jalinous R, Freeston IL : Non-invasive magnetic stimulation of human motor cortex. Lancet 1 : 1106-1107, 1985.
3) Wassermann EM : Risk and safety of repetitive transcranial magnetic stimulation ; report and suggested guidlines from the International Workshop on the Safty of Repetitive Transcranial Magnetic Stimulation, june 5-7, 1996. Electroenceph clin Neurophysiol 108 : 1-18, 1998.
4) Lisanby SH, Schlaepfer TE, Fisch HU, et al : Magnetic seizure induction for the treatment of major depression. Arch Gen Pshychiatry 58 : 303-305, 2001.
5) George MS, Wassermann EM, Williams WA, et al : Daily repetitive transcranial magnetic stimulation (rTMS) improves mood in depression. Neuroreport 6 : 1853-1856, 1995.
6) Pascul-Leone A, Rubio B, Pallardo F, et al : Beneficial effect of rapid-rate transcranial magnetic stimulation of the left dorsolateral prefrontal cortex in drug-resistant depression. Lancet 348 : 233-238, 1996.
7) Klein E, Kreinin I, Chistyakvo A, et al : Therapeutic efficacy of right prefrontal slow repetitive transcranial magnetic stimulation in major depression ; A double-blind controlled study. Arch Gen Psychiatry 56 : 315-320, 1999.
8) Pascual-Leone A, Catala MD, Pascual AP : Lateralized effect of rapid-rate transcranial magnetic stimulation of the preflontal cortex on mood. Neurology 46 : 499-502, 1996.
9) O'reardon JP, Solvason HB, et al : Efficacy and safety of transcranial magnetic stimulation in the acute treatment of major depression ; A multisite randomized controlled trial. Biol psychiatry 62 : 1208-1216, 2007.
10) Felipe F, Boggio PS, et al : Treatment of major depression with transcranial direct current stimulation. Biol Disorders 8 : 203-205, 2006.

9 精神療法 −特に認知行動療法、対人関係療法、家族や職場のサポートなど−

■精神療法

■ はじめに

　精神療法という用語は幅広く、広義には「外来でお話を聞く」程度のものから、狭義には認知行動療法などマニュアルに基づいた定式化された治療までが含まれる。定式化された精神療法は軽症〜中等症のうつ病に対しては、薬物と同等の効果を有しており、慢性化していない例に対しては、むしろ抗うつ薬よりも推奨されている[1]。重症例に対する薬物療法との併用効果や、再発予防に対する効果がいくつかの治療法で実証されている。本稿では、はじめにうつ病患者に対する一般的な接し方・話し方について述べ、次に精神療法の概略とエビデンスを示し、そのうえで特にエビデンスの裏づけがある認知行動療法と対人関係療法について解説する。その後に、家族や職場でのうつ病のサポートについても概説する。

I　うつ病患者への一般的な接し方

■休養

　うつ病患者にはじめに提供するものは、安心・保障と、十分な休養（の勧め）である。休むことに罪悪感を感じる人も多いので、「うつ病とは心のエネルギーが消耗しているので、十分に休んで、エネルギーを充電しましょう」「中途半端な充電では、またすぐにガス欠になってしまうので、エネルギーが溜まるまでじっくり待ちましょう」などと伝える。特にうつ病急性期の間は、「寝たいだけ寝ればよい」などと話してもよいであろう。

■急性期

■生活を整える

　十分休んで少し気力が出てきたら、あるいは、患者から休む以外に何かできることはないか尋ねられたら、「生活を整える」ことを勧める。すなわち、生活リズムを整え、規則的でバランスのとれた食事と規則的な睡眠をとるようにする。有酸素運動はうつ病を軽減させることがわかっているので、疲れない程度に勧める。また、少しでも心が軽くなるよう、気が楽になること・楽しめることをするよう勧める。「趣味をやりなさい」などというと戸惑いを覚える人も多いので、"趣味"というような大それたことではなく、元気だった頃、あるいは、余暇が十分にあった頃に好んでしていて、今しなくなっていること、を勧める。例えば、近所の散歩、庭いじり、食べ歩きなど、日常的なことで十分である。一言でいえば、「まずは、元気だった頃の休日の生活を取り戻すようにしましょう」などと話すとイメージが湧きやすいかも知れない。してはいけないことはないが、疲れが残らない程度にとど

めておくよう注意する。

　その他の注意点としては、復職などの今後のことについては、気分が回復しない間はあまり深く考えないでおくこと、重要な決定(転職や転居など)は先延ばしにすること、などを伝える。

　とにかく焦らないようにすることが大切で、「回復はらせん階段のように、一見同じところをぐるぐる歩いているようでいて、いつの間にか高く昇っているもの」と伝える。回復は少しずつであり、なるべくものごとをプラスの面からみるように、例えば、病状について、まだできていない先のことを考えるのではなく、1～2週間前、治療前などと比較して、回復できている部分をみるように心がける。長期的な目標を立てると圧倒されてしまうので、眼にみえる小さな目標を積み重ねていくようにする。具体的な声のかけ方については、「V. 職場・家族へのサポート」の項も参照されたい。

　但し、上記は、古典的なうつ病に対する接し方である。現代型うつ病ともいわれる、非定型うつ病や気分変調性障害では、ただ休めばいいというものではなく、生活を規則づけ、過度にならない程度になるべく生活を活性化することを勧めたい。

■重要な決定は先延ばしに

■生活の活性化

■現代型うつ病
■非定型うつ病
■気分変調性障害

II　精神療法の概要とエビデンス

1　一般診療の中の精神療法

　「精神療法」という言葉が指す内容は幅広く、傾聴、保証、心理教育、問題解決の手助け、などが含まれる。心理教育は一般診療の一部と位置づけられることが多いが、実証研究も行われている。心理教育(psychoeducation)とは、診断、障害の特徴、治療法の選択肢、薬剤の副作用、治療効果と予測についての教育を患者や関係者に行うことであり、患者の治療態度を改善し、服薬コンプライアンスをあげることができる[2]。心理教育の一環として読書療法(bibliotherapy)も有効であるが[3]、これはうつ病の対処法について書かれた書物を読み、それを実践することで、医療スタッフの手をほとんど借りずに自助的に治療していくことである。医療費の軽減が叫ばれている現状では今後重要性が増していくと予想される。家族に対する心理教育も有効である[4]。

■心理教育

■服薬コンプライアンス
■読書療法

2　定式化された精神療法

　定式化された精神療法のうち、実証性の検討が行われているものには、認知行動療法、対人関係療法、行動療法、夫婦療法、短期精神力動的精神療法などがある。

- ■認知行動療法
- ■認知療法

a 認知行動療法（cognitive behavioral therapy；CBT）
（または認知療法 cognitive therapy；CT）

うつ病の精神療法で最も実証研究が行われているもので、急性期・維持期ともに、複数のメタ分析によって効果が確認されている。軽度〜中等度の急性期治療には、薬物療法と同等以上の効果があり[5]、重症例に対しても薬物と同等に有効という報告が増えてきている[6]。薬物療法との併用療法が治療効果を高めることが確認され[7]、認知行動療法以外の精神療法（行動療法、対人関係療法、短期力動的精神療法など）と比較してもほぼ同等ないしそれ以上の効果が報告されている[8,9]。維持期における再発予防効果は薬物療法に勝り、抑うつ症状が残存している部分寛解例には特に有効である[10]。また、パーソナリティ障害の併存例に対しては、対人関係療法や短期精神力動的精神療法と比較して、明らかに優れた結果を出している[11]。

- ■再発予防効果
- ■パーソナリティ障害
- ■対人関係療法

b 対人関係療法（interpersonal psychotherapy；IPT）

大うつ病性障害の急性期治療に対して、認知行動療法や薬物療法と同等の効果が実証されている[11,12]。米国精神保健研究所（NIMH）の大規模研究によれば、重症のうつ病（ハミルトンうつ病評価尺度で20以上ないしGAF 50以下）では、抗うつ薬（イミプラミン）と同等の効果で、認知行動療法よりも勝っていた。重症度にかかわらず、認知行動療法と治療効果が同等という研究[13]結果もある。維持期の効果は、抗うつ薬には劣るものの、継続して対人関係療法を施行した場合（1ヵ月に1回）に再発率を有意に下げることができている[14]。

- ■夫婦療法

c 夫婦療法（marital therapy；MT）

配偶者との関係は、抑うつ状態の患者に大きな影響をもっている。結婚への満足度と抑うつ状態とは逆相関の関係にあり、信頼できる夫婦関係には負のライフイベントを緩衝する効果がある。夫婦療法では、はじめに行動上のコミュニケーションを、続いて言語的なコミュニケーションを変化させることから始め、治療の後半では、家計、セックス、愛情表現、子育て、親密さに関する葛藤を解決する方法を学んでいく。認知行動療法の技法を用いて、配偶者に対する非機能的な期待、信念、行動の解釈を修正していくことが具体的な方法である。夫婦関係に対する満足度を改善する効果が実証されており、夫婦関係に満足できていない患者に対しては、認知行動療法と同等のうつ病への効果が得られている[15]。

- ■行動療法

d 行動療法（behavioral therapy；BT）

行動療法理論では、うつ病患者は、強化因子の減少、技能的な欠陥、能力の減退のために、社会や周囲からの正の強化因子を受け取れないことによって発症すると仮定されている。患者の行動を機能分析し、活動計画、自己コントロール、社会生活技能訓練、ストレス・マネジメント、問題解決療法などを行う。10の研究のメタ分析[16]では55.3％の治療効果が得られており、軽症で、罹病期間が短く、神経症傾向が低い患者に特に適しているようである[16]。

問題解決療法（problem-solving therapy）は特にプライマリ・ケアの現場で軽

症〜中等症のうつ病に対して薬物療法と同等の効果が実証されており[17]、本邦でもテキストを手に入れることができる[18]。

「うつ病だから楽しくなくなるのではなく、(うつ的で)行動しなくなるから楽しくなくなってうつ症状が増悪する」という視点に基づいて、患者を定式的に行動づける方法を行動活性化(behavioral activation)と呼び、うつ病の回復には、標準的な認知療法と同等ないしそれ以上の効果があると報告されて注目されている[19]。標準的な認知療法においても、重症例や治療の初期では、認知よりも行動に焦点を当てた方が効果があがりやすいとされている[20]。

■行動活性化

■短期精神力動的精神療法

e 短期精神力動的精神療法(brief psychodynamic psychotherapy)

短期精神力動的精神療法とは、内的な葛藤を治療者との転移関係の中で明らかにし、それを修正していく精神療法である。現時点では、効果研究は数少なく、精神力動的精神療法家の間でも実証的研究の必要性が叫ばれている[21]。6つの無作為比較試験のメタ分析[22]ではうつ病に対する効果は、行動療法(55.3％)、対人関係療法(52.3％)、認知行動療法(46.6％)、短期精神力動的精神療法(34.8％)となっている。

III 認知行動療法(CBT)

a 認知行動療法の歴史と概要

■Aaron T.Beck

認知行動療法は、1970年代にAaron T. Beckにより提唱され、以来、改良と実証が重ねられてきている構造化された短期精神療法である[23)-25)]。人間の情緒が、認知(ものごとの捉え方や考え方)によって影響を受けるという理解に基づき、認知の在り方や行動を患者とともに検討・検証することを通じて、患者の情緒や非適応的な行動を、より快適で適応的なものに変化させていくことを主眼としている。

■認知

■不安障害

うつ病以外の障害、例えば各種の不安障害に対して複数のメタ分析・無作為比較試験で効果が実証されている[26)-28)]ほか、摂食障害、睡眠障害、慢性疼痛、怒りのコントロールや夫婦関係の改善などに対しても有効な治療法である[29)30)]。統合失調症、パーソナリティ障害、薬物依存、性機能障害などにも適応が広げられ、有効性が報告されつつある[31)32)]。集団認知行動療法の有効性も報告されている[33]。

b 治療構造

週1回45〜60分のセッションを10〜25回行うのが標準的で、実証研究もこの構造で行われている。しかし、病態や状況に応じて、構造を変えて行うこともあり、定式化された認知行動療法ではないにしても、その治療理論は一般臨床においても役立つものと思われる。

c 認知行動療法の基礎理論

■認知モデル

i) 認知モデル

「人間の気分はその人が状況をどう認識するかによって変化する」(図1)という

```
A：出来事・状況（Activating event）
          ↓
B：認知・イメージ・信念（Belief）
          ↓
C：感情・行動（emotional and behavioral Consequences）
「CをうみだすのはAでなくBである」
```

図1. 認知モデル（ABCモデル）

■認知モデル
■ABCモデル
■認知の歪み

表1. 認知の歪みの例

1. 恣意的推論 arbitrary inference：根拠に乏しいのに、他人の心の読み過ぎたり、将来のことを先読みし過ぎたりして、事実から飛躍した悲観的な結論を出してしまうこと。
2. "全か無か" 思考（all-or-none thinking）：中庸を認めず、全か無かと考えること（分極化思考 dichotomous thinking）。
3. マイナス化思考 disqualifying the positive：よい出来事や何でもない出来事を悪い出来事と解釈してしまうこと。
4. 感情的決めつけ emotional reasoning：自分の感情を根拠にして状況を判断すること。うつ状態では否定的な感情が支配しており、否定的な結論ばかり出してしまう。例えば、「きっとうまくいかないだろう。そんな気がするから」というように。
5. （誤った）レッテル貼り（mis）labeling：歪んだ認知に基づいて、ネガティブな自己イメージをつくりあげてしまうこと。「遅刻した。私はダメ人間だ」。
6. 誇大視・微小視 magnification/minimization：短所や失敗を拡大解釈し、長所や成功を過小評価すること（例えば、ちょっとした失敗を取り返しのつかないもののように考えてしまう「破局視 catastrophizing」）。
7. 過度の一般化 overgeneralization：一部分のことだけを取りあげて、すべての事柄に当てはめること。
8. 自己関連づけ personalization：よくない出来事を理由なく自分のせいと考えること。
9. 選択的抽象化 selective abstraction：よいことも悪いことも起きているのに、よいことは無視して悪いことばかりを取りあげて考えること（心のフィルター）。
10. 「すべき」思考 should statements：必要以上に「〜しなくてはいけない」と考えて自分自身を追い込んでしまうこと。

仮説が認知モデルの出発点である。例えば、道ですれ違った友人が、こちらが挨拶したにもかかわらず通り過ぎてしまった場面を想像して頂きたい。このとき、「無視された」「嫌われている」などと思うと不快な気分になるが、「急いでいて気づかなかったのかも知れない」「周囲がうるさくて聞こえなかったのかも知れない」などと別の可能性を考えると気分はいくぶん楽になる。このように、私たちは一つひとつの状況に対してさまざまな思考が思い浮かんでおり、それによってさまざまな気分が生まれ、いろいろな行動につながっているわけである。

状況ごとに半ば自動的に起こるこういった考えを自動思考（automatic thought）と呼ぶ。自動思考はイメージや記憶のこともあり、また平生は認識されていないこともある。

■自動思考

抑うつ状態では、自動思考はしばしば非合理的で現実不適応的なものとなっている。例えば、うつ病の患者が自分の置かれている状態を必要以上に悲観的に考えて絶望的になっていたり、通常ならば気にもとめないような他人の言動を自分に対する批判や悪意と捉えて、卑屈な言動をとったり、といったことは、日常臨床でもよく経験される。こういった否定的な認知や非適応的な行動を同定・検証し、現実適応的なものに修正していくことが、認知行動療法の基本的な流れである。**表1**に

典型的な認知の歪みの例を挙げる。認知の歪みを同定・修正する過程では、患者が、治療者の質問や要約の助けを借りながらも、自分の力で自己の認知を発見・修正していくことが重要である。あくまで患者自身が結論を導けるよう助けることがポイントで、治療者が一方的に指摘して、患者に批判されたという感覚を与えない配慮が必要である。

ii）自動思考とスキーマ

■スキーマ

■中核的信念

認知行動療法では、表層にある「自動思考」と深層にある「スキーマ」という2つのレベルの認知を仮定している。スキーマ(schema：中核的信念 core belief とも呼ばれる)とは、自己や世界の捉え方についての個人特有のパターン、いわば"鋳型"である。自動思考が状況に応じて多彩に湧き出てくるのに対して、スキーマはその根底を成す、個人の人生観や世界観ともいうべきものである。生得的要因と環境的要因の双方の影響を受けて形成され、時間・状況を超えてあまり変化することがない。

■うつ病の認知モデル
■否定的認知の3徴
■抑うつスパイラル

d うつ病の認知モデルと治療

うつ病の認知モデルに、「うつ病の否定的認知の3徴」と「抑うつスパイラル」がある。

抑うつ状態では「集中できない。仕事の能率も落ちた。自分はダメな人間だ」などというように、自分自身に対して否定的に考えたり、「周りの人たちは愛想を尽かしているだろう」と周囲の人たちとの関係についても悪く考え過ぎたりしがちである。また、「このつらさはこの先ずっと続き、問題は解決しないだろう」と将来に対しても悲観的になっているものである。このように、自己・世界・将来の3領域に対しての状況認識が否定的に偏っていることを「うつ病の否定的認知の3徴」と呼んでいる。

「抑うつスパイラル」とは、否定的な考えが抑うつ気分をもたらし、一方、抑うつ気分の下では否定的な考えばかりが浮かびやすくなるために、ますます抑うつ気分が増強されるという悪循環のことである。うつ病の治療は、抑うつスパイラルを認識して、後述の治療プロセスを踏みながら、3領域における認知の修正を行っていくことになる。

e 治療プロセス

認知(思考)を同定し、検証・修正することが治療の柱である。具体的には、①心理教育(うつ病の特徴、認知モデル)、②問題となっている事項の同定、③認知(自動思考)の発見、④認知(自動思考)の妥当性の検証、⑤歪んだ認知をより現実適応的な認知に置き換える(認知再構成)、というプロセスであるが、この過程では、非機能的思考記録表(7つのコラム表：表2)をよく用いる。

■認知再構成法(7つのコラム法)

i）認知再構成法(7つのコラム法)

第1のコラムには、生活の中で起きた出来事を記し、「そのときどんな気分でしたか？」「どんな考えやイメージが頭に浮かびましたか？」などというふうに、そ

表2. 非機能的思考記録表（7つのコラム法）

状況	木曜夜8時、残業中、残っている仕事をみて涙が出そうになる
気分 (0～100%)	・悲しい（70%） ・怒り（85%）
自動思考 （そのとき浮かんだ考え・イメージ）	・私ばかり仕事を押しつけられている ・上司に嫌われている ・いくらやっても切りがない ・自分には向いていない仕事かも ・仕事が多過ぎる！
根拠 （自動思考を裏づける事実）	・上司は一般職の女性社員と食事へ行き、自分は残業 ・本来は上司がするべき仕事を自分がやっている ・仕事がこなし切れない
反証 （自動思考に反する事実）	・総合職の人はみんな残っている ・任されているのは重要な仕事である
適応的思考 （代わりとなる考え）	・上司から総合職として認識され、それに応じた仕事を与えられているのかも知れない ・上司はむしろ私を信頼しているから仕事を任せるのかも知れない ・ほかの人も忙しそうで、自分だけ劣っているわけではない
その後の気分 (0～100%)	・悲しい（40%） ・怒り（45%）

のときの気分と自動思考とを第2・3コラムに記録する。治療の当初は、自動思考の同定が難しいので、この3つのコラムを十分に作成できるまで、ある程度時間をかける必要がある。自動思考を同定する際は、前述の「うつ病の否定的認知の3徴」を念頭におきながら、自己・他者・将来の3領域についての認識を十分に話し合うことがポイントである。自動思考が同定されたら、論拠と反証を挙げながら、代わりとなる現実適応的な考えを導いていく（第4～6コラム）。その際は、「ご自身の能力や可能性について見落としていることはないでしょうか？」「以前同じような状況になったことはありますか？ そのときはどのように対処しましたか？」「もし他の人（具体例を挙げられるとよい）が同じ状況にいたら、どのように声をかけてあげますか？」「もし、ご友人があなたの状況を知ったら、なんと声をかけてくれるでしょう？」「仮に5年後に今の状況を振り返ったとしたら、何か別の形で考えることはできるでしょうか？」など、視点を変える質問が有用である。表1で示した「認知の歪み」に注目し、できればそれを患者と共有する。（抑うつ状態で本人の認識から漏れてしまいがちな）自己の対処能力や、他人からのサポートについての検討がしばしば役に立つ。このようにして代わりとなる考えを導き、その結果どのように気分が改善したかを第7コラムに記載する。気分が改善していれば認知再構成がうまくいったということで、改善していない場合は、自動思考が適切に同定できているかを再検討する。それでもなお十分に気分が改善されない場合は、①自動思考が妥当で歪んでいない、②根拠や反証のための情報が十分でない、③自動思考がスキーマと密接につながっていて修正が困難である、といった可

■自動思考

能性が考えられる。①の場合は、現実に困難が存在するということであり、現実的な解決方法（アクション・プラン）を立てることが解決策となる。②の場合は根拠や反証を求めて、ホームワークの中で行動実験を行う。③は次項で解説する。

■スキーマ

ii）スキーマの同定と対応

　自動思考に注目していくと、その個人特有のいくつかの共通するパターンが次第に明らかになってくる。これがスキーマである。通常、スキーマは対立するスキーマ（ペア・スキーマ）とバランスを保って存在し、状況への適応的な判断を助けている。例えば、平素は「努力しなくてはならない」と「休むべきだ」などという2つのスキーマが拮抗して、「努力は大切だが、時には休むべきだ」という適応的な考えになっている。ところがうつ状態では、これらのバランスが崩れて一方ばかりが優勢となり、例えば「いつも全力で努力していなくてはいけない」という考えにとらわれて、非適応的な行動をとってしまうのである。本来適応的な生活を送れていた患者の場合は、こういったスキーマの偏りについて話し合うだけで、適応的な思考・行動を取り戻していける場合がほとんどである。しかし、以前から適応的なスキーマに乏しかった患者（過去にも何度も不適応を起こしている場合や、パーソナリティ障害の患者など）の場合は、スキーマ自体の修正が必要な場合もある。

　スキーマの修正は、過去のスキーマの適応的・不適応的な面を検討する方法や、スキーマに反する行動を敢えて行って、その結果を検証していくことで新しいスキーマを確立させていくという方法の2つがある。いずれの方法においても、スキーマの修正は自動思考の修正と比較して時間がかかることが多いため、実際の治療では、うつ病やその他の現実的な問題に十分に対応できるだけの能力（認知理論の理解と、認知・行動的技法への習熟）が患者に身につき、十分な治療関係ができあがるまで待つ必要がある。それまでは、スキーマとの密接度が少ない問題について扱っておくよう配慮することが大切である。

f　実際の治療について

■治療構造

i）治療構造と目標

　認知行動療法では、治療開始の時点で、時間・回数と目標を明確にする。治療構造と治療目標を当初から明確化することで、患者の治療意欲を高め、治療者に依存的にならぬよう配慮しているのである。問題を解決するのは患者自身であって治療者はその手伝いに過ぎないこと、患者自身がどのくらい積極的に治療にかかわるかが治療効果を決めること、などを説明しておく。

ii）ホームワーク

■ホームワーク

　セッションごとにホームワークを課すことも、認知行動療法の特徴の1つである。ホームワークの内容は、患者やセッション内容に応じてさまざまで、特に決まったものはない。ホームワークはセッションごとに変わるが、うつ病や認知行動療法についての知識をもってもらうこと（例：本やパンフレットを読む）、7つのコラム法を毎日の生活の中で記録すること、セッションで話し合ったことを実践して結

$$\text{不安} = \frac{\text{危険の強さ} \times \text{可能性}}{\text{自己対処能力} + \text{活用資源}}$$

- 脅威的な刺激（状況・感覚・思考）
- ①敏感さの増加
- 過大評価
- 過小評価
- ③安全確保行動（回避・保証要求など）
- ②生理的変化（過覚醒状態）

図2．不安の認知モデル

果を記録すること、などが一般的である。ホームワークを出すことで、治療を週1回のセッションの時間に限局するのではなく、患者の生活全体に拡張することができ、患者の実体験に即した介入を行うことができる。さらには、患者以外の重要人物を間接的に治療に巻き込むことにもつながる。うつ病の治療を授業に例えるとすれば、週1回の治療セッションは教室での講義、ホームワークは実習ということになる。ホームワークを実行するかどうかが、治療成績に影響することが実証されている[34]。

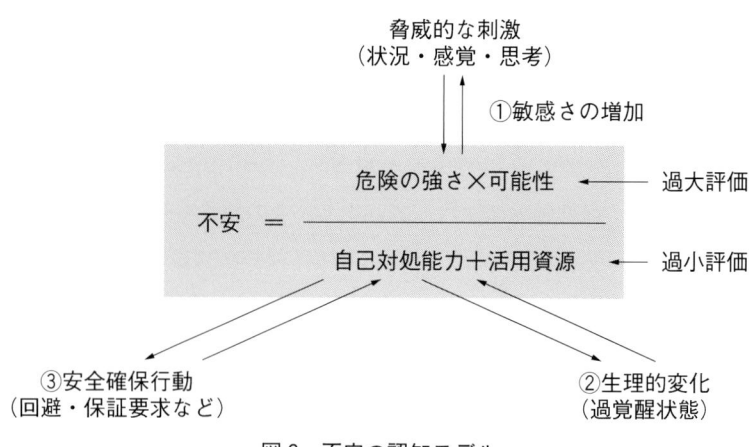

■不安の認知モデル

g 不安の認知モデル

うつ病にはしばしば不安が併存している。不安に関する認知モデルとその対処についても述べておきたい。不安の認知モデルは「状況に対する危険の過大評価と、対処能力の過小評価」である（図2）。社会不安障害の人を例にとると、他人の前で失敗することの可能性や悪影響を必要以上に大きく考え（危険の過大評価）、自己の対処能力（例：ミスしたときに取り繕う能力）や、利用できる資源（例：他人からの応援）を極端に小さく見積もっているわけである。また、不安状態を維持させる要因として、①敏感さの増加：不安を意識すればするほどその対象に対して敏感になり、危険をより鮮明に感じてしまう、②過覚醒状態：危険と感じると自律神経亢進症状をきたし、身体についての不安を有している人（パニック障害や心気症など）ではこのことがますます不安を強化する、③安全確保行動：危険と感じられる状況は回避しがちで、回避すればするほど、真実を確かめることが難しくなって、危険という確信を強めてしまう、という3つが想定されている。このようなモデルに基づき、患者が認識する「危険」や「自己対処能力」や「活用できる資源」などについての歪んだ認知を修正することで不安に対処していく。

Ⅳ 対人関係療法（IPT）

■対人関係療法

a 対人関係療法の概略

　対人関係療法は、Sullivan HSをはじめとする対人関係学派にその端を発し、Klerman GL, Weissmann Mらによって体系的アプローチが開発された精神療法である[35]。うつ病の発症には、愛着の強さ、ストレス、夫婦関係や他の対人関係における不和などが重要な影響をもっているという研究に裏づけられた治療法である。過去にさかのぼって目に見えないうつ病の原因を詮索するのではなく、症状と対人関係の問題との関連に焦点を当て、その問題を解決していくことで、うつ病その他の精神医学的障害を治療する点が特徴である。パーソナリティの問題は視野に入れながら治療を進めるものの、積極的に治療の対象としないことも特徴の1つになっている。

b 治療構造とプロセス

　定式化された治療では1回50分のセッションを12回行うが、そのエッセンスは一般臨床でも十分に参考になると思われる。治療ではまず、過去や現在の対人関係について調べ、現在の抑うつ症状との関係について、患者とともに検討していく。その際は次の点がポイントになる；患者と「重要な他者」との関係（重要な他者＝家族・恋人・親友など、その人の情緒に最も大きな影響を与える人）、患者が直面している現実の人間関係、うつ病が最も影響を及ぼしている人間関係、などである。また、患者と重要な他者との関係の質、その人物と患者がお互い相手に何を期待しているか、その期待はどの程度満たされているか、満たされている部分と満たされていない部分は何か、などを明らかにすることによって、患者が変えたいと思っている事柄を部分の特定し、その手助けをしていく。

c 4つの問題領域

　その中でも、「悲哀」「対人関係上の役割をめぐる不和」「役割の変化」「対人関係の欠如」の4つは特に重要視されている問題領域である。対人関係療法ではこれら4つのうち、1つか2つを選択して問題の解決を図ることになる。

■悲哀
■否認
■喪失体験

i）悲哀（grief）

　私たちが大切な人と別れたり価値あるものを失ったりしたとき、当初は否認の心理が働いてその喪失体験をなかなか認められないものである。その後、現実感覚が回復してきて初めて、否認を続けることができずに絶望感を体験する。さらにその体験を超えて新しい対象を見つける（脱愛着と呼ばれる）ことで、私たちはようやく喪失体験を乗り越えることができるようになるのである。こうした「否認→絶望→脱愛着」のプロセスが進まなくなると、喪失体験は異常な「悲哀」となって、抑

■対象喪失

うつ症状として現れる。このような場合には、対象喪失が起きた前後の気持ちを思い出し、話し合い、整理することによって、別れた人との関係をもう一度自分の体

験の中に位置づけ直すことが大切である。そこでは患者が情緒に関心を向けられるよう仕向け、そのうえで、新しい人間関係を築いたり活動を始めたりするための手助けをしていくことになる。別れた人や失くしたものに対しては、しばしばその価値を過剰に高く、あるいは低く評価しがちだが、そういった状況に陥らぬよう、よいところもよくないところもある1人の人間として経験の中に位置づけられるよう面接を進めていく。

■役割をめぐる不和

●対人関係上の役割をめぐる不和(interpersonal role dispute)

「対人関係上の役割をめぐる不和」とは、人間関係の中でお互いに期待する役割にずれがあるために問題が生じ、解決できなくなっている状態のことである。その程度に応じて、①お互いのずれに気づいて積極的に解決しようとしている「再交渉」の段階、②ずれを解消しようと努力するのをあきらめてお互いに沈黙してしまっている「行き詰まり」の段階、③不和が取り返しのつかないところまできている「離別」の段階、の3段階に分けることができ、治療者は不和がどの段階にあるかを明らかにしながら治療を行うことになる。

再交渉の段階では、関係者たちの気持ちを落ち着かせて問題解決が促進するよう援助する。行き詰まりの段階では、食い違いをはっきりさせながら再交渉が可能な状態に導くよう支援する。離別の段階では、適切な別れができて、新しい人間関係を結べるように、喪の作業を進めつつ新しい人間関係の充実の手助けをしていく。いずれの場合も、どのような不和があるかをはっきりさせ、それを改善する行動を決め、お互いの期待や価値観についてずれを検討し、可能な対処法を検討し、非機能的なコミュニケーションを修正するようにする。

■役割の変化

ii) 役割の変化(role transition)

「役割の変化」は、妊娠・出産などのように生物学的な形や、入学・卒業・就職・退職・結婚・離婚などのように社会的な形で、その人の役割の変化が起きた場合に問題となる。役割の変化に対処することの難しさには次の点が関連している。①古い役割をあきらめること、②変化に随伴する感情を処理すること(自責、怒り、喪失感)、③新しい技術・ソーシャルサポートを獲得すること、④新しい愛着と自己評価を回復すること、などである。具体的には、変化することに対する気持ちを探りつつ、古い役割と新しい役割のそれぞれについて、よい面と悪い面の両面をバランスよくみることができるよう支援する。新しい役割に適応するために必要な社会的サポートシステムをつくったり、新しい技術を身に付けるなどの実際的な面も重要である。その際は本来もっている対処能力を活用し、新しい対人関係の機会を指摘するよう努める。

思春期・成人期では、親への愛着、職業上の役割、結婚生活での役割、親としての役割への適応などが、成人期中期では仕事に対して期待したような満足や成功が得られないこと、結婚生活の問題、親としての役割の減少などが問題になりやすいものである。老年期は引退による地位と役割の喪失、健康の衰え、友人や親族との

iii）対人関係の欠如（interpersonal deficit）

対人関係の欠如は、患者が満足できる対人関係をもてていなかったり、すぐに人間関係が破綻してしまったりしている場合に問題領域として選ばれる。この領域が問題の中心である患者の治療は難しく、その問題を解決するというよりはむしろ人間関係をもとうという気持ちを起こさせるところまでを治療目標とする方が妥当である。その際は、過去の重要な人間関係や現在の治療関係の中で繰り返されてきた、患者の特徴的な人間関係パターンを明らかにしていく。治療者に対する患者の肯定的・否定的感情についても話し合い、ほかの人間関係でも同じようなことが起きていないかを探ることがヒントになる。

d 治療技法

対人関係療法は技法よりも治療戦略を重視する治療法であり、対人関係療法に特有の技法というものはない。探索的技法、感情表現の奨励、明確化、コミュニケーション分析、治療関係の利用、行動変化技法など、認知行動療法や精神力動的精神療法と共通する技法を、指示的、非指示的に患者や治療段階に合わせて用いる。治療の主眼は、あくまでも患者が自らの力で問題を解決していくのを援助することで、患者が主体的に話をして望ましい変化を起こすことができるような環境づくりが重要である。治療者は患者にとって温かい姿勢を取りつつ、あたかも患者のチームメイトのように、中立的ではなく能動的に活動する。時には患者の代弁者となることもある。治療者に対する感情や認識（転移）は、患者の否定的な感情が治療を阻害する場合に限って解釈し、そうでない場合は認識しつつも直接扱うことはせずに治療を進めていく。

V　職場・家族へのサポート

患者を取り巻く環境は精神障害の経過に重要な影響を与えるため、家族や職場への介入は治療の大きな要素を担っている。本人に気を遣い過ぎたり、本人の言動にイライラさせられたりと、うつ病の患者とつきあうことは意外にエネルギーを必要とするものである。また、医師にとっては、家族は他覚的な情報の提供者でもあり、十分にコミュニケーションが大切である。本項では家族や職場への説明のポイントを解説する。

a 症状を説明する

周囲の人には、うつ病の症状と経過を知ってもらうのが第一に重要である。うつ病というと、気分の障害（「憂うつ」「悲しみ」）と理解され、その他の症状は意外に理解されていないことが多いものである（図3）。例えば、行動（意欲）の障害があって、ゴロゴロと横になっていることに対して「怠け病」などと非難したり、「気が晴れるように」などと無理に活動にかり出したりしないよう配慮が必要である。思

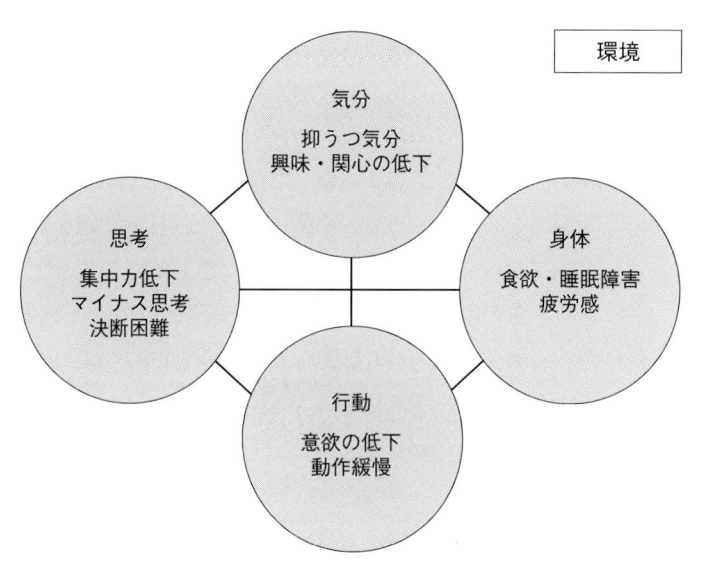

```
          気分
         抑うつ気分            環境
         興味・関心の低下

    思考                    身体
   集中力低下               食欲・睡眠障害
   マイナス思考              疲労感
   決断困難

          行動
         意欲の低下
         動作緩慢
```

図3. うつ病の症状：4つの領域とその相関

考の障害はなおさら理解されていないことが多く、悲観的な考えや、決断困難にイライラさせられる家族も少なくない。説明の際は、①言葉数が減る、②新聞やTVなどの日課をしなくなる、③趣味に興味がなくなる、④人づきあいを避ける、などといった具体的な例を示して説明する。ほかには、例えば主婦では決断困難で献立がたてられなくなる、職場では何に悩んでいるかわからないままに仕事が遅れている、などという形で現れることを伝える。食欲低下や睡眠障害といった生理的な変化(身体の障害)についても説明し、遅刻しても強く責めたりしないよう説明する。性欲の減退は、患者の側から語られることは少ないものだが、尋ねにくいだけに重要な要素である。うつ病の症状であると同時に薬の副作用の可能性もあること、決して愛情がなくなったわけではないことを伝える。夫婦生活を避けるのではなく、寄り添うくらいで過ごして、「無理をしないで、自分は満足だから」と伝える、など踏み込んだアドバイスが家族の安心感が高めることがある。

　服薬の継続には家族の理解が影響力をもつため、薬の説明も重要である。用法を守れば依存性の心配はないこと、改善した後も再発予防のために1年間は服用を続けることを伝える。

b 経過について説明する

　経過についての大まかな見通しも重要である。いくらうつ病に配慮するといっても、いつまでも休職して家でゴロゴロされては、家族は先行き不安になるし、職場としても仕事の計画が立てられない。初診の時点では、2ヵ月後にはかなり改善していること、しかし、完全な復帰には3〜6ヵ月程度かかることを伝えておく。回復はゆっくりと時間をかけてであり、らせんを描くように一進一退を繰り返しつつ、体調や行動からよくなり、意欲や気分がよくなってくるのは少し遅れることも伝える。

■コミュニケーション

c 本人とのコミュニケーションの取り方

　本人にどのように声をかけたらよいのかわからない、という言葉もよく聞かれる質問である。「どんな調子か」「何かつらいことはあるか」などと聞いて、まずはただ話を聴くという姿勢が重要である。どうしたの？　と問いかけても「なんでもない」と答え、家族としては当惑してしまうこともあるが、本人が周囲に迷惑をかけたくないという気持ちと同時に、自分でも憂うつ感に困惑していると理解してあげるといいかも知れない。あくまで「普通に」接するようにして、安易な励ましはプレッシャーに感じられることもある。「ゆっくり治してまた元気になってね」くらいで十分である。重大な決定をさせないということは既によく知られた忠告であるが、時に「引っ越しして新しい土地でやり直す」とか、「今の会社には合わないから転職する」などと言い張って、周囲の方が困惑させられることもある。よい結果が出るとは限らないこと、それでなくとも少ないエネルギーを費やしてしまうこと、現在の判断力には疑問があるのでうつ病がよくなってエネルギーが充実してからの方が望ましいこと、などを伝える。「うつ病はつらいので、一刻も早く何とかしたい気持ちはわかるが、こういうときほど焦らずに冷静に考えることが大切です」などと伝えてもよい。

　本人が困っていることに対しては、安易に解決策を提案しても、却って自分の苦悩が理解されていないという孤立感につながることがある。あるいは、わかっていてもできないという焦燥感を強めてしまうこともある。問題を解決するよりも、状況をゆっくりと話し合い、本人のつらい気持ちについて話し合うことが最も重要である。話すだけで悲観的な考えに凝り固まっていた自分に気づいていけることもよくある。スキンシップなど、そばにいるだけで安心することもある。

　うつ病となった負い目を感じさせないこともポイントの1つである。うつは決して珍しくないこと、性格よりも脳の器質的な病気であることを確認する。むしろうつ病になるくらい頑張ってきたと話してもよいであろう。自分の性格について責めているときには、その性格によって恩恵を受けることもあった点を話し合うとよい。うつ病を契機にこれまで仕事や人間関係など、心に負担を強いてきたことをチェックする機会にすることもできる。仕事一辺倒だった人は、うつ病の結果家族を顧みることができたり、家族の絆を強めたりすることもある。休職したことを悔やむ人には、たとえうつ病にならなかったとしても、定年後のリハーサルができたと思えればそこから得られるものもあるかも知れない。

■回復期

d 回復期

　とかく家族が焦らぬよう指導する。山登りも下り坂で事故が多い、などというたとえなどを使いながら、本格的な仕事はかなり間をとってから始める方が無難である。「気分転換に旅行に」などとはよくあることだが、楽しめるのはかなりよくなってからで、むしろ、家族の前で楽しい姿を演じなくてはという思いが湧くことがあるかも知れないため、本人の方から言い出すのを待つくらいが望まれる。

回復してきたら目的意識をもたせ、よくなった点にスポットを当てて話すようにする。本人がよくなっていると言えば同調し、よくなっていないと言えば波があるから、と支えてあげることである。改善していない部分を気に留めて心配するのではなく、少しでもよくなったことに注目して本人と共有していくよう勧めることが、前述の「うつ病の否定的認知」を修正するうえでも役に立つ。日にち単位ではなく、1〜2週間のよかったところよくなかったところ双方を振り返って話し合う時間をつくってもよい。

■自殺

e 自殺の危険について

中等症以上のうつ病の場合は、家族にも自殺の危険性を話しておき、必要な折は入院治療の選択肢を示しておく。家族ができる対処法として、「死ぬことはなんの解決にもならない」と強調すること、先の予定を立てておくこと、「家族にとっていてくれるだけでいい」と存在意義を強調すること、などが挙げられる。

自殺を予知することは難しい。どん底のようなうつ状態を抜けて少し回復の兆しがみえかけた頃に危険が増すといわれている。はっきりとした理由もなく急に態度が変わってふっ切れたようにみえるときや、気が抜けたようにみえるときに注意が必要である。

■家族

f 家族が治療をしぶっている場合

個人が抱えるのには限界がある。早めに別の家族や専門家に相談することが、結果的には本人にプラスになるものである。仏心を出しても結局は裏切ってしまう結果にならないとも限らない。「病気を治すのは本人自身。周囲の人には世話する限界がある」ということを伝える。本人に受診を進める方法としては、「警告うつ病」のように身体因が隠れていることもあることを話したり、家族として心配しているからこそ受診を勧めているということを話すとよい。

■慢性化したうつ病

g 慢性化したうつ病には

うつ病がかなり回復しているようにみえながら、行動上は甘えが目立つ場合もある。見極めはなかなか難しいが、医師と相談しながら、あまりに甘えが目立つなら、「病気を治すのはあなただから」と自立を促していくことも大切である。同時に「あなたのことを見ているから」と言い添えて、疎外感を与えないようにする。「〜がだめ」ではなく、「〜だともっとよいのだけれど」という肯定的な言い方だと抵抗が少ない。

■職場の対応

h 職場の対応

遅刻・欠勤が増えたり、仕事の能率が下がったり、ミスが増えたり、といったことが症状の1つであること、決断が難しかったり時間がかかったりすること、気が変わりやすく、イライラが増える、などがうつ病のサインであることがよくある。時に、うつ病なのか、単に怠けているだけなのか、判断がつかない場合もある。その場合には、プライベートが充実しているかどうかが1つの判断材料になる。

周囲がうつ病に気づいた場合は、気持ちよりまず体調から尋ねていく方が抵抗が

少ないものである。仕事のうえでは頼ってはいけないと思っている場合が多いので、呼び水として仕事を肩代わりしてみせてあげるのもよいであろう。直属の上司が休養や受診を勧めても納得しない場合は、さらに上の上司から言ってもらうのも1つの方法である。「帰ってまた仕事をしてもらいたいからうつ病を治してきてほしい」という言葉は非常に安心感を与えるようである。

仕事で負担をかけないことは重要であるが、急に仕事を0にしたりしないよう配慮する。疎外感を与えないよう、情報阻害にせず、あくまでチームの一員ということ示してあげて頂きたい。

職場復帰の際は、責任を与えずオブザーバー的な位置から始めてもらうとよい。普段から辛口の職場は、周囲はいつもどおりでも、本人にとってはいつもなら気にならない言葉にひどく傷つけられることもある。併せて配慮して頂きたい。

(藤澤大介、大野　裕)

■ 文　献 ■

1) American Psychiatric Association : Practice Guideline for the Treatment of Patients with Major Depressive Disorder, 2nd ed, American Psudiation Press, Washington D.C., 2000.
2) Myers ED, Calvert EJ : Information, compliance and side effects ; a study of patients on antidepressant medication. Br J Clin Pharmacol 17 : 21-25, 1984.
3) Jamison C, Scogin F : The outcome of cognitive bibliotherapy with depressed adults. J Consult Clin Psychol 63 : 644-650, 1995.
4) Mino Y, Shimodera S, Inoue S, et al : Expressed emotion of families and the course of mood disorders ; a cohort study in Japan. J Affect Disord 63(1-3) : 43-49, 2001.
5) Harrington R, Whittaker J, Shoebridge P, et al : Systematic review of efficacy of cognitive behaviour therapies in childhood and adolescent depressive disorder. BMJ 316 : 1559-1563, 1998.
6) DeRubeis RJ, Gelfand MA, Tang TZ, et al : Medications versus cognitive behavior therapy for severely depressed outpatients ; mega-analysis of four randomized comparisons. Am J Psychiatry 156 : 1007-1013, 1999.
7) Thase ME, Greenhouse JB, Frank E, et al : Treatment of major depression with psychotherapy or psychotherapy-pharmacotherapy combinations. Arch Gen Psychiatry 54 : 1009-1015, 1997.
8) Wampold BE, Minami T, Baskin TW, et al : A meta-(re)analysis of the effects of cognitive therapy versus 'other therapies' for depression. J Affect Disord 68 : 159-165, 2002.
9) Gloaguen V, Cottraux J, Cucherat M, et al : A meta-analysis of the effects of cognitive therapy in depressed patients. J Affect Disord 49 : 59-72, 1998.
10) Fava GA, Grandi S, Zielezny M, et al : Cognitive behavioral treatment of residual symptoms in primary major depressive disorder. Am J Psychiatry 151 : 1295-1299, 1994.
11) Luty SE, Carter JD, McKenzie JM, et al : Randomised controlled trial of interpersonal psychotherapy and cognitive-behavioural therapy for depression. Br J Psychiatry 190 : 496-502, 2007.
12) Shea MT, et al : Personality disorders and treatment outcome in the NIMH Treatment of Depression Collaborative Research Program. Am J Psychiatry 147 : 711-718, 1990.
13) Shapiro DA, et al : Effects of treatment duration and severity of depression on the effectiveness of cognitive-behavioral and psychodynamic-interpersonal psychotherapy. J Consult Clin Psychol 62 : 522-534, 1994.
14) Frank E, et al : Three-year outcomes of maintenance therapies in recurrent depression. Arch Gen Psychiatry 47 : 1093-1099, 1990.
15) Jacobson NS, et al : Couple therapy as a treatment for depression II ; The effects of relationship quality and therapy on depressive relapse. J Consult Clin Psychol 61 : 516-519, 1993.
16) Taylor S, McLean P : Outcome Profiles in the treatment of unipolar depression. Behav Res Ther

31：325-330, 1993.
17) Mynors-Wallis LM, et al：Randomized controlled trial comparing problem solving treatment with amitriptyline and placebo for major depression in primary care. Br Med J 310：441-445, 1995.
18) Nezu AM, et al：Problem-Solving Therapy for Depression［高山　巌（監訳）：うつ病の問題解決療法．岩崎学術出版社，東京，1993］.
19) Cuijpers P, van Straten A, Warmerdam L：Behavioral activation treatments of depression：a meta-analysis. Clin Psychol Rev 27：318-326, 2007.
20) Beck J：Cognitive Therapy, basic and beyond. Guilford Press, 1995（伊藤絵美，神村栄一，藤澤大介（訳）：認知療法実践テキスト；基礎から応用まで，星和書店，東京，2004）.
21) Holmes J：All you need is Cognitive Behavior Therapy? BMJ 324：288-294, 2002.
22) Depression Guideline Panel：Clinical Practice Guideline 5. vo l2, Treatment of Major Depression, US Department of Health and Human Services, Public Health Service, Agency for Health Care Policy and Research. AHCPR Publication No 93-0551, Rockville, MD, 1993.
23) Beck AT：Cognitive therapy and emotional disorders. International Universities Press, New York, 1976［大野　裕（監訳）：認知療法；新しい精神療法の発展．岩崎学術出版社，東京，1992］.
24) Beck AT, Rush AJ, Shaw BF, et al：Cognitive Therapy of depression. Guilford Press, New York, 1979［坂野雄二（監訳）：うつ病の認知療法．岩崎学術出版社，東京，1993］.
25) 井上和臣：認知療法への招待．金芳堂，東京，2002.
26) Barlow DH, Gorman JM, Shear MK, et al：Cognitive-behavioral therapy, imipramine, or their combination for panic disorder；A randomized controlled trial. JAMA 283：2529-2536, 2000.
27) Clark DM, Salkovskis PM, Hackmann A, et al：Brief cognitive therapy for panic disorder；a randomized controlled trial. J Consult Psychol 67：583-589, 1999.
28) Taylor S：Meta-analysis of cognitive-behavioral treatments for social phobia. J Behav Ther Exp Psychiatry 27：1-9, 1996.
29) Lewandowski LM, Gebing TA, Anthony JL：Meta-analysis of cognitive-behavioral treatment studies of bulimia. Clin Psychol Rev 17：703-718, 1997.
30) Morley S, Eccleston C, Williams A：Systemic review and meta-analysis of randomized controlled trials of cognitive behavior therapy and behavior therapy for chronic pain in adults, excluding headache. Pain 80：1-13, 1999.
31) Gould RA, Mueser KT, Bolton E, et al：Cognitive therapy for psychosis in schizophrenia；an effect size analysis. Schizophr Res 48：335-342, 2001.
32) Sbrocco T, Barlow D：Conceptualizing the cognitive component of sexual arousal；Frontiers of cognitive therapy. pp 419-449, Guildford Press, New York, 1996.
33) Heimberg RG, Liebowitz MR, Hope DA, et al：Cognitive behavioral group therapy and phenelzine for social phobia；12-week outcome. Arch Gen Psychiatry 55：1133-1141, 1998.
34) Persons, et al：Predictors of dropout and outcome in cognitive therapy for depression in a private setting. Cog Ther Research 12：557-575, 1988.
35) Klerman GL, et al：Interpersonal Psychotherapy of Depression［水島広子，嶋田　誠，大野　裕（訳）：うつ病の対人関係療法．岩崎学術出版社，東京，1997］.
36) 上野　怜：どうする？　身近な人の「うつ」．文春ネスコ，東京，2002.
37) 大阪精神神経科診療協会うつ病診療研究グループ（編）：うつ病患者と家族の支援ガイド．プリメド社，大阪，1998.

10 ストレスとうつ —ストレス対処法—

■ストレス

■自殺者数

■はじめに

　日常ストレスを感じている人の割合は、年齢、性別を問わず、近年ますます増えている。

　厚生労働省の「保健福祉動向調査」によると、男女ともに半数以上の人が「ストレス」があると回答している(図1)。

　このうち40％が「生活への影響が大いにある」と感じている。ストレスの性別・年齢別内容については、24歳以下では、男女とも「職場や学校での人づきあい」が最も多く、年齢が高くなるにつれて男性では「仕事上のこと」、女性では「収入や家計のこと」さらに高齢期になると男女とも自分または家族の健康上のことにストレスを感じている者が多くなるという傾向があると報告されている[1]。

　一方、警察庁の調べによると2007年の全国の自殺者数は3万3,093人で、1998年以後、10年連続で3万人以上が続き、60歳以上の高齢者と30歳代での増加が目立っている[2]。自殺対策基本法が2006年に成立し、政府も自殺防止対策に乗り出しているが、その効果は残念ながらまだ現れていない。交通事故による死者数が年々減少し、2007年では5,744人と6,000人を下回っていることと比較すると、その数の多さが際立ってきている。また、自殺の原因・動機(複数選別)について、全年齢で最も多いものは「健康問題」における「病気の悩み」、特に「うつ病」であり、その他の項目として、60歳以上では、生活苦、多重債務、介護・看病疲れなどが、30歳代では、多重債務、仕事疲れ、職場の人間関係が多く、「経済・生活問題」「勤務問題」などの社会的、経済的環境からのストレスが契機となったうつ病であった場合も多いと思われる。多くのうつ病は早期に適切な対応、

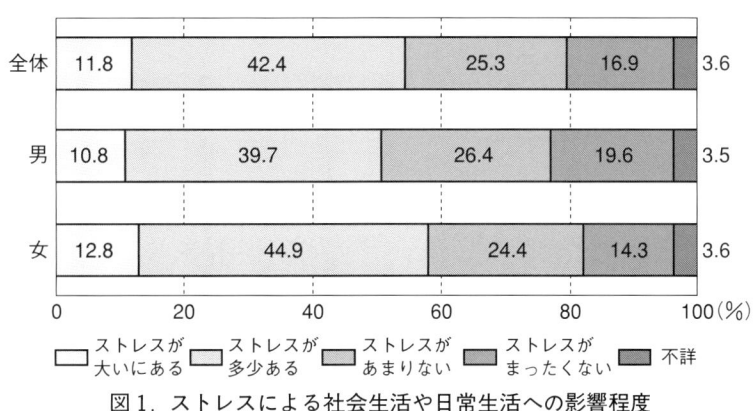

	ストレスが大いにある	ストレスが多少ある	ストレスがあまりない	ストレスがまったくない	不詳
全体	11.8	42.4	25.3	16.9	3.6
男	10.8	39.7	26.4	19.6	3.5
女	12.8	44.9	24.4	14.3	3.6

図1．ストレスによる社会生活や日常生活への影響程度

図2. 自殺者数の推移

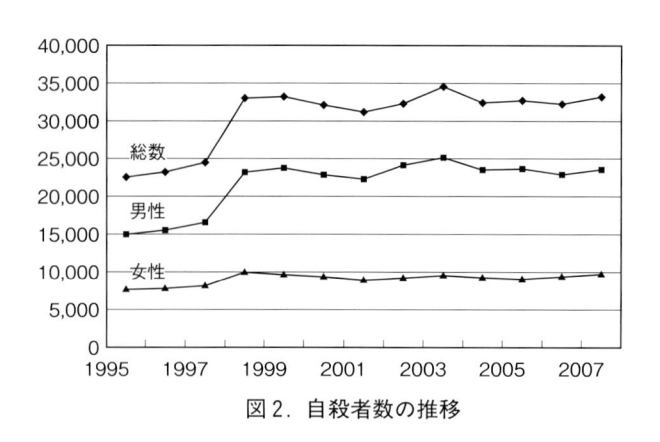

治療をすれば改善する可能性が大きいだけに実に残念な結果といえる(図2)。

本稿ではストレスとは何か、ストレス状態と身体の反応、ストレスの評価方法、につき述べ、最後にストレスにどのように対処したらよいか、その対処方につき、できる限りわかりやすく述べてみたい。

I ストレスとは何か

1 ストレスとは

■ストレス

ストレスという言葉は日常的にさまざまなところで使用されているが、ストレスの本来の意味はどのようなものであろうか。ストレスという言葉は、本来物理学領域で使われていた用語で「外力が加えられたときに物体に生じる歪み」のことであり、例えばボールに力を加えた場合の歪みを意味するが、生体においてこの言葉を使用し、外部からの刺激に対する生体の反応について説明したのは、カナダのハンス・セリエ(Selye H, 1936)である[3)-5)]。セリエのストレス学説については、後述するが、ここでは現在使用されているストレスの意味につき簡単にまとめておく。

人間には、外界の変化に対して生体の内部環境を一定に保とうとする機構が備わっている。この仕組みのことを「ホメオスタシス(homeostasis)(＝生体の恒常性)」というが、この概念はもともとフランスの生理学者クロード・ベルナール(Bernard C)が19世紀に指摘していたものを、米国のキャノン(Cannon WB, 1929)が発展させたものである[3)]。

■ホメオスタシス
■生体の常常性

■キャノン

生体に外からなんらかの刺激が与えられる(負荷がかかる)と、このホメオスタシスは一時的に乱されることになる。すると、身体の側(体内)はこの乱れを修復しようと反応する。この一連の反応、状態をストレス状態という。言い換えるとストレスとは「外からの刺激に対して身体が反応した状態」といえる(図3)。

■ストレス状態

■ストレッサー

この外からの刺激のことを正確には"ストレッサー"というが、セリエも指摘しているように、個人の状態により、同じストレッサーであってもよいストレスにも

<ストレス状態>

図3. ストレスとは

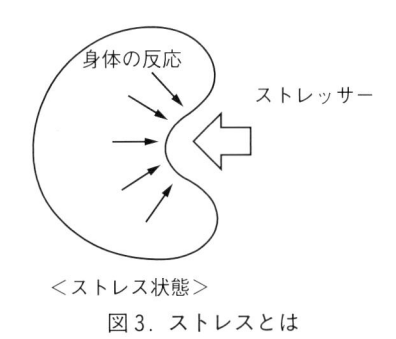

表1. ストレッサーの種類

(1) 物理・化学的ストレッサー：寒暑、騒音、放射線、化学物質(薬物)など
(2) 生物学的ストレッサー　　：細菌・ウイルス感染、飢餓など
(3) 心理・社会的ストレッサー：職場、学校、家庭での出来事・人間関係など

悪いストレスにもなり得、すべてが「悪玉」というわけではない。職場においても、むしろ刺激を受けた個人が乗り越えられるような適度なストレッサーであれば生産性が向上するという報告もあり、「善玉」として作用することも多い。

2 ストレッサーの種類

さてわれわれは日常生活で、さまざまな外部からの刺激すなわちストレッサーと出会っているが、一般的にストレッサーは、①物理・化学的ストレッサー、②生物学的ストレッサー、③精神的(心理・社会的)ストレッサー、に分けられる(表1)。

物理・化学的ストレッサーには寒暑、騒音、放射線、薬物を含む化学物質、酸素欠乏などが含まれる。また生物学的ストレッサーには細菌感染、飢餓、絶食などが含まれる。第三番目の精神的ストレッサーには典型的には職場、学校、家庭での人間関係や環境の変化、出来事などが挙げられるが、ほかの2つのストレッサーとは異なり、絶対的な量や形として捉えにくく、また物理・化学的、生物的には防ぎにくいという点で質的にも異なるものといえよう[4)5)]。

II ストレス状態と身体の反応

■セリエ

1 セリエのストレス学説(汎適応症候群)

■ハンス・セリエ

ストレスの概念を提唱したのはウィーン生まれ、プラハ、アメリカを経てカナダに渡った内分泌学者、ハンス・セリエ(Selye H)である。彼はカナダでホルモンの研究をしていたが、卵巣や胎盤の抽出液をラットに投与した結果、①副腎皮質の肥大、②胸腺、脾臓、リンパ節その他全身のリンパ組織の萎縮、③胃・十二指腸潰瘍の発生、という、内分泌、免疫、神経系にわたる3つの特徴的現象を見い出した。

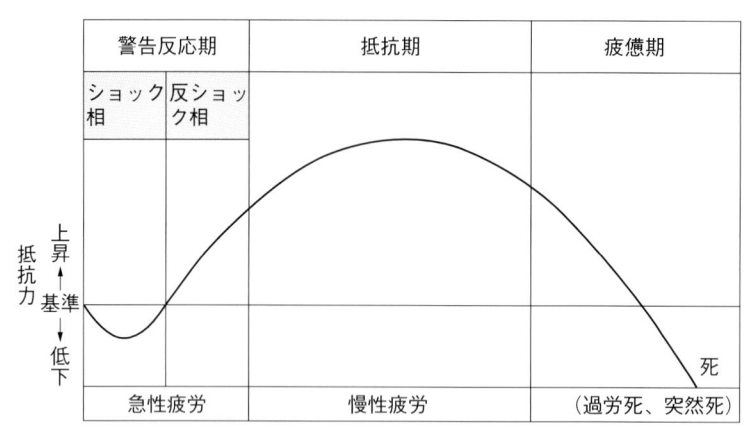

図4. セリエによるストレス状態の3段階
(Selye H：The Stress of Life. McGrow-Hill, New York, 1956, revised ed, 1976［杉靖三郎, 田多井吉之助, 藤井尚治, ほか(訳)：現代社会とストレス. 法政大学出版, 東京, 1988］による)

当初、新しいホルモンを発見したと考えて大変に喜んだが、間もなくほかの臓器抽出液によっても、同様の変化が生ずることが明らかになった。セリエは、新たなホルモンの結果ではなかったことで絶望したが、その後、この現象があらゆるストレスによる「非特異的反応」として惹起される可能性を思いつき、ホルマリンを希釈してラットに注射した結果、より著明な変化を再現し得た。以上より、1936年、Nature 誌に「各種有害作因によって惹起された症候群」という題名で、特異的変化とは独立した非特異反応である「ストレス症候群」についての論文が発表された[3]。

■ストレス症候群

■汎適応症候群

さらに、セリエはストレス状態には時間の経過とともに共通の3つの段階があることを発見し、この現象を「汎適応症候群」と呼んだ。「汎適応症候群」における、3つの段階は、①警告反応期、②抵抗期、③疲憊期、に分かれる。警告反応期はストレッサーに対するショック反応(ショック相)と、それから回復する過程(反ショック相)で、血圧、体温、血糖値などが一次的に下がり、回復過程ではこれらに拮抗して副腎皮質や胸腺などの活動が活発になる。抵抗期では、その結果、生体側が抵抗を示し、バランスが保たれている状態である。この段階でストレス源が解消されれば問題ない。しかし、さらに強いストレッサーが加わり続けると、疲憊期となり、胃・十二指腸潰瘍、胸腺の萎縮、副腎皮質機能の低下などが出現し、身体は疲憊し、最終的には死に至る(図4)[3)4)]。

2　ストレッサーの伝達経路

身体にストレッサーが加わると、その情報は大脳皮質を経て、海馬などに保持されている記憶により、認知、評価される。これらの情報は大脳辺縁系に伝えられ、不安、恐怖、怒り、悲しみなどの情動を生じさせ、その情報が視床下部に伝えられ、そこでいわば情報の振り分けが行われ、CRH を介する下垂体からの ACTH

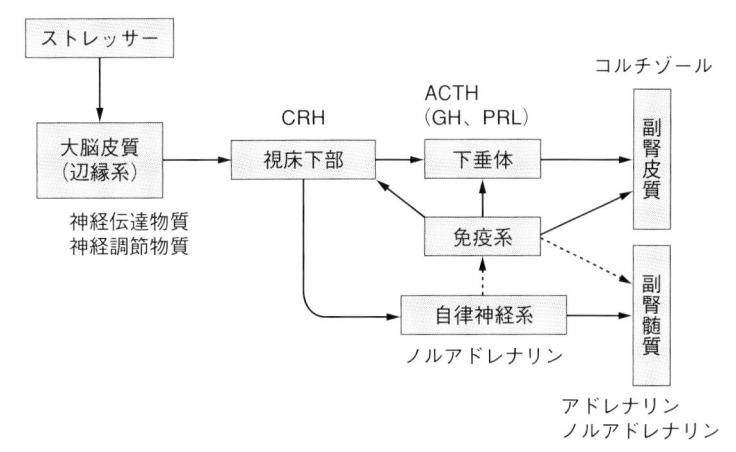

図5．ストレス伝達経路の模式図
(出村 博：ストレス反応．情動とホルモン，伊藤眞次，熊谷 朗，出村 博(編)，pp15-41，中山書店，東京，1997による)

による副腎皮質系、およびノルアドレナリンを神経伝達物質とする自律神経(交感神経)を経て、副腎髄質に至り、アドレナリン、ノルアドレナリンを分泌する経路の主要な2つの経路に分かれる。さらに免疫系もこの2つの経路にかかわっていて、副腎皮質ホルモンおよび交感神経系は免疫系を抑制する方向に働く(図5)[4]。

3 ストレスと自律神経系

　身体が急な危険を察知し、驚愕したり恐怖を感じた場合には、脈拍数が増え、動悸、ふるえなどの症状が起こる。これは交感神経系の働きによるもので、交感神経はいわば「戦闘準備」に備える神経ともいえる。このような感情の変化が自律神経に及ぼす影響は、第1章でも触れた米国のキャノンにより発見された(1929)。キャノンはイヌを前にしたネコが示す反応を調べ、興奮状態にあるネコが瞳孔散大、心拍数の増加、発汗、血糖値の上昇、消化管の蠕動停止などを示し、このような変化はアドレナリンを注射した場合の生理変化と共通していることを確かめた。これがキャノンの情動—アドレナリン学説で、キャノンは生体が危険に曝されると「戦うか、逃げるか」(fight or flight)の準備をする全身活動に即応する身体の変化が生じ、これは生存の目的に合目的な驚愕、恐怖という情動の表れや、それに伴うアドレナリン分泌という生理現象として示される、共通の「緊急反応」であると考えた[4,5]。

　一方、副交感神経は交感神経と主に拮抗する神経で、脈拍はゆっくりと消化管の働きは活発になるなど、いわばエネルギー保存の方向へ各臓器が働く(表2)。通常は、自動的に交感神経と副交感神経の働きはバランスがとられているが、ストレッサーによる情動の変化が持続すると、さまざまに自律神経系の働きが変化する。例えば、ストレス状態が長期間続き不安、緊張、怒りを感じる場合には、交感神経系とともに副交感神経系の働きも活発化する。その結果、胃の粘膜の防御機能は弱

■キャノン

■アドレナリン学説

表2. 自律神経の働き

	交感神経系	副交感神経系
大脳皮質	覚醒、興奮	鎮静
瞳孔	散大	縮小
唾液腺	分泌抑制	分泌亢進
心拍数	亢進	抑制
心拍出量	増大	減少
発汗	促進	―
大血管・筋肉血管	拡張	―
皮膚・内臓血管	縮小	拡張
気管支	拡張	収縮
胃酸分泌	抑制	増加
消化管運動	抑制	亢進
胆嚢	弛緩	収縮
肝(グリコーゲン)	分解促進	合成促進
副腎髄質	分泌亢進	分泌抑制
膀胱	収縮	弛緩
尿産生	抑制	促進

(文献6)より一部改変)

まっている一方で、消化機能は亢進し、ストレス性の胃潰瘍となる。また、失望・うつ・悲哀などの感情が続いた場合には、交感、副交感いずれの神経系も働きが低下し、心拍数の減少、血圧の低下および胃の消化活動の抑制などを生じる[6)7)]。

III 精神的ストレスの強さ

1 社会的再適応評価尺度(Holmes T ら, 1967)

　精神的(心理・社会的)ストレッサーは日頃出会う生活上の出来事に含まれている。このような生活上の出来事のことを一般にライフイベント(life event)と呼ぶ。ライフイベントには、人生で必ず経験するものや、めったに経験しないこともあり、第1章2節でも述べたが、なかなか数値化しにくく、その強さを比較しにくかったが、これら生活上の出来事が及ぼす「ストレスの強さ」をLCU値(life change unit value)を用いて表したものが、ホームズ(Holmes T)らの作製した社会的再適応評価尺度(表3)である。

　表3で順番が上位であるほどストレス度が強いことを表す。また過去1年間に体験した項目のLCU値の合計が200を超えるとおよそ半数以上の人にうつ病など精神疾患も含むなんらかのストレス関連性疾患(心身症)が生ずると報告されている。

　ここで、表3を概観するとこれらのライフイベントには結婚や優れた個人の業績なども含まれ、成功体験で快いと思われる出来事もストレス状態を生じさせることがわかる。

■LCU値
■ホームズ
■社会的再適応評価尺度

表3. ホームズらの社会的再適応評価尺度

順位	ライフイベント	LCU値	順位	ライフイベント	LCU値
1	夫婦の死	100	23	子どもが家を出る	29
2	離婚	73	24	姻戚とのトラブル	29
3	別居	65	25	仕事上の成功	28
4	留置所拘留	63	26	妻が仕事を始める、あるいは中止する	26
5	家族の死	63	27	学校が始まる	26
6	自分の病気あるいは障害	53	28	生活状況の変化	25
7	結婚	50	29	習慣を改める	24
8	解雇される	47	30	上司とのトラブル	23
9	夫婦の和解	45	31	仕事の状況の変化	20
10	退職	45	32	住居が変わる	20
11	家族の一員が健康を害する	44	33	学校が変わる	20
12	妊娠	40	34	レクリエーションの変化	19
13	性的困難	39	35	教会活動の変化	19
14	新しい家族のメンバーが増える	39	36	社会活動の変化	18
15	仕事の再適応	39	37	1万ドル以下の抵当か借金	17
16	経済状態の変化	38	38	睡眠習慣の変化	16
17	親友の死亡	37	39	家族が団らんする回数の変化	15
18	異なった仕事への配置替え	36	40	食習慣の変化	15
19	配偶者との論争の回数の変化	35	41	休暇	13
20	1万ドル以上の抵当か借金	31	42	クリスマス	12
21	担保物件の受け戻し権喪失	30	43	ちょっとした違反行為	11
22	仕事上の責任変化	29			

Ⅳ ストレスにどのように対処するか

以上述べてきたように、ストレッサーが身体に加わると、情動、神経、内分泌、免疫にさまざまな変化をきたし、その対応に失敗すると、うつ病も含まれる、ストレス関連疾患が生じる。

■ストレスコーピング

ストレス状態に対する対処法はストレスコーピング(stress coping)と呼ばれ、さまざまな方法が提唱されている[8]。しかし、従来のストレス状態の対応法は、主に個人を中心として、肉体的、精神的な健康に被害をもたらすようなストレッサーの除去方法に重点がおかれていた[9]。本稿では、このような対処法とはまったく異なり、どのような要素がストレス状態に強い状態を生み出すか、個人のレベルにとどまらず、身体的、精神的、社会的なもののトータルなものとして考案されている

■アーロン・アントノフスキー
■健康生成論
■SOC

概念として、アーロン・アントノフスキー(Aaron Antonovsky, 1923-1995)の提唱する、健康生成論、および SOC(sence of coherence；首尾一貫感覚)について紹介する[9]-[12]。

SOCを理解するためには、まず健康生成論について理解する必要がある。健康

■健康生成論

　生成論はサルートジェネシス(salutogenesis)の訳語で、パソジェネシス(pathogenesis；疾病生成論、病医論)とは対となる語である。言い換えると、いかにして病気になるのか、何が身体に悪いのかといった考えが従来の医学の考え方の主流であるとすると、健康生成論では、健康はいかにして回復され、保持され、増強されるのか、そのための因子(salutary factor；サリュタリー・ファクター)とメカニズムなどが検討されている。その発想のもとにはストレッサーは人生のアクセント、成長の糧にもなり得るもので、いたずらに除外したり、少なければよいものではない、むしろ精神的な抵抗力、免疫力をつけるためにはある程度必要であるとする考え方がある。

　アントノフスキーが、健康生成論を生み出す契機になったのは1970年代に行われた調査結果による。その研究でアントノフスキーはイスラエルの更年期にある女性の精神的身体的健康度を検討していて、健康度不良な率が、強制収容所から生還した群で7割に対して、対照群である収容所の経験のなかった群は5割と、収容所経験群は精神的身体的に良好なものが明らかに少ないという予想どおりの結果を得た。しかし、彼の関心は、強制収容所という過酷なストレス状態に会ったにもかかわらず、なお健康な者が3割近くいたという事実、このような人々が共通にもつ特性や要因は何かということを解明することに注がれ、その結果健康生成論に至った。

　図6に健康生成論の概要を表す健康生成モデル(salutogenic model)を示す。アントノフスキーの健康生成モデルは、大きく2つのモデルよりなる。1つは、

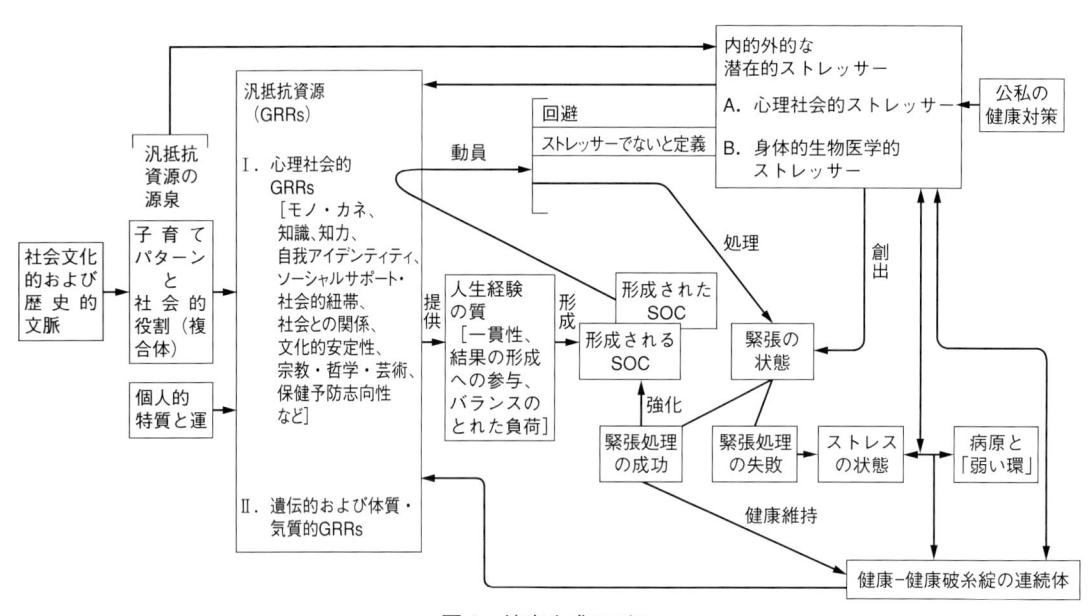

図6．健康生成モデル

注) 1．アントノフスキーの原図を山崎が一部改変または簡略化。
　　2．アントノフスキーによれば、図中の太線で結ばれている概念間の関係が、健康生成モデルのコアである。
(山崎喜比古：健康への新しい見方を理論化した健康生成論と健康保持能力概念SOC. Quality Nursing 5(10)：81-88, 1999による)

表4. ストレス対処能力自己採点テスト

あなたの人生に対する感じ方についてうかがいます。あなたの感じ方を最もよく表している段階の番号に1つだけ○をつけてください。

1. あなたは自分の周りで起こっていることをどうでもいいという気持ちになることがありますか？
   　1　　　2　　　3　　　4　　　5　　　6　　　7
   まったくない　　　　　　　　　　　　　　　　　とてもよくある

2. あなたは、これまでによく知っていると思っていた人の、思わぬ行動に驚かされたことがありますか？
   　1　　　2　　　3　　　4　　　5　　　6　　　7
   まったくなかった　　　　　　　　　　　　　　　いつもそうだった

3. あなたはあてにしていた人にがっかりさせられたことがありますか？
   　1　　　2　　　3　　　4　　　5　　　6　　　7
   まったくなかった　　　　　　　　　　　　　　　いつもそうだった

4. 今までの人生には、明確な目標や目的がまったくなかった。
   　1　　　2　　　3　　　4　　　5　　　6　　　7
   まったくなかった　　　　　　　　　　　　　　　あった

5. あなたは、不当な扱いを受けているという気持ちになることがありますか？
   　1　　　2　　　3　　　4　　　5　　　6　　　7
   よくある　　　　　　　　　　　　　　　　　　　まったくない

6. あなたは不慣れな状況にいると感じ、どうすればよいかわからないと感じることがありますか？
   　1　　　2　　　3　　　4　　　5　　　6　　　7
   とてもよくある　　　　　　　　　　　　　　　　まったくない

7. あなたが毎日していることは、
   　1　　　2　　　3　　　4　　　5　　　6　　　7
   喜びと満足を　　　　　　　　　　　　　　　　　辛く退屈である
   与えてくれる

8. あなたは、気持ちや考えが非常に混乱することがありますか？
   　1　　　2　　　3　　　4　　　5　　　6　　　7
   とてもよくある　　　　　　　　　　　　　　　　まったくない

9. あなたは、本当なら感じたくないような感情を抱いてしまうことがありますか？
   　1　　　2　　　3　　　4　　　5　　　6　　　7
   とてもよくある　　　　　　　　　　　　　　　　まったくない

10. どんなに強い人でさえ、ときには「自分はだめな人間だ」と感じることがあるものです。あなたはこれまで「自分はだめな人間だ」と感じたことがありますか？
    　1　　　2　　　3　　　4　　　5　　　6　　　7
    まったくなかった　　　　　　　　　　　　　　　よくあった

11. 何かが起こったとき、ふつう、あなたは
    　1　　　2　　　3　　　4　　　5　　　6　　　7
    そのことを過　　　　　　　　　　　　　　　　　適切な見方を
    大に評価した　　　　　　　　　　　　　　　　　してきた
    り過小に評価
    してきた

12. あなたは、日々の生活で行っていることにほとんど意味がないと感じることがありますか？
    　1　　　2　　　3　　　4　　　5　　　6　　　7
    よくある　　　　　　　　　　　　　　　　　　　まったくない

13. あなたは、自制心を保つ自信がなくなることがありますか？
    　1　　　2　　　3　　　4　　　5　　　6　　　7
    よくある　　　　　　　　　　　　　　　　　　　まったくない

採点方法：1、2、3、7、10の質問では回答した数字を逆にしたものを点数にし（1なら7点、2なら6点……、7なら1点）、その他の項目は回答した数字を点数として、合計した得点が合計得点。一般に合計得点が高い方が、ストレス対処能力が高い傾向といえるが、点数が高すぎるのも問題があるとされている。一般の人々の平均は54から58点付近にある。

(文献11)より一部改変

図6の右半分に示されている部分で、ストレッサーのもたらす「緊張の状態」の処理が成功するかどうかが、「健康維持」に結びつくか、「緊張処理の失敗」の結果として「ストレスの状態」ひいては「健康破綻」となっていくかの違いとなるが、この緊張処理の成否に、汎抵抗資源(generalized resistance resources；GRRs)動員力といえるSOCの強さが関連する。もう1つは図の左半分に示されているように、SOCの形成、強化と直接関係する「人生経験の質」、「緊張処理の成否」はGRRsの存在状況で左右されるというものである[10]。

では、SOCとは具体的にどのようなものであるのか。SOCとは、「その人に浸透した、動的ではあるが持続する確信の程度を表す全人的な方向性のこと」である。この確信は以下の3要因からなる。

① 把握可能感(comprehensibility)
　自分の内外から生じる環境刺激は秩序づけられており、予測と説明が可能なものであるという確信。言い換えると、自分の直面する出来事や状況などを、少なくともある程度は予測できると感じられるかどうか。
② 処理可能感(manageability)
　その刺激がもたらす要請を処理するために有効な資源は得られる。なんとかなるという気持ち、感覚。自分自身の力、家族、友人、同僚、仲間、信仰などの力を借りて乗り越えられると信じられるかどうか。
③ 有意味感(meaningfulness)
　そうした要請は挑戦であり、心身を投入しかかわるに値する。つまり、人生は生きるに値する意味のあるものであると感じられるかどうか。

以上の3つの確信、感覚から構成されるSOC(首尾一貫感覚)の高い人は、どんな困難にも前向きに立ち向かおうと努め、信頼できる仲間たちの助けも得て、自分はその困難に耐えることができると感じられるという。すなわち、人生で避けることのできない、失敗、病気、死別などに出会っても、自分の人生には意味がある、生きる価値があると思える人、ともいえるであろう。先にも述べたが、アントノフスキーの健康生成論では、このSOCの形成、強化に良質な人生経験と、どのように汎抵抗資源(GRRs)を動員してストレス状態をうまく処理できたかという緊張処理の成功体験が重要であり、それが健康維持に結びつくことが強調されている[10)11]。

SOCの強さを表す、SOCスケールは本来29項目からなるものであるが、本稿では13項目の実用的な簡略版「ストレス対処能力自己採点テスト」を紹介する(**表4**)[12]。現在のストレス対処能力の目安として利用して頂きたい。

（坂村　雄）

■ 文　献 ■

1) 現代人の心の問題. 厚生労働白書(平成13年度版), pp 11-15, 厚生労働省, 2001.
2) 平成19年中における自殺の概要資料. pp 1-25, 警察庁生活安全局地域課, 2008.
3) Selye H：The Stress of Life. McGrow-Hill, New York, 1956, revised ed, 1976[杉靖三郎, 田多井吉之助, 藤井尚治, ほか(訳)：現代社会とストレス. 法政大学出版局, 東京, 1988].
4) 出村　博：ストレス反応. 情動とホルモン, 伊藤眞次, 熊谷　朗, 出村　博(編), pp 15-41, 中山書店, 東京, 1997.
5) 石川俊男：ストレスの概念. ストレス診療ハンドブック, 第2版, 河野友信, 吾郷晋浩, 石川俊男, ほか(編), pp 2-5, メディカル・サイエンス・インターナショナル, 東京, 2003.
6) 永田領史：ストレスの生理. ストレス診療ハンドブック, 第2版, 河野友信, 吾郷晋浩, 石川俊男, ほか(編), pp 6-13, メディカル・サイエンス・インターナショナル, 東京, 2003.
7) 筒井末春：ストレスと自立神経系. ストレス状態と心身医学的アプローチ；医療の立場から, pp 7-18, 診断と治療社, 東京, 1996.
8) 高田裕志：個人のストレスマネジメントについて. 職場におけるメンタルヘルスと心身医療, 筒井末春(編), pp 111-145, 新興医学出版社, 東京, 2002.
9) Aaron A：The structure and properties of the sense of coherence scale. Soc Sci Med 36(6)：725-733, 1993.
10) 山崎喜比古：健康への新しい見方を理論化した健康生成論と健康保持能力概念 SOC. Quality Nursing 5(10)：81-88, 1999.
11) Aaron A：Unraveling the Mystery of Health；How People Manage Stress and Stay Well. Jossey-Bass Publishers, 1987[山崎喜比古, 吉井清子(監訳)：健康の謎を解く；ストレス対処と健康保持のメカニズム. 有信堂, 東京, 2001].
12) 山崎喜比古：測定！あなたのストレス対処能力. President 13：62-67, 2000.

11 大うつ病性障害

I 歴史・概念・分類

■Hippokrates

うつ病は古くから知られている病態である。紀元前400年頃にHippokratesはその医典にメランコリーとマニーという用語を用いた。うつ状態は当時の体液説に基づきメランコリー(黒胆汁症)と名づけられ、メランコリーが種々の病気の総体であると考えられていた。

■Jules Falret

■Baillarger

■Emil Kraepelin

1851年、Jules Falretはうつ病と躁病を交互に経験する循環精神病 Folie circulaire について記した。FalretはBaillarger(1854)とともに、現代の躁うつ病概念の基礎を築いた。その後1899年、Emil Kraepelinが躁うつ病 manisch-depressives irresein という疾患単位を確立し、認知症や荒廃に至らないことから早発認知症(統合失調症)と区別したことは有名である。

■Akiskal

Kraepelin以降、症状から病因を推測する病因症状特異性の立場から躁うつ病の疾病分類が繰り返し試みられた。基本的には、発病に対する心理的影響の大小、治療への反応性、予後の善し悪しなどから内因性-反応性(外因性)とする分類である。しかし、この二分法は批判を受けることも多かった。Lewis(1934)、Garmany(1958)、近年ではAkiskal(1978)らの反論が代表的である。Akiskalは神経症性うつ病患者100人の追跡調査から、3～4年のうちにこれらの患者の4%が双極I型障害に、14%が双極II型障害に、22%が単極性のうつ病に移行したと報告し、神経症性うつ病の概念は他と区別する現象学的特徴に欠け、もはや臨床的に意味がないと批判した[1]。

■DSM-IV-TR

■ICD-10

このような研究の成果から、原因ではなく中心となる症状に基づいて分類する、操作的診断分類が1960年台より導入されるようになり、この流れが今日の米国精神医学会 American Psychiatric Association の Diagnostic and Statistical Manual of Mental Disorders, Fourth Edition, Text Revision(DSM-IV-TR)や世界保健機関 WHO の International Statistical Classifications of Diseases and Related Health Problems(ICD-10)につながっている。操作的診断分類では、原則として病因は診断から切り離され、症状の持続期間・経過から診断する。

Kraepelinの用いた躁うつ病という用語に代わり、DSM-IV-TRおよびICD-10では気分(感情)障害 mood(affective) disorder という用語が用いられている。どちらの分類においても、気分障害は、うつ病相のみをもつうつ病性障害、

表1. DSM-IV-TR 気分障害分類

DSM-IV-TR	ICD-10 対応コード
うつ病性障害　296.xx 大うつ病性障害	
296.2x 単一エピソード a、b、c、d、e、f	F32.x
296.3x 反復性 a、b、c、d、e、f、g、h	F33.x
300.4 気分変調性障害	F34.1
311　　特定不能のうつ病性障害	F32.9
双極性障害　　296.xx 双極Ⅰ型障害	F30、F31
296.89 双極Ⅱ型障害	F31.8
301.13 気分循環性障害	F34.0
296.80 特定不能の双極性障害	F31.9
293.83…による気分障害	F06.xx
296.90 特定不能の気分障害	F39

特定用語　　a：重症度/精神病性/寛解の特定用語　　1＝軽症
　　　　　　　　　　　　　　　　　　　　　　　　2＝中等症
　　　　　　　　　　　　　　　　　　　　　　　　3＝重症、精神病性の特徴を伴わないもの
　　　　　　　　　　　　　　　　　　　　　　　　4＝重症、精神病性の特徴を伴うもの
　　　　　　　　　　　　　　　　　　　　　　　　　　気分に一致した精神病性の特徴
　　　　　　　　　　　　　　　　　　　　　　　　　　気分に一致しない精神病性の特徴
　　　　　　　　　　　　　　　　　　　　　　　　5＝部分寛解
　　　　　　　　　　　　　　　　　　　　　　　　6＝完全寛解
　　　　　　　　　　　　　　　　　　　　　　　　0＝特定不能
　　　　　　b：慢性
　　　　　　c：緊張病性の特徴を伴うもの
　　　　　　d：メランコリー型の特徴を伴うもの
　　　　　　e：非定型の特徴を伴うもの
　　　　　　f：産後の発症
　　　　　　g：エピソードの間欠期に完全回復を伴う、または伴わないもの
　　　　　　h：季節型
　　　　　　i：急速交代型

(参考文献1)による)

躁病とうつ病両方の病相をもつ、あるいは躁病相のみをもつ双極性障害の2つに大きく分類されている。また大うつ病性障害あるいは双極性障害ほど重篤でないものとして、気分変調性障害、気分循環性障害が付加的な気分障害として認められている。DSM-IV-TRおよびICD-10の気分障害の分類を**表1、2**に示した。

　DSM-IV-TRとICD-10で大うつ病の概念に大きな違いはないが、分類上の若干の差異はある。DSM-IV-TRではうつ病相のみをもつ単極性の疾患全体をうつ病性障害にまとめ、その下位分類に大うつ病性障害、気分変調性障害、特定不能のうつ病性障害を定めている。さらにそれぞれのエピソードの重症度、特徴などにつき該当する特定用語を診断に加えるという形式をとっている。

　一方ICD-10では、エピソードが1回のみで終わるものをうつ病エピソードと定義し、2回以上のエピソードをもつものを反復性うつ病性障害として項目を違えて分類している。また気分変調症や気分循環症をうつ病や双極性障害と区別し、2つを合わせて持続性気分障害とまとめているのも特徴である。うつ病性エピソードは軽症、中等症、重症(精神病症状を伴う、伴わない)に分類され、軽症、中等症

表2．ICD-10による気分障害分類

F30 躁病エピソード		
F31 双極性感情障害		
F32 うつ病エピソード	F32.0 軽症うつ病エピソード 　　00 身体性症候群を伴わないもの 　　01 身体性症候群を伴うもの	
	F32.1 中等症うつ病エピソード 　　10 身体性症候群を伴わないもの 　　11 身体性症候群を伴うもの	
	F32.2 精神病症状を伴わない重症うつ病エピソード	
	F32.3 精神病症状を伴う重症うつ病エピソード 　　気分に一致した、一致しない	
	F32.8 他のうつ病エピソード	
	F32.9 うつ病エピソード、特定不能のもの	
F33 反復性うつ病性障害	F33.0 反復性うつ病性障害、現在軽症エピソード 　　00 身体性症候群を伴わないもの 　　01 身体性症候群を伴うもの	
	F33.1 反復性うつ病性障害、現在中等症エピソード 　　10 身体性症候群を伴わないもの 　　11 身体性症候群を伴うもの	
	F33.2 反復性うつ病性障害、現在精神病症状を伴わない重症エピソード	
	F33.3 反復性うつ病性障害、現在精神病症状を伴う重症エピソード 　　気分に一致した、一致しない	
	F33.4 反復性うつ病性障害、現在寛解状態にあるもの	
	F33.8 他の反復性うつ病性障害	
	F33.9 反復性うつ病性障害、特定不能のもの	
F34 持続性気分（感情）障害	F34.0 気分循環症	
	F34.1 気分変調症	
	F34.8 他の持続性気分（感情）障害	
	F34.9 持続性気分（感情）障害、特定不能のもの	
F38 他の気分障害	F38.0 他の単一気分障害 　　00 混合性感情性エピソード	
	F38.1 他の反復性気分障害 　　10 反復性短期うつ病性障害	
	F38.8 他の特定の気分障害	
F39 特定不能の気分(感情)障害		

(参考文献1)による)

はさらに身体性症候群を伴うもの、伴わないものに細分類される。

　本稿では、気分障害の中でも最も有病率が高く、気分障害の主体ともいえる大うつ病性障害について述べる。すなわちDSM-IV-TRの大うつ病性障害、ICD-10のうつ病エピソード、反復性うつ病エピソードがこれにあたる。またこの中で、DSM-IV-TRの特定用語として扱われている非定型の特徴を伴うもの、産後の発症、季節型に関しては他章で独立して扱っているので、本稿では省略する。

II 疫　学

うつ病は頻度の高い疾患であり、かつ増加傾向にある[2]。報告により差はあるが、1997年、約8万人を対象に行われたヨーロッパの大規模調査[3]で、うつ病全体の6ヵ月有病率は17%であったと報告されている。この報告によると、大うつ病の6ヵ月有病率は6.9%（女性8.7%、男性5.0%）であり、有病率のピークは45〜54歳で8.2%であった。またDSM-IV-TRによると大うつ病性障害の生涯有病率は、女性で10〜15%、男性で5〜12%、成人の時点有病率は女性で5〜9%、男性で2〜3%とされている。

■有病率

わが国におけるうつ病患者の総数は90万人を超え、この20年間で10倍に増加した。また1998年以降、わが国の年間自殺者数は3万人を超え続ける異常な事態が続いている。10万人あたりの自殺率は約25人であり、他先進国と比してもかなり高く、アメリカの倍以上である。また自殺者の4割が、40〜50歳代の働き盛りの世代であり、うつ病はわが国の深刻な社会問題となっている。

III 症　状

うつ病の症状は、中枢神経系の症状としての精神症状、および自律神経系の症状を主体とした身体症状の2つにまとめることができる。

1　精神症状

■抑うつ気分

抑うつ気分は、憂うつで悲しく落ち込んだ気分である。多くの物事を前向きに考えられず、将来への不安を感じ絶望感を抱く。

■anhedonia

興味や喜びの減退（anhedonia）も多くのうつ病患者に認める症状である。これまで楽しいと感じていたことに興味を感じなくなり、つまらなく苦痛と感じる。あるいはつまらないという感情すら起こらず感情全般が著しく低下する。

倦怠感、気力の低下も広く認められる症状である。すべてのことが億劫で、ちょっとした動作や仕事に多大な努力が必要になる。集中力、持続力は低下し、仕事の能率が上がらない。決断することが困難になる。

■焦燥
■制止

精神運動の変化には焦燥や制止がみられる。焦燥は不安が強く、落ち着かずそわそわする状態である。静かに休息をとることができず、せわしなく立ち上がったり手足を動かしたりする。逆に制止は思考、会話、身体の動きなどが鈍くなる状態である。質問に対する答えが遅く、内容も回りくどくわかりづらい。抑揚がなくなり、声量も低下する。知的活動が衰え、記憶、記銘も障害されるなど認知症様症状を示す（仮性認知症）。制止が強くなると自発的な動きだけでなく刺激に対しても反応がなくなり、うつ病性昏迷に至る。

■仮性認知症
■うつ病性昏迷

自分は役に立たない人間であると考え、過去の些細な失敗を思い悩み、周囲に迷惑をかけたなどと感じる。この無価値観、罪責感もうつ病に特徴的な症状の1つである。

■微小妄想
■罪業妄想
■貧困妄想
■心気妄想

自己評価の低下は微小妄想へ発展する。微小妄想には罪業妄想、貧困妄想、心気妄想、否定妄想などが含まれる。"取り返しのつかない失敗をしてしまった、そのため警察に追われている"などと考える罪業妄想、"治療費が払えない、経済的に破綻し家族が路頭に迷う"などと考える貧困妄想、"不治の病に罹っており医師や家族がそのことを隠している"などと考える心気妄想はしばしば認められ、うつ病の三大妄想と呼ばれる。老年期のうつ病では稀に、"臓器、血液も失ってしまった"、"自分の身体は存在しない、死ぬこともできない"、"悪魔に憑かれ永遠に苦しみから逃れられない"など、否定妄想、不死妄想、劫罰・憑依妄想を呈するコタール症候群 Cotard's Syndrome を認めることがある。

■コタール症候群

2 身体症状

身体症状として頭重感、頭痛、腰痛、肩凝り、関節痛、胸の圧迫感、手足のしびれや冷感、発汗、便秘、腹部膨満感など多彩な自律神経症状を認める。

食欲は通常低下し、患者は"美味しいと感じない"、"無理に食べている"などと訴える。このため体重の低下をきたす。逆に過剰な食欲から体重増加をきたす例もある。

性欲の低下や、女性では月経不全も起こる。

睡眠障害はほぼ全例に認め、特に早朝覚醒、中途覚醒が典型的である。いったん寝つくものの、途中で目が覚め、その後、考えごとをしながら布団の中で悶々と過ごし、再び寝つくことができない。入眠困難の訴えも多い。逆に過眠を伴うものもある。

■仮面うつ病

身体症状が前景に出て抑うつ気分や抑制などを覆い隠している場合があり、仮面うつ病と呼ばれる。

全般的にうつ病の症状は朝に症状が強く、夕方から夜にかけて軽くなる日内変動を示すことが多い。

3 年齢と症状の特徴

うつ病の症状は年齢により特徴が異なってくる。

■児童

児童では症状が定型的であることは稀である。抑うつ気分、自責感よりもイライラ感や攻撃性が症状の前景となることが多く、多動、自傷、攻撃的態度、非行につながることもある。また身体症状として頭痛、腹痛、関節痛、疲労感、体重減少（増加の停止）も多い。それ故学業不振、ひきこもり、登校拒否、非行などの背景にうつ病が存在する可能性を考えておく必要がある。

■青年期

青年期の発症例は後に双極性障害の経過をとることが多い。個々の病相期間は短

く、反復回数が多い傾向がある。

■中年
■執着気質
■メランコリー親和型

中年はいわゆる内因性うつ病の好発時期である。病前性格は執着気質やメランコリー親和型が多く、職場での昇進・異動・退職、転居など、その人を取り巻く環境の変化を契機に発症する。不安・焦燥が前景に出て妄想的色彩を帯びやすく、自殺率も高い。身体的不調も目立ち、睡眠、食欲、性欲の障害が多い。

■高齢者

高齢者では脳血管障害、脳萎縮などの器質的要因に加え、身体衰弱、身体疾患の合併、さらには社会的役割の変化、家族との離別といった心理的要因も加わり、うつ病は重症化、慢性化しやすい。また心気的な訴えが多く、妄想を生じやすい、自殺率が高いなどの特徴もある。精神運動制止から認知症様の症状を示し（仮性認知症）、認知症との鑑別が難しいことがある。

IV 診断

「症状」の項で述べた症状がある場合はうつ病を疑う。身体症状のみを自覚し、医療期間を受診する患者も少なくない。身体症状のみを訴えていても、症状が多彩で自律神経障害や睡眠障害がある場合は、積極的にうつ病を疑うべきである。病識の欠如や強いうつ症状のため、患者が自身の症状を十分に伝えられないこともある。うつ病を疑えば、こちらから適宜質問し、症状の有無を1つずつ確認する。付き添い者がいれば、他者からの情報も参考にする。

「歴史・概念」の項で述べたように、今日ではDSM-IV-TRあるいはICD-10の診断基準により、うつ病の診断が行われる。以下にそれぞれの診断基準を示す。

1 DSM-IV-TRの大うつ病性障害診断基準

DSM-IV-TRでは躁病、混合性または軽躁病エピソードの既往がなく、大うつ病エピソードの基準を満たすものを大うつ病性障害と定義している。DSM-IV-TRの大うつ病エピソードの基準を表3に示す。大うつ病性障害は1回のみのエピソード（単一エピソード）と2回目あるいはそれ以上のエピソード（反復性）とに分類される。

さらに現在の重症度、①軽症、②中等症、③重症：精神病性の特徴を伴わないもの、④重症：精神病性の特徴を伴うもの（気分に一致した精神病性の特徴、気分に一致しない精神病性の特徴）、を特定する。軽症とは大うつ病エピソードの基準を満たすが社会的活動などがほとんど損なわれていないもの、重症とは基準を十分に満たし、社会的活動などの障害が著しいもの、中等症とは軽症と重症の中間である。精神病性の特徴を伴うものは重症の扱いとなる。

また、症状が改善しており現在の症状では大うつ病性エピソードの基準を満たさない場合は、⑤部分寛解、⑥完全寛解、を特定する。部分寛解とは、症状は存在するが大うつ病エピソードの基準を満たさない、あるいは症状がほとんど消失してい

表3．DSM-IV-TR 大うつ病エピソード

A. 以下の症状のうち5つ（またはそれ以上）が同じ2週間の間に存在し、病前の機能からの変化を起こしている。これらの症状のうち少なくとも1つは、(1)抑うつ気分、あるいは(2)興味または喜びの喪失である
注：明らかに、一般身体疾患、または気分に一致しない妄想または幻覚による症状は含まない
 (1) その人自身の言明（例：悲しみまたは空虚感を感じる）か、他者の観察（例：涙を流しているように見える）によって示される、ほとんど1日中、ほとんど毎日の抑うつ気分
  注：小児や青年ではイライラした気分もありうる
 (2) ほとんど1日中、ほとんど毎日の、すべて、またはほとんどすべての活動における興味、喜びの著しい減退（その人の言明、または他者の観察によって示される）
 (3) 食事療法をしていないのに、著しい体重減少、あるいは体重増加（例：1ヵ月で体重の5%以上の変化）、またはほとんど毎日の、食欲の減退または増加
  注：小児の場合、期待される体重増加がみられないことも考慮せよ
 (4) ほとんど毎日の不眠または睡眠過多
 (5) ほとんど毎日の精神運動性の焦燥または制止（他者によって観察可能で、ただ単に落ち着きがないとか、のろくなったという主観的感覚ではないもの）
 (6) ほとんど毎日の易疲労性、または気力の減退
 (7) ほとんど毎日の無価値観、または過剰であるか不適切な罪責感（妄想的であることもある。単に自分をとがめたり、病気になったことに対する罪の意識ではない）
 (8) 思考力や集中力の減退、または、決断困難がほとんど毎日認められる（その人自身の言明による、または他者によって観察される）
 (9) 死についての反復思考（死の恐怖だけではない）、特別な計画はないが反復的な自殺念慮、または自殺企図、または自殺するためのはっきりとした計画
B. 症状は混合性エピソードの基準を満たさない
C. 症状は、臨床的に著しい苦痛、または社会的、職業的、または他の重要な領域における機能の障害を引き起こしている
D. 症状は、物質（例：乱用薬物、投薬）の直接的な生理学的作用、または一般身体疾患（例：甲状腺機能低下症）によるものではない
E. 症状は死別反応ではうまく説明されない。すなわち、愛する者を失った後、症状が2ヵ月を越えて続くか、または、著明な機能不全、無価値観への病的なとらわれ、自殺念慮、精神病性の症状、精神運動制止があることで特徴づけられる

(参考文献1) による)

表4．メランコリー型の特徴の特定用語

A. 現在のエピソードの最も重症の期間に、以下のどちらかが起こる
 (1) すべての、またはほとんどすべての活動における喜びの消失
 (2) 普段快適である刺激に対する反応の消失（何かよいことが起こった場合にも、一時的にさえ、よりよい気分とならない）
B. 以下のうち3つ（またはそれ以上）
 (1) はっきり他と区別できる性質の抑うつ気分（すなわち、抑うつ気分は愛するものの死の後に経験されるような感情とははっきり異なるものとして経験される）
 (2) 抑うつは決まって朝に悪化する
 (3) 早朝覚醒（通常の起床時間より少なくとも2時間早い）
 (4) 著しい精神運動制止または焦燥
 (5) 明らかな食欲不振または体重減少
 (6) 過度または不適切な罪責感

(参考文献1) による)

てもその期間が2ヵ月以下のものと定義されており、完全寛解とは、症状消失後2ヵ月以上経過したものと定義されている。

さらにいくつかの特定用語がありそれぞれの基準を満たす場合は診断に加える。特定用語には慢性(大うつ病エピソードのすべての基準を少なくとも過去2年間満たす)、メランコリー型の特徴を伴うもの、緊張病性の特徴を伴うもの、非定型の特徴を伴うもの、産後の発症(産後4週以内の発症)がある。メランコリー型の特

表5. 緊張病性の特徴の特定用語

臨床像は以下のうち少なくとも2つが優勢である．
（1）カタレプシー（蠟屈症を含む）また昏迷により証明される無動症
（2）過剰な運動活動性（明らかに無目的で外的刺激により影響されない）
（3）極度の拒絶（すべての支持に対する明らかに動機づけのない抵抗、または動かそうとする試みに対する硬直した姿勢の保持）または無言症
（4）姿勢保持（随意に不適切または奇異な姿勢をとること）、常同性の運動、著明な衒奇症、または著明なしかめ面で証明される随意運動の奇妙さ
（5）反響言語または反響動作

(参考文献1）による)

表6. ICD-10　うつ病エピソード

基本症状
　1）抑うつ気分
　2）興味と喜びの喪失
　3）活力の減退による易疲労感の増大、活動性の減少
他の症状
　a）集中力と注意力の減退
　b）自己評価と自信の低下
　c）罪責感と無価値観
　d）将来に対する希望のない悲観的な見方
　e）自傷あるいは自殺の観念や行為
　f）睡眠障害
　g）食欲不振

身体性症候群（以下のうち4項目以上認められる場合、身体性症候群が存在するとみなす）
　通常楽しいと感じる活動への喜びや興味の喪失
　通常楽しむことができる状況や出来事への情動的な反応性の欠如
　早朝覚醒（普段と比べ2時間以上）
　日内変動（午前中に抑うつが強い）
　明らかな精神運動制止または焦燥（他者から気づかれたり報告されたりすること）
　明らかな食欲の減退
　体重減少（過去1ヵ月に5%以上）
　明らかな性欲の減退

(参考文献2）による)

徴を伴うもの、緊張病性の特徴を伴うものの診断基準を表4、5に示す（"非定型の特徴を伴うもの"は他章に譲る）。

このほか、エピソードが反復性の場合は縦断的経過の特定用語（エピソードの間欠期に完全回復を伴うもの、または伴わないもの）、季節型を特定する。

2　ICD-10のうつ病エピソード診断基準

ICD-10では、エピソードが1回のものをうつ病エピソード、2回以上のエピソードをもつものを反復性うつ病性障害と定義して両者を区別している。ICD-10ではうつ病の基本症状に"抑うつ気分"、"興味と喜びの喪失"、"活力の減退による易疲労感の増大、活動性の減少"の3つを挙げ、さらに他の症状として7つを挙げている。表6に一覧を示す。

うつ病エピソードおよび反復性うつ病性障害は、現在のエピソードの重症度により、軽症、中等症、精神病症状を伴わない重症、精神病症状を伴う重症エピソード

に分類される。

　軽症うつ病エピソードは基本症状が少なくとも2つ以上、さらにほかの症状が2つ以上存在し2週間以上続くことと定義されている。日常の仕事や社会的活動を続けるのにいくぶん困難を感じる程度である。中等症うつ病エピソードは主症状のうち2つ以上、副症状のうち3つ以上とされ、これが2週以上続くことと定義されている。社会的、職業的あるいは家庭的活動を続けるのがかなり困難になる状態である。また軽症うつ病エピソードおよび中等症うつ病エピソードでは、さらに"身体性症候群を伴うもの"、"身体性症候群を伴わないもの"(表6)に区分される。

　重症うつ病エピソードは、主症状のすべてを認め、ほかの症状は4つ以上かつこのうちいくつかが重症であることと定義されている。重症うつ病エピソードでは患者は通常かなりの苦悩と激越を示す。自尊心の喪失や無価値観や罪責感をもちやすく、自殺の危険が高い状態である。

　重症うつ病エピソードのうち精神病症状を伴わないものは"精神病症状を伴わない重症うつ病エピソード"、精神病症状を伴うものは"精神病症状を伴う重症エピソード"となる。精神病症状とは妄想、幻覚、うつ病性昏迷を指す。

3　DSM-IV-TRとICD-10の違い、内因性うつ病・昏迷の取り扱い

　分類に若干の違いがあることは、「歴史・概念・分類」の項で既に述べたとおりだが、ここでは診断基準の違いについて述べる。DSM-IVおよびICD-10の作成は、双方の作成グループが協議しながら共通性をもつ方向で進められたこともあり、現在のDSM-IV-TRとICD-10で互いに共通している部分は多い。

　先に示したようにDSM-IV-TRでは9個、ICD-10では10個のうつ病診断基準の項が設けられている。両者は多くが共通しているため、臨床の場面においてどちらを採用するかで診断が異なるようなことは実際にはほとんどない。両者の違いを挙げると、うつ病の基本症状に、DSM-IV-TRでは、①抑うつ気分、②趣味や喜びの喪失(anhedonia)、の2つを採用しているが、ICD-10ではこれに加えて、③活力の減退による易疲労感の増大や活動性の減少、の3つを主症状として採用している点が異なっている。ほかの下位項目においても若干の違いがあるが、ここでは省略する(表3、6)。

　いわゆる内因性の特徴をもつうつ病に対して、DSM-IV-TRでは"メランコリー型の特徴を伴うもの"、ICD-10では"身体性症候群"と定義し、それぞれの診断基準を設けている。両診断基準は表4、6に示したとおりここでも大部分で共通しており項目の一部が異なっているだけである。DSM-IV-TRでは"はっきりほかと区別できる性質の抑うつ気分"、"過度または不適切な罪責感"が診断基準に採用されており、ICD-10では"明らかな性欲の減退"が採用されている(なおICD-10では軽症・中等症うつ病エピソードにのみ身体性症候群の診断基準を設けており、重症うつ病エピソードには設けていないが、これは重症うつ病エピソード

では身体性症候群が常に存在するとみなされているからである）。

■緊張病

緊張病症状は統合失調症を代表するいくつかの精神障害で生じ、大うつ病、双極性障害でも認められる症状である。興奮のため自傷・他害に至ったり、昏迷のため拒食、褥瘡の発生を招いたりすることがあり早期治療が必要である。このうつ病性の昏迷、制止の取り扱いは DSM-IV-TR と ICD-10 とで異なっており、DSM-IV-TR では昏迷、感情鈍麻、拒絶、制止は緊張病症状として独立して扱われ、これらの特徴を伴う例には"緊張病性の特徴を伴うもの"の診断を加える。一方 ICD-10 ではこれらは精神病症状の1つとみなされている。

V 鑑別診断

1 身体疾患

一般身体疾患や薬物などにより、うつ状態を呈することは決して少なくない。これらの原因に気づかず抗うつ薬による治療を漫然と続けていても、うつ状態が改善しないばかりか治療され得る疾患を見逃すことになってしまう。うつ状態を呈する代表的な身体疾患には、甲状腺疾患、副腎疾患、膵疾患、膠原病、悪性腫瘍、脳血管障害などが挙げられる。一覧を表7に示した。うつ状態の患者の診察には、これらの鑑別診断を念頭におき、検査を施行すべきである。通常の血算、生化学検査に加え、甲状腺ほかホルモン、ビタミン類、炎症所見、感染症（梅毒、肝炎ウイルス、HIVなど）の検査を行う。CT あるいは MRI による脳画像検査、脳波検査も重要である。必要に応じて悪性腫瘍の全身検索、脳脊髄液検査、SPECT を施行する。

表7. うつ状態を呈しやすい身体疾患

・神経疾患 　脳血管障害 　認知症 　てんかん 　神経梅毒 　AIDS脳症 　脳腫瘍 　パーキンソン病 　ハンチントン舞踏病 　進行性核上性麻痺 　多発性硬化症 　頭部外傷 ・内分泌疾患 　甲状腺疾患（機能低下、機能亢進） 　副腎疾患（アジソン病、クッシング病） 　副甲状腺疾患（機能低下、機能亢進）	・膠原病 　関節リウマチ 　シェーグレン症候群 　全身性エリテマトーデス(SLE) 　側頭動脈炎 ・感染症 　伝染性単核球症 　肺炎 　結核 　慢性疲労症候群 ・その他 　腫瘍 　膵炎 　ポルフィリア 　尿毒症 　ビタミン欠乏症（葉酸、ビタミンB_{12}、ナイアシン、ビタミンC）

2 薬剤によるうつ状態

薬剤によるうつ状態もしばしば認められる。インターフェロン、副腎皮質ホルモン、レセルピンは代表的である。医薬品に限らず、アルコール、コカインなどの薬剤によってもうつ状態を呈することがある。問診に際してはこれら薬剤の使用有無の聴取を忘れないようにする。使用している薬剤が患者にとって重要であっても、精神症状の重症度によっては他科医師と相談のうえ、使用を中止せざるを得ないこともある。うつ状態を引き起こしやすい薬剤を**表8**に示した。

3 精神疾患

■双極性障害

双極性障害は大うつ病性障害と鑑別が最も困難となる疾患の1つである。双極性障害と大うつ病性障害では治療が異なってくるため、鑑別は特に大切である。患者は躁病相、特に軽躁病相を自覚していないことが多い。このため可能であれば家族からの情報収集を行うとともに、比較的自覚しやすい躁症状、例えば睡眠欲求の減少、高額な買い物、仕事量の変化、社会的トラブルなどの既往について聴取するとよい。反復性、重症、薬剤抵抗性の経過をたどった難治例の中には、注意深い問診で軽躁病相の存在が明らかとなり気分安定薬に速やかに反応する例が少なくない。実際大うつ病エピソードを経験した5〜10%の患者は、後に躁病エピソードを経験し双極性障害に診断が変更される。若年成人患者(平均年齢23歳)を対象とした単極性うつ病患者の15年間の追跡調査で、全体の41%が躁病あるいは軽躁病エピソードを経験したと報告されている[5]。若年発症、精神病症状を伴う重症

表8. うつ状態を引き起こしやすい薬物

・降圧薬 　　レセルピン 　　プロプラノロール 　　メチルドパ 　　クロニジン ・インターフェロン ・抗菌薬・抗真菌薬・抗寄生虫薬 　　アンピシリン 　　ストレプトマイシン 　　テトラサイクリン 　　スルファメトキサゾール 　　イソニアジド 　　エチオアミド 　　サイクロセリン 　　メトロニダゾール ・副腎皮質ホルモン ・経口避妊薬 ・抗パーキンソン薬 　　レボドパ 　　アマンタジン 　　ブロモクリプチン	・抗潰瘍薬 　　シメチジン 　　ラニチジン ・抗がん剤 　　ビンクリスチン 　　ビンブラスチン 　　アザチオプリン ・抗炎症剤・鎮痛剤 　　イブプロフェン 　　インドメタシン 　　ペンタゾシン 　　アヘン ・抗酒薬 　　ジスルフィラム ・中枢刺激薬および中枢神経作動薬 　　アルコール 　　コカイン 　　アンフェタミン 　　フェンシクリジン

例、遺伝負因がある者は双極性障害に移行する可能性が高いので特に注意が必要である。

■認知症

認知症も鑑別が困難である。記憶障害、判定力低下などの認知障害が認知症によるものか、あるいはうつ病によるものかの鑑別が難しく、治療経過によって初めて明らかになることも多い。実際には両者の合併例が多く存在し、しばしば治療に難渋する。病前の患者の状態を聴取し、病前から認知障害が認められる場合は認知症、抑うつ症状の出現に伴い急激に認知障害が認められる場合はうつ病であることが多い。

■人格障害

他の大分類である不安障害、身体表現性障害、物質関連障害、統合失調症、摂食障害、適応障害などでも多くの患者が抑うつ症状を伴う。また衝動性、攻撃性、薬物の乱用、繰り返す自傷行為などからパーソナリティ障害の併存が問題となることがあるが、パーソナリティ障害の診断は容易に下さず暫定診断にとどめておくべきだろう。うつ症状の軽快とともにこれらの問題が解消することが少なくないからである。

VI コモビディティ（comorbidity）

Jaspersの層次的疾病観に代表されるかつての精神医学では、同一症例に複数の精神科診断が下されることはなかったが、現在の操作的診断分類では複数の疾患

表9. 大うつ病性障害（DSM-III-R）とほかの精神障害とのコモビディティ

他の精神障害	%	大うつ病性障害 オッズ比	（95% CI）
不安性障害			
全般性不安障害	17.2	6.0	(4.2、8.6)
広場恐怖	16.3	3.4	(2.5、4.6)
単純恐怖	24.3	3.1	(2.5、3.8)
社会恐怖	27.1	2.9	(2.3、3.6)
パニック障害	9.9	4.0	(2.7、6.1)
PTSD	19.5	4.0	(3.1、5.2)
上記いずれか	58.0	4.2	(3.4、5.2)
薬物使用障害			
アルコール依存	23.5	2.0	(1.6、2.6)
薬物依存	13.3	2.0	(1.5、2.6)
アルコール乱用	4.1	0.9	(0.7、1.2)
薬物乱用	6.5	1.6	(1.1、2.2)
上記いずれか	38.6	1.8	(1.4、2.2)
その他			
気分変調症	6.7	2.8	(1.8、4.4)
行為障害	16.2	1.3	(1.0、1.6)
障害数の合計			
1つ以上	74.0	4.1	(3.2、5.4)
1	24.7	1.3	(1.1、1.5)
2	17.4	1.9	(1.6、2.2)
3以上	31.9	4.0	(3.1、5.1)

（文献6）による）

の診断基準を満たせば自動的に複数の診断がつくことになる。このように精神疾患に限らず2つあるいはそれ以上の相互に独立した疾患が同時に存在することを、コモビディティ（併存、併病）と定義している。米国で8,000人を対象に行われた、大うつ病性障害とほかの精神疾患のコモビディティ研究[6]を表9に示した。

■コモビディティ

表9は大うつ病性障害を一生で経験する患者がほかの精神障害に罹患する率とオッズ比を示したものである。表9のように大うつ病性障害に合併しやすい精神疾患は不安障害（58%）、物質使用障害（38.6%）であった。不安障害の中でも全般性不安障害は最も大うつ病性障害との関連が強かった。この報告によると、大うつ病性障害を一生のうちに経験する患者の62%は、ほかの精神疾患が初回大うつ病エピソード先行する secondary depression であった。一方コモビディティを伴わない pure depression は26%、初回大うつ病エピソードがほかの精神疾患に先行する primary depression は12%であった。

VII 治療

うつ病の治療には、薬物療法、精神療法、電気痙攣療法（ECT）、光療法などがある。症状に応じてこれらを使い分ける、あるいは組み合わせて行っていく。

1 アプローチ・入院適応の評価

初診時の問診に際しては真摯な態度で患者の話に耳を傾け、受容的であるよう心がける。この時期に患者の信頼を獲得し良好な関係を築くことは、治療を進めていくうえで極めて重要である。治療者は患者の症状、生活歴、家庭・社会環境などについてなるべく多くの情報を得る。患者にとっても自分の症状を振り返るいい機会となり、また1人で抱えていた問題を他者に伝えることで安堵感が得られるものである。患者とのコミュニケーションがとれた後に、希死念慮の有無を問うべきである。うつ病患者の2/3が希死念慮をもつといわれる。希死念慮をもちながら、家族など身近な人へそのことを隠していることも多い。

入院は一般には、切迫した希死念慮を認める例、精神病性・緊張病性の症状を有する例、拒食・食欲低下による身体的衰弱が著しい例などで絶対適応となる。また病識の欠如から治療協力が得られない例、家庭が安らぎの場として考えられない例、合併症や高齢のため薬物の副作用が問題になりやすい例でも入院が必要である。軽症例であっても、十分な休養、環境調整などを目的として入院を勧めることもある。

重症患者は病識の欠如や妄想などを背景に入院を拒否することも多い。このような場合は、患者本人のから入院の同意を得ることをあきらめ、保護者に同意を得て医療保護入院に踏み切る。自殺企図が強く懸念される例や治療への拒絶が強い例は閉鎖病棟への入院も必要である。

■医療保護入院

うつ病患者は自分の症状を十分に認識していないことがあるため、診断がつけば疾患の説明を丁寧に行い、現在の状態が病気からきていることを伝える。そのため十分な休養と治療が必要だと理解してもらうことは大切である。患者は責任感の強さから休養をとりたがらず無理をしがちである。必要に応じて診断書などを作成し、患者に十分な休養をとらせる。

患者の中には自身喪失、罪責感から"とても続けられない"、"自分がいると迷惑だ"と悲観的に物事を捉え、退職や離婚の決断を下す者もある。現在の状態では患者本来の能力が発揮できておらず、十分な思考過程を経たうえでの判断ができないため、重大な決断は治療が進むまで先送りするよう指導する。

希死念慮がある際は、自己破壊的な行動をしないよう約束してもらうべきである。自殺の防止のため、"自殺を実行しない約束"をとることは有効である。患者には、これは病気の症状であり、いつまでも続くのではないことを説明する。また患者は家族や周囲の人間にとってかけがえのない存在であり、患者の死亡によって彼らがどんなにつらい思いをするかを説明する。認知の歪みから、患者はしばしば実際の状況よりも物事を深刻に捉え具体的な問題がみえなくなっている。"こう考えればよいのではないか""今のところはこう対処すればよいのではないか"と患者個々の状況に応じて具体的な対処法を示し不安を解消するのもよい。患者が他者に語らなかった希死念慮について、治療者が一歩踏み込むことで患者との信頼関係を深めることにもなる。ただ約束を取りつけるのではなく、"つらい場合は連絡をほしい"など、サポートが得られるのだという安心感を与えることも大切である。

2 治療

治療各論の詳細は他章に譲り、ここでは、薬物療法を中心にガイドラインやアルゴリズムを紹介するにとどめる。Evidence-based medicine(EBM)の理念に基づいた医療が実践されるようになり久しい。ガイドラインやアルゴリズムは基本的にはこのEBMの概念に基づき策定されている。一般にガイドラインは薬物療法や心理療法を含む包括的な治療方法を推奨するのに対して、アルゴリズムは具体的な治療方法の選択の手順をフローチャート式に示したものをいう。代表的な大うつ病の治療ガイドラインとアルゴリズムの一覧を表10に示した[7]。また最近の動きとして、米国国立精神保健研究所(National Institute of Mental Health；NIMH)の研究費支援を得て行われた、STAR*D(Sequenced Treatment Alternatives to Relieve Depression)アルゴリズムを挙げたい[8]。今までの多くの無作為化対照試験によってそれぞれの治療に対する有用性が確認されていても、その治療をどのような順序で行うのか、初期治療薬が不成功だった場合、次の治療は何を選択するかなどに関しての十分なエビデンスは集積されていなかった。STAR*Dアルゴリズムは、治療アルゴリズムに基づく各レベルで、複数の治療手段を無作為化対照試験として行い、この点についての評価を行っている。本研究で

表10. 代表的な大うつ病の治療ガイドラインとアルゴリズム

	ガイドライン作成組織(発表年)
米国	・American Psychiatric Association(1993、2000) ・Agency for Health Care Policy and Research[AHCPR](1993) ・Department of Veterans Affairs[DVA：米国復員軍人局](2000) ・Expert Consensus Guideline(2001)*
英国	・British Association for Psychopharmacology(1993、2000) ・National Institute for Clinical Excellence[NICE：英国国立臨床研究所](2004)
カナダ	・Canadian Psychiatric Association/Canadian Network for Mood and Anxiety Treatments[CANMAT](2001)
オセアニア	・Royal Australian and New Zealand College of Psychiatrists(2004)
日本	・精神医学講座担当者会議(2004) ・日本精神神経学会ガイドライン策定委員会(2004)*
国際学会など	・World Federation of Societies of Biological Psychiatry[WFSBP](2002) ・World Psychiatric Association[WPA]/International Committee for Prevention & Treatment of Depression[PTD](1997)

*エキスパート・コンセンサス方式によるガイドライン

	アルゴリズム作成組織(発表年)
米国	・International Psychopharmacology Algorithm Project[IPAP](1995) ・Harvard Psychopharmacology Algorithm Project[HPAP](1998〜) ・Texas Implementation of Medication Algorithms[TIMA](1999)/Texas Medication Algorithm Project[TMAP](1995〜)
ヨーロッパ	・European Algorithm Project(1997)
日本	・Japanese Psychopharmacology Algorithm Project[JPAP]/精神科薬物療法研究会(1998、2003)
中国	・Chinese Psychopharmacology Algorithm Project[CPAP](2002)
韓国	・Korean Psychopharmacology Algorithm Project[KPAP](2002)

(文献7)による)

用いられた治療薬の多くが本邦では発売されておらず参考にしにくい点が残念ではあるが、今後のうつ病治療に影響を及ぼす可能性は高く、その推移を見守りたい。

わが国では2003年に精神科薬物療法研究会(Japanese Psychopharmacology Algorithm Project；JPAP)が出版した「気分障害の薬物治療アルゴリズム」が代表的である。JPAPでは2001年から2002年にかけて全国の精神科医を対象に症例を提示し、症例ごとに薬剤の選択とその投与量、投与期間、併用薬の有無、初回治療が不成功の場合の薬物療法、電気痙攣療法(ECT)などについてアンケートを行った。本アルゴリズムはこのアンケートによる薬剤選択の実情を考慮しながら、国内外の無作為化比較試験、系統的レビュー、メタ解析によるエビデンスを組み合わせて作成されたもので、この点が特徴的である。

「気分障害の薬物治療アルゴリズム」は大うつ病性障害を「軽症ならびに中等症」、「非精神病性大うつ病重症」、「精神病性うつ病」に分け、それぞれの治療アルゴリズムを定めている。以下にそれぞれの図を示しながら主要個所を引用した。詳細は原著を参照して頂きたい[9]。

11. 大うつ病性障害

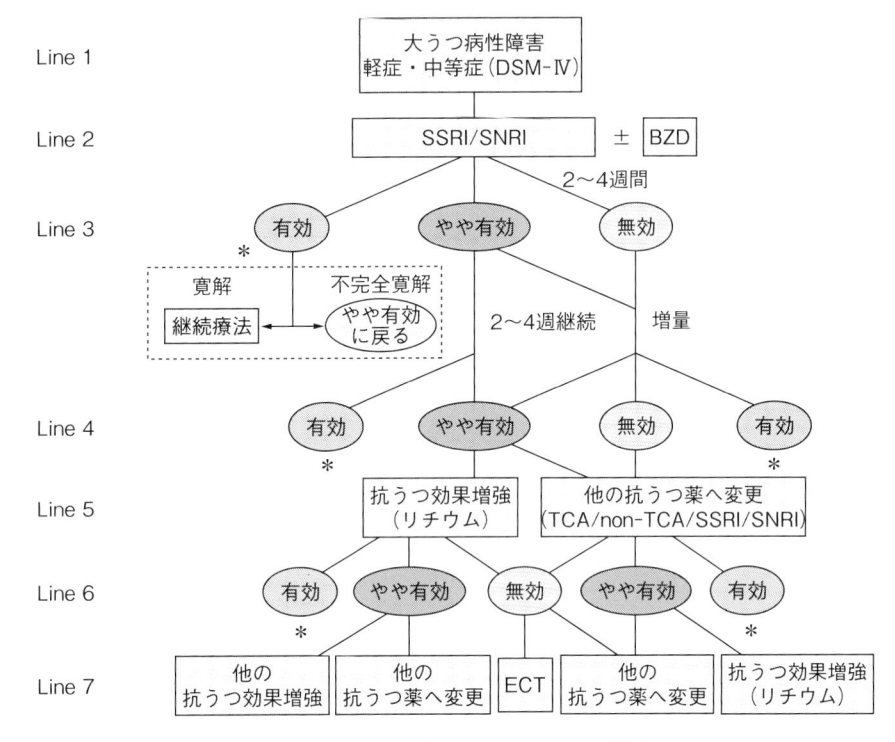

```
Line 1                    大うつ病性障害
                         軽症・中等症（DSM-IV）

Line 2                    SSRI/SNRI    ±  BZD
                                2～4週間

Line 3         有効      やや有効         無効
                *
        寛解    不完全寛解
       継続療法  やや有効      2～4週継続     増量
              に戻る

Line 4         有効    やや有効    無効     有効
                *
Line 5       抗うつ効果増強    他の抗うつ薬へ変更
             （リチウム）    （TCA/non-TCA/SSRI/SNRI）

Line 6    有効  やや有効  無効  やや有効  有効
                *
Line 7    他の    他の    ECT   他の    抗うつ効果増強
         抗うつ効果増強 抗うつ薬へ変更   抗うつ薬へ変更 （リチウム）
```

　＊　：「有効」と判定した場合は「寛解」を評価する。▨を示す。
TCA　：三環系抗うつ薬，non-TCA：非三環系抗うつ薬
BZD　：ベンゾジアゼピン系抗不安薬，SSRI：選択的セロトニン再取り込み阻害薬
SNRI ：セロトニン・ノルアドレナリン再取り込み阻害薬
ECT　：電気痙攣療法

図1．大うつ病（軽症・中等症）のアルゴリズム（改訂版）
（精神科薬物療法研究会（編）：気分障害の薬物治療のアルゴリズム．p 27, じほう，東京, 2003 による）

a 大うつ病（軽症・中等症）のアルゴリズム（図1）

Line 1：診断および重症度の判定基準

　アルゴリズムの重症度の特定は、大うつ病の診断と併せて DSM-IV の基準によって行う。

Line 2：初回治療の第一選択薬ならびに併用薬

　初回治療の第一選択薬は、SSRI（選択的セロトニン再取込み阻害薬）、SNRI（セロトニン・ノルアドレナリン再取込み阻害薬）である。少なくとも重症ではない大うつ病に限ってみると、SSRI/SNRI と TCA（三環系抗うつ薬）/non-TCA（非三環系抗うつ薬）はほぼ同等とする報告が多い。一方で、SSRI/SNRI は抗コリン性有害作用や心・循環器系の有害作用をほとんどもたず、安全性・忍容性に優れていることから第一選択薬に選択された。患者には治療の導入に際して、使用する薬剤の有害作用に加えて、抗うつ薬が効果を発揮するまでには 2～4 週はかかること、そして服薬は 4～6 ヵ月は必要なことを伝えるべきである。なおスルピリドは、パーキンソニズムや遅発性ジスキネジアおよび無月経、乳汁分泌などの内分泌系の有害作用や体重増加の問題から、2003 年版では推奨しなかった。ベンゾジア

ゼピン(BZD)に関しては、4週を超えた漫然とした使用は慎むべきではあるが、抗うつ薬との併用による有効性を示す報告が多く、アルゴリズムに併用薬として位置づけた。

Line 2〜3、3〜4、5〜6：投与量ならびに投与期間

　一般的に薬物療法の失敗は「高過ぎる初期用量と低過ぎる維持用量」および「短か過ぎる投与期間」によって薬物療法の失敗がもたらされる。抗うつ薬はなるべく低用量から開始する。初期用量を2〜4週間継続しても薬剤の効果が不十分であるときには、さらに2〜4週、できれば6週かけて徐々に維持量まで増量する。

Line 3、4、6：有効度の判定

　アルゴリズムではハミルトンうつ病評価尺度(HAM-D)1〜17項目の評価点が50％以上減少を「有効」、HAM-Dの改善が25％未満を「無効」とする基準を採用した。HAM-Dの基準に加えて、CGI(Clinical Global Impressions)のglobal improvement scaleにおける中等度改善以上(very much improved/much improved)をもって「有効」としてもよい。急性期治療のゴールは、あくまで抑うつ症状の消失と心理・社会機能の回復にある。治療が「有効」と判定された場合には症状がすべて改善するか、あるいは当面のHAM-D評価点が8点未満を「寛解」とみなして継続療法に移行し、効果があったのと同じ容量の抗うつ薬を最低でも4〜6ヵ月続ける。寛解に至らない場合には、アルゴリズムの「やや有効」に戻って段階的に治療を進める。

Line 5：最初の抗うつ薬が不成功の場合の選択

　最初の抗うつ薬を適切に用いても改善が得られない場合の選択肢は、①抗うつ薬の変更、あるいは、②抗うつ効果増強療法、である。アルゴリズムでは原則的には最低2種類の抗うつ薬をまず使用することを勧める。2回目以降の抗うつ薬はTCAおよびnon-TCAを含めて選択してよい。最初の抗うつ薬と系統の異なる薬剤への変更がより合理的と考えられるが、SSRI間の変更も可能である。抗うつ薬の有害作用などで十分な用量の抗うつ薬が使用できなかったり、効果はあるが不十分である場合などでは、増強療法を選択することができる。追加する薬剤のうちTCAとSSRIに共通して有効性が確認されている薬剤はリチウムのみである。リチウムの投与量は低用量でも有効とする報告もあるが、気分安定薬としての使用量を目安に1日量400〜1,200 mgで血中濃度を0.4〜1.2 mEq/lの範囲に維持する。

Line 7：2回目の抗うつ療法が不成功の場合の選択

　2回目の抗うつ療法が成功しなかったときは、①抗うつ薬の変更、②抗うつ効果増強、③抗うつ薬の併用、④電気痙攣療法(ECT)、のいずれも、この段階では選択できる。

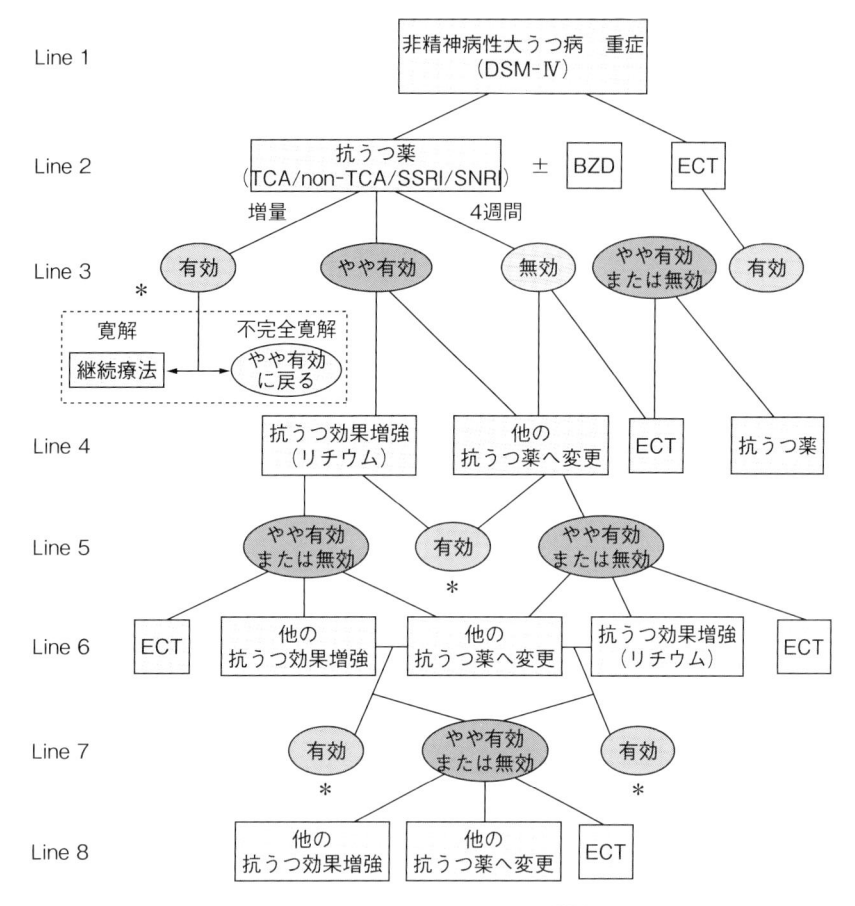

図2．非精神性大うつ病（重症）の治療アルゴリズム（改訂版）
（精神科薬物療法研究会（編）：気分障害の薬物治療のアルゴリズム．p 39, じほう, 東京, 2003 による）

* ：「有効」と判定した場合は「寛解」を評価する。□□□を示す。
TCA ：三環系抗うつ薬，non-TCA：非三環系抗うつ薬
BZD ：ベンゾジアゼピン系抗不安薬，SSRI：選択的セロトニン再取り込み阻害薬
SNRI ：セロトニン・ノルアドレナリン再取り込み阻害薬
ECT ：電気痙攣療法

b　大うつ病重症、非精神病性の治療アルゴリズム（図2）

Line 1：非精神病性大うつ病（重症）の診断

重症の診断は DSM-Ⅳ による。

Line 2：初回投与薬剤と電気痙攣療法（ECT）

重症度が高いほど寛解までに期間を要し、経過が長期に及ぶほど治療への反応は悪くなる。重症のうつ病ではより合理的な治療方針を決定することが必要となる。アルゴリズムの第一選択薬としては TCA、non-TCA、SSRI、SNRI のいずれでも使用できることとした。経口投与ができない場合にはクロミプラミン 25～50 mg/日の点滴静注も試みてよい方法である。速やかな症状の改善を優先するならば ECT を選択する。自殺などの危険性が高い場合、拒食などによる全身状態の悪化、昏迷状態などでは、より確実性のある治療が急がれるため第一選択となる。

Line 2〜4：投与量と投与期間

　TCAの場合なら1日量50〜75 mg以下より開始するが、必要ならば最短4週間で250 mgまで増量可能である。寛解に至らないときには有害作用に注意しながら225〜250 mg/日、例外的には300 mg/日まで用いることもある。

Line 4〜7：2回目および3回目の治療選択

　重症の患者であっても単剤が原則で、抗うつ薬の変更が優先される。循環系など身体合併症や有害作用のために十分な薬物療法が困難と思う場合には、ECTをためらうべきではない。増強に用いる薬剤は、抗うつ薬の種類によって付加する薬剤の選択が異なることに留意したい。ここで最初に選択する増強療法はリチウムである。SSRIにはタンドスピロンとピンドロール、TCAでは甲状腺ホルモンの実証レベルがリチウムに次いで高い。

Line 8：難治性うつ病

　最も推奨される治療はECTである。薬物療法はそれまでTCAを使用していない場合はTCAを用いる。患者を難治性あるいは治療抵抗性うつ病だとみなす前に、以下の問いに対する回答を臨床家は考慮すべきである。①診断は正しいか。②患者は適切な治療を受けたか(a.用量、b.期間、c.抗うつ薬の血中濃度のモニター、d.薬物以外の治療、e.コンプライアンス、f.有害作用)。③合理的な段階的アプローチを用いたか。④治療効果をどのように判断したか。⑤治療の反応を妨げる医学的あるいは精神医学的な障害があるか。⑥臨床的設定に治療を妨げる要因はあるか。この段階、あるいはその前でも、これらの項目をチェックすることは極めて有益である。

c 精神病性うつ病(図3)

Line 1

　精神病性うつ病はDSM-IVの特定用語により「重症」に分類されるが、実際にはその臨床的な重症度は多様である。すなわち、軽症うつ病と同様に段階的に薬物に対する反応を観察していけばよい比較的「軽度」の精神病性うつ病から、早急な治療の必要性が切迫している「重度」の精神病性うつ病までみられる。したがって、その重症度に応じて治療方法も異なってくる。

Line 2

　自殺の危険がなく激越・不穏のみられない「軽度」の精神病性うつ病においては、アモキサピンまたはほかの抗うつ薬の単剤投与を行う。希死念慮が強く自殺の危険が高い、あるいは激越・不穏の激しい「重度」の精神病性うつ病においては、迅速な治療効果が必要とされる。この場合、抗うつ薬と抗精神病薬の併用またはECTのいずれかを選択する。ECTは「重度」の精神病性うつ病および身体合併症が重症で薬物療法が施行できないか、拒薬などにより経口摂取が困難な症例に対する選択肢とした。

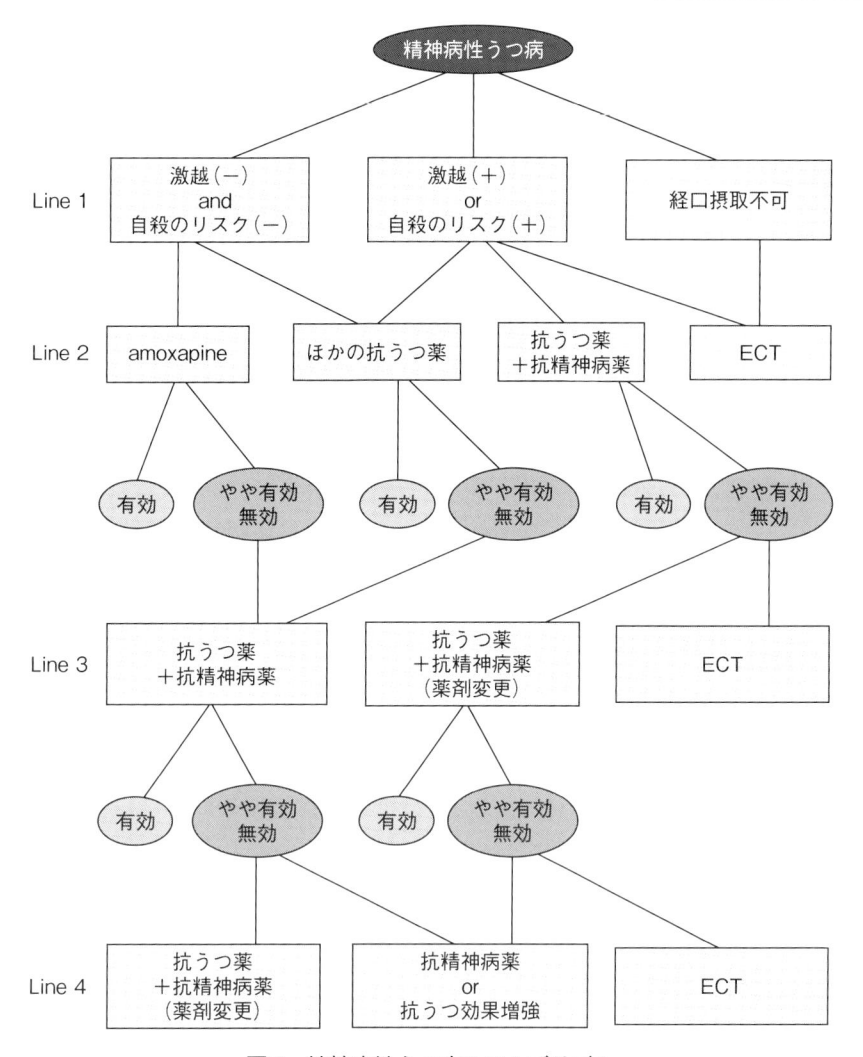

図3. 精神病性うつ病のアルゴリズム
（精神科薬物療法研究会（編）：気分障害の薬物治療のアルゴリズム. p 50, じほう, 東京, 2003 による）

Line 3

「軽度」の例では、アモキサピンあるいはほかの抗うつ薬の投与が有効でなかった場合、抗うつ薬と抗精神病薬の併用療法を施行する。「重度」の例では、薬物療法の継続が可能な場合は、薬剤の種類を変更して抗うつ薬と抗精神病薬の併用療法を施行する。迅速な治療を要する場合は、ECTを施行する。

Line 4

「軽度」の例で、抗うつ薬と抗精神病薬の併用が無効であった場合、薬剤の種類を変更するか、augmentationあるいは抗精神病薬の投与を行う。「重度」の例で、薬物療法が無効であった場合は、ECTまたはaugmentationあるいは抗精神病薬の投与を行う。精神病性うつ病に対するaugmentationとしては、リチウム、カルバマゼピン、バルプロ酸の有効例が報告されているが、いずれを優先されるべきかは不明である。

当然ながらアルゴリズムは機械的に従わなければならないものではない。アルゴリズムは多軸診断のI軸を対象として、エビデンスに基づいた効率的な治療手順を考案したものである。このためアルゴリズムは多くの場合、薬物療法やECTなどの身体治療に内容が偏り、標準化・客観的評価の困難な精神療法は除かれやすい。環境調整、家族療法なども患者によっては極めて重要であるが、アルゴリズムには組み入れが困難である。臨床現場においては、アルゴリズムの短所ともいえるこの特性を理解しつつ、エビデンスに裏づけられたアルゴリズムのもつ長所を発揮できるよう、柔軟な対応が臨まれる。

　近年、操作的診断基準の導入や社会構造の変化、あるいはうつ病に対する啓発活動の普及からか、うつ病の病像は多様化、複雑化している。長年、うつ病の中心像と考えられていた内因性うつ病と異なるものの、診断基準上は大うつ病に該当する比較的軽症の患者が増えているとの指摘も多い。このような軽症うつ病を含む患者全体へ、一様な治療を行うことを疑問視する意見も聞かれる[10]。

　アルゴリズムは検証されるべきで、その検証や新しい知見をもとに、改訂を繰り返すことが望まれる。今後の議論により、JPAPを含む多くのガイドラインやアルゴリズムは改訂を繰り返していくのであろうが、日々の臨床現場においては、患者の病状、性格、環境因などを包括的に理解し、最適の治療を提供する臨床医の裁量が最も大切であることは言うまでもない。

VIII　経過・予後

　うつ病の持続期間はさまざまである。未治療で経過した場合は通常6ヵ月以上持続する。大うつ病エピソードと診断された1年後に40％の患者が完全寛解しているが、20％は部分寛解のままである。さらに40％の患者は依然大うつ病エピソードの基準を満たす症状が持続している。うつ状態からの回復は病初の6ヵ月間は急速であるが、次の6ヵ月はゆっくりとなり、その後はさらに緩徐となる。症状も一様に改善していくわけではなく、悲哀感、不安感は比較的早期に改善するが、精神運動抑制、自己評価の低さなどは遅れてゆっくり改善してくるといわれる。

　うつ病は再発率の非常に高い疾患である。DSM-IV-TRによると大うつ病エピソードを経験した患者の60％が2度目のエピソードを経験すると予測されている。さらにエピソードを2回経験した患者では、3度目のエピソードを経験する可能性が70％、さらに3回のものが4度目を経験する可能性は90％である。うつ病相を反復するに従い病相期は長くなり、重症度も増す。

　うつ病患者の10〜15％が自殺に至ると考えられていたが、近年の研究ではそれよりはずっと低く59/100,000人年と推測されている[11]。症状がある程度改善し、自殺を実行に移すのに必要な気力が回復すると自殺の危険性が高くなることはよく

■自殺

知られている。自殺者を家族歴にもつ場合は、家族歴をもたない場合に比較して自殺企図は2倍に増える。また自殺企図の既往をもつ患者では、自殺の危険性は非常に高くなるので十分な注意が必要である。

(岸本泰士郎、渡邊衡一郎)

■ 文　献 ■

1) Akiskal HS, Bitar AH, Puzantian VR, et al：The nosological status of neurotic depression；a prospective three- to four-year follow-up examination in light of the primary-secondary and unipolar-bipolar dichotomies. Arch Gen Psychiatry 35(6)：756-766, 1978.
2) Cross-National Collaborative Group：The changing rate of major depression；Cross-national comparisons. JAMA 268(21)：3098-3105, 1992.
3) Lepine JP, Gastpar M, Mendlewicz J, et al：Depression in the community；the first pan-European study DEPRES(Depression Research in European Society). Int Clin Psychopharmacol 12(1)：19-29, 1997.
4) Robbins DR, Alessi NE, Colfer MV：Treatment of adolescents with major depression；implications of the DST and the melancholic clinical subtype. J Affect Disord 17(2)：99-104, 1989.
5) Goldberg JF, Harrow M, Whiteside JE：Risk for bipolar illness in patients initially hospitalized for unipolar depression. Am J Psychiatry 158(8)：1265-1270, 2001.
6) Kessler RC, Nelson CB, McGonagle KA, et al：Comorbidity of DSM-III-R major depressive disorder in the general population；results from the US National Comorbidity Survey. Br J Psychiatry Suppl (30)：17-30, 1996.
7) 塩江邦彦：わが国のうつ病薬物療法アルゴリズムの特徴と問題点．臨床精神薬理 10：1815-1823, 2007.
8) Rush AJ, Trivedi M, Fava M：Depression, IV：STAR＊D treatment trial for depression. Am J Psychiatry 160(2)：237, 2003.
9) 精神科薬物療法研究会(編)：気分障害の薬物治療のアルゴリズム．pp 2-63，じほう，東京，2003.
10) 渡邊衡一郎，田　亮介，加藤元一郎：諸外国のうつ病治療ガイドライン・アルゴリズムにおける新規抗うつ薬の位置づけ；諸外国でも SSRI，SNRI は第一選択薬なのか．臨床精神薬理 11：1849-1859, 2008.
11) Simon GE, Von Korff M：Suicide mortality among patients treated for depression in an insured population. Am J Epidemiol 147(2)：155-160, 1998.

■ 参考文献 ■

1) 高橋三郎，大野　裕，染矢俊幸：DSM-IV-TR-TR　精神疾患の診断・統計マニュアル．医学書院，東京，2002.
2) 融　道男，中根允文，小見山実：ICD-10 精神および行動の障害；臨床記述と診断ガイドライン．第1版，医学書院，東京，1998.
3) 神庭重信，坂本　薫，樋口輝彦：気分障害の臨床；エビデンスと経験．星和書店，東京，1999.

12 双極Ⅰ型障害

Ⅰ 双極Ⅰ型障害とは

■躁うつ病

　双極Ⅰ型障害とは、躁状態とうつ状態を繰り返し、人格の欠陥を残すことなく寛解することを特徴とする疾患で、従来の精神科診断では、躁うつ病に相当する。また、これまで躁うつ病とうつ状態のみを呈する単極性うつ病は、同一疾患として論じられることも多く、両疾患概念は混乱していたが、発症要因、経過、薬剤に対する治療反応性の点からみて、現在では異なる疾患と考える者が多い。また、本稿にて論ずる双極Ⅰ型障害とは、アメリカ精神医学会が定めた操作的診断基準により定義された疾患であり、うつ病相のみを示す単極性うつ病は、双極Ⅰ型障害の疾患カテゴリーには含まれない。

■操作的診断基準

　単極性うつ病と双極Ⅰ型障害(躁うつ病)の特徴を疫学データ、臨床症状、治療予後などの点から比較して、**表1**に示した[1)2)]。

　単極性うつ病の有病率は、一般人口100人あたり5人、双極Ⅰ型障害は、統合失調症とほぼ同じで、100人あたり0.8人と報告されている。

　発症年齢は、単極性うつ病で遅く、40代と60代に発症のピークがあるのに対し、双極Ⅰ型障害では早く、20代前半に多い。性差についてみると、単極性うつ病では、女性が男性の約2倍と多いのに対し、双極Ⅰ型障害に性差はみられない。また、単極性うつ病では、発症誘因の存在することが多く、双極Ⅰ型障害では少ない。さらに、双極Ⅰ型障害は単極性うつ病と比べて、家族内発生の頻度や、一卵性

表1. 単極性うつ病と双極Ⅰ型障害(躁うつ病)の比較

	単極性うつ病(大うつ病)	双極Ⅰ型障害(躁うつ病)
1. 有病率	5%	0.8%
2. 発症年齢	40代と60代にピーク	20代前半に多い
3. 性差	女性に多い(男性の約2倍)	性差なし
4. 発症の誘因	多い	少ない
5. 家族歴・遺伝	家族内発生は少ない 遺伝的影響は弱い	家族内発生が多い 遺伝的影響が強い
6. 臨床症状	うつ状態 身体的愁訴が多い	躁状態、混合状態、うつ状態 身体的愁訴が少ない 思考制止が多い
7. 薬剤への治療反応	リチウムへの反応性は不確実	リチウムへの反応性良好

双生児における一致率が高く、遺伝の影響を強く受けることが指摘されている。

臨床症状では、双極Ⅰ型障害のうつ状態では、思考制止が強く、身体的訴えが少ないのに対し、単極性うつ病では、頭痛、倦怠感、食欲不振などの身体症状を呈することが多い。

薬剤に対する治療反応性に関して、単極性うつ病では、リチウムによる抗うつ効果が不確実であるのに対し、双極Ⅰ型障害では、うつ状態、躁状態のいずれの状態に対しても、リチウムによる治療効果が明らかである。

Ⅱ 症 状

双極Ⅰ型障害では、病状の消失した寛解期をはさみ、躁状態とうつ状態を繰り返す。また、躁状態とうつ状態の混在した、混合状態と呼ばれる病像を呈することもある。以下、双極Ⅰ型障害にみられる状態像について解説する。

■躁状態

1 躁状態

躁状態になると、気分が晴ればれとして、周りの世界が輝いてみえる(爽快気分)。感覚は鋭敏に研ぎ澄まされ、思考速度は速まり、独創的アイデアが次々と頭に浮かぶ。また、エネルギーは尽きることなく湧き上がり、疲れを感ずることなく働き続けることができる。躁状態を一言でいうなら、質的にも量的にも気分が高まった状態といえる。

自らも双極Ⅰ型障害に罹りながら、双極性障害に関する研究を精力的に続けている、ジョンズ・ホプキンス大学精神科教室教授のジャミソンは、双極性障害と芸術的創造性についての関係を調査した。その結果、傑出した作家や芸術家では、一般の人々に比べて、双極性障害の割合が18～20倍も高いと報告している[3]。特に軽躁状態と呼ばれる軽度の躁状態では、高揚した気分や活発な直感などが、独創的な思考によい影響を与え、睡眠要求の減少や集中力の高まりが、仕事を遂行するうえでの推進力となると説明している。

さらにジャミソンは、双極性障害に悩まされながらも活躍した芸術家の1例として、19世紀に活躍した作曲家、シューマンを取りあげている[3]。シューマンの気分変動と作曲の生産性の間には、強い相関が認められ、躁状態では作曲の生産性が著しく向上し、うつ状態では著しく低下したことを示している(図1参照)。

このほか、双極Ⅰ型障害の患者には、社会的地位の高い者が多いという報告もある[4]。それでは、いったいどこに、躁状態を治療する必要があるのだろうか。

躁状態が重症化すると、感覚が鋭敏さを増すあまり、患者は神経過敏となり、些細な出来事にも苛立ち、怒りを顕わにするようになる。思考速度は一層速さを増し、考えが飛躍してしまう、観念奔逸と呼ばれる症状を呈する。このため患者の会話は、1つの話題にとどまることなく、すぐに脱線して脇道にそれる。

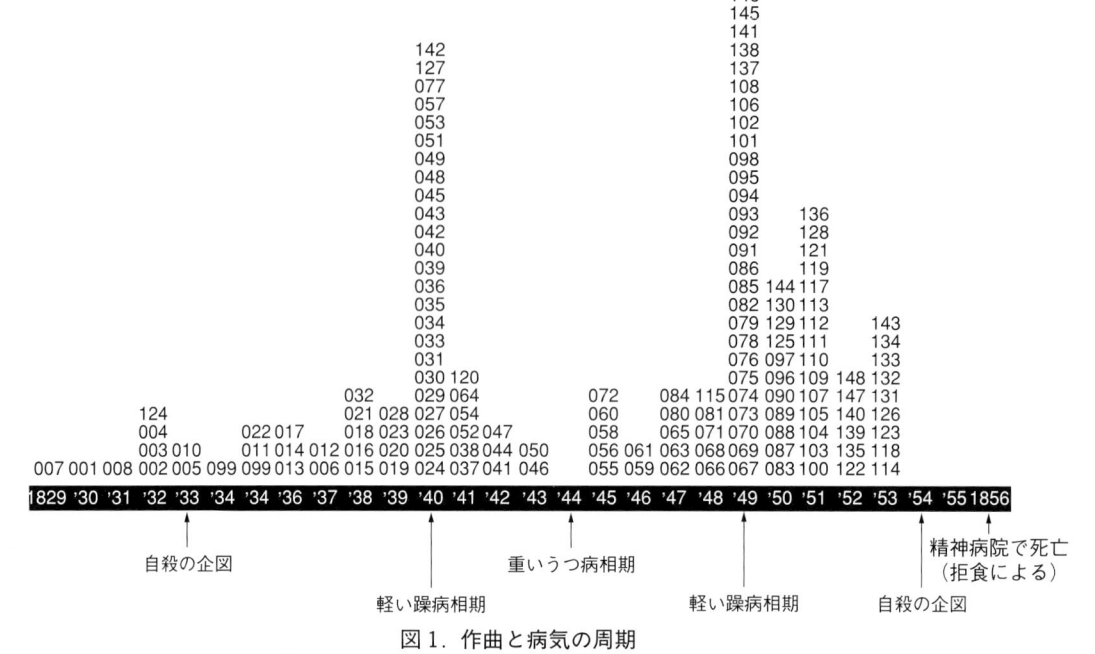

```
                                              146
                                              145
                                              141
                     142                      138
                     127                      137
                     077                      108
                     057                      106
                     053                      102
                     051                      101
                     049                      098
                     048                      095
                     045                      094
                     043                      093    136
                     042                      092    128
                     040                      091    121
                     039                      086    119
                     036                      085 144 117
                     035                      082 130 113
                     034                      079 129 112       143
                     033                      078 125 111       134
                     031                      076 097 110       133
                 030 120                      075 096 109 148  132
             032     029 064             072  084 115 074 090 107 147 131
             021 028 027 054             060  080 081 073 089 105 140 126
124          018 023 026 052 047         058  065 071 070 088 104 139 123
004   022 017 011 014 012 016 020 025 038 044 050  056 061 063 068 069 087 103 135 118
003 010 002 005 099 099 013 006 015 019 024 037 041 046 055 059 062 066 067 083 100 122 114
007 001 008
1829 '30 '31 '32 '33 '34 '34 '36 '37 '38 '39 '40 '41 '42 '43 '44 '45 '46 '47 '48 '49 '50 '51 '52 '53 '54 '55 1856
         ↑              ↑              ↑              ↑                    ↑
      自殺の企図                     重いうつ病相期                    精神病院で死亡
                                                                         (拒食による)
                  軽い躁病相期              軽い躁病相期         自殺の企図
```

図1．作曲と病気の周期

シューマン（Robert Schumann）の音楽活動を、年代順に作品番号で示した（上図）。気分の状態と生産性との間には、強い相関があることがわかる。彼は、軽躁病相の時期に最も多く作曲し、うつ病相の時期には、ほとんど作曲しなかった。シューマンの両親は共にうつ病であり、第一親等の血族のうち、2人は自殺を企てた。シューマン自身は2回目の自殺の企画があり、精神病院で死亡している。彼の息子の1人も精神病院で30年以上を過ごした。
(Adapted Frpm E. Slater and A. Meyer, 1959 による)

　　重症の躁状態では、もはや、1つの目的に向かって物事を順序立てて行うことは不可能となる。壊れたロボットのように、慌しく書類をめくり続け、意味のない電話をかけまくり、大声で騒ぎ立てるようになる（行為心迫）。さらに、患者本来の性格からは予想もつかないような性的逸脱行為、乱費、喧嘩などの行為がみられることもある。このような社会的逸脱行為のために、患者は、これまで培ってきた人間関係、社会的地位、経済的基盤を失っていく。
　　また、肥大した自我感情は、自己の存在を過大に評価することから、「自分は全知全能である」という誇大妄想や、「自分は皇室の血を引いている」という血統妄想を患者に抱かせることもある。
　　躁状態は、それが軽度の場合には、患者にとって肯定的側面として捉えることもできるが、状態が悪化するに従って、否定的側面へと転化する。自動車の運転に例えるならば、速度を上げて快適に走っていた自動車が、さらに速度を上げたために、制御能力を失い、クラッシュ事故を起こしてしまうようなものである。躁状態では、患者の意思でうまく感情をコントロールすることができなくなるため、治療が必要となる。

表2. 躁状態とうつ状態に出現する精神症状の比較

	躁状態	うつ状態
感情	爽快気分	抑うつ気分
思考	観念奔逸 誇大妄想	思考制止 微小妄想
意欲・行動	行為心迫 多弁・多動	精神運動制止 寡言・寡動

2 うつ状態

■うつ状態

うつ状態は躁状態の対極に位置し、躁状態とうつ状態の精神症状は感情、思考、意欲、行動がすべてにおいて鏡像の関係にある(表2参照)。

うつ状態になると、気分はどんよりと曇り、周りの世界はすりガラスを通したように色褪せてみえる(抑うつ気分)。理由もないのに憂うつで、悲しくなり、何かを始めようという意欲が湧かなくなる。そして何事に対しても興味がもてなくなり、人生を楽しむことができなくなる。

また、うつ状態の患者は、思考速度が非常に遅くなり、あれこれと思い悩み、決断を下すことができない(思考制止)。重症例では、意識は明瞭でありながらも、周囲の刺激に対してまったく反応することのできない、昏迷状態を呈することもある。

また、時に、萎縮した自我感情は、「自分は許し難い罪人だ」という罪業妄想や、「自分は不治の病に罹っている」という心気妄想、「自分は破産してしまった」という貧困妄想を抱かせることもある。

3 混合状態

双極性障害では、躁状態とうつ状態の病相移行期や、躁状態の極期に、躁、うつ、両症状の混在する混合状態を呈することがある。

■混合状態

混合状態は、精神機能を構成する3つの要素、思考、感情、意志のそれぞれが、時間的なずれをもって移行するために生じると考えられている。

混合状態の臨床類型として、老年期に多くみられる焦燥感の強い"激越型うつ病"や、爽快気分を伴わない"不機嫌躁病"などが挙げられる。

また、混合状態の発現には抗うつ薬の関与が予想されていることや、混合状態ではリチウムに対する治療反応性の悪いことなどが指摘されており、混合状態の臨床的意義は重要である。

III 症例提示

■錯乱性躁病

● 症例1：双極I型障害、躁病エピソード(錯乱性躁病)

21歳、理科系の大学生4年生。叔父が躁うつ病で入院歴がある。発病以前から

明朗、活発、社交的で、友人も多かった。また、気分の浮き沈みが激しく、理由もなく落ち込んだり、元気になったりすることがあったという。

受診1ヵ月前より、気分の高揚した状態が続き(爽快気分)、ほとんど睡眠をとらなくても疲れを感じず(睡眠要求の減少)、日中は研究をこなし、夜は遅くまでアルバイトを精力的にこなした(活動性の亢進)。また、話し始めると、自分の意見ばかりを一方的に話し続け、他人の話に耳を傾けようとしなくなった(多弁)。上機嫌であったかと思うと、突然、些細なことで怒り出し、周囲をびっくりさせた(感情の易変性)。

受診2週間前より、「俺はノーベル賞をとる」と、突拍子もないことを言い出し(誇大妄想)、早朝4時頃から大学の実験室に姿を現すようになった。しかし、実験室では、実際に実験をするでもなく、鼻歌を歌い、冗談を言いながら、ひたすら試験管などの実験器具を洗浄しているに過ぎなかった(行為心迫)。また、「金は天下の回りもの」と大言壮語し、連日、多くの友人を引き連れて飲み歩いた(病的浪費)。

家に届いた多額の請求書や、近隣、友人などから寄せられた苦情から、患者の異常に気づいた家族は、病院を受診するよう促したが、患者本人は納得せず、口論となり、そのまま家を飛び出してしまった。その後、受診までの2日間、行方不明となった。

受診日、患者は電車の中で他の乗客と些細なことから喧嘩となり、傷害事件を引き起こし、警察に保護された。警察での取り調べに対し、患者の話は飛躍してまとまらず、満足な事情聴取ができない状態であった(観念奔逸)。患者は、次第に興奮状態を呈し、衣服を脱ぎ捨て、大騒ぎを始めたため、精神科受診となった。

診察時、患者は、ここ数日の間、ほとんど飲み食いもせずに歩き回っていたため、不潔で、やせが目立った。

入院治療の説得を繰り返し試みるも、「警察がなんだ、医者がなんだ、病気がなんだ」と叫び、激しく抵抗した。

患者は、受診時の症状と、家族から聴取した症状の経過から、双極Ⅰ型障害、躁病エピソードと診断され、即日入院となった。なお、入院に際して、患者の安静保持と刺激遮断を目的に、保護室へ入室となった。

◆**コメント**：躁状態の患者は、自分が病気であることを理解できないために(病識欠如)、自らの意志で治療に来ることはほとんどない。症例のように、トラブルを起こし、警察経由で入院となることも多い。しかし、多くの患者は、発症初期に軽度の躁状態を経験しており(軽躁状態)、できれば、この段階で治療導入することが望ましい。

また症例のような初回エピソードでは、治療により症状が軽快した段階で、患者や家族に対する心理教育を十分に行い、疾患に対する理解を深め、今後の再発予防に努めることが重要である。

症例のように躁状態の極期で、激しい精神運動興奮を呈する躁状態のことを、錯乱性躁病と呼ぶ。錯乱性躁病では、観念奔逸が顕著で、話の内容がまとまりを欠くことや、妄想を呈することもあり、統合失調症との鑑別が難しい。統合失調症と錯乱性躁病の鑑別には、過去の病相や、長期的な症状経過を参考とする必要があり、診察場面でみられる精神症状だけを頼りに診断を下すことは困難である。

■躁転

● 症例2：双極Ⅰ型障害、躁病エピソード（躁転）

38歳、主婦。25歳時、躁状態にて発症し、過去3回の躁病エピソードと、2回のうつ病エピソードを経験する。患者は、外来通院中であったが、副作用である手のふるえを理由に、2ヵ月前より自己判断で服薬を中断していた。

断薬後、手のふるえも治まり、しばらくは寛解状態が続いていたが、受診1ヵ月ほど前より、なかなか寝つけなくなり（入眠困難）、入眠後も2時間ほどで再び目を覚ますようになった（中途覚醒）。また、家族に対して罪の意識を感じ（罪業感）、自殺を考えるようになった（希死念慮）。

気分の落ち込みが早朝特にひどく、午前中は家事をすることもできず横になった（朝の抑うつ）。また、午後になると症状はやわらいだ（症状の日内変動）。

受診1週間前頃より、うつ症状は軽快傾向にあったが、患者は、将来についての絶望感から、衝動的にリチウムを大量服薬して自殺を図り、昏睡状態にて入院となった。

入院時、患者のリチウム血中濃度は3.5 mEq/lと高値であり、生命の危険が予想されたため、直ちに血液透析を施行した。

患者は、意識回復直後より、「馬鹿なことをした、もう自殺なんて絶対にしない」と、自殺を後悔する発言を繰り返した。このとき、患者は、調子よく、朗らかな軽躁状態にあった。

その後、患者は次第に活動性を増し、意識回復から4日目、早朝よりほかの入院患者を起こして回るなどの問題行動を起こした。また、患者は、明らかな躁状態であったが、自分はうつ状態であると訴えていた。

◆コメント：双極Ⅰ型障害の自殺率は19%と高い[5]。また、うつ状態の極期には、行動抑制が強く作用するために、希死念慮のある患者も自殺を実行に移すことができない。むしろ、行動抑制が解除される、回復期に自殺を遂行することが多い。このため、回復期には、自殺を予見させるような患者の言動には、細心の注意が必要となる。

また、自殺企図の恐れがある患者に対して、中毒閾値の低いリチウムを投与すること自体危険であると心配する向きもあるが、リチウム服用群と非服用群の自殺率を比較した研究から、リチウムの自殺予防効果が実証されている[6]。

また、躁状態の患者の中には、症例のように自ら躁状態にあることを否定して、自分はうつ状態であると訴えてくる者がいる。見た目にも明らかな躁状態であれ

ば、診断上問題はないのだが、軽躁状態や混合状態にある患者の場合、こうした患者の発言をそのまま鵜呑みにして、診断を誤るようなことがあってはならない。

DSM-IVでは、躁状態が、抗うつ薬や、電気痙攣療法(ECT)など、うつ病治療により引き起こされた場合には、躁病エピソードとせず、物質誘発性気分障害という付加診断を記載することになっている。しかし、実際には、治療によって躁状態が引き起こされたのか、自然に躁転したのかを判断することは難しく、また、これら躁状態の異種性についても明らかでない。こうした理由から、双極Ⅰ型障害の躁病エピソードと、二次的に引き起こされる躁転エピソードとを区別することは妥当でないと批判されている[7]。改定版となるDSM-Vでは、これら躁転のエピソードを含めて双極Ⅰ型障害と診断する予定であるという。

> **メモ1** 躁転
> うつ状態から躁状態へ、寛解期を経ることなく病相が移行することを躁転と呼ぶ。うつ状態から躁状態までの平均移行期間は平均5日前後と短く、うつ状態にある双極Ⅰ型障害の患者を治療する際には、常に躁転することを想定して治療を行う必要がある。また、抗うつ薬を投与中の患者が躁転した場合には、直ちに抗うつ薬を中止しなければならない。

Ⅳ 診断

■DSM-IV

双極Ⅰ型障害は、アメリカ精神医学会が刊行する、精神疾患の診断・統計マニュアル第4版(Diagnostic and Statistical Manual of Mental Disorders, 4th edition；DSM-IV)[8]により、診断基準が規定されている。DSM-IVは、操作的診断基準と呼ばれ、患者にみられる症状数と、症状持続期間をマニュアルに沿って当てはめていくことにより、誰でも平易に診断がつけられるように作成されている。

■気分障害

DSM-IVでは、図2に示したように、すべてのうつ病性疾患を、気分障害というカテゴリーにまとめている。また、気分障害は、躁状態もしくは混合状態を呈する双極性障害と、単極性のうつ病性障害に大別される。

■双極性障害
■重症型の双極Ⅰ型障害
■軽症型の双極Ⅱ型障害

さらに、双極性障害は、躁症状の重症度に応じて、重症型の双極Ⅰ型障害と、軽症型の双極Ⅱ型障害に分類される。また、躁状態もうつ状態も軽症なものを、気分循環性障害として定めた。

双極Ⅰ型障害の診断は、まず患者が、躁状態もしくは混合状態にあることを診断することに始まる。具体的な手順として、DSM-IVに記載されている、躁病エピソードの基準(表3参照)に照らし合わせる。混合状態の診断は、躁病エピソードの基準(表3参照)と、大うつ病エピソードの基準(表4参照)の両方に照らし合わせて、少なくとも1週間の間ほとんど毎日、両エピソードをともに満たすことが診断基準となっている。

また、双極Ⅰ型障害の診断に、うつ病相の有無は不問であり、うつ状態の存在し

```
                        ┌─ ・双極Ⅰ型障害
            ┌─双極性障害─┤  ・双極Ⅱ型障害
            │            │  ・気分循環性障害
            │            └─ ・特定不能の双極性障害
  気分障害─┤
            │            ┌─ ・大うつ病
            └─うつ病性障害┤  ・気分変調性障害
                         └─ ・特定不能のうつ病性障害
```

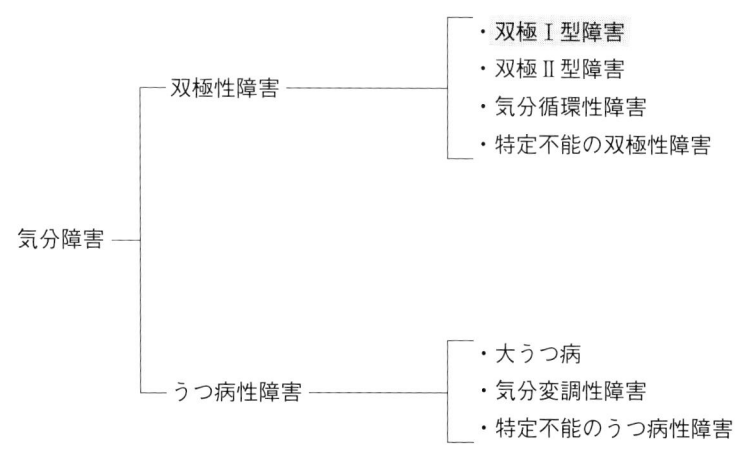

図2. 気分障害の分類(DSM-Ⅳによる)

(American Psychiatric Association: Diagnostic and Statistical Manual of Mental Disorders (4 th ed), Washington DC, 1994 [高橋三郎, 大野 裕, 染谷俊幸(訳): DSM-Ⅳ. 精神疾患の診断・統計マニュアル. 第4版, 医学書院, 東京, 1996] による)

表3. DSM-Ⅳの躁病エピソードの基準

A. 気分が異常かつ持続的に高揚し、開放的または易怒的ないつもとは異なった期間が、少なくとも1週間持続する(入院治療が必要な場合はいかなる期間でもよい)。
B. 気分の障害の期間中、以下の症状のうち3つ(またはそれ以上)が持続しており(気分が単に易怒的な場合は4つ)、はっきりと認められる程度に存在している。
　(1) 自尊心の肥大、または誇大
　(2) 睡眠欲求の減少(例えば、3時間眠っただけでよく休めたと感じる)
　(3) 普段より多弁であるか、喋り続けようとする心迫
　(4) 観念奔逸、またはいくつもの考えが競い合っているという主観的な体験
　(5) 注意散漫(すなわち、注意があまりにも容易に、重要でない関係のない外的刺激に転導される)
　(6) 目標志向性の活動(社会的、職場または学校内、性的のいずれか)の増加、または精神運動性の焦燥
　(7) まずい結果になる可能性が高い快楽的活動に熱中すること(例えば、制御のきかない買い漁り、性的無分別、馬鹿げた商売への投資などに専念すること)
C. 症状は混合性エピソードの基準を満たさない。
D. 気分の障害は、職業的機能や日常の社会活動または他者との人間関係に著しい障害を起こすほど、または他者を傷つけるのを防ぐため入院が必要であるほど重篤であるか、または精神病性の特徴が存在する。
E. 症状は物質(例:乱用薬物、投薬、あるいは他の治療)の直接的な生理学的作用や一般身体疾患(例:甲状腺機能亢進症)によるものではない。
注:身体的な抗うつ治療(例:投薬、電気痙攣療法、光療法)によって明らかに引き起こされた躁病様のエピソードは、双極Ⅰ型障害の診断に数え上げるべきではない。

(文献8)による)

ない躁病相単一エピソードの患者も、双極Ⅰ型障害として診断される。

Ⅴ 病　因

　双極Ⅰ型性障害の病因は、まだ明らかになっていない。これまでの研究から、遺伝要因、心理社会的要因、生物学的要因の関与が考えられているが、各要因は相互に影響を及ぼし合っており、特定の要因を定めることはできない。

表4. DSM-IV の大うつ病エピソードの基準

A. 以下の症状のうち5つ(またはそれ以上)が同じ2週間の間に存在し、病前の機能からの変化を起こしている；これらの症状のうち少なくとも1つは、(1)抑うつ気分または(2)興味または喜びの喪失である。
注：明らかに、一般身体疾患、または気分に一致しない妄想または幻覚による症状は含まない。
　(1) その人自身の言明(例えば、悲しみまたは、空虚感を感じる)か、他者の観察(例えば、涙をながしているように見える)によって示される、ほとんど1日中、ほとんど毎日の抑うつ気分
　　注：小児や青年ではイライラした気分もありうる
　(2) ほとんど1日中、ほとんど毎日の、すべて、またはほとんどすべての活動における興味、喜びの著しい減退(患者の言明、または他者の観察によって示される)
　(3) 食事療法をしていないのに、著しい体重減少、あるいは体重増加(例えば、1ヵ月で体重の5%以上の変化)、またはほとんど毎日の、食欲の減退または増加
　　注：小児の場合、期待される体重増加がみられないことも考慮せよ
　(4) ほとんど毎日の不眠または睡眠過多
　(5) ほとんど毎日の精神運動性の焦燥または制止(他者によって観察可能で、ただ単に落ち着きがないとか、のろくなったという主観的感覚ではないもの)
　(6) ほとんど毎日の易疲労性、または気力の減退
　(7) ほとんど毎日の無価値観、または過剰であるか不適切な罪責感(妄想的であることもある、単に自分をとがめたり、病気になったことに対する罪の意識ではない)
　(8) 思考力や集中力の減退、または、決断困難がほとんど毎日認められる(患者自身の言明による、または、他者によって観察される)
　(9) 死についての反復思考(死の恐怖だけではない)、特別な計画はないが反復的な自殺念慮、自殺企図、または自殺するためのはっきりした計画
B. 症状は混合性エピソードの基準を満たさない。
C. 症状は臨床的に著しい苦痛または社会的、職業的、または他の重要な領域における機能の障害を引き起こしている。
D. 症状は、物質(例：乱用薬物、投薬)の直接的な生理学的作用、または一般身体疾患(例：甲状腺機能低下症)によるものではない。
E. 症状は死別反応ではうまく説明されない。すなわち、愛するものを失った後、症状が2ヵ月を超えて続くか、または、著明な機能不全、無価値観への病的なとらわれ、自殺念慮、精神病性の症状、精神運動制止があることで特徴づけられる。

(文献8)による)

1 遺伝的要因

　双極Ⅰ型障害は、一般人口や、単極性うつ病と比較して、家族内発生が多いことや、双生児研究において、二卵性より一卵性双生児での疾患一致率が高いことなどから、遺伝的影響が強く関与しているものと考えられている[9]。

　しかし、その影響は、メンデルの法則に従って1つの遺伝子が病気の発症に関与する血友病や、ハンチントン舞踏病などのような遺伝病とは異なり、発症にはその他の要因も関与することが予想される。また、双極Ⅰ型障害の患者の第1度親族(親、子、同胞)における発症率は、1.5～15.5%と、単一遺伝子の効果としては低く、多因子遺伝としては高いことから、これらの中間的な遺伝様式をとるものと考えられている[10]。

　精神科では、結婚や出産に際して、遺伝について質問を受けることが多い。双極Ⅰ型障害と遺伝の関係について患者や家族から質問された際、まず遺伝病ではないことを説明したうえで、糖尿病や高血圧を例に挙げ、病気になりやすい傾向は伝わ

るので、生活習慣や環境を整えるなど発病予防の大切さを訴えるべきであろう。

2　心理社会的要因

　心理社会的要因として、病前性格や、発症状況に関する生活上の重大な出来事(以下：ライフイベント)の研究が行われている。

■循環気質
■マニー型性格

　双極Ⅰ型障害に特徴的とされる病前性格として、クレッチマーが指摘した循環気質や、ツェルゼンが指摘したマニー型性格が挙げられる。循環気質とは、社交的、活動的、現実的、円満な性格をいい、マニー型性格とは、活動的、外交的、秩序からの逸脱、自己中心的な性格をいう。

■ライフイベント

　双極Ⅰ型障害の誘因となるライフイベントとして、転職、転居、昇進、近親者の死、異性関係、経済的問題などが挙げられる。男性では仕事上の負荷、女性では出産が誘因となることが多い。また、躁状態とうつ状態の間には、誘因となるライフイベントの内容自体に差はみられない[11]。ライフイベントが双極Ⅰ型障害の誘因となるのは、初回エピソードのことが多い。このような現象は、初回エピソードの誘因にかかったストレスが、脳に持続的な生物学的変化を引き起こし、2回目以降のエピソードでは、外因性のストレスがなくともエピソードが引き起こされるという仮説により説明されている[7]。

> **メモ2　葬式躁病**
> 　近親者の死別後数日のうちに躁病を発病することがある。臨床上これを葬式躁病と呼ぶことがある。近親者の死という深刻な喪失体験において、患者はなぜうつ状態でなく、躁状態を呈するのか。精神分析的解釈では、耐え難い現実を、躁状態を呈することによって否定し、自我の崩壊を保護するという躁的防衛の観点からこれを説明している[11]。

3　生物学的要因

■モノアミン仮説
■セカンドメッセンジャー不均衡仮説

　双極Ⅰ型障害の生物学的要因を説明する仮説として現在、モノアミン仮説、セカンドメッセンジャー不均衡仮説が考えられている。近年では、非侵襲的な脳の画像診断が発達したため、この分野における研究が著しい進歩を遂げた。

　モノアミン仮説とは、脳内モノアミン濃度を高めるMAO阻害薬が、抗うつ効果を発現することや、脳内モノアミンを枯渇させるレセルピンによりうつ状態が誘発されることから導かれもので、神経伝達物質であるモノアミンの活性低下がうつ状態に関与し、活性亢進が躁状態に関与するという説である。

　一方、セカンドメッセンジャー不均衡仮説とは、細胞内情報伝達酵素、アデニル酸シクラーゼとホスフォリパーゼCの活性レベルが神経細胞のモノアミン感受性を調整して気分変動をきたすという説である。この仮説によると、躁状態は、アデニル酸シクラーゼ活性が亢進し、ホスフォリパーゼC活性が低下した結果、モノアミン感受性が高まったことにより生じ、うつ状態は、アデニル酸シクラーゼ活性が低下し、ホスフォリパーゼC活性が亢進した結果、モノアミン感受性が下がっ

表5. 双極Ⅰ型障害の状態像別第一選択薬

状態像	薬物
爽快気分を伴う躁状態、または軽躁状態	リチウム、またはバルプロ酸
混合状態、または不快気分を伴う躁状態	バルプロ酸
精神病性躁病	バルプロ酸、またはリチウム＋抗精神病薬
軽症〜中等症のうつ状態	リチウム
重症のうつ状態	リチウム、またはバルプロ酸＋抗うつ薬（妄想を伴う場合には抗精神薬を追加する）

たことにより生ずるとされている。

Ⅵ 治 療

■気分安定薬

　双極Ⅰ型障害の治療の中心は薬物療法である。病状により使用する薬物は異なるが、基本的には抗躁効果と病相予防効果を併せ持つ気分安定薬（mood stabilizer）が使用される。また、双極Ⅰ型障害は慢性化し、病相を繰り返すことも多いことから、寛解期における維持療法や心理教育も患者の予後を左右するうえで重要となる。

■リチウム
■バルプロ酸

　表5に状態像に応じた双極Ⅰ型障害の第一選択薬を示したが、いずれも古典的気分安定薬であるリチウムとバルプロ酸が中心となる。中でもリチウムは多くの研究成果の集積があり治療効果が実証されている[13]。

　リチウムは、1価のアルカリ金属陽イオンで、微量元素として広く自然界に分布している。紀元前4世紀頃よりエフェソスの泉の水が、気分の変調に苦しむ人々に有効であったことが伝えられているが、後に、この泉の水にはかなりのリチウムが含有されていることが判明した[14]。

　また、リチウムは、かつて米国で痛風治療薬やナトリウムの代用塩として使用されたという歴史もあるが、重症リチウム中毒による死亡者の発生から、その後しばらく薬剤として使用されることはなかった。リチウムが実際に、気分障害の治療薬として使用されるようになったのは、1970年以降のことである。リチウムは、爽快気分を伴った典型的な躁状態に対して特に高い有効性を示し、混合状態や、精神病症状を呈する症例には治療効果が弱い。リチウムによる治療の実際は、600 mg/日を初期投与量の目安として、1日3回投与する。さらに症状の軽重に応じて最高1,200 mg/日まで漸増するが、年齢や腎機能障害の有無を考慮して投与量を調整する。

　また、リチウムは、治療域と中毒域が近接しているため、血中濃度をモニタリングしながら治療を行う必要がある。リチウムの血中濃度が定常状態に達するのには通常5日ほどかかるため、外来通院中の患者であれば、服薬開始から1週間後の外来に、未服薬の状態で受診するよう指示をして血中濃度を測定する。リチウムの

表6. リチウムの副作用

1. 治療早期に出現する副作用
   消化器症状(胃部不快感、悪心・嘔吐、食欲不振、下痢)、口渇、多飲、多尿、頭痛、筋力低下、微細振戦
2. 長期服薬により出現する副作用
   認知機能低下、甲状腺機能低下、体重増加、腎機能障害、易疲労感、白血球増加、微細振戦、皮膚症状(乾癬、座瘡、局限性脱毛、前脛骨部潰瘍)、心電図異常

有効血中濃度は 0.8～1.2 mEq/l といわれているが、有効性や副作用の発現する血中濃度には個人差が大きいため、あくまでこの数値は治療上の目安に過ぎない。

リチウムの副作用には、早期より出現する副作用と、長期服用により出現する副作用がある(表6参照)。早期より出現する副作用は、そのまま経過観察としても数週間で自然に改善することが多いが、長期服用により出現する副作用は、一般にコントロールが困難である。

現在では古典的気分安定薬に加えて、降圧薬として使用されているカルシウム拮抗薬(ニフェジピン、ベラパミル、ジルチアゼム)や、抗てんかん薬(クロナゼパム)が新たな気分安定薬として期待されている[13]。

本稿では以下、躁状態、うつ状態、寛解期における双極Ⅰ型障害の治療上の要点を説明する。

1　躁状態の治療

専門家の実証的データをもとに作成された、2000年版エキスパート・コンセンサス・ガイドライン[15]に定められた双極Ⅰ型障害の治療アルゴリズムをみると、第一選択薬となるリチウムまたはバルプロ酸を単独投与しても、十分な治療効果が得られない場合、図3のフローチャートに従い、ベンゾジアゼピン、非定型抗精神病薬、ほかの気分安定薬を順次追加投与する。精神科において、多剤併用は忌避される傾向が強いが、コントロールが困難な双極Ⅰ型障害の治療では、作用機序の異なる薬剤の併用による相乗効果から速やかな寛解が得られると肯定的に捉えられている[16]。双極Ⅰ型障害の治療に有効な薬剤の組み合わせとして、リチウム＋バルプロ酸、リチウム＋抗精神病薬、バルプロ酸＋抗精神病薬、カルバマゼピン＋抗精神病薬、が最も効果的な組み合わせとされている[18]。

早急な治療を要する場合や、身体的状況などにより薬物療法が困難な場合、電気痙攣療法(ECT)を施行することがある。ECTは、難治性のうつや、希死念慮の強いうつでは第一選択とされているが、抗躁効果についても実証されている[18]。また、ECTは絶対的禁忌もなく比較的安全な治療法だが、躁状態にある患者本人から施行の同意を得ることが困難なため、治療の際にはインフォームド・コンセントが大きな問題となる。

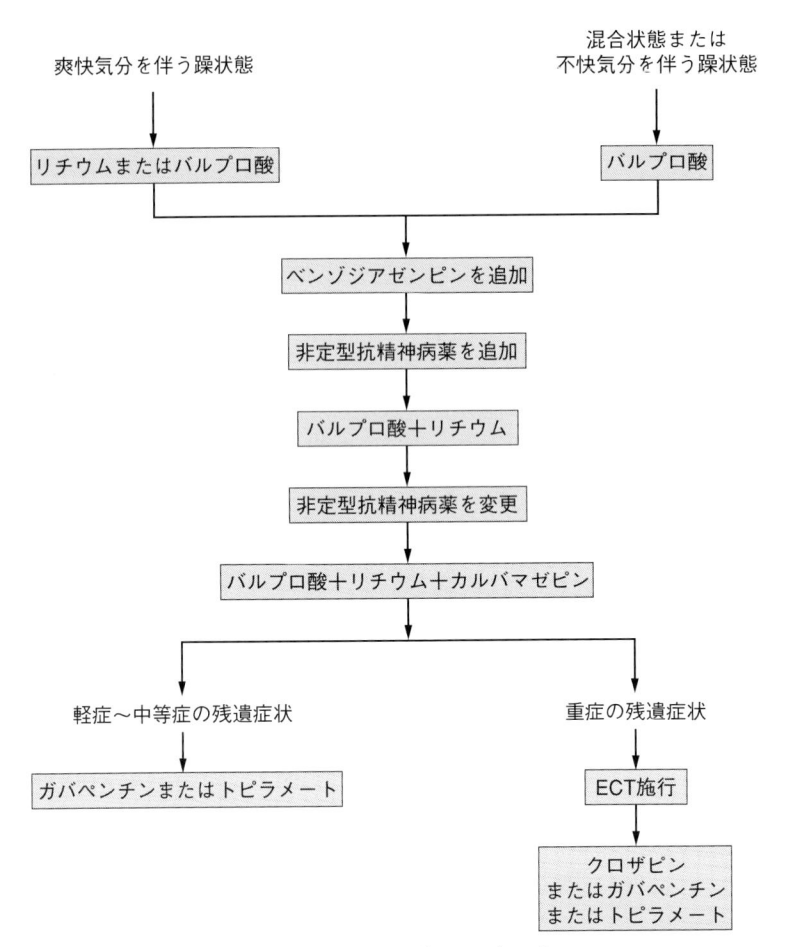

図3. 急性躁病の治療アルゴリズム
(Sachs GS, Printz DJ, Kahn DA, et al：The expert consensus guideline series；Medication treatment of bipolar disorder 2000. Postgrad Med Special Report, pp 1-104, 2000 による)

2　うつ状態の治療

　双極Ⅰ型障害のうつ状態に関する薬物療法は、まだ実証的データが乏しく、治療アルゴリズムも確立していない。単極性うつ病と同じく、抗うつ薬が投与されることもあるが、双極Ⅰ型障害のうつ状態に対する抗うつ薬の安易な投与は、躁転や、頻回に病相変化を繰り返すラピッド・サイクラー化の危険性もあり、できる限り避けた方がよい。さらに、双極Ⅰ型障害の多くは、うつ状態－躁状態－うつ状態という三相性の経過をとることから、躁病相前のうつ病相における、抗うつ薬の使用は特に注意が必要である[19]。

　アメリカ精神医学会の双極性障害治療ガイドラインでは、双極Ⅰ型障害のうつ状態に対する薬物療法として、十分量の気分安定薬を用いることを推奨している[1]。また、現在のところうつ状態に対して最も有効な気分安定薬はリチウムであることが実証されている。

しかし、気分安定薬による効果が不十分で、どうしても抗うつ薬の投与を必要とする場合には、気分安定薬に抗うつ薬を併用する。また、併用する抗うつ薬は、躁転率の高い三環型抗うつ薬を避け、躁転率の低い選択的セロトニン再取込み阻害薬（SSRI）を使用した方がよい[20]。

薬物療法による効果が不十分な場合や、希死念慮を伴い緊急性を要する場合については、ECTの施行を考慮する。

3　寛解期の治療

寛解期における維持療法では、まず薬物療法の継続について患者や家族ともよく相談して決める必要がある。維持療法の継続期間について、初回躁病エピソードに続く6ヵ月間の再発率は、それ以降の再発率の5倍であることから、最低6ヵ月間は薬物療法の継続が必要となる[19]。アメリカ精神医学会の双極性障害治療ガイドラインでは、病相予防効果に関する有効性と安全性に関する実証的データが最も豊富なことから、やはりリチウムによる維持治療を推奨している[1]。リチウムによる維持療法の際には、定期的に血中濃度をモニタリングし、効果と副作用のバランスを考えながら処方量を決定する。維持療法でのリチウム血中濃度は0.4〜0.8 mEq/lが推奨されている。また、リチウムによる維持療法を中止する場合には、再発のリスクを抑えるため、慎重に漸減法で行う。

さらに、再発予防の観点から、維持療法では薬物療法とならび心理教育が重要となる。心理教育の目的は、①双極Ⅰ型障害およびその治療に関する知識を習得させ、②心理社会的ストレス要因に対処する認知行動的技能を修得させ、③治療コンプライアンスの向上を図り、④再発要因や再発時の初期症状に関する患者自身の理解を促す、ことにある。

■ライフチャート

なお、心理教育の手段として、ライフチャートと呼ばれる記録表が役に立つ。ライフチャートには、症状、睡眠状態、治療内容、副作用などを経時的に患者自身に記載してもらう。外来受診時これを持参してもらい、ライフチャートをもとに主治医とディスカッションすることで、患者に心理的教育の目的を理解してもらうことを図る。

> **・メモ3・** 躁状態に使用する抗神経病薬
>
> 興奮が激しく、速やかな鎮静を要する場合や、混合状態または不快気分を伴った躁状態には、これまでにも、レボメプロマジン、ゾテピン、スルトプリド、ハロペリドールなどの抗精神病薬が気分安定薬に併用されてきた。しかし、これらの抗精神病薬は、いずれも、錐体外路症状、遅発性ジスキネジア、高プロラクチン血症などの副作用を起こしやすいという欠点をもっており、今日では、これらの欠点を改善した非定型抗精神病薬に変わりつつある。日本でも、リスペリドン、クエチアピン、オランザピン、ペロスピロンという4種類の非定型抗精神病薬が使用されている。中でもオランザピンは、リチウムを対照とした二重盲検比較試験において、リチウムと同等の抗躁作用を示し、アメリカ食品医薬品局（food and drug administration：FDA）から急性躁状態に対する適応を認可された[21]。

■おわりに

　双極Ⅰ型障害は、かつて、統合失調症と比較して、人格に欠陥を残さず寛解に至る予後良好な疾患として印象づけられていた。しかし、アングストが行った双極Ⅰ型障害95例の追跡予後調査によると、20年後の時点での完全寛解率は36％で、そのうち5年以上寛解を維持していた患者は17％に過ぎないと報告されているように[22]、実際の長期予後はかなり厳しい。さらに、多くの精神疾患において、加齢に伴う症状の軽症化がみられるのに対し、双極Ⅰ型障害では、70代や80代の高齢に達しても、なお活発な症状の再燃を繰り返し、コントロールが困難である。

　双極Ⅰ型障害における再燃予防と、長期予後改善のためにも、寛解期に行われる維持療法と、それを支える心理教育が特に重要なカギとなる。

（早馬　俊、鈴木映二）

■文献

1) American Psychiatric Association Work Group on Bipolar Disorder：America Psychiatric Association Practice Guidelines-Practice Guideline for Treatment of Patients with Bipolar Disorder-. APA, Washington DC, 1995［日本精神神経学会（監訳）：米国精神医学会治療ガイドライン；双極性障害．第1版，医学書院，東京，2001］．
2) Perris C：A study of bipolar(manic-depressive) and unipolar recent depressive psychoses. Acta Psychiat Scand 42(suppl 194)：1-188, 1966.
3) 大原健士郎（訳）：別冊日経サイエンス 123 心のミステリー；躁うつ病と創造性．pp 40-46，日経サイエンス社，東京，1998.
4) Jamison KR：Manic-depressive illness and creativity. Sci Am 272：62-67, 1995.
5) Goodwin FK, Jamison KR：Manic-Depressive Ilness. Oxford University Press, New York, 1990.
6) Coppen A, Standish-Barry H, Bailey J, et al：Does lithium reduce the mortality of recurrent mood disorders？ J Affect Disord 23：1-7, 1991.
7) 神庭重信，坂本　薫，樋口輝彦：気分障害の臨床；エビデンスと経験．星和書店，東京，1999.
8) American Psychiatric Association：Diagnostic and Statistical Manual of Mental Disorders(4 th ed), Washington DC, 1994［高橋三郎，大野　裕，染谷俊幸（訳）：DSM-IV．精神疾患の診断・統計マニュアル．第4版，医学書院，東京，1996］．
9) Chaddock N, Jones I：Genetics of bipolar disorder. J Med Genet 36：585-594, 1999.
10) 加藤忠史：双極性障害；躁うつ病の分子病理と治療戦略．医学書院，東京，1999.
11) 坂本　薫：躁うつ病とは；その概念と成因．こころの科学 68：24-30, 1996.
12) 井上令一，四宮滋子（監訳）：カプラン臨床精神医学テキスト；DSM-IV 診断基の臨床への展開．医学書院，東京，1994.
13) 池田暁史，加藤忠史：双極性障害の薬物療法．精神科治療学 17：183-190, 2002.
14) 田島　治：躁うつ病の薬物療法．こころの科学 68：42-48, 1996.
15) Sachs GS, Printz DJ, Kahn DA, et al：The expert consensus guideline series；Medication treatment of bipolar disorder 2000. Postgrad Med Special Report, pp 1-104, 2000.
16) Chouinard G, Young SN, Annable L：Antimanic effect of clonazepam. Biol Psychiatry 18：451-466, 1983.
17) Freeman MP, Stoll AL：Mood stabilizer combinations；a review of safety and efficacy. Am J Psychiatry 155：12-21, 1998.
18) Mukherejee S, Sackheim HA, Schnur DB：Electroconvulsive therapy of acute manic episodes；a review of 50 year's experience. Am J Psychiatry 151：169-176, 1994.
19) 神庭重信：躁うつ病；mood disorders. Clinical Neuroscience 14：432-435, 1996.
20) 精神科薬物療法研究会（編）：精神分裂病と気分障害の治療手順；薬物療法のアルゴリズム．pp 75-79，星和書店，東京，1998.
21) Berk M, Ichim L, Brook S：Olanzapine compared to lithium in mania；a double-blind randomized controlled trial. Int Clin Psychopharmacol 14：339-343, 1999.
22) Angst J：Verlauf unipolar depressiver, bipolar manisch-depressiver und schizo-affectiver Erkrankungen und Psychosen, Ergebnisse einer prospektiven Studie. Fortschr Neurol Psychiat 48：3-30, 1980.

13 双極 II 型障害

I 概念

■双極性障害
■躁病相
■うつ病相

　気分障害は、うつ病性障害と双極性障害に大別される。うつ病相だけを呈する単極性のうつ病性障害と比較して、双極性障害は躁病相（躁病エピソードもしくは軽躁病エピソード）とうつ病相（大うつ病エピソード）を反復することが特徴である。また、双極性障害は遺伝の関与が大きく、生物学的な基盤が強いと考えられている。

　米国精神医学会による「精神疾患の診断統計マニュアル第4版（DSM-IV）」[1]は、双極性障害を2つのタイプに区分し、診断カテゴリーとしてそれらを初めて位置づけた。躁病エピソードもしくは混合性エピソードが存在する（大うつ病エピソードは必ずしも必要でない）『双極 I 型障害』と、軽躁病エピソードと大うつ病エピソードからなる『双極 II 型障害』である。

■双極 I 型障害

　『双極 II 型障害』の患者は、軽躁病エピソードに対する病感や病識が乏しく、それは家族においても見逃されがちで、『大うつ病性障害』と診断されていることが少なくない。そのため、疾患の理解を深め適切な治療につなげる必要がある。

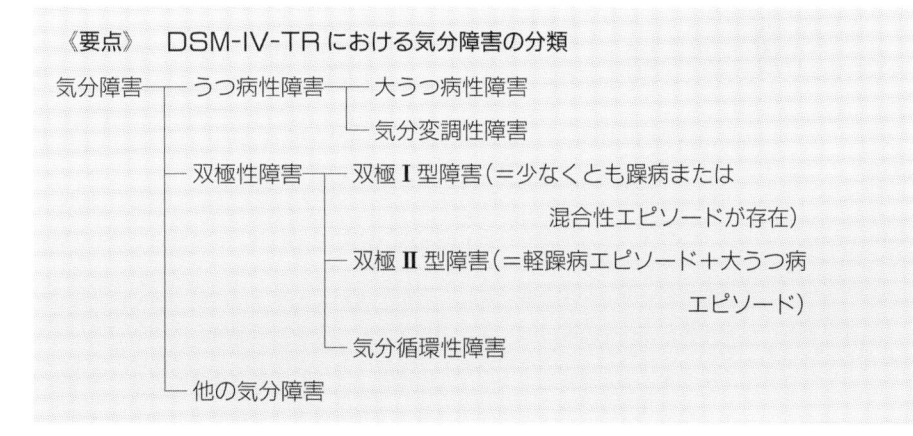

《要点》 DSM-IV-TR における気分障害の分類

```
気分障害 ─┬─ うつ病性障害 ─┬─ 大うつ病性障害
         │               └─ 気分変調性障害
         ├─ 双極性障害 ─┬─ 双極 I 型障害（＝少なくとも躁病または
         │             │                混合性エピソードが存在）
         │             ├─ 双極 II 型障害（＝軽躁病エピソード＋大うつ病
         │             │                               エピソード）
         │             └─ 気分循環性障害
         └─ 他の気分障害
```

II 歴史

■DSM-IV

　『双極 II 型障害』は DSM-IV（1994年発表）で初めて双極性障害の下位分類として採用された、新しい診断カテゴリーである。前版である DSM-III や DSM-

III-Rでは『非定型双極性うつ病』や『特定不能の双極性障害』として扱われていた。

しかしその概念は古く、1970年代のDunnerら[2]の研究にさかのぼる。彼らは躁うつ病(両病相あるが、躁病で入院歴あり)にも単極性うつ病(うつ病で入院歴あり)にもうまく分類されない、つまりうつ病での入院歴を有するが、入院を必要としないような軽躁病の既往もある症例に注目した。そしてそのような症例を、躁病で入院歴のある双極 I 型に対し、双極 II 型と名づけ分類した。

その後、うつ病と軽躁病を呈する患者を、単極性うつ病もしくは双極性障害のどちらに位置づけるのかなどの議論がみられた。80～90年代における諸研究で、そのような患者が単極性うつ病よりもむしろ双極性障害に近縁であるものの、両者から区分されることを示す報告が多くなされた[3]。また、Akiskalは家族負因、気質や病前性格、疫学から治療に至るまでさまざまな角度から、双極 II 型における双極 I 型との相違点を論じた[4]。こうした経緯を踏まえて、DSM-IVにおいて『双極 II 型障害』が診断カテゴリーとして分類された。

■ICD-10　世界保健機関(WHO)による国際疾病分類第10改訂版(ICD-10)[5]においては、双極性感情障害で上記のような区別はされていない。そこでは『双極 II 型障害』は『他の双極性感情障害』に含まれることになり、また『反復性うつ病性障害』において、うつ病エピソードの直後に短期間軽躁状態を呈してもかまわないとされている。

よって『双極 II 型障害』は、DSM-IV(現在はDSM-IV-TR[6])においてのみ定義された診断カテゴリーである。

以下、診断カテゴリーについてはDSM-IV-TRに則り解説する。

III 診　断

1　軽躁病エピソードと躁病エピソード

DSM-IV-TRでは4種類の気分エピソード(大うつ病エピソード、躁病エピソード、混合性エピソード、軽躁病エピソード)が定義され、それらの存否により気分障害の診断カテゴリーが決定される。『双極 II 型障害』ではその経過において、大うつ病エピソードと軽躁病エピソードが存在する。大うつ病エピソードと混合性エピソードについては他章を参照されたい。

軽躁病エピソード(表1)は、少なくとも4日間続く、持続的に高揚した、開放的な、または易怒的な気分があり、それは抑うつのない通常の気分とは明らかに異なった期間である、と定義されている。そして基準Bにみられるような付加的症状が3つ以上伴っている必要がある。また、軽躁病エピソードにおける気分や機能の変化は、他者からも観察し認識されうる程度のものでなくてはならない(基準D)。

表1. 軽躁病エピソードの基準

A. 持続的に高揚した、開放的な、または易怒的な気分が、少なくとも4日間続くはっきりとした期間があり、それは抑うつのない通常の気分とは明らかに異なっている。
B. 気分の障害の期間中、以下の症状のうち3つ(またはそれ以上)が持続しており(気分が単に易怒的な場合は4つ)、はっきりと認められる程度に存在している。
　(1) 自尊心の肥大、または誇大
　(2) 睡眠欲求の減少(例:3時間眠っただけでよく休めたと感じる)
　(3) 普段より多弁であるか、喋り続けようとする心迫
　(4) 観念奔逸、またはいくつもの考えが競い合っているという主観的な体験
　(5) 注意散漫(すなわち、注意があまりにも容易に、重要でないかまたは関係のない外的刺激によって他に転じる)
　(6) 目標志向性の活動(社会的、職場または学校内、性的のいずれか)の増加、または精神運動性の焦燥
　(7) まずい結果になる可能性が高い快楽的活動に熱中すること(例:制御のきかない買い漁り、性的無分別、またはばかげた商売への投資などに専念する人)
C. エピソードには、症状のないときにはその人に特徴的でない明確な機能変化が随伴する。
D. 気分の障害や機能の変化は、他者から観察可能である。
E. エピソードは、社会的または職業的機能に著しい障害を起こすほど、または入院を必要とするほど重篤でなく、精神病性の特徴は存在しない。
F. 症状は、物質(例:乱用薬物、投薬、あるいは他の治療)の直接的な生理学的作用、または一般身体疾患(例:甲状腺機能亢進症)によるものではない。
　注:身体的な抗うつ治療(例:投薬、電気痙攣療法、光療法)によって明らかに引き起こされた軽躁病様のエピソードは、双極II型障害の診断にあたるものとするべきではない。

(文献6)による)

　軽躁病エピソードにおいてよくみられる状態は、大変元気で気分は非常によく、自信に満ち、さまざまなことに興味関心をもち、たくさんの活動に参加し、それなのに疲れを知らない、といったようなものである。職業などにおいて非常に生産的かつ創造的になり、また社交的にもなり、仕事の能率が上昇し、本人は充実感に溢れていることがしばしばある。またそれらは通常系統立っており、あまり奇異でなく、周囲の者は本人の変化に気づいたとしても「困る」ことはあまりない。よって、軽躁病エピソードのみで医療機関の受診に至るケースはほとんどなく、また、軽躁病エピソードは「困らない」故に強い印象もあまり残さないので、後になって他の問題で医療機関を受診し病歴を聴取された際、それについて直接的な質問をしなければ、本人や家族から積極的に語られることも少ない。

　薬物乱用や一般身体疾患の結果として軽躁病エピソードに類似した状態がみられた場合は、軽躁病エピソードとして採用されない。また、われわれが時々遭遇する抗うつ薬による「躁転」などの、身体的な抗うつ治療[投薬、電気痙攣療法(ECT)、光療法]により引き起こされた軽躁病様のエピソードは、軽躁病エピソードとして取り扱わない。あくまで自然経過において出現したと考えられる場合に(たとえ抗うつ薬の投与中であっても)、軽躁病エピソードとして採用する。

■躁転

　躁病エピソード(表2)と軽躁病エピソードの基準を比較すると、類似点が多く、付加的小項目は同一である。両者の明確な相違点を挙げるならば、躁病エピソードの基準Dと軽躁病エピソードの基準Eの比較にみられるように、軽躁病エピソードは、①入院を必要とするほど重篤でない、②精神病性の特徴(幻覚や妄想など)

表2．躁病エピソードの基準

A．気分が異常かつ持続的に高揚し、開放的または易怒的ないつもとは異なった期間が、少なくとも1週間持続する（入院治療が必要な場合はいかなる期間でもよい）
B．気分の障害の期間中、以下の症状のうち3つ（またはそれ以上）が持続しており（気分が単に易怒的な場合は4つ）、はっきりと認められる程度に存在している。
  （1）自尊心の肥大、または誇大
  （2）睡眠欲求の減少（例：3時間眠っただけでよく休めたと感じる）
  （3）普段より多弁であるか、喋り続けようとする心迫
  （4）観念奔逸、またはいくつもの考えが競い合っているという主観的な体験
  （5）注意散漫（すなわち、注意があまりにも容易に、重要でないかまたは関係のない外的刺激によって他に転じる）
  （6）目標志向性の活動（社会的、職場または学校内、性的のいずれか）の増加、または精神運動性の焦燥
  （7）まずい結果になる可能性が高い快楽的活動に熱中すること（例：制御のきかない買い漁り、性的無分別、またはばかげた商売への投資などに専念する人）
C．症状は混合性エピソードの基準を満たさない。
D．気分の障害は、職業的機能や日常の社会活動または他者との人間関係に著しい障害を起こすほど、または自己または他者を傷つけるのを防ぐため入院が必要であるほど重篤であるか、または精神病性の特徴が存在する。
E．症状は、物質（例：乱用薬物、投薬、あるいは他の治療）の直接的な生理学的作用、または一般身体疾患（例：甲状腺機能亢進症）によるものではない。
  注：身体的な抗うつ治療（例：投薬、電気痙攣療法、光療法）によって明らかに引き起こされた躁病様のエピソードは、双極Ⅰ型障害の診断にあたるものとするべきではない。

（文献6）による）

が存在しない、という2点である。

　因みに、Akiskal[7]が抗うつ薬で躁転がみられるうつ病なども双極性障害とすべきであると主張しているように、うつ病に対する身体的治療によって躁病または軽躁病エピソードに類似した症状を呈した際は、双極性障害の素因があり、将来身体的治療に関係なく躁病または軽躁病エピソードを発症する可能性が高いともいわれている。

　また、うつ病相が寛解した際の気分正常状態が軽躁病エピソードと誤認されることがある。

> ●要　点● 躁病エピソードと軽躁病エピソードの基準における相違点は、軽躁病エピソードは、①入院を必要とするほど重篤でない、②精神病性の特徴（幻覚や妄想など）が存在しない、という2点である。
> また、軽躁病エピソードは、本人も周囲の者もあまり「困らない」ので、聴取されそこなう可能性がある。
> 抗うつ薬による「躁転」は軽躁病エピソードとして取り扱わない。

2　『双極Ⅱ型障害』の診断基準

　『双極Ⅱ型障害』の診断基準を表3に挙げる。『双極Ⅱ型障害』は「軽躁病エピソードを伴う反復性大うつ病エピソード」とも併記されるが、その診断基準は「少なくとも1回ずつの大うつ病エピソードと軽躁病エピソードが存在し、かつ躁病エピソード、混合性エピソードが一度も存在したことがない」ということである。診断基準Eについては、軽躁病エピソードのみでは機能障害を引き起こさない場

■大うつ病エピソード
■軽躁病エピソード

表 3. 双極 II 型障害の診断基準

A. 1 回またはそれ以上の大うつ病エピソードの存在（または既往歴）。
B. 少なくとも 1 回の軽躁病エピソードの存在（または既往歴）。
C. 躁病エピソードまたは混合性エピソードが存在したことがない。
D. 基準 A と B の気分症状は分裂感情障害ではうまく説明されないし、精神分裂病、分裂病様障害、妄想性障害、または特定不能の精神病性障害に重畳するものではない。
E. その症状は、臨床的に著しい苦痛、または社会的、職業的、または他の重要な領域における機能の障害を引き起こしている。

▶ 現在のまたは最も新しいエピソードを特定せよ
　軽躁病　現在（または最も最近）、軽躁病エピソードにある場合
　うつ病　現在（または最も最近）、大うつ病エピソードにある場合
▶ 現在、大うつ病エピソードの基準を完全に満たしている場合、現在の臨床的状態ないし特徴を特定せよ
　軽症；中等症；重症、精神病性の特徴を伴わないもの；重症、精神病性の特徴を伴うもの
　慢性
　緊張病性の特徴を伴うもの
　メランコリー型の特徴を伴うもの
　非定型の特徴を伴うもの
　産後の発症
▶ 現在、大うつ病エピソードの基準を完全に満たしていない場合、双極 II 型障害の現在の臨床的状態ないし最も新しい大うつ病エピソードの特徴（それが気分エピソードの最も新しい病型である場合に限る）を特定せよ
　部分寛解、完全寛解
　慢性
　緊張病性の特徴を伴うもの
　メランコリー型の特徴を伴うもの
　非定型の特徴を伴うもの
　産後の発症
▶ 特定せよ
　縦断的経過の特定用語（エピソードの間欠期に回復を伴うものと伴わないもの）
　季節型（大うつ病エピソードの型にのみ適用される）
　急速交代型

(文献 6) による)

合もある。

　また、診断基準に記載されているように、現在もしくは最近のエピソード、臨床的状態、特徴などを、特定するようになっている。

●要　点●　双極 II 型障害の診断基準は「少なくとも 1 回ずつの大うつ病エピソードと軽躁病エピソードが存在し、かつ躁病エピソード、混合性エピソードが一度も存在したことがない」こと。

3　鑑別診断

■特定不能の双極性障害

　軽躁病エピソードのみの単一エピソード、もしくは反復性エピソードは、『特定不能の双極性障害』に分類される。一方、躁病エピソードのみの単発もしくは反復は、『双極 I 型障害』に分類される。『気分循環性障害』は多数の軽躁病症状（軽躁病エピソードの持続期間または必要とする症状数などの基準を満たしていなくともよい）と多数の抑うつ症状（大うつ病エピソードの基準を完全には満たさない）が、ほとんど間欠期がなく存在することで異なる。『精神病性障害』は気分エピソードの期間でない際も精神病症状がみられる点で、気分障害と異なる。因みに基準に則って考えれば、『双極 II 型障害』において、軽躁病エピソードでは精神病症状は

■双極 I 型障害
■気分循環性障害

■精神病性障害

出現しないが、大うつ病エピソードでは精神病症状が出現してもかまわないことになる。なお、旧くより器質性、症状性、中毒性を常に考慮し除外してきた[8]のと同様に、『一般身体疾患による気分障害』や『物質誘発性気分障害』との鑑別が必要である。

■一般身体疾患による気分障害
■物質誘発性気分障害

4 診断に至る経過のパターン

さて実際に『双極 II 型障害』と診断される場合について考えると、いくつかの経過のパターンが考えられる。

①『大うつ病性障害』の診断のもと治療されていた患者が、新たに軽躁病エピソードを呈するケース。

②受診時点で大うつ病エピソードを呈しているが、過去に軽躁病エピソードが存在したことが確認されるケース。

③軽躁病エピソードのみで『特定不能の双極性障害』と診断されていた者が、大うつ病エピソードを呈したケース。

④『気分循環性障害』と診断されていた患者が大うつ病エピソードを呈したケース。

中でも①のケースが最も多いと考えられる。注意点は、大うつ病エピソードが寛解して間もない時期の気分正常状態を、軽躁病エピソードとして誤って診断する可能性があることである。また、抗うつ薬による躁転であるのか軽躁病エピソードなのか判別が困難なことも少なくない。それについては、抗うつ薬中止後も長期にわたり軽躁状態が継続すれば軽躁病エピソードと判断されるであろう。

②のケースでは、本人または家族からの病歴の聴取が大切であるが、軽躁病エピソードは本人や周囲の者にとってあまり「困らず」、格別問題とならないことも多いので、想起されない場合もあるかも知れない。抑うつ気分を主訴とした受診の際、過去の軽躁状態の有無について詳細に聴取することが大切である。聴き漏らせば『大うつ病性障害』と診断され、実際聴き落とされているケースも少なくない。

③は軽躁病エピソードのみで医療機関を訪れる者は少ないので、稀なケースと考えられる。

④のケースにおいては、『気分循環性障害』と『双極 II 型障害』の両方の診断が下される。

IV 臨床的特徴

1 有病率

『双極 II 型障害』の生涯有病率は約 0.5％ といわれている。

2 性差

　主に女性が多いというものと、性差はないという報告がみられ、現状では明確ではない。男性では軽躁病エピソードの数が大うつ病エピソードの数より多い傾向がみられ、女性では大うつ病エピソードが優勢といわれる。また、女性の場合、『双極Ⅰ型障害』と同様に、産後直後の再発の危険が高い。急速交代型は女性に多い。

3 初発年齢

　『うつ病性障害』に比べ初発年齢は低いとされるが、『双極Ⅰ型障害』と比較して初発年齢は高いという報告と同等であるという報告がみられる。すなわち思春期から青年期が好発年齢であると考えられる。軽躁病エピソードが40歳を超えて初発した場合は、一般身体疾患や物質誘発性に注意するべきである。

4 遺伝

　『双極Ⅱ型障害』をもつ患者の親族には、『双極Ⅱ型障害』、『双極Ⅰ型障害』、『うつ病性障害』が正常群に比べ高率であることが報告されている。また、気分障害患者の親族で『双極Ⅱ型障害』と診断される者は、発端者が『双極Ⅱ型障害』である比率が高い。すなわち『双極Ⅱ型障害』は、『双極Ⅰ型障害』や『うつ病性障害』とも遺伝的に関連している一方で、『双極Ⅱ型障害』として遺伝的に独立した疾患である可能性が示唆されている。

5 経過

　約60〜70%の軽躁病エピソードは、大うつ病エピソードの直前もしくは直後に起こるといわれる。自然経過に任せると躁病・軽躁病エピソードは2〜3ヵ月継続し、大うつ病エピソードは平均6ヵ月以上継続する。『大うつ病性障害、反復性』に比べ、『双極Ⅱ型障害』の方が、出現するエピソード数(軽躁病と大うつ病エピソードの両方)は多い傾向にあり、『双極Ⅰ型障害』と類似している。5〜15%の患者で、急速交代型といって1年に4回以上の気分エピソードが出現し、予後不良である。

■急速交代型

　エピソードの間欠期には完全寛解する者が多いが、約15%の者が不完全寛解で、気分変調や対人的、職業的困難を呈し続ける。

　大うつ病エピソードにおいて、『双極Ⅰ型障害』と同様に、過食、過眠、精神運動制止など非定型の特徴がみられやすい。

■非定型

　『双極Ⅰ型障害』に比べ、大うつ病エピソードでの精神病性の特徴を伴う頻度が少ない。

　『双極Ⅱ型障害』をもつ者の5〜15%が、5年間の間に躁病エピソードを発現するようになるといわれる。

6 その他の特徴

■Comorbidity

『双極Ⅱ型障害』では、物質乱用や依存(特にアルコール症)、摂食障害、不安障害、境界性人格障害などが関連し併発する(Comorbidity)ことが知られ、その頻度は『双極Ⅰ型障害』や『大うつ病性障害』よりも多いといわれる。

■自殺

また自殺のリスクの高さが知られ、『双極Ⅱ型障害』の患者の約30〜50%もの者に自殺企図の既往がみられ、また自殺を完遂する者も多く患者の10〜15%に起こるといわれる。

■季節型

気分障害は旧くより季節との関連が指摘され、冬季に抑うつ状態となるものが一般的である。DSM-IV-TRでも「季節型」の特定用語が設けられている。季節型の特徴を示す気分障害のうち、約80%が夏季に軽躁病エピソードを呈する『双極Ⅱ型障害』で、次に『大うつ病性障害』、そして『双極Ⅰ型障害』が続くとする報告もみられ、『双極Ⅱ型障害』と季節型の強い関連が示唆される。

Ⅴ 薬物療法

双極性障害は躁病相とうつ病相をもち、急性期においてそれぞれ薬剤選択が異なる。また、その後の予防的治療(継続療法、維持療法)においても、抗うつ薬による躁転や急速交代型の誘発など、さまざまな注意点がある。

双極性障害の基本的治療指針が、米国を中心に海外で発表され、各国で独自の治療指針が検討されている。わが国でも精神科薬物療法研究会による日本版治療アルゴリズムが発表された。

■気分安定薬

治療の基本は3種類の気分安定薬(リチウム、カルバマゼピン、バルプロ酸)であることは同じだが、それらの優先順位や使い分けに相違がみられる。

なお、『双極Ⅱ型障害』の治療は未確立な点が多く、また『双極Ⅰ型障害』に多くは準じるが、特徴的な点もある。以下は米国専門家による「エキスパートコンセンサスガイドライン」[9]に則りながら現状も踏まえた治療指針について述べていく。

> ・要 点・ 『双極Ⅱ型障害』の薬物療法
> ①急性期治療:軽躁病エピソードと大うつ病エピソードで薬剤選択が異なる。
> ②予防的治療:再燃防止のための継続療法と、再発防止のため長期にわたり気分安定薬を投与する維持療法がある。

1 急性期治療

a 軽躁病エピソード

エキスパートコンセンサスガイドラインの躁病エピソード急性期の治療アルゴリズムを掲げる(図1、2)。軽躁病エピソードの治療もこれに準じて行われる。基本的な薬剤選択順位は、リチウム、バルプロ酸、カルバマゼピンの順であるといえる

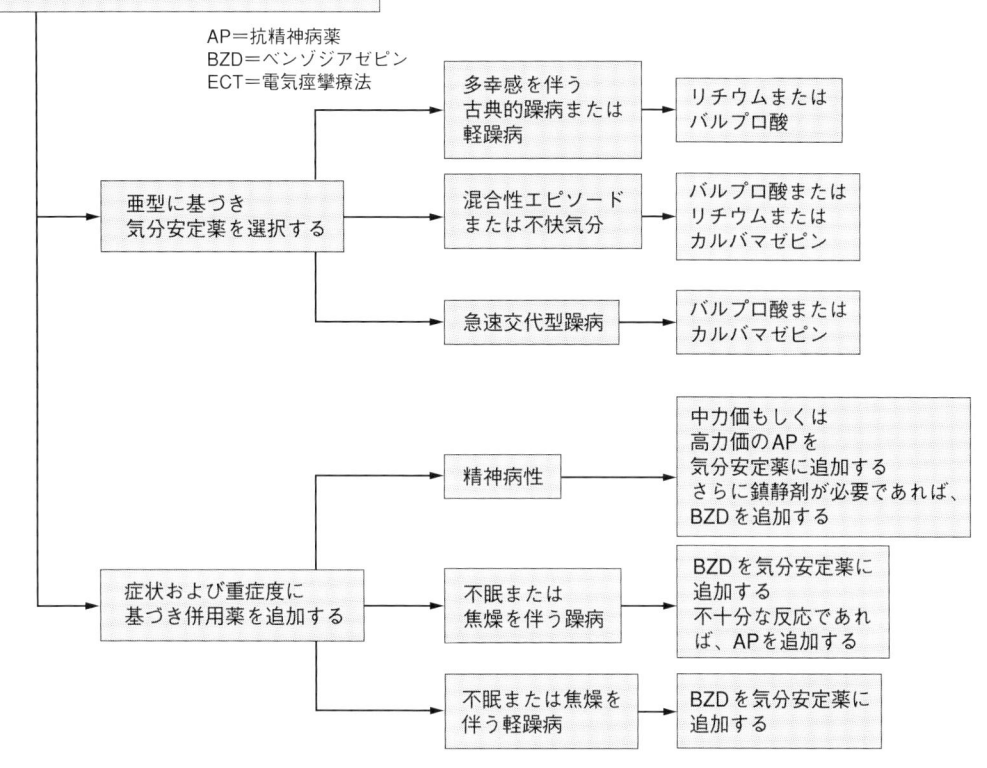

図1. 躁病エピソード急性期治療のアルゴリズム①
(Frances A, Docherty JP, Kahn DA：エキスパート・コンセンサスガイドライン精神分裂病と双極性障害の治療. 大野 裕(訳), ライフサイエンス, 東京, 1997による)

　が、わが国においては、リチウム、カルバマゼピン、バルプロ酸の順で使用されているのが現状である。3剤の特徴を表4に掲げる。いずれにせよ第一選択はリチウムである。効果が不十分であれば、リチウム→カルバマゼピン→バルプロ酸の順に併用もしくは変更していく。

　幸福感を伴う古典的な躁病ではリチウムが推奨され、不快気分を伴う軽躁病や、急速交代型の場合、カルバマゼピンやバルプロ酸が推奨されている。リチウムは軽症または中等症程度の躁状態には単独投与で効果があるが、重症の場合は効果が不十分である。また、病相の順序が、躁病相→うつ病相→正常気分のパターンにはリチウムはよく反応するが、うつ病相→躁病相→正常気分のパターンは反応に乏しいといわれる。

　原則的には

　①まずは1種類の気分安定薬を使用する。

　②約3週間試して効果がない場合は、気分安定薬を変更する。部分的な効果にとどまる場合は、気分安定薬を2〜3種類併用していくことも検討する。

■ベンゾジアゼピン
■抗精神病薬

　③気分安定薬の効果がみられるまでに1〜2週間を要するので、その間不眠、焦燥を伴う場合、鎮静目的でベンゾジアゼピン系薬剤や抗精神病薬を併用する。

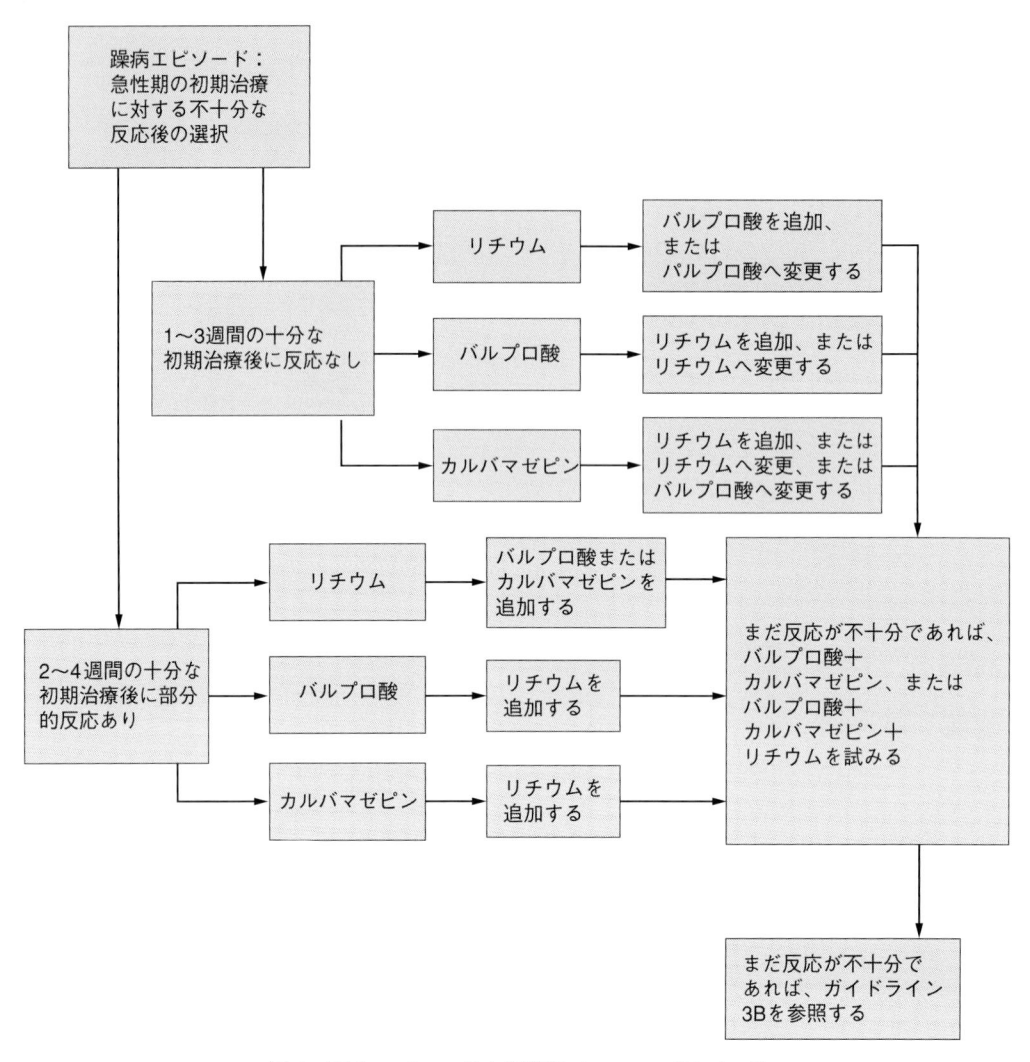

図2. 躁病エピソード急性期治療のアルゴリズム②
図1の治療で反応が悪かった場合の次の手順
(Frances A, Docherty JP, Kahn DA：エキスパート・コンセンサスガイドライン精神分裂病と双極性障害の治療．大野　裕(訳)，ライフサイエンス，東京，1997による)

・軽躁病エピソードの処方例・

①リーマス® 400 mg 分2　または　リーマス® 600 mg 分3　から開始
　1週間経っても効果が不十分なときは、5～7日ごとに200～300 mgずつ増やし1日量900～1,200 mgまで増量する。
　急性期は0.6～0.7 mEq/lを目安に0.3～1.2 mEq/lの血中濃度を維持する。
②①で効果が不十分ならば
　テグレトール® 200 mg 分2　から併用を開始し
　通常400～600 mgの併用量とするが、効果不十分な場合は1,200 mgまで増量しうる。
③バルプロ酸を併用する場合は
　デパケンR® 400 mg 分2　から併用開始し
　1日量600～1,200 mgまで増量する。

表4. 気分安定薬の投与量、特徴、副作用

リチウム (リーマス®)	使用量	1日用量 400〜1,200 mg 初期用量 400〜600 mg ※
	治療血中濃度	躁病治療 0.3〜1.2 mEq/l 病相予防 0.3〜0.8 mEq/l
	特徴	自然な鎮静作用。副作用・中毒症状に注意。多幸感を伴う古典的躁病に効果的。うつ病治療のため単独で用いられることもある。急速交代型には効果が乏しいことあり。
	使用量と関係した副作用	多尿、多飲、体重増加、認知障害、振戦、不活発、協調運動障害 胃腸症状、良性白血球増多、痤瘡、脱毛、浮腫、良性心電図変化・心伝導障害 甲状腺機能低下
	特異的副作用	乾癬、膿胞性痤瘡、腎不全
	過量摂取による中毒症状	(前駆症状)：嘔吐、下痢、粗大な手指振戦、眠気、不活発、めまい、構音障害、食思不振 (中毒症状)：意識障害、腱反射亢進、筋線維束攣縮、眼球振戦、痙攣発作、昏睡、乏尿、無尿
カルバマゼピン (テグレトール®)	使用量	1日用量　600〜1,200 mg 初期用量　200〜400 mg ※
	治療血中濃度	躁病治療　4〜12 μg/ml 病相予防　2〜10 μg/ml
	特徴	リチウムより速効性。 躁病相優位型、興奮、攻撃、混合状態に有効。 リチウムとの併用でより強い予防効果。
	使用量と関係した副作用	複視、眼のかすみ、疲労感、嘔気、ふらつき、皮疹、軽い白血球・血小板減少、軽い低ナトリウム・低浸透圧血症、軽い肝酵素活性の上昇、T₃・遊離T₃の低下、遊離コルチゾールの上昇
	特異的副作用	無顆粒球症、再生不良性貧血、肝障害、剥離性皮膚炎、膵炎系統的過敏症
	過量摂取による中毒症状	めまい、ふらつき、鎮静、複視、易刺激性、昏迷、昏睡、眼振、眼球麻痺、小脳錐体外路症状、意識障害、痙攣、呼吸不全、頻脈、不整脈、心伝導障害、低血圧
バルプロ酸 (デパケン®、バレリン®)	使用量	1日用量　600〜1,200 mg 初期用量　600〜1,000 mg ※
	治療血中濃度	躁病治療　50〜125 μg/ml 病相予防　40〜100 μg/ml
	特徴	混合状態、急速交代型などに有効
	使用量と関係した副作用	胃腸症状、肝酵素活性の上昇、振戦、鎮静、無症状性の白血球減少・血小板減少、脱毛、食欲亢進、体重増加
	特異的副作用	非可逆性肝障害、膵炎、顆粒球減少症、多嚢胞性卵巣、アルドステロン値の上昇
	過量摂取による中毒症状	傾眠、心伝導障害、昏睡

※：高齢者ではより少量から開始する　　　　　　　　　　　　　　　(文献10)-12)より改変)

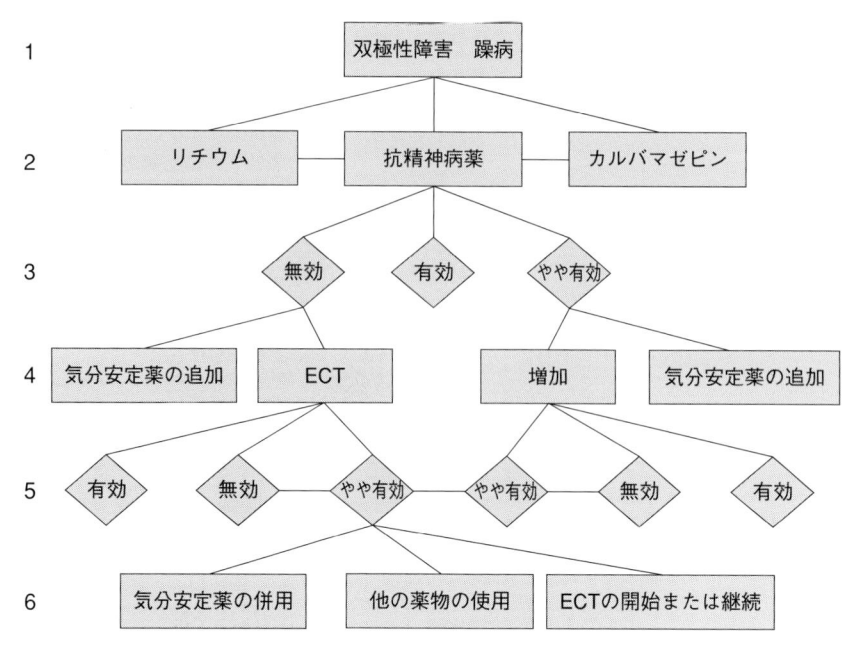

図3. 急性躁病の治療アルゴリズム

(本橋伸高：双極性障害.精神分裂病と気分障害の治療手順，精神科薬物療法研究会，pp 75-79，星和書店，東京，1998による)

参考に日本版アルゴリズムの急性躁病の治療アルゴリズム[13]を掲げる(図3)。

b 大うつ病エピソード

■抗うつ薬
■選択的セロトニン再取込み阻害薬(SSRI)

双極性障害の大うつ病エピソードの治療は、気分安定薬と抗うつ薬の併用が基本である(図4)。併用する抗うつ薬は、選択的セロトニン再取り込み阻害薬(SSRI)が推奨されている。本邦では、フルボキサミン(ルボックス®、デプロメール®)、パロキセチン(パキシル®)の2種のSSRIが発売されている。抗うつ薬の単独療法は、薬物による躁転や、急速交代型になり予後不良になるなどの危険性がある。薬物による躁転の危険因子として、①女性、②『双極Ⅱ型障害』、③甲状腺機能低下症の合併、④うつ－躁－間欠期の病相パターンをとるもの、などが挙げられる。

・大うつ病エピソードの処方例・

①新たに処方がなされる場合
　　リーマス®　400 mg　分2
　　パキシル®　10～20 mg　分1
の併用から開始。
　抗うつ薬を増量する場合も、気分安定薬の効果が現れる2～4週間待つことが望ましく、それにより躁転の危険性が減る。

②気分安定薬による継続・維持療法がなされていた場合
　気分安定薬の投与はそのまま継続する。
　そこにパキシル®を上記の如く併用する。

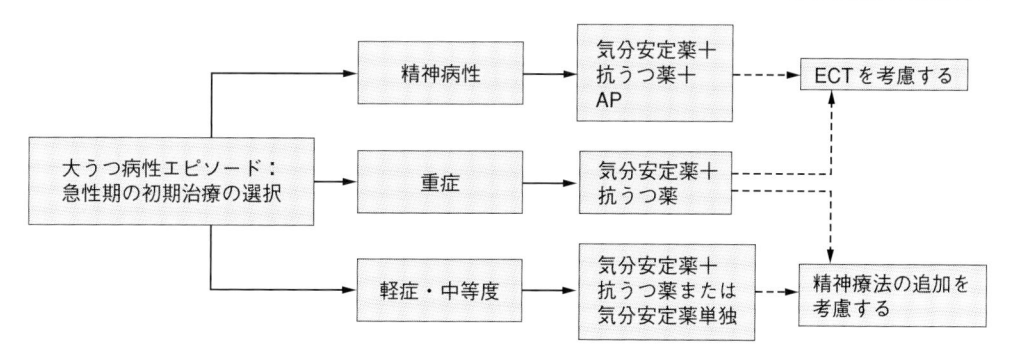

図4. 大うつ病急性期治療のアルゴリズム
(Frances A, Docherty JP, Kahn DA：エキスパート・コンセンサスガイドライン精神分裂病と双極性障害の治療．大野 裕(訳)，ライフサイエンス，東京，1997 による)

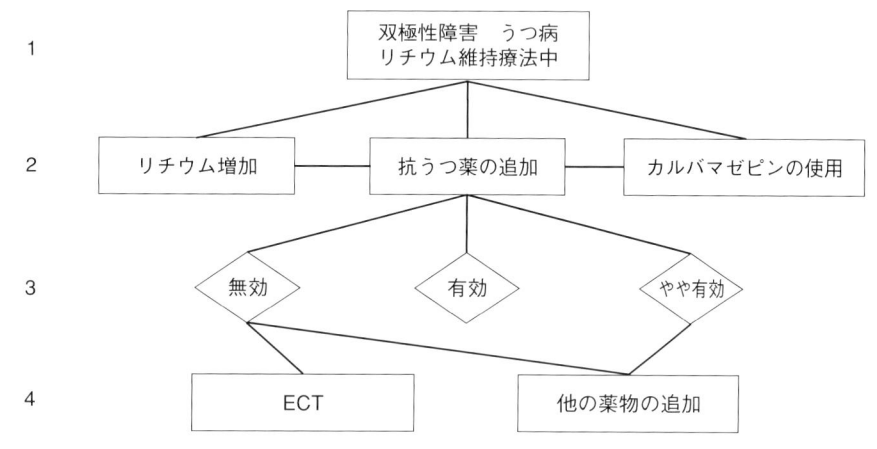

図5. 急性双極性うつ病の治療アルゴリズム
(本橋伸高：双極性障害．精神分裂病と気分障害の治療手順，精神科薬物療法研究会，pp 75-79，星和書店，東京，1998 による)

　比較的軽症の大うつ病エピソードの場合、抗うつ効果を期待できるリチウムの単独投与もなされることがあるが、効果が発現するまでに2〜4週間程度を要する。カルバマゼピンやバルプロ酸は抗うつ効果が弱い。

　抗うつ薬併用により躁転したら、抗うつ薬は中止する。

　参考に日本版アルゴリズムの急性双極性うつ病の治療アルゴリズム[13]を掲げる(図5)。

2　継続期および維持期の治療

■継続療法

　双極性障害は長期的にみれば極めて再発率が高いので、病相予防は非常に重要である。継続療法とは、急性期症状が治まってから後の2〜6ヵ月間に行うもので、エピソードの再燃、対極への交代を防ぐことが目的である。気分安定薬の必要最小限を目標に調整するとともに、他の薬剤(抗うつ薬、抗精神病薬、抗不安薬)を漸減する。抗精神病薬の連続投与は予防に無効である[14]。

■維持療法

　維持療法とは継続療法に引き続いて行う治療で、新しいエピソードの再発を防ぐことが目的で、長期的(2年が目安)または生涯にわたり気分安定薬を予防的に投与する。『双極Ⅱ型障害』では、3回の軽躁病エピソードの後に気分安定薬による維持療法を行うことが勧められているが、頻回かつ重症のうつ病がある場合や、双極Ⅰ型の強い家族歴がある場合は維持療法を行うことが勧められる。

　維持療法に用いられる気分安定薬は、まず急性期の治療に有効であった気分安定薬が選択されるが、副作用の点から長期投与にはバルプロ酸とリチウムが適している。急性期治療に比べ、少ない処方量と少ない血中濃度の維持で再発は防止しうる。

　双極性障害におけるうつ病相の後の継続療法で、どのくらいの期間抗うつ薬を継続するかについては、単極性うつ病の場合より6〜12ヵ月以上早く抗うつ薬を漸減することが勧められている。

　因みに単極性の大うつ病の急性症状の寛解後は、単一エピソードでは6〜12ヵ月間の継続療法が、複数のエピソードの後には生涯にわたる維持療法が勧められており、その際の抗うつ薬の投与量は、通常急性期の投与量の1/3〜1/2であることが多い。

　双極性障害の治療とは気分安定薬を中心に各種の薬剤を併用する、併用療法であるといえる。これは双極性障害が、単一ではなく複数のニューロンネットワークの機能障害と考えられることとも一致する[15]。

・要　点・
①継続療法とは、急性期症状が治まってから後の2〜6ヵ月間に行うもので、エピソードの再燃、対極への交代を防ぐことが目的で、気分安定薬を調整し、他の薬剤は漸減する。
②維持療法とは継続療法に引き続いて行う治療で、再発を防ぐことが目的で、長期的(2年が目安)または生涯にわたり気分安定薬を予防的に投与する。双極Ⅱ型障害では、3回の軽躁病エピソードの後に維持療法を行うことが勧められている。

Ⅵ　心理社会的治療

■心理教育(サイコエデュケーション)

　双極性障害の治療の基本は薬物療法である。しかし同時に、患者とその家族などの関係者に対する、心理教育(サイコエデュケーション)[16]などを包括した心理社会的治療を行っていくことが、治療効果を高めるうえで極めて重要である。

　急性期においては、疾病の苦痛軽減、早期軽症化、自殺防止が、継続期や維持期においては再燃や再発の防止が目標となる。以下に具体的項目を挙げていく。

1　患者の状態を把握する

　急性期には、症状や心理状態とともに、生活や活動のパターン、全身の健康状態(アルコール摂取の有無を含む)、家族のサポートの有無などを把握し、自殺の危険性には細心の注意を払う。また、経過とともに疾患の理解度や受容、服薬状況を把

握する。

継続期や維持期においては、再燃や再発の徴候、ストレスにつながる環境やストレスの管理、薬物療法への理解や服薬状況、家族のサポートなどを把握する。

これらを踏まえたうえで、適宜患者や家族に対する介入を以下のように行っていく。

2 疾患の理解

患者や家族に、現在の問題点が双極性障害という疾患に基づくものであるということを理解してもらう。

双極性障害について、原因は脳内の神経伝達の機能障害と考えられていること、しばしば遺伝的関与が強いということ、『双極Ⅱ型障害』では大うつ病エピソードと軽躁病エピソードがみられること、またその症状の詳細などを説明し、理解を促す。軽躁病エピソードについては、それが病気の症状であると認識することは困難であるかも知れない。うつ病相においては患者が周囲の者から単に怠けているだけと考えられたり、躁病相では患者はよくわかったうえで無理やわがままを言っているだけと考えられたりすることがしばしばみられる。しかし、それは双極性障害という病気に罹ったためであり、患者の責任でもないし、患者自身が「弱い」わけでもないことを説明する。特に『双極Ⅱ型障害』でみられるような軽躁病エピソードは誤解されることが多い。

また、休息を要すること、判断力が低下しており重要な決断は保留するべきであることを説明し、自殺防止について本人や家族に注意する。

3 薬物療法への理解

a 急性期治療

薬物療法の必要性、薬理作用、治療期間の見込みなどを説明する。気分安定薬、抗うつ薬とも効果発現に2週間前後かかること、70％以上の人がそれらの薬剤で効果が現れ軽快することを説明する。自然経過にまかせると躁病・軽躁病エピソードは2〜3ヵ月継続し、大うつ病エピソードは平均6ヵ月以上継続することから、急性期治療はその期間内に終了するであろうことを伝え、治療目標期間を設定する。

b 長期的予後と予防的治療

双極性障害は再燃、再発しやすく、再発を繰り返すと頻発性となり、またそれぞれの病相も期間が延長し、間欠期が短縮することになることを説明する。再燃を防ぐための継続療法、再発を防ぐための維持療法といった、予防的治療が必要な旨を説明する。

c 薬剤の副作用

急性期においては比較的多量の薬剤を使用し、予防的治療においては長期にわたり服用するため、薬剤の副作用を説明し、異常があれば受診するよう促す。

表5. 双極性障害における心理社会的治療の方法と留意点

	病相期	
	急性期	継続期および維持期
最重要問題	十分に監視すべきこと ・自殺可能性 ・気分に関する症状 ・薬物使用 ・睡眠パターン ・薬物療法へのコンプライアンス 教育の内容 ・疾患の特徴 ・疾患の生物学的な性質 ・薬物療法へのコンプライアンスの重要性と用量調節の必要性 奨励されること ・電話による連絡 ・回復についての希望的な考え方 躁病において ・衝動的または不適当な行動に関する限界設定	質問事項 ・自殺可能性 ・気分に関する症状 ・薬物療法へのコンプライアンス ・前回の診察以降の健康状態 ・薬物使用 ・睡眠および活動パターン 教育の内容 ・最も効果的な薬剤を見い出すための体系的な薬物療法の重要性 ・薬物療法の継続と、副作用を報告することの重要性 ・再発の徴候について注意を促す ・心理社会的ストレスの管理 ・良好な睡眠環境 ・規則正しい食事と運動 ・カフェインおよびアルコール摂取を抑える ・仕事および余暇のスケジュールの管理 奨励されること ・有効な治療法を見い出すために患者およびセラピストが一緒に取り組むことができるという希望的な考え方
考慮すべきその他の問題および方法	うつ病 ・対人関係療法または認知・行動療法 躁うつ病 ・家族と会って出来事を再検討し、エピソードに備えることの必要性を強調する	気分に関連した持続性の認知のゆがみ 安定している維持期の間に患者が取り組むことが重要であると思われる長期的な問題 ・結婚の問題 ・雇用および財政上の問題 ・仲間との関係 ・性格の変化

(文献9)による)

4 家族へのサポート

　家族や関係者は、患者が治療を続けるようにサポートすること、自殺の前兆に気づくこと、躁状態での社会的逸脱を防ぐこと、回復したら安定した生活を送れるまでは無理強いをせず患者のペースに合わせてあげるように心がけること、回復後は再発の徴候に注意することなど、患者のために行える手助けはたくさんあることを説明する。

　参考にエキスパートコンセンサスガイドラインに記載された心理社会的治療の留意点を**表5**に掲げる。

Ⅶ 症例提示

【症例】 50歳、女性、会社員

【背景】

姉との二人姉妹。母方伯父がうつ病の既往歴あり。性格は生真面目だが融通がきかないところがある。いわゆるインテリ家庭に育つ。大学を卒業後銀行に勤務。30歳時結婚、挙子なし。既往歴は特記すべきものはない。

【病歴】

32歳時、職場の報告書をうまく書けず自信を喪失し、思い悩み気分が塞ぎ込み、眠れなくなった。職場の不手際は家庭の負担のせいだと、夫に対し八つ当たりするようにもなった。夫と両親に勧められてA病院精神科を受診し、うつ病と診断され3ヵ月間入院治療を行った。退院後4ヵ月ほど通院し治療は終了したが、治療中夫に離婚を切り出すが自ら撤回することがあった。

42歳時、職場での人間関係を誘因に抑うつ状態となり、やる気が出ず「もう仕事を続けるのは無理」と悲観的になった。B病院精神科を受診し、3ヵ月間休職したが外来治療のみで寛解した。その後も通院を続け、三環系抗うつ薬が継続された。

43歳時、特に誘因もなく抑うつ状態となったが、易疲労感が主体で症状は比較的軽度で、外来において若干の処方調整のみで寛解した。

44歳時、職場でどんどん仕事を引き受けたりみんなを取りまとめようとしたりして、「頑張り過ぎ」と同僚に指摘されるようになった。本人は仕事がうまく運び自信を深め、なんでもできるような気がした。本人にとっては喜ばしいことであり、また特にトラブルもないので職場はその様子を受容していた。主治医には就労が順調であることのみが本人から伝えられ、三環系抗うつ薬(トリプタノール®)の処方がそのまま継続された。

45歳時、母の看病を誘因に抑うつ状態が再発し、外来治療で寛解したが、その後イライラする様子が時折みられるようになった。

48歳時、それまで数年間平穏に暮らしていたが、夏季に唐突に海外旅行に行くと言い出し、家族が自重するよう促すのも聴かずに2週間欧州へ出かけてしまった。3ヵ月後、再び抑うつ状態となり、やや狂言的ではあるものの首吊りによる自殺企図がみられ、筆者らのC病院を受診した。

入院時検査にて特記事項なし。重症うつ病と診断し、三環系抗うつ薬(アナフラニール®)処方とともに電気痙攣療法(ECT)を行い、自殺念慮は消退した。その後、特に夫から上記のような詳細な病歴を聴取し、『双極Ⅱ型障害』と診断した。気分安定薬(リーマス® 600 mg)とSSRI(パキシル® 40 mg)を併用し、3ヵ月間で退院した。退院後3ヵ月間でパキシル®を漸減、中止し、リーマス® 600 mgのみの単独処方を継続し、その後2年間安定した状態を維持している。

■おわりに

『双極Ⅱ型障害』は、軽躁病相が見落とされやすいことから、診断され損ねているケースも少なくない。また、相反する病相それぞれで治療法も異なり、経過とともにより細かな対応を求められる。さらに、特に継続療法や維持療法における治療法はいまだ確立されたとは言い難く、それぞれの症例に合わせた臨床的判断を求められることが多い。

臨床場面でより適切に診断および治療されるために、『双極Ⅱ型障害』という診断カテゴリーの存在をさらに認識し、その病態や経過の特徴を熟知する必要があるといえる。

(根本隆洋、水野雅文)

■ 文　献 ■

1) American Psychiatric Association：Diagnostic and Statistical Manual of Mental Disorders；Forth Edition(DSM-IV). American Psychiatric Association, Washington DC, 1994 [高橋三郎，大野　裕，染谷俊幸(訳)：DSM-IV-TR 精神疾患の診断・統計マニュアル．医学書院，東京，1996].
2) Dunner DL, Gershon ES, Goodwin FK：Heritable factors in the severity of affective illness. Biol Psychiatry 11：31-42, 1976.
3) 坂戸　薫，佐藤哲哉：双極Ⅱ型障害．臨床精神医学講座4，気分障害，広瀬徹也(編)，pp 227-237，中山書店，東京，1998.
4) 服部晴起，前田　潔：双極Ⅱ型障害の治療．双極性障害のスタンダード，樋口輝彦(編)，pp 80-90，星和書店，東京，2002.
5) World Health Organization：The ICD-10 Classification of Mental and Behavioral Disorders；Clinical descriptions and diagnostic guidelines. WHO, Geneva, 1992 [融　道男，中根允文，小宮山実(監訳)：ICD-10 精神および行動の障害；臨床記述と診断ガイドライン．医学書院，東京，1993].
6) American Psychiatric Association：Diagnostic and Statistical Manual of Mental Disorders, Forth Edition Text Revision(DSM-IV-TR). American Psychiatric Association, Washington DC and London, 2000(高橋三郎，大野　裕，染谷俊幸(訳)：DSM-IV-TR 精神疾患の診断・統計マニュアル，医学書院，東京，2002).
7) Akiskal HS：The bipolar spectrum；new concepts in classification and diagnosis. Psychiatry update；the American Psychiatric Association annual review, American Psychiatry Press, Washington DC, 1983.
8) 水野雅文，根本隆洋：精神医学的診断における諸検査；その適応と概説．精神科臨床サービス 1：182-189, 2001.
9) Frances A, Docherty JP, Kahn DA(著)，大野　裕(訳)：エキスパート・コンセンサスガイドライン精神分裂病と双極性障害の治療．ライフサイエンス，東京，1997.
10) 澁谷治男：躁病の管理・治療．新しい診断と治療のABC9 精神1 躁うつ病，上島国利(編)，pp 106-114，最新医学社，大阪，2003.
11) 木村真人，遠藤俊吉：双極性感情障害[躁うつ病]．精神科治療学 10(臨)：115-119, 1995.
12) 岸本　朗，井上雄一：躁病の薬物療法．臨床精神医学講座4，気分障害，広瀬徹也(編)，pp 126-137，中山書店，東京，1998.
13) 本橋伸高：双極性障害．精神分裂病と気分障害の治療手順，精神科薬物療法研究会，pp 75-79，星和書店，東京，1998.
14) 野村総一郎：気分障害．臨床精神医学 増刊号：34-37, 2000.
15) 渡辺昌祐：双極性障害の治療指針．臨床精神薬理 1：803-813, 1998.
16) 江原　嵩，佐藤倫明：双極性障害のサイコエデュケーション．臨床精神薬理 1：857-862, 1998.

14 気分変調性障害

I 気分変調性障害とは

■気分変調性障害
(dysthymic disorder)

■軽症で慢性の経過

■気分変調症
(dysthymia)

　気分変調性障害(dysthymic disorder)とは、1980年、アメリカ精神医学会が定めた精神疾患の診断・統計マニュアル第3版(Diagnostic and Statistical Manual of Mental Disorders, 3 rd edition；DSM-III)[1]に登場した疾患概念で、軽症で慢性の経過をたどるうつ病を指す。また、気分変調性障害は、DSM-IIIや、その改訂版であるDSM-III-R[2]では、気分変調症(dysthymia)(メモ1参照)と呼ばれたが、最新版であるDSM-IV[3]では気分変調性障害(dysthymic disorder)に疾患名を変更された。なお本稿では引用文献に従い、一部、気分変調症と記載した部分もあるが、基本的に気分変調症と気分変調性障害の疾患概念に相違はない。

■抑うつ神経症

　これまで、軽症で慢性の経過をたどるうつ病は、伝統的な従来診断において、抑うつ神経症、神経症性抑うつ、心因性うつ病などと呼ばれ、神経症カテゴリーに分類されていた。また、抑うつ神経症は、表1に示したように、病因や、臨床症状により内因性うつ病(メモ2参照)と比較され、両疾患は区別されていた。

　抑うつ神経症は、病前性格において未熟で依存的な性格の者が多く、発症には心理的要因や環境要因が大きく関与し、症状は全般的に軽症で、日内変動が小さく、自責感や自律神経症状が少なく、遷延化することが多いといわれていた。さらに、抑うつ神経症に対して抗うつ薬は効果がなく、抗不安薬や精神療法的なアプローチ

表1. 内因性うつ病と抑うつ神経症の比較

		内因性うつ病	抑うつ神経症
病前性格		メランコリー親和型	依存的、未熟
心因・環境因の関与		±	+
症状の特性	不眠	早朝覚醒が多い	入眠困難が多い
	日内変動	+(朝調子が悪いことが多い)	±(夕方調子が悪いことが多い)
	自律神経症状	多い	少ない
	自責感	多い	少ない(むしろ他罰的)
	重症度	重症	軽症
経過		3〜6ヵ月の相性経過をとる	遷延化
治療		抗うつ薬が有効	抗うつ薬は無効、抗不安薬と精神療法を中心とした治療

```
                ・身体因性うつ病
うつ病  ──┤・心因性うつ病（抑うつ神経症）
                ・内因性うつ病 ──┤・躁うつ病
                                      ・単極性うつ病
```

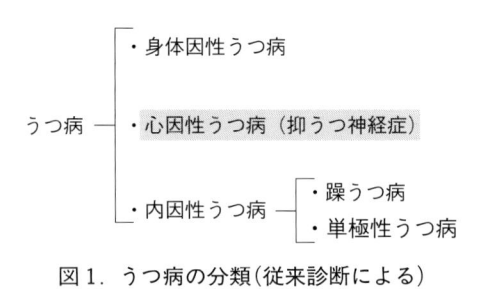

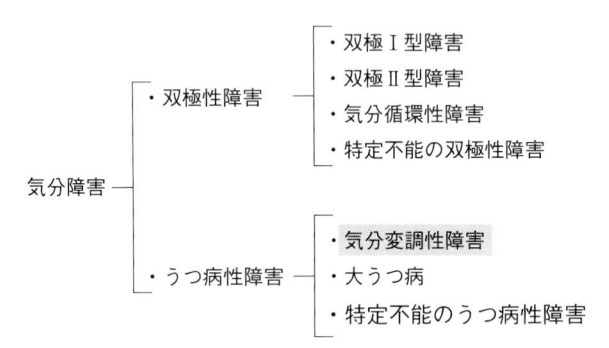

図1．うつ病の分類（従来診断による）

```
                              ・双極Ⅰ型障害
              ・双極性障害 ──┤・双極Ⅱ型障害
                              ・気分循環性障害
                              ・特定不能の双極性障害
気分障害 ──┤
                              ・気分変調性障害
              ・うつ病性障害 ─┤・大うつ病
                              ・特定不能のうつ病性障害
```

図2．新しいうつ病の分類（DSM-IV による）
（American Psychiatric Association：Diagnostic and Statistical Manual of Mental Disorders. 4 th ed, Washington DC, 1994 による）

が有効と考えられていた。

　一方、抑うつ神経症という診断の妥当性について疑念を抱いたアキスカルは、これを検証する目的で、抑うつ神経症と診断された患者の追跡予後調査を行った（メモ3参照）。調査の結果、抑うつ神経症は診断学的妥当性を欠き、診断について再検討を要するという結論に達した[4]。また、その後行われた追試の結果も同様に、アキスカルの主張を支持するものであったため、アメリカ精神医学会はDSM-Ⅲを作成するにあたり、これまで従来診断において行われてきた病因論に立脚したうつ病の分類（図1参照）を、科学的根拠に乏しいとの理由で改め、患者に出現する症状数とその持続期間によって定義された、新しいうつ病の分類（図2参照）を発表した。こうした流れの中、これまで抑うつ神経症と呼ばれた、軽症で慢性の経過をたどるうつ病の大部分は、気分変調症として新たに定義され、大うつ病や、双極性障害と同じ、気分障害のカテゴリーに編入された。気分変調症を、気分障害に位置づけたことは、軽症うつ病の疾患概念および、その治療には抗うつ薬を使用するという治療戦略の点からみて大きな意義があった。

■気分障害

　しかし、DSM-Ⅲでは、病因について一切配慮しておらず、機械的に診断が下されるため、気分変調症は異なる疾患の寄せ集めに過ぎないという、疾患の異種性についての批判が集中した。そこでアキスカルは、この批判に答える形で、発症年齢、家族歴、予後、抗うつ薬に対する治療反応などを参考として、慢性うつ病の亜

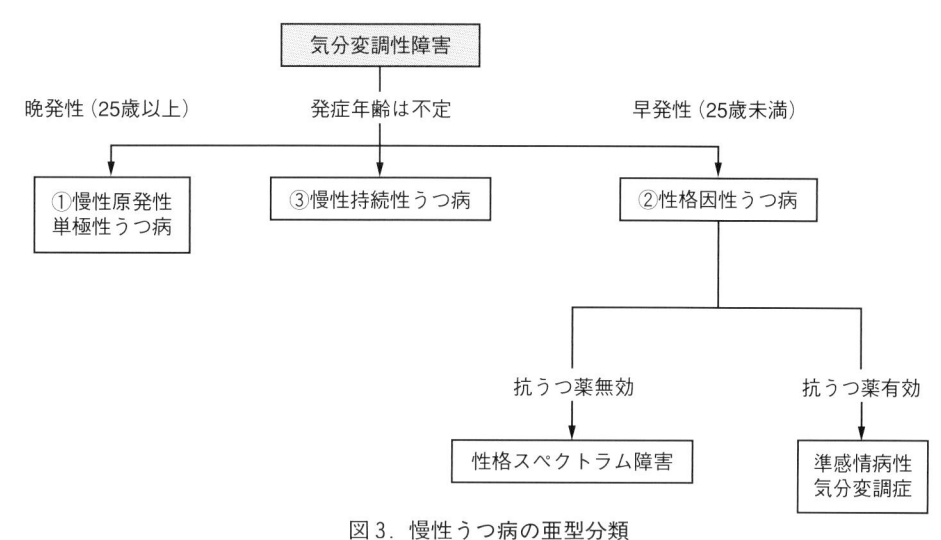

```
                          気分変調性障害
                                │
     晩発性（25歳以上）      発症年齢は不定      早発性（25歳未満）
            │                    │                    │
    ①慢性原発性           ③慢性持続性うつ病      ②性格因性うつ病
    単極性うつ病                                      │
                                              ┌──────┴──────┐
                                          抗うつ薬無効      抗うつ薬有効
                                              │              │
                                       性格スペクトラム障害   準感情病性
                                                            気分変調症
```

図3. 慢性うつ病の亜型分類

(Akiskal HS：Dysthymic disorder；Psychopathology of proposed chronic depressive subtypes. Am J Psychiat 140：11-20, 1983 より一部改変)

型分類を提案した(**図3**参照)[5]。

　この提案の中でアキスカルは、気分変調性障害を、発症年齢と誘因によって、高齢発症で単極性うつ病に続発する①慢性原発性単極性うつ病、若年発症の②性格因性うつ病、発症年齢は不定で感情障害以外の精神疾患や身体疾患に続発する③慢性続発性うつ病、の3型に分類した。

■性格因性うつ病

　さらにアキスカルは、25歳未満の、若年発症の性格因性うつ病を、臨床的特徴と、抗うつ薬に対する治療反応性の違いから、準感情病性気分変調症と性格スペクトラム障害に分類した(**表2**参照)[6]。

■準感情病性気分変調症
■性格スペクトラム障害

　準感情病性気分変調症では、発症に男女差はみられず、大うつ病や不安障害の併存率が高く、REM潜時(REM睡眠までの時間)が短く、三環形抗うつ薬に対して良好な治療反応を示した。さらに、家族歴に気分障害が多くみられ、人格は安定しており、予後良好で、三環形抗うつ薬を使用することにより躁転することもある。

　一方、性格スペクトラム障害は、女性に多く、アルコール依存症の併存率が高く、REM潜時は正常で、三環形抗うつ薬に治療反応を示さず、家族歴にアルコール依存症や人格障害が多くみられ、気分障害の家族内発生率は低い。また、小児期に両親の離婚を経験しているケースが多く、一般に人格は不安定で、さまざまな人格障害を併存し、予後不良である。

　DSM-III-Rでは、アキスカルによる慢性うつ病の亜型分類を反映して、大うつ病に続いてみられる軽度の抑うつ状態を、気分変調症のカテゴリーから分離し、部分寛解を伴う大うつ病へ編入した。さらに、DSM-III-Rでは、原発性-続発性、若年性-晩発性という分類を診断に加えたが、最新版のDSM-IVでは、早発型-晩発型という年齢による分類のみ診断にとどめた。アキスカルの分類では、25歳未満の発症を早発型、25歳以上の発症を遅発型と分類しているが、DSM-IVでは、

表2. 早発性気分変調症の分類と特徴

	準感情病性気分変調症	性格スペクトラム障害
家族歴	感情障害が多い	アルコール依存症や人格障害が多い
性差	なし	女性に多い
人格	安定	不安定
抗うつ薬に対する治療反応性	良好	不良
予後	良好	不良
レム潜時(レム睡眠までの時間)	短縮	正常
抗うつ薬による躁転	多い	なし
併存症	大うつ病や不安障害が多い	人格障害が多い

(文献6)より一部改変)

■早発型
■晩発型

21歳未満の発症を早発型、21歳以上の発症を晩発型に分類している。

また、これまで抑うつ神経症は、中年期以降に多い疾患といわれていたが、気分変調性障害は、早発型に該当する若年患者の多いことがわかった[7]。10代で、抑うつ状態として状態像診断される患者の多くは、DSM-IVの定義に当てはめると気分変調性障害に該当し、これまで漫然と状態像診断されてきた思春期に発症するうつ病の病態解明につながるものとして期待されている。

・メモ1・ ディスサイミア

ディスサイミア(dysthymia)とは、"障害された気分"という意味を表すギリシャ語を語源とする言葉である。また、ディスサイミアは、かつてドイツにおいて現在の躁うつ病やうつ病に相当する気分障害を示す言葉として使用され、後にバイブレヒトにより、今日の定義に近い慢性のうつ病を表す言葉として使用されたという歴史がある。

一方、ディスサイミアの邦訳である気分変調症という疾患名は、実際の病状を適切に表現していないばかりか、その呼称からは、気分変動をきたしやすいという病態を想起させやすく、疾患名として不適切であると批判されている[8]。確かに、臨床家にとって、気分変調症という疾患名は、これまで慣れ親しんできた従来診断名である抑うつ神経症と比べて、どこかつかみどころがなく、味気ない響きがするとの感は否めない。

・メモ2・ 内因性・外因性

身体疾患や、心理的要因など、外部の誘因によって引き起こされるうつ病を外因性うつ病と呼ぶのに対し、内部から1人でに起こるうつ病のことを内因性うつ病という。内因性うつ病の原因は明らかではないが、脳の中に問題があると考えられ、遺伝の脆弱性、体質などの関与が予想されている。また、従来診断における狭義のうつ病とは内因性うつ病を指す。一方、内因性うつ病の発症にも心因の関与することが多く、病因によるうつ病分類は科学的根拠に乏しいとして、DSM-IVでは内因・外因という曖昧な表現を避け、症状数とその持続期間から気分障害を定義分類している。

・メモ3・ 抑うつ神経症の追跡予後調査

1978年、アキスカルは、抑うつ神経症と診断された患者100名を対象に、3〜4年にわたる追跡予後調査を行った[4]。その結果、再調査の時点で、抑うつ神経症と再診断されたのは、わずか24名に過ぎず、18名が双極性障害(うち双極I型4名、双極II型14名)、22名が単極性うつ病へ診断名を変更されていた。抑うつ神経症と診断された患者の多くが長期経過中、神経症から気分障害に診断を変更されたことは、精神

科診断における長期経過の重要性について再認識させられ、抑うつ神経症の診断について再検討の必要性があることを示唆した。その後、アメリカ精神医学会は、アキスカルの追跡予後調査の結果を考慮して、軽症で慢性の経過をたどるうつ病を、気分変調症と名づけ、気分障害のカテゴリーに分類した。

II 症状

　気分変調性障害は診断自体が症状により規定されているため症状を知るには、まず診断基準を参考にすべきである。

　DSM-IVにおける気分変調性障害の診断基準（187頁の表6参照）をみると、必須症状として診断基準Aに抑うつ気分が記載されている。このほか、①食欲減退または過食、②不眠または過眠、③気力の低下または疲労、④自尊心の低下、⑤集中力低下または決断困難、⑥絶望感、の6つの症状項目が診断基準Bに記載されている。しかし、これら気分変調性障害の診断基準に記載された症状項目を大うつ病の症状項目として比較してみると大して変わりのないことがわかる。

　上記症状項目のうち、絶望感を除く5項目は、大うつ病の症状項目と重複している。さらに気分変調性障害では、希死念慮、精神運動性の焦燥・制止など大うつ病にはみられる重症症状項目がみられず、診断に必要とされる症状数も少ない。DSM-IVの症状項目だけをみると、気分変調性障害は大うつ病の単なる軽症型としてみられてしまうこともある。

　しかし、実際の気分変調性障害では表3に示したように、大うつ病と比較して、不眠、食欲低下、体重減少など身体症状の出現頻度が低いことや、表4に示したように低い自己評価、悲観主義、罪責感、不適切であるという感情など認知障害に関する症状の出現頻度が高いことが知られている[9)10)]。また、過食や過眠といった非定型な症状も比較的多くみられる。

■認知障害

■非定型な症状

　このためDSM-III-RからDSM-IVへ改訂され

表3．気分変調性障害にみられる症状とその出現頻度

症状	頻度(%)
1. 低い自己評価	84.2
2. 悲観主義	76.6
3. 不適切であるという感情	72.9
4. 社会的ひきこもり	71.4
5. 興味もしくは喜びの喪失	70.4
6. 活動性の低下もしくは倦怠感	66.3
7. 絶望観	65.1
8. 焦躁感もしくは過度の怒り	65.1
9. くよくよする	64.7
10. 効率もしくは生産性の低下	62.0
11. 集中力の低下	60.0
12. 自責感	59.0
13. 決断困難	58.9
14. 発言の減少	58.4
15. 涙もろさもしくは泣き叫ぶ	54.2
16. 不眠	49.7
17. 動作緩慢	49.5
18. 賞賛もしくは報酬に対する応答不能	46.6
19. 過食	44.1
20. 死もしくは自殺について頻回に考える	43.2
21. 落ち着きのなさ	41.1
22. 過眠	37.6
23. 食欲低下	32.3

（文献9）による）

表 4. 気分変調性障害の診断基準 B の代案

B. 抑うつ期間中に、以下の 3 つ（またはそれ以上）が存在する。
  (1) 低い自尊心または自信、または不適切であるという感情
  (2) 悲観主義、絶望、または希望のなさ
  (3) 全般的な興味または喜びの喪失
  (4) 社会的ひきこもり
  (5) 慢性の倦怠感または疲労感
  (6) 罪悪感、過去のことをくよくよ考える
  (7) イライラしているという主観的感覚、または過度の怒り
  (8) 低下した活動性、効率、または生産性
  (9) 思考困難で、集中力低下、または決断困難に反映される

(文献 3) による)

表 5. 気分変調症の臨床的特徴

(1) 大うつ病の残遺状態でない軽度の慢性うつ病
(2) 典型的には 21 歳未満
(3) 緩徐な発症で、持続性もしくは間欠的経過
(4) パニックや恐怖症の既往がない
(5) 以下の特徴のいくつかを持ち、外来治療ですむ程度の障害
  ・陰うつもしくは楽しめない気分で、典型的には朝の抑うつ
  ・低い自己評価、自責、悲観的な外観、希死念慮
  ・不眠もしくは過眠、過食
  ・疲労および社会的ひきこもりの傾向

(文献 11) より一部改変)

る際、診断基準 B の症状項目は気分変調性障害の症状表記には不十分であるとして項目内容の変更が検討された。しかし、診断基準の変更には慎重を期するとして、大幅な改定は見送られ、DSM-IV の付録 B に、"今後の研究のための基準案"として代案(表 4 参照)が掲載されるにとどまった。代案の症状項目では、睡眠障害や食欲に関する項目が削除され、代わりに、不適切であるという感情、悲観主義、絶望、罪責感など認知障害に関する項目や、社会的ひきこもりなどの項目が追加され、症状における大うつ病との相違が明瞭となった。

また、アキスカルは、早発型気分変調症の臨床的特徴を表 5 にまとめている[11]。つまり、アキスカルのいう早発型気分変調性障害の患者とは、日常生活はなんとか送ることはできるものの、いつも憂うつで、人生を楽しむことができず、活気がなく、ひきこもりがちとなるような若者を指す。

III 症例提示

●症例 1：気分変調性障害（早発型）

24 歳、無職の男性。主訴は、易疲労感と不眠。幼少期より引っ込み思案で友人は少なかった。大学 2 年生(20 歳)の頃より、理由もなく気分が滅入り、何をするのも億劫で、自宅にこもることが多くなった。大学はなんとか卒業したが、「まだ就職する気になれない」と言って、自宅でぶらぶらして過ごすようになった。また、大学時代の友人とは卒業後も交流があり、遊びに出かけたりすることもあった

表6. 気分変調性障害の診断基準

A.	抑うつ気分がほとんど1日中生存し、それのない日よりもある日の方が多く、患者自身の言明または他者の観察によって示され、少なくとも2年以上続いている。 注)小児や青年では、気分はイライラ感であることもあり、また期間は少なくとも1年間はなければならない。
B.	抑うつの間、以下のうち2つ(またはそれ以上)が存在すること。 (1) 食欲減退、または過食 (2) 不眠、または過眠 (3) 気力の低下、または疲労 (4) 自尊心の低下 (5) 集中力低下、または決断困難 (6) 絶望感
C.	この2年間の期間中(小児や青年は1年)、一度に2ヵ月を超える期間、基準AおよびBの症状がなかったことはない。
D.	この障害の最初の2年間は(小児や青年は1年)、大うつ病エピソードが存在したことがない。さらに、気分変調性障害の最初の2年間(小児や青年は1年)の後、大うつ病エピソードが重畳していることもあり、この場合、大うつ病エピソードの基準を満たしていれば療法の診断が得られる。
E.～G.	は、除外診断。
H.	症状は臨床的に著しい苦痛または、社会的、職業的、または他の重要な領域における機能の障害を引き起こしている。

(文献3)による)

という。24歳時、就職の話が具体化したところ、易疲労感や早朝覚醒などの症状が出現したため、近所の内科クリニックを受診した。内科にて行った検査はなんの異常も認められなかった。また、精神科的問題を指摘され、精神科外来を紹介受診となった。

精神科受診当初、患者は慢性化した抑うつ気分を症状として認識しておらず、精神科へ通院することに反発を示した。しかし、病歴を聴取すると、患者の精神症状の根底には抑うつ気分が存在することがわかった。また、患者の抑うつ気分は軽度ではあるものの、20歳頃から現在に至るまでずっと続いており、特に午前中に気分の滅入る日が多いなど症状の日内変動も認められた。患者は、軽度の抑うつ、気力の低下、集中力の低下が4年以上持続していることから、DSM-IVの診断基準に照らし合わせて気分変調性障害と診断された(表6参照)。

外来通院にて、抗うつ薬(フルボキサミン 75 mg/日)を、2週間投与したところ、「久しぶりに気分が晴々した」などの発言もみられるようになり、症状の改善を認めた。

◆**コメント**：気分変調性障害は、症状の経過が長期間にわたるため、診断を下すには、過去に立ち戻っての病歴聴取が必要となる。軽症うつ病の診察では、あらかじめ、気分変調症を念頭において診療にあたらないと、診断を見逃してしまうことがある。また、気分変調性障害では、症状が軽微であることや、認知障害を呈することが多いために、患者本人が積極的に症状を訴え出ることが少ない。さらに患者の多くは自ら受診することは少なく、受診に至ったケースでも、精神科ではなく一般診療科を受診し、適切な治療を受けずに漫然と経過することが多い。

症例は、抗うつ薬に対する治療効果が顕著に認められたことから、アキスカルによる亜型分類では、準感情病性気分変調症と診断された。症状に、日内変動、早朝覚醒、自責感などの内因性うつ病の特徴的症状を示すケースでは、抗うつ薬に対する治療反応良好なケースが多いといわれている。

抗うつ薬の選択は、副作用の点から考えて、フルボキサミンやパロキセチンなど、選択的セロトニン取込み阻害薬(SSRI)や、選択的セロトニン・ノルアドレナリン取込み阻害薬(SNRI)であるミルナシプランなどの新しいタイプの抗うつ薬が第一選択となる。

● 症例2：ダブルデプレッション（気分変調性障害と大うつ病の併存）

20歳、無職の女性。主訴は、抑うつ気分、不眠、食欲不振、希死念慮。

10歳時に両親が離婚し、患者は父親に引き取られ、父方の祖母に育てられた。中学2年生(14歳)の頃、いじめにあい不登校となった。その後、自宅にひきこもり、ほとんど学校に通わないまま中学を卒業する。定時制高校に進学するも、夏休みの後、特に理由なく再び不登校となった。患者は、昼夜逆転した生活を送り、2階の自室にこもってビデオを見たり、ゲームをしたりして過ごした。また、夕食を一緒にとるときを除いて、ほとんど家族とコミュニケーションをとることはなかった。高校を2年で中退し、その後もひきこもりの生活を続けた。

20歳時、将来について父親と言い争いになって以来、不眠、抑うつ気分が出現した。その後、不安・焦燥感が出現するなど、症状は悪化傾向をたどり、食事もほとんどとれない状態となったため、父親に連れられて精神科外来を受診した。

患者は、重症の大うつ病と診断され、受診から3日後に入院となった。

病歴を聴取すると、軽度の抑うつ気分は15歳頃から現在まで、ほぼ5年間持続して存在し、「自分は生きていても仕方がない人間だ」、「自分がいるだけで家族に迷惑がかかる」と語るなど、自己評価の低さや、自責感、罪業感などと関連した認知機能障害が認められた。患者は、症状とその経過から、気分変調性障害に大うつ病を併存したダブルデプレッションと診断された。

抗うつ薬（イミプラミン 200 mg/日）による薬物療法を開始したところ、入院1ヵ月ほどで症状は軽快し、不安・焦燥感、希死念慮は消褪した。一方、軽度の抑うつ気分、自己評価の低さ、食欲低下などの症状はその後も続いた。

◆ コメント：気分変調性障害では、長期間にわたる症状の経過や、認知機能障害によって、患者の社会機能予後は不良といわれている。多くの患者が、最低限の日常生活はこなせるものの、就業困難となり社会から脱落するケースも少なくない。この症例の場合も、長引く症状の経過から受診時既に社会的に脱落した状態にあった。このような患者の治療には、薬物療法のみならず、精神療法的アプローチも重要となる。

思春期にみられる早発型気分変調性障害の患者は、不登校やひきこもりを病像と

して呈することが多く、性格と病状との境界が曖昧であることなどから、診断が困難である。単なる怠けや、思春期特有の悩みとして片づけられ、なんら有効な手立てを受けずにいる患者も多い。また、早発型気分変調性障害の患者は、その経過において高率に大うつ病を併発し、ダブルデプレッションを呈する。ダブルデプレッションは単なる大うつ病と比較して、重症度、自殺の危険率、再発率が高く、予後不良である。このため、早発型気分変調性障害では、大うつ病の発症を予防するためにも抗うつ薬を使用した十分な治療が必要となる。

症例のように、幼少期の家庭環境に問題があったケースは、アキスカルの亜型分類では性格スペクトラム障害に多いといわれている。しかし、この症例は、その後、大うつ病を併発してダブルデプレッションを呈し、抗うつ薬による治療に比較的良好な治療反応を示している。このように、アキスカルによる気分変調性障害の亜型分類はあくまで理念的なものであり、実際の臨床は、表2に示したようにすっきり割り切れるものではないことを銘記する必要がある。

IV 診　断

■DSM-IV
■症状数

気分変調性障害の診断は、操作的診断基準、DSM-IVに規定された、症状数、症状持続期間、除外診断によって行われる(表6参照)。

症状数についての規定では、診断基準Aに記された抑うつ気分が必須症状となる。それに加えて、診断基準Bに記された6つの症状項目、①食欲減退または過食、②不眠または過眠、③気力の低下または疲労、④自尊心の低下、⑤集中力低下または決断困難、⑥絶望感、のうち2つ以上が必要となる。

■2年以上の症状持続期間

しかし、気分変調性障害の診断では、症状数よりもむしろ症状持続期間に診断学的重点がおかれている。少なくとも2年以上の症状持続期間(小児・青年の場合は1年間以上)と症状間欠期間が2ヵ月未満であることが規定されている。

症状持続期間から気分変調性障害を診断する場合には注意が必要である。図4に7つの慢性うつ病のケースを例に挙げて診断を示した。

AとBはそれぞれ、症状持続期間が2年以上あり、かつ間欠期間が2ヵ月未満であることから気分変調性障害と診断される。一方、Cについては、症状間欠期間が2ヵ月以上あることから気分変調性障害とは診断されない。

また、Dについては、DSM-IVでは、大うつ病の部分寛解として診断され、気分変調性障害とは診断されない(DSM-IIIの診断基準では気分変調症と診断されていた)。

Eは、先行する気分変調性障害に大うつ病が併発しており、気分変調性障害と大うつ病の両方の診断が下され、ダブルデプレッションと呼ばれる。一方、Fについては、大うつ病に先行する軽症うつの持続期間が気分変調性障害の規定(2年以上)に満たないため、大うつ病の部分寛解と診断される。

A 気分変調性障害 ←2年以上→

B 気分変調性障害 ←2年以上→ 2ヵ月未満

C 特定不能のうつ病性障害 ←2年未満→ ←2年未満→ 2ヵ月以上 2ヵ月以上

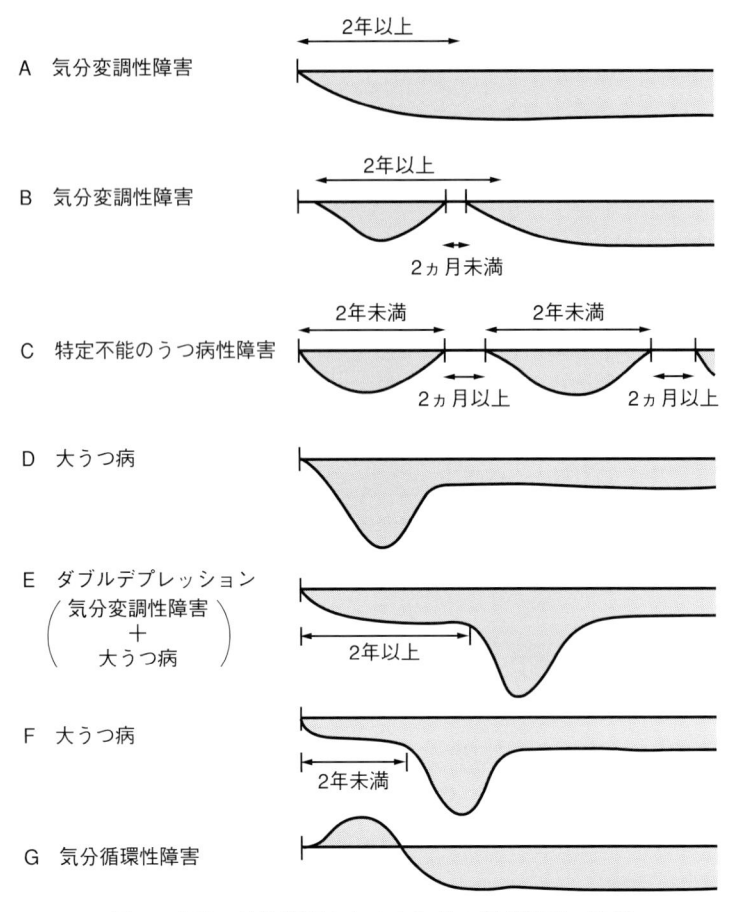

D 大うつ病

E ダブルデプレッション（気分変調性障害＋大うつ病） ←2年以上→

F 大うつ病 ←2年未満→

G 気分循環性障害

図4．症状の持続期間からみた気分変調性障害の診断

また、気分変調性障害は、気分障害のカテゴリーにおいて、単極性のうつ病性障害に分類されており、過去に躁状態（軽躁状態）や混合状態のエピソードが存在した場合には、診断から除外される（図2参照）。したがって、軽躁状態の既往があるGは、症状持続期間の規定を満たしていても気分変調性障害と診断されない。

メモ4　操作的診断

精神科診断には、伝統的な従来診断と操作的診断がある。従来診断は病因論や疾患理論に基づいているため、疾患概念は確立しているが、明確な診断基準を欠き、国や学派によっても診断が異なる。そのため、従来診断では、国際間における精神疾患統計の比較や調査研究を行うことが困難である。そのため今日では、アメリカ精神医学会が作成したDSM-IVや、WHOが作成したICD-10など、操作的診断を使用する頻度が増えている。

操作的診断では、患者にみられる症状数と、症状持続期間をマニュアルに沿って当てはめていくことにより、誰でも平易に診断がつけられるように作成されている。しかし操作的診断は、無理論的（atheoretical）と呼ばれているように、病因については一切配慮がないため、疾患の異種性が問題視となる。その一方、明確な診断基準による、高い診断学的信頼性をもつ操作的診断を用いることによって、精神疾患に関する実証的研究は、従来診断の時代と比較して飛躍的に進歩した。気分変調性障害に関しても、抑うつ神経症と呼ばれた時代と比べると、診断学的にも、病因論的にも、より洗練されたといえる。

V 経過・予後

もとより気分変調性障害では、2年以上という症状持続期間が、診断基準に盛り込まれているように、経過が長期にわたる。実際、気分変調性障害の50%以上は10年以上の長期経過を示し、症状持続期間の平均は15.6年にも及ぶと報告されている[12]。

■大うつ病
■ダブルデプレッション

さらに、気分変調性障害の多くは、経過中に大うつ病を併存し、ダブルデプレッションと呼ばれる病態を呈する。大うつ病の併存率は、報告によって異なるものの、気分変調性障害の70～90%と報告されている[12]。

ダブルデプレッションについて初めて報告したケラーによると、ダブルデプレッションは大うつ病患者の約25%に認められ、純粋な大うつ病と比較して、うつ病相の重症度は高いが、大うつ病からの回復は良好で、基底にある気分変調症の状態へは比較的スムーズに回復するという[13]。しかし、気分変調症を含めた完全寛解率は低く、また大うつ病の再発率も高いため、ダブルデプレッションでは症状が軽快した気分変調症の状態に回復しても十分な治療を継続して行うべきであるとまとめている[13]。

また、アキスカルの亜型分類では、準感情病性気分変調性障害に、大うつ病を併存してダブルデプレッションを呈することが多く、性格スペクトラム障害との間には統計学的有意差も指摘されている[4]。

■併存症

さらに、気分変調性障害では、大うつ病以外にも、不安障害(48%)、薬物乱用・依存(11%)、人格障害(34%)などの精神障害を高率に併存することが知られている[14][15]。人格障害の中では、境界性人格障害、演技性人格障害、回避性人格障害などの併存率が高い。気分変調性障害では、これら併存症の有無が治療予後を大きく左右し、併存症が存在するケースでは、予後不良となることが多い。

症状的には軽症である気分変調性障害も、長期化による社会的機能不全や、併存症の存在により、その予後は予想外に厳しい。

VI 治療

気分変調性障害には異種性があり、現在のところ、ルーチン化された定型的な治療法は存在しない。しかしながら、抗うつ薬が有効な準感情病性気分変調症の存在が確認されており、まずは抗うつ薬による治療を試みるべきである。

気分変調性障害に対する抗うつ薬の臨床試験の結果から、古典的な三環形抗うつ薬ではイミプラミン[16]、新しいタイプの抗うつ薬では、SSRIであるフルオキセチン[17]とサートラリン[18]の有効性が実証されている。また、気分変調性障害の治療効果に関して、古典的抗うつ薬とSSRIの間に差は認められないものの、古典的

■SSRI

抗うつ薬では、尿閉、口渇、便秘、霧視など、抗コリン性の副作用が強いことから、まずは、SSRIを第一選択薬として処方することが望ましい。日本では、SSRIとしてフルオキセチンとパロキセチンが臨床導入されている。

■SNRI

このほか、実証的研究はまだ乏しいが、SSRIと同様に、副作用の観点からSNRIが第一選択薬として期待されている。日本では、SNRIとしてミルナシプランが臨床導入されている。

■MAO-I

さらに、日本では、まだ臨床導入されていないが、欧米では、新しいタイプのモノアミン・オキシダーゼ阻害薬（monoamine oxidase inhibitor；MAO-I）、モクロベマイドの有効性が確認されている[19]。MAO-Iは、特に過眠や過食といった、非定型な病像を示すタイプの気分変調性障害に対して期待がもたれている。

気分変調性障害に抗うつ薬を使用する際には、症状が軽症であっても、十分量の抗うつ薬を一定期間投与するべきである。具体的には、抗うつ薬の気分変調性障害に対する治療効果発現期間も考慮して、1種類の抗うつ薬につき、最低6～12週間は十分量の抗うつ薬を投与して治療効果の判定を行うべきである。また、ある種の抗うつ薬に対する治療効果が十分に得られぬ場合には、タイプの異なる抗うつ薬を数種類試してみるべきである。

しかしながら、気分変調性障害の約70％を占めるといわれる性格スペクトラム障害には抗うつ薬が無効であることや、社会機能不全をきたした患者では、薬物療法だけでは治療がままならないことから、精神療法による治療も重要となる。気分変調性障害の治療では、薬物療法と精神療法を組み合わせた多次元的アプローチが重要と考えられる。欧米では、薬物療法と組み合わせて、認知行動療法、対人関係療法、社会技能訓練（social skill training；SST）による治療が行われ、効果をあげている[20]。また、わが国では、認知行動療法との類似点から、森田療法による治療も期待されている。

VII まとめ

軽症で慢性の経過をたどるうつ病として、気分変調性障害がDSM-IIIに登場して以来、既に20年以上が経過した。また、ここ数年来、うつ病に対する社会的関心が高まりをみせ疾患知識の一般への普及がみられる中、殊に気分変調性障害に関する限り、その疾患概念も臨床的重要性も十分には理解されていない。

気分変調性障害は、一般人口の3～4％にみられるありふれた疾患でありながら、症状が軽症な故、臨床的にも見過ごされやすく、適切な治療から漏れてしまうケースも多い。また、気分変調性障害の予後は、症状の長期化による社会機能不全や、大うつ病をはじめとした精神障害の併発により、決して楽観できるものではない。しかし一方、気分変調性障害には、抗うつ薬により治療可能な一群もあり、できる限り、早期段階での治療介入が望まれる。また、気分変調性障害の治療法とし

て、これまで慢性軽症うつ病に対して行われてきたような、漫然とした抗不安薬の投与や、精神療法一辺倒の治療スタンスは望ましくなく、まずは十分な期間十分量の抗うつ薬による治療を試み、さらには薬物療法と精神療法を組み合わせた多次元的なアプローチが必要となる[21]。

また、気分変調性障害は、操作的診断における診断名であり、症状数と症状持続期間により規定されているため、異種性が確認されている。今後の治療戦略上も、実証的研究に基づいた、より正確な亜型分類の設定が求められる。

アキスカルが行った気分変調性障害の亜型分類では、早発型についての病態解明は進んでいるが、遅発型の病態については、現在のところほとんど何も解明されていない。さらに、性格スペクトラム障害と抑うつ性人格障害との鑑別の問題や、準感情病性気分変調症では躁転するケースも多く、双極性障害と気分変調性障害の関係性についての問題など、気分変調性障害には、今後解明を必要とする課題も多い。

(早馬　俊)

■ 文　献 ■

1) American Psychiatric Association：Diagnostic and Statistical Manual of Mental Disorders. 3 rd ed, Washington DC, 1980.
2) American Psychiatric Association：Diagnostic and Statistical Manual of Mental Disorders. 3 rd ed revised, Washington DC, 1987.
3) American Psychiatric Association：Diagnostic and Statistical Manual of Mental Disorders. 4 th ed, Washington DC, 1994.
4) Akiskal HS, Bitar AH, Puzantian VR, et al：The nosological status of neurotic depression；a prospective 3-4 year follow-up examination in the lighat of the primary-secondary and the unipolar-bipolar dichotomies. Arch Gen Psychiat 35：756-766, 1978.
5) Akiskal HS：Dysthymic disorder；Psychopathology of proposed chronic depressive subtypes. Am J Psychiat 140：11-20, 1983.
6) Yerevanian BI, Akiskal HS：Neurotic, characterological, and dysthymic depression. Psychiatric Clinics of North America 2：595-617, 1979.
7) 広瀬徹也：気分変調症について．第2回ムードディスオーダー・カンファランス，上島国利(編)，pp 87-107，星和書店，東京，2001.
8) 広瀬徹也：Dysthymia(気分変調症)．臨床精神医学 23：1595-1601, 1994.
9) Keller MB, Klein DN, Hirschfeld RMA, et al：Results of the DSM-IV Mood Disorders Field Trial. Am J Psychiatry 152：843-849, 1995.
10) Klein DN, Kocsis JH, McCullough JP, et al：Symptomatology in dysthymic and major depressive disorder. The Psychiatric Clinics of North America 19：41-53, 1996.
11) Akiskal HS：Clinical subtypes of chronic-resistant depression. The Diagnosis of Depression, Feigher JP, Boyer WF(eds), pp 149-162, John Wiley, Chichester, 1991.
12) 神庭重信，坂本　薫，樋口輝彦：気分障害の臨床；エビデンスと経験．星和書店，東京，1999.
13) Keller MB, Shapiro RW：Double depression；Superimposition of acute depressive episodes on chronic depressive disorders. Am J Psychiatry 139：438-442, 1982.
14) Sanderson WC, Beck AT, Beck J：Syndrome comobidity in patients with major depression or dysthymia；prevalence and temporal relationships. Am J Psychiatry 147：1025-1028, 1990.
15) Koenigsberg HW, Kaplan RD, Gilmore MM, et al：The relationship between syndrome and personality disorder in DSM-III；experience with 2,462 patients. Am J Psychiatry 142：207-212, 1985.

16) Kocsis JH, Frances AJ, Voss C, et al : Imipramine treatment for chronic depression. Arch Gen Psychiatry 45 : 253-257, 1988.
17) Vanelle JM, Attar-Levy D, Poirier MF, et al : Controlled efficacy study of fluoxetine in dysthymia. Br J Psychiatry 170 : 345-350, 1997.
18) Thase ME, Fava M, Halbreich U, et al : A placebo-controlled, randomized clinical trial comparing sertraline and imipramine for the treatmentof dysthymia. Arch Gen Psychiatry 53 : 777-784, 1996.
19) Verisiani M, Amrein R, Stabl M : Moclobemide and imipramine in chronic depression(dysthymia) ; an international double-blind, placebo-controlled trial. International collaborative Study Group. Int Clin Psychopharmacol 12 : 183-193, 1997.
20) 佐藤哲哉, 成田智拓, 平野茂樹, ほか:気分変調症の精神療法. 臨床精神医学 27:653-663, 1998.
21) 早馬 俊, 宮岡 等:気分変調症と重複うつ病. 臨床精神医学 28:911-917, 2000.

15 気分循環症(気分循環性障害) cyclothymia(英) Zyklothymie(独)

I 用語の概念

　DSM-IIIが1980年に出て以来、気分障害に関してさまざまな疾患単位が提唱され、操作的な診断基準によって整理され細分化されてきた。気分循環症もその中の1つである。症候的には軽躁病相と軽うつ病相の両方が存在するのが特徴であり、現在では双極性障害(躁うつ病のこと)の軽症型と考えられている。気分循環症という言葉自体の歴史は意外と古く、1874年Karlbaumが周期性精神病(気分変動を周期的に繰り返す疾患)の軽症型に対して名づけたのが最初である。その後ドイツ語圏ではKraepelinやKretschmerが躁うつ病の病前性格として、それぞれ気分循環性気質、循環気質の概念を提唱した。軽躁と軽うつの間を一生にわたって揺れ動き、時にこういった性格が躁うつ病に移行しうるものとした。これに対してSchneider(1962)は躁うつ病全体を、Zyklothymieという名で呼ぶこととしたため、その影響でドイツ語圏ではZyklothymieと躁うつ病とが同じ意味で用いられるようになった。英語圏ではKraepelin、Kretschmerの流れを受けて、cyclothymiaは人格障害として扱われており、気分障害の1つとして用いられるようになったのはDSM-III以降のことである。日本ではドイツの影響を強く受けた関係もあって、Zyklothymieは主に躁うつ病の病前性格としての循環気質と同じ意味で使われ、その意味では馴染み深い言葉であった。DSM-IIIにて疾患単位としての外枠がほぼ描き出された後も、日本ではこの用語を病名として受け入れるには時間がかかり、近年ようやく操作的診断にさほど抵抗を感じない世代を中心に気分循環症という用語が使われ始めたが、気分循環症に関して論じた国内での総説[1)-3)]や症例報告[4)]はいくつかあるものの総じて文献はまだ乏しく、病名として十分認知されているとは言い難い状況である。精神医学辞典(弘文堂)にも気分循環症の項目は載っていない。

■循環気質

II 気分障害の一元論と二元論

　気分障害については、一元論でみるか二元論でみるかで時代により変遷してきた。一元論とは、気分障害は単極性と双極性との本質的な区別はなく、相互に明確な境界なく移行しうると捉える立場であり、二元論とは、単極性と双極性とを別な

■単極性
■双極性

疾患として分けて考える立場である。二十世紀初頭に Kretschmer が提唱した躁うつ病は一元論の立場であったが、その後 1950 年代以降はドイツや日本での単極性うつ病の病前性格や発病状況論に関する広汎な研究をもとにして、躁うつ病とうつ病とは別な疾患として扱われていた。一方アメリカでは Akiskal[5] が、気分変調症、気分循環症、双極 II 型障害などの間に相互に移行があることから、1983 年に soft bipolar spectrum という概念を提唱した。これは長期に観察することで、気分変調症から気分循環症を経て双極 II 型障害に連続的に移行する症例があるという臨床上の事実をもとに、単極性うつと考えられてきたケースも長期に観察すればなんらかの双極性の経過が見い出されるのではないか、少なくとも反復する単極性うつ病は経過の中で軽躁の要素が出てくるのではないかと考えたのである。その中で今まで臨床症状として捉えにくかった軽い気分変動を重視して、従来病前性格ないし気質とみなされてきた cyclothymia を再検討し、改めて双極性障害の1つとして位置づけたのである。

■soft bipolar spectrum

III 診断基準・症状

■DSM-IV

表 1[6]に DSM-IV による気分循環性障害の診断基準を示した。この診断基準をみる際のポイントは以下に挙げるとおりである。

1. 成人であれば 2 年以上という長期間の経過をとる。つまり長い経過を観察して、あるいは病歴を振り返ってみて初めて診断が確定することになる。症状として気

表 1. DSM-IV による診断基準　気分循環性障害 Cyclothymic Disorder

A. 少なくとも 2 年間にわたり、軽躁病症状を伴う多数の期間と、抑うつ症状を伴うが大うつ病エピソードの基準は満たさない多数の期間の存在。
注：小児期および青年期においては、期間は少なくとも 1 年間でなければならない。

B. 上記の 2 年(小児や青年の場合は 1 年)の期間中、1 度に 2 ヵ月を越える期間、基準 A の症状がなかったことがない。

C. この障害の最初の 2 年間に、大うつ病エピソード、躁病エピソード、または混合性エピソードが存在したことはない。
注：気分循環性障害の最初の 2 年(小児または青年の場合は 1 年)の後で、躁病または混合性エピソードが重畳すること(この場合、双極 I 型障害と気分循環障害の両方の診断が下される)、または大うつ病エピソードが重畳すること(この場合、双極 II 型障害と気分循環障害の両方の診断が下される)がある。

D. 基準 A の症状は分裂感情障害ではうまく説明されないし、精神分裂病、分裂病様障害、妄想性障害、特定不能の精神分裂病性障害には重畳しない。

E. 症状は物質(例：乱用薬物、投薬)または一般身体疾患(例えば、甲状腺機能亢進症)の直接的な生理学的作用によるものではない。

F. 症状は臨床的に著しい苦痛または、社会的、職業的、または他の重要な領域における機能の障害を引き起こしている。

(文献 6)による)

分循環障害のようにみえても、その後早期に双極Ⅰ型障害や双極Ⅱ型障害に移行するケースがあるため、長期間の観察が必要であるともいえる。

■軽躁状態

2. 軽躁状態とは、躁状態と比べると持続期間が短くて(躁は少なくとも1週間続かなくてはならないが軽躁は4日でよいとされる)、かつ躁状態よりも軽症である(軽躁は、仕事や社会生活に著しい障害を起こさず入院が必要になることはないのに対して、躁は社会活動や対人関係に著しい障害をもたらし、入院が必要となる場合がある)。

3. 症状のない期間は2ヵ月以上続かない。つまり、ほとんどいつも軽躁状態か軽うつ状態にあることになる。

4. うつ病相の症状は大うつ病の基準を満たさない。もし満たす場合は双極Ⅱ型障害とする。

5. 気分循環性障害として2年以上経過して、その後に大うつ病エピソード、混合性エピソード、躁病エピソードが出現した場合には、後二者は双極Ⅰ型障害という病名を、前者には双極Ⅱ型障害という病名を追加する。つまり、気分循環性障害の症状があっても、2年以内という短期間でより症状の重い双極性障害に移行したのならばそれはもともとその重症な疾患の前駆症状であったと考え、2年以上続けば気分循環性障害という疾患が確かに基盤にあり、それに、より重症な双極性障害が重なって発症したと考えるわけである。この2年という期間が妥当かどうかは議論の余地がある。

6. 統合失調症や器質的疾患によるものは除外する。統合失調症の急性期以降に気分循環症様の気分変化がみられる場合があるが、これは気分循環症には含めない。

7. 社会生活や仕事に支障のないような軽症例は除外する。

■ICD-10

もう1つの国際的診断基準であるICD-10でも気分循環症の記述がある(表2)[7]。DSM-IVと大筋では同じだが、いくつかの点で違いはある。DSM-IVが気分循環症を双極性障害の一亜型として扱っているのに対し、ICD-10では気分循環症を気分変調症とともに持続性気分障害に含めており、持続して気分が不安定であることに主眼がおかれている。そのためか、ICD-10の診断では気分が安定する時期が数ヵ月続くこともあるとされ、病相の間欠期の長さは特に基準を設けていない。一言でいえばICD-10では診断基準がやや曖昧で、診断の幅を広くとってあるといえる。DSM-IVのように2ヵ月以上気分が安定しないといったきちんとした基準ではない。また、長期間の観察や患者の過去に関する詳細な報告なしに診断するのは難しいとしており、実際の臨床の場で診断をつけるのは困難であるとされる。気分の変動も穏やかなため、気分変調症は医療の対象にならないことも多いとしている。

表2. ICD-10による診断基準
F34　持続性気分(感情)障害 Persistent Mood (Affective) Disorders

　持続性で、かつ通常波動性の気分障害であり、個々のエピソードは軽躁病エピソードあるいは軽症うつ病エピソードとさえ記述されるほど重症になることは、たとえあったとしても稀である。何年にもわたって、時には患者の成人期の大部分にわたって持続するので、かなりの主観的な苦悩と無能力感をもたらす。しかしながら場合によっては、躁病、あるいは軽症か重症のうつ病の反復性あるいは単一エピソードが、持続性感情障害に重なることがある。この持続性感情障害が人格障害でなく、ここに分類されているのは、遺伝的に気分障害と関連するという家族研究による証拠があること、気分障害と同様の治療が有効であるからである。気分循環症と気分変調症に早発性のものと遅発性のものがあり、必要ならばそれらを特定してもよい。

F 34.0　気分循環症 Cyclothymia
　これは持続期な気分の不安定さであり、軽い抑うつや軽い高揚の期間が数多く認められる。この不安定さは、通常、成人期早期に始まり慢性経過をとるが、時には気分が正常になり、安定した状態が数ヵ月続くことがある。この気分の動揺は通常、患者から生活上の出来事と無関係だと感じられる。長期間の観察や患者の過去の行動に関する極めて詳細な報告なしに、診断することは難しい。気分の動揺は比較的穏やかで、高揚気分の時期は楽しいものだろうから、気分循環症では医療の対象とならないことが多い。場合によっては、気分の変化がたとえあるにしても、活動性、自信感、社会性、食行動における通常の周期的な変化よりも目立たないためかも知れない。もし必要ならば、発症年齢を早発性(10歳代後半か20歳代)あるいは遅発性として特定してもよい。

診断ガイドライン
　本質的な特徴は持続的な気分の不安定さであり、軽い抑うつや軽い高揚の期間が数多くみられるが、いずれも双極性感情障害(F31.-)や反復性うつ病性障害(F33.-)の診断基準を満たすほど重症であったり遷延したりしない。このことは、個々の気分変動のエピソードが躁病エピソード(F30.-)あるいはうつ病エピソード(F32.-)の項に記述されたいずれのカテゴリーの診断基準も満たさないことを意味している。
　〈含〉　感情性人格障害
　　　　循環病質性人格
　　　　循環気質性人格
〔鑑別診断〕　この障害は、双極性感情障害(F31.-)の患者の近親者によくみられるもので、気分循環症からいつかは双極性感情障害に発展する者もいる。これは成人期を通して持続するが、一時的あるいは永続的に停止したり、双極性感情障害(F31.-)や反復性うつ病障害(F33.-)の診断基準を満たすほど重症な気分変動へと発展することがある。

(文献7)による)

IV　臨床像の特徴

　以上が気分循環症の診断基準だが、もう少し具体的に症状の経過や内容をみてみよう。軽躁とうつの経過を図1に示した。躁とうつは一方から他方に突然切り替わり、気分の平坦な時期はほとんどない。極端な話、ある日の夜までは気分がよくても、翌朝目覚めると不快な気分であることさえある。具体的な症状の特徴はAkiskalらによるものが詳しいので表3[8)9)]に示した。このような症状は周囲からは(しばしば精神科医からも)気分障害ではなく性格の問題として誤解されやすい。例えば、あるときふさぎ込んでだれとも口をきかなかったかと思うと、急に親しい友人に突っかかっていったり、些細なことで怒りを爆発させ、大事な人間関係を壊してしまいがちである。患者本人にとっては、急速な気分の揺れのために自分の個性を見失ってしまうのが一番の苦痛となる。軽躁で活動性が上がり創造的な思考が

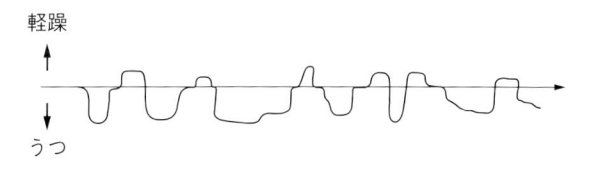

図1. 気分循環の経過

表3. 気分循環症の臨床的特徴

- 一般的特徴
  1. 10代から成人早期にかけて発症する
  2. 人格障害としての臨床像（巧みな問診によらなければ、患者は自らの「さまざまな気分の存在」に気づかない）
  3. しばしば数日単位の短い気分の周期が不規則に反復し、正常な気分で過ごす時期が少ない
  4. 通常は1つの周期で抑うつと軽躁のすべての症候を満たすことはないが、感情障害全般の表出が経過中のさまざまな時期にみられる
  5. 「内因性」の気分変化：例。覚醒時の抑うつ気分がしばしばみられること

- 双極性であることを裏づける特徴
  1. 過眠の時期と、あまり睡眠をとらずにいられる時期が交替する
  2. 自信の喪失と、誇大で過剰な自信とが交替するような不安定な自己評価
  3. 心理的に混乱した無気力な時期と鋭く創造的な思考をする時期とが交替する
  4. 言葉数の少ない時期と多弁な時期が交替する
  5. わけもなく涙もろくなる時期と極端に駄じゃれや冗談を口にする時期とが交替する
  6. 生産性の量と質のむらが著しく、しばしば勤務時間の不規則さとして表れる
  7. 対人関係を求めてやまない時期（過剰な性活動につながることもある）と、内省的に自己没入する時期とが交替する

- 行動上の特徴
  1. 易刺激性、易怒性、爆発性などを表して、親密な対人関係が壊れる
  2. 時にみられる乱脈な行動：結婚生活や恋愛関係においては破綻を繰り返す
  3. 仕事、勉強、趣味、将来の予定などを頻回に変更する
  4. 自己治療や興奮を高めるためにアルコールや薬物依存に走る
  5. 時にみられる著しい浪費

(文献8)9)より一部改変)

できるのであれば、仕事や芸術、創作活動のうえでも大きな業績を成し遂げられそうだが実際は軽躁は長続きしないので、うまくいくのはごく一部のケースにとどまるようである。もっとも、気分循環症の症状は、エキセントリックな人の多い芸術関係のコミュニティの中ではさほど際立って目立つわけではないので、芸術の才能ある気分循環症であれば比較的うまくやっていけるかも知れないとの見方もある[9]。

V 疫学

気分循環症のような気分の変動のみられる人は一般人口の4〜6%とみられている[9]。しかし本人が自分の精神的な問題を自覚していない場合や、周りの人が性格的な問題として考えてあきらめてしまっている場合が多く、医療につながる患者数は、実際の患者数よりかなり少ない可能性がある。

初発はほかの双極性障害と同様10代後半から、20代といった若い年代である[8]。大抵の場合、病気の発症も、発症後の気分の変動も、生活上の出来事とは無関係であるのが原則である。

VI 双極性障害との関係

気分循環症は双極性障害の軽症型と考えられると前述したが、それは以下に挙げるような遺伝学的研究や臨床経過研究による結果が根拠になっている。

a 家族歴

気分循環症患者の家族に双極性障害がみられる率は、正常者の家族に双極性障害がみられる率に比べて有意に高い。また、気分循環症患者の家族と双極性障害患者の家族とでほぼ同率に双極性障害がみられたという報告がある。これらは気分循環症と双極性障害とが遺伝的に強く関連していることを示唆している。

b 双極性障害への移行

気分循環症の患者が長い経過の中で双極Ⅰ型障害や双極Ⅱ型障害に移行する率は高い[1]。逆に双極性障害の病歴を振り返ってみると、多くの例で過去に気分循環症に特徴的な気分や行動がみられている。

c 抗うつ薬による躁転

三環系抗うつ薬を投与された気分循環症患者は軽躁に躁転しやすく、その率は双極Ⅰ型障害患者での躁転率とほぼ同じである。

d 気分安定薬の有効性

気分循環症も双極性障害もともにリチウムに反応する例が多いため双方とも同種の疾患と考えられる。

VII 鑑別診断

1 気分障害

気分循環症はほかの気分障害との鑑別を要する。

a 気分変調症

気分変調症は、軽躁病相を欠くこと以外は気分循環症と同じ病像を示す。しかし軽躁病相の診断は難しく、軽躁の存在を念頭において問診しなければ、見落としてしまう可能性が高い。気分循環症とされていた症例の病歴を丹念に再検討して、軽躁病相を見い出すことで気分循環症に診断が変更になることもある。軽躁病の特徴とその診断のための質問を**表4**[3]に示す。また、気分変調症の中には従来から抑うつ神経症と呼ばれているような、葛藤状況の中で発症するタイプのものがあり、これとは比較的鑑別しやすいといえる。

表4. 軽躁病の特徴と診断のための質問

軽躁病の特徴
- 適切な原因がない、あるいは状況に対してまったく不釣り合いである。
- 不安定―しばしば突然に始まり終了する―正常あるいは不調の期間に移る。
- 気分は普通高揚しているものの、追いつめられたような不機嫌になることもある。
- 精神病でない―しかし、個人生活での判断力が低下しやすい。
- しばしば抑制の強い抑うつが前駆するか、続発する。
- 再発性の障害である。
- もし典型的な特徴があるならば、48時間の持続で診断するのに十分である。

軽躁病を明らかにするために勧められる探りの質問
- 突然現れて過ぎ去るような活力や思いつきに満ちた日々を経験したことがありますか？
- このような活力に満ちた日には、あなたは生産的ですか？ 将来に対して楽観的ですか？ 自分の価値、才能、能力などに自信がありますか？ おしゃべりになりますか？ 明らかにより社交的になりますか？ イライラしますか？ 誰にも負けないと感じますか？
- このような活力で満ちた日には、考えが走り回っているように感じられますか？
- この活力に満ちた日の夜でも活動的であり続け、あまり眠らなくてもよいですか？ 新しい考えを思いついたり、将来に対するあらゆる種類の計画を立てたりしますか？
- この活力が増加した期間や気分の変化は、それから何日くらい続きますか？
- ほかの人はあなたの気分や活力のレベルの変化に気づきますか？
- このような調子のよい期間、後で後悔するようなことをしてしまいませんか？ 後で完遂できないとわかるような計画を立てませんか？ 後になって興味がなくなったり、完遂するのに必要な活力や執念がないことがわかったりするような仕事を引き受けますか？
- この活力のある期間が終わる直前あるいは直後に、特別に憂うつで疲れやすくなりますか？ それはあなたがまるで「薬が切れてしまった」ようですか？ 長く寝ることが必要になりますか？

(文献3)による)

b 双極 II 型障害

双極 II 型障害は大うつ病相と軽躁病相がみられるもので、気分循環症とはうつ病相の重症度のみで鑑別される。しかし過去の病歴を振り返ってみてそのうつ病相が大うつ病に相当するか否かを判断するのは難しい場合もある。

c ラピッド・サイクラー

ラピッド・サイクラーは年に4回以上気分障害の病相(大うつ病相、躁病相、軽躁病相)が出現するものを指す。つまり頻回に躁やうつに気分が切り替わってしまうわけで、気分循環症も数日、数週で躁うつの病相が切り替わるために鑑別は難しい。

2 人格障害

気分循環症や双極 II 型障害は、軽躁状態時にさまざまな問題行動を起こしやすく人格障害とよく似た病像を示すので、DSM-IV でいう B 群(衝動的で不安定な感情や対人関係パターンをもつ人格障害の一群。境界性、反社会性、演技性、自己愛性の4つがある)の人格障害との鑑別を要することがある。特に、境界性人格障害(**表5**[6])に診断基準を示す)とは、感情の不安定さ、不安定な対人関係のもち方、衝動性、不適切な激しい怒り、自傷、自殺企図の繰り返しといった症状が、気分循環症と重なるために鑑別が必要になる。**表6**[10]には双方の精神力動的な差異を示し

■境界性人格障害

表5．境界性人格障害 Borderline Personality Disorder

対人関係、自己像、感情の不安定および著しい衝動性の広汎な様式で、成人期早期に始まり、種々の状況で明らかになる。以下のうち5つ（またはそれ以上）で示される。
(1) 現実に、または想像の中で見捨てられることを避けようとするなりふりかまわない努力。
　注：基準5で取りあげられる自殺行為または自傷行為は含めないこと。
(2) 理想化とこき下ろしとの両極端を揺れ動くことによって特徴づけられる不安定で激しい対人関係様式。
(3) 同一性障害：著名で持続的な不安定な自己像または自己感。
(4) 自己を傷つける可能性のある衝動性で、少なくとも2つの領域にわたるもの（例：浪費、性行為、物質乱用、無謀な運転、むちゃ喰い）。
　注：基準5で取りあげられる自殺行為または自傷行為は含めないこと。
(5) 自殺の行動、そぶり、脅し、または自傷行為の繰り返し。
(6) 顕著な気分反応性による感情不安定性（例：通常は2、3時間持続し、2、3日以上持続することは稀な、エピソード的に起こる強い不快気分、イライラ、または不安）。
(7) 慢性的な空虚感。
(8) 不適切で激しい怒り、または怒りの制御の困難（例：しばしばかんしゃくを起こす、いつも怒っている、取っ組み合いの喧嘩を繰り返す）。
(9) 一過性のストレス関連性の妄想様観念または重篤な解離性症状

(文献6) による)

表6．BPD（境界性人格障害）と双極Ⅱ型・気分循環症との比較

	BPD	双極Ⅱ型・気分循環症
気分不安定性/衝動性	対人関係上の敏感さに基づく	自動的（誘因なし）かつ持続的
情動	深く激しい：強い共感を引き起こす	深さや苦しみを欠く：共感しにくい
典型的な行動パターン	かまってほしい：相手を独占したい、拒絶されることに過敏	精力的で自発的に行動を起こすが中途半端に終わる：その結果ほかの人が後始末せざるを得なくなる
防衛機制	分裂：現実を両極端に捉える傾向。もし関心を呼び起こされる相手がいればその相手に怒りを覚えるか、あるいは逆の見方に転じる	否認：望ましくない現実を無視して、もし現実に直面せざるを得ないならその情緒的な側面を否認する

(文献10) による)

た。多彩で激しい問題行動に目を奪われるとどうしても人格障害と考えがちになるため、人格の問題がありそうでも気分障害の可能性を念頭において、軽躁や軽うつの病相の有無を注意深く問診しなければならない。また、境界性人格障害には特徴的な splitting（分裂）と呼ばれる原始的な防衛機制がある。これは、患者がある人物を極端に理想化（100％よい人物とみなす）してしまったり、逆に価値下げ（100％悪い人物とみなす）してしまう傾向を指している。このためある人物に対し極端に依存したり、逆に攻撃的になったりするので患者の周囲の人たちはそれに巻き込まれてしまい錯綜した状況に陥るのである。気分循環症の人にも確かに周囲の人は振り回されるが、よく観察してみれば splitting はみられないことがわかる。図2[5)]に境界性人格障害と気分循環症との共通点、相違点を示した。ほかにも解離症状、幻覚、自傷行為は気分循環症では出にくい症状である。

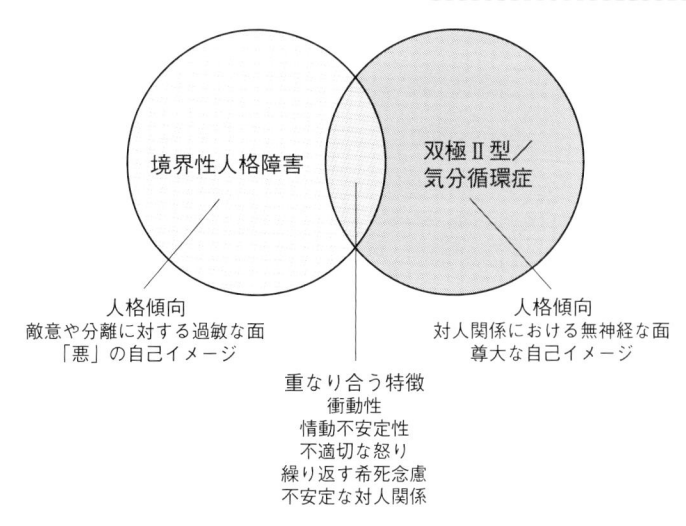

図2. 境界性人格障害と双極Ⅱ型・気分循環症との間の異なる特徴と重なり合う特徴

(Gunderson JG：BPD and Bipolarll Disorder/Cyclothymic Personality, Borderline PersonalityDisorder；a clinical guide. pp 41-44, American Psychiatric Publishing, Washington DC, 2001 による)

3 物質誘発性気分障害、身体疾患による気分障害

■身体疾患

■薬物の使用歴

　ステロイド、アルコール、覚醒剤、マリファナ、有機溶剤など精神活動に影響を与える物質や薬剤、あるいは甲状腺機能亢進症、クッシング症候群などある種の身体疾患によっても気分循環症に似た症状がみられることがあるので鑑別として考慮しなければならない。薬物の使用歴の詳細な問診や身体疾患の有無の検索を行い、薬物の使用歴や身体疾患が明らかであれば、それが気分循環症の症状出現に先行しているかどうかを確認する。もし先行しているなら、その薬物や身体疾患により誘発されたと考えられる。逆に気分循環症の症状が出た後に物質乱用が始まった場合は、気分循環性障害に物質乱用が合併したということになる。抑うつのときに自己治療のためにアルコールや抗不安薬を乱用したり、軽躁のときに刺激や興奮を求めてアルコールや覚醒剤、催幻覚剤を使用する場合が多々ある。そのようなときには薬物乱用に目を奪われがちだが、根底にある気分の問題を見逃してはならない。

Ⅷ 症 例

気分循環症の症例を以下に示す。

● 25歳、未婚の男性（会社員）

　同胞2人中第一子として生育。小中学生の頃は成績は良好で朗らかで友人も多かった。高校に入った頃から、気分が沈み勉強や部活に身が入らずさぼりがちで友人と会うのも避ける時期が数ヵ月続くかと思うと、それに続いて急に部活に集中し

睡眠時間を削ってまで勉強に打ち込み出して、友人とも夜遅くまで出歩き話し込んだりする時期が数週間続くようになった。そんな時期には些細なことをきっかけにして友人や家族と口論になりやすく、金遣いも荒くなり、服装も派手となるのが常であった。そのような軽躁とうつを繰り返し、その切り替わりが1、2日と短期間であり、まさに豹変するため、友人は本人のことを「気分屋」「切れやすい奴」「地雷源」と呼んでいた。一浪して大学に入学したが間もなく気が沈みがちとなり学業やサークル活動にあまり身が入らない時期が2ヵ月ほど続いた。本人は五月病として様子をみていたところ自然と回復した。以後、4年間の大学生活の中でも気分が落ち込んでバイトやサークル活動にも出られず、授業にも集中できない時期が、なんのきっかけもなく始まり、数週～数ヵ月続いた後、自然と軽快するというのが繰り返されるようになった。抑うつでない時期も数週～数ヵ月続いたが、その時期にはバイトやサークル活動に没頭して、授業も休まず出席し教師に盛んに質問するなど活動的であった。22歳、大学卒業後は企業に就職し単身生活を始めたが間もなく睡眠障害、倦怠感、抑うつ気分のため仕事の能率が上がらなくなった。そのため精神科クリニックを受診し、軽いうつ状態と診断され抗うつ薬が処方された。1週間ほどして気分は改善したが、今度は逆に口数が多く声高で少し怒りっぽくなり、軽躁状態と判断され抗うつ薬は中止された。1ヵ月ほどして落ち着き通院も中断。しかしその後も、気分の波はあり、好調なときは仕事をバリバリとこなすが、不調になると仕事が滞りがちで元気がなくなる様子であった。うつで意欲が出ず仕事が溜まってきて、周りが見かねて手伝うとそのうち調子を取り戻し、溜まった仕事を一気に片づけ、そのうちに逆に好調になり仕事もはかどるといった按配であった。好調時は易怒的でもあり周囲と些細なことで衝突しがちであり上司や同僚に煙たがられた。それでも快活で場を盛りあげる会話もできるため、周囲に嫌われていたわけではない。精神科通院は不定期で、うつ状態のときには自ずから受診したが軽躁のときは「自分はこれが普段の調子だから」と言い通院も服薬も行わなかった。何度も軽躁とうつを繰り返すためリチウムが処方されるようになったが服薬が不規則なため効果ははっきりしなかった。気分が安定して落ち着く時期は長くても2週間くらいであり、どちらかというとうつ状態にあることが多かった。つきあっている彼女がいるが、彼女は、本人の気分の揺れについては腹を立てたり呆れたりしながらも、「そういう性格だから仕方ないか」と考え、半ばあきらめているので今のところなんとか交際は続けている。

　この症例は10代後半にうつと軽躁の相が始まり交替で現れるようになった。病相のため学業や仕事、恋愛などに困難をきたしているが社会生活は破綻してはいない。この症例がこのまま気分循環症でとどまるか、あるいは経過の中で双極II型やI型に移行するのかは興味深いが、予見はできない。また、この症例では軽躁とうつの期間がほぼ同じくらい出現しているが、病型としてはほかにうつ病相優位の

ものと軽躁病相優位のものとの計3種類に大別される。臨床の場では軽躁優位のタイプはほかの2タイプに比べて明らかに少ない。

IX 治療

1 薬物治療

■気分安定薬

　気分循環症治療の第一選択は、気分安定薬による薬物療法である。代表的な気分安定薬である炭酸リチウム（リーマス®）が50〜60％の有効率を示すとされている。軽躁病相、軽うつ病相双方を予防するとされ、これはほかの双極性障害に対する効果と同様である。バルプロ酸ナトリウム（デパケン®）やカルバマゼピン（テグレトール®）の投与も有効とされており、特にデパケン®は、ラピッド・サイクラーや躁うつ混合状態に効くことから、躁うつの入れ替わりの激しい気分循環症にも効果が期待されている。用量としては欧米ではリチウム600〜900 mg/日またはバルプロ酸500〜750 mg/日の単独または併用が推奨されている[9]。抗うつ薬が、ほかの双極性障害の患者において病相周期を短縮しラピッド・サイクラー化をもたらしたり、躁転のリスクを高くすることから、気分循環症に対しても抗うつ薬の単独使用はできるだけ避けたい。うつ病相にて止むを得ず抗うつ薬を処方するとしても、セロトニン選択的再取込み再阻害薬（SSRI）を、気分安定薬と併用にて、短期間で少量使うにとどめた方がよいとされている。抗うつ作用のあるとされる抗不安薬（アルプラゾラム、クロナゼパム）を併用してみるのも1つの手であろう。うつ病相の回復に従って抗うつ薬を漸減し気分安定薬はそのまま投与して安定した状態を維持することになる。

2 心理・社会的治療

■精神療法的な配慮

　気分循環症の治療の基本は上記の薬物療法であるが、精神療法的な配慮ももちろん大切である。この病気から引き起こされるさまざまな生活上、対人関係上での問題が周囲の人から性格上の問題としてみなされてしまいがちだが、実はそうではなく根底には気分変動があり、それは適切な薬物治療によって改善しうるものだということをきちんと本人および家族や周囲の人に説明して理解を得る必要がある。特に軽躁状態のときには患者は自信に満ちあふれ周囲に過干渉、攻撃的となるので家族や知人はそれに巻き込まれてしばしばけんかになってしまう。周囲の人にはこれが病気の症状であることを理解してもらい、このような軽躁状態の早い段階を見分ける初期症状（早朝に覚醒し活動する。電話の回数が増える。いつも以上に仕事を抱え込む）を見逃さないようにしてもらう。また、この病気の病相の出現には誘因はないといわれているものの、家庭や職場などでの葛藤状況が躁やうつの病相の頻発化を引き起こし得るので、そういった葛藤状況の軽減を図るべく家族調整や職

■環境調整　　場調整などの環境調整を行うことも治療にはプラスになるであろう。気分循環症の患者が受診して診断がつくまでに何度か軽躁を繰り返していて、職場や家族との間に大きな亀裂が生じている場合も稀ではないためそのような亀裂を修復することも必要となる。

■おわりに

　気分循環症は、従来躁うつ病の病前性格という位置づけであり、気分循環症そのものを主訴にして外来を受診する人は稀である。しかし、その長期経過を追うと、かなりの割合で双極Ⅰ型や双極Ⅱ型に移行するため、これを双極性障害の一種と捉えて早期より適切な治療を施すべきだと考えるようになってきている。そのためにも、うつ病ないし気分変調症とみられるケースでも躁病相の有無を必ず確認すべきである。

■躁病相の有無

　また、気分循環症の気分の障害は軽躁であるがために、爽快気分は目立たず易怒的であることが多く、意欲や対人関係など行動面にも現れやすいので、特に頻回に躁とうつの間を揺れる場合は人格障害と見誤られがちである。診断が人格障害で間違いないようにみえても、気分障害の可能性があるのではないかと一度は疑ってみた方がよい。

（田野尻俊郎）

■　文　献　■

1) 広瀬徹也：気分循環症．気分(感情)障害，精神科治療学 10(臨)：128-129，1995．
2) 坂本　薫：気分循環症．臨床精神医学講座4，気分障害，松下正明，ほか(編)，pp 273-289，中山書店，東京，1998．
3) 仙波純一：気分循環性障害．最新の知見2 各種の気分障害，臨床精神医学 8：919-926，2000．
4) 斉藤　環：Cyclothymia(気分循環症)と考えられる一例．精神科臨床における症例からの学び方，藤縄　昭(編)，pp 163-196，日本評論社，東京，1994．
5) Akiskal HS：The bipolar spectrum; new concepts in classification and diagnosis. Psychiatry Update, The American Psychiatric Association annual review, Grinspoon L (ed), The American Psychiatric Press, Washington DC, 1983.
6) American Psychiatric Association：Diagnostic and Statistical Manual of Mental Disorders. 4 th ed, Washington DC, 1994 [高橋三郎，大野　裕，染谷俊幸(訳)：DSM-Ⅳ 精神疾患の診断・統計マニュアル，医学書院，東京，1996]．
7) World Health Organization：The ICD-10 Classification of Mental and Behavioural Disorders; Clinical description and diagnostic guidelines. World Health Organization, Geneva, 1992 [融　道男，中根允文，小見山実(訳)：ICD-10；精神および行動の障害．臨床記述と診断ガイドライン，医学書院，東京，1993]．
8) Akiskal HS, Khani M, Scott-Strauss A：Cyclothymic temperamental disorders. Psychiatr Clin North Am 2：527-554, 1979.
9) Akiskal HS：Dysthymia and cyclothymia in psychiatric practice a century after Kraepelin. J Affect Disord 62：17-31, 2001.
10) Gunderson JG：BPD and BipolarⅡDisorder/Cyclothymic Personality, Borderline PersonalityDisorder; a clinical guide. pp 41-44, American Psychiatric Publishing, Washington DC, 2001.

16 季節性感情障害

■季節性感情障害
(SAD)

■はじめに

　季節性感情障害(seasonal affective disorder ; SAD)とは、ある特定の季節にうつ病となり、季節が変わると軽快もしくは軽躁状態となる疾患である。この季節性を2年以上繰り返すことを特徴としており、典型的には大うつ病や躁うつ病の病態を示す[1]。1980年代に米国精神衛生研究所(NIMH)のLewyやRosenthalらのグループにより、精力的な研究が行われた。夏季にうつ状態となる型と、冬季にうつ状態となる型があるが、冬季SADが圧倒的に多い。冬季SADは緯度が高いほど多く、また、20〜40歳代の女性に多い。通常のうつ状態のほか、過眠や炭水化物渇望などの非定型の症状が高率にみられ、高照度光照射により30〜70%が軽快するのも特徴である[2)3]。原因としては、不明な点も多いが、日照時間の低下などによるメラトニンやセロトニンなどを介したサーカディアンリズムの位相が変位するため、と考えられている。以下、SADの特徴について概説する。

I 症 状

　SADでは、うつ病の主症状である抑うつ気分・興味や喜びの減退・疲労感・集中力や決断力の低下・希死念慮などがみられるほか、非定型症状を呈することも特徴的である。非定型症状としては、過眠・過食・体重増加があり、ポテトチップスやクッキー、パスタやカップラーメンなどの炭水化物を食べたくなる。これは、セロトニンを増加させる方向に働くセルフ・メディケーション(自己治療)とも推測される。一般的なうつ病では、過眠よりも不眠、過食よりも食欲低下が多く、同じうつ病という名前がついていても、症状はかなり異なっている部分も多い。

II 診 断

　診断には、米国精神医学会による「精神障害の診断と統計の手引き(diagnostic and statistical manual of mental disorders ; DSM)の診断基準が用いられ、「大うつ病性障害、反復性」か「双極あるいはII型障害」における大うつ病エピソードに「季節型(seasonal pattern specifier)」を付けることになる。ICD-10では、「F 33.9　反復性うつ病性障害、特定不能のもの」と付けるしかない(表1)。以前には、Rosenthalらの診断基準も用いられていたが、やや古い。DSM-III-R

表1. 季節性感情障害(SAD)の診断基準

Rosenthal(1984)
(1) 研究用診断基準 research diagnostic criteria(RDC)の診断基準による大感情障害を有すること
(2) 秋から冬にかけて大うつ病が発症し、春から夏にかけて完全に寛解することが少なくとも2年連続存在すること
(3) 他のDSM-III, Axis-Iの精神障害によらないこと
(4) 発症に心理・社会的要因が認められないこと

DSM-IV-TRの気分障害:季節型の診断基準
季節型(これは双極I型障害、双極II型障害、「または大うつ病性障害、反復性」における大うつ病エピソードの経過型に適用することができる)
(1) 双極I型障害、双極II型障害、「または大うつ病性障害、反復性」における大うつ病エピソードの発症と、1年のうちの特定の時期との間に規則的な時間的関係があった(例:秋か冬における大うつ病エピソードの規則的な発症)。
注:季節に関連した心理社会的ストレス因子の明らかな影響が存在する場合は含めないこと(例:毎冬いつも失業している)。
(2) 完全寛解(または抑うつから躁または軽躁への転換)も1年のうちの特定の時期に起こる(例:抑うつは春に喪失する)。
(3) 最近2年間に、基準AおよびBに定義される時間的な季節的関係を示す大うつ病エピソードが2回起こっており、同じ期間内に非季節性大うつ病エピソードは起きていない。
(4) (上述の)季節性大うつ病エピソードは、その人の生涯に生じたことのある非季節性大うつ病エピソードの数を十分上回っている。

(第3版改訂版)では「特定の60日間の期間に起こる」と季節性の基準が厳しかったが、DSM-IV(第4版)では「特定の時期に起こる」と基準が拡大されている。研究用の診断基準としては、季節性パターン質問表 SPAQ(seasonal pattern assessment questionnaire)[4]とSIGH-SAD(structured interview guide for the hamilton depression rating — seasonal affective disorder)がよく用いられる。SPAQは気分行動など(睡眠時間、社会的活動、気分、体重、食欲、エネルギー水準)の季節性変化の自覚の程度を評価するもので、一定地域に継続的に居住した最近3年のことを考えて回答するのであるが、基準が甘いとの指摘もある。最近では、SHQ(seasonal health questionnaire)という調査表が考案されており[5]、SPAQよりも特異度・敏感度が優れるというデータもあるが、より広く多様な研究を重ねる必要がある。

III 疫学

1 頻度

全世界での頻度は0〜9.7%[6]と幅広いが、地理的に北の地域に多く、日照時間との関連が推測される。北欧では10%前後と多く、米国では、平均2〜4%がSADであり、10〜20%は軽度の冬季抑うつである。同じアメリカでもやはり緯度が高い方が多く、フロリダ州(緯度39°N)では1.4%の頻度に対し、ニューハン

プシャー州(緯度43°N)では9.7％と報告されている[7]。日本では、1～5％程度である。

しかし、診断基準の違いや診断した季節などによっても、頻度の差に少なからず影響を与えている。DSM-III-Rでは、期間やエピソードの回数の点で厳しかったため、少なめに見積もられている可能性がある。Thompsonらによる長期(5～8年)追跡調査[8]をみると、追跡分析時点でなおSADの診断基準に合致するものは38％であったということからも、時点有病率調査結果には、軽快例や診断名に変更があったものも含まれていると考えられる。

2 年齢・性差

単極性の季節性うつ病では3～4：1の割合で女性に多く、双極性うつ病では女：男＝2～3：1程度であり、ホルモンなどの影響も推測される。20～40代に多く、発症は通常18～30歳である。どの年齢でも発症しうるが、青少年や老人での発症は少ない。症状の性差としては大きな違いはないが、過食・体重増加・過眠・気分変調の多様性・甲状腺疾患との関連などが女性に多くみられる。さらに、最近の研究では、メラトニンの光抑制には民族差があり、欧米人はアジア人に比べて感受性が高いという報告[9][10]もある。

3 家族歴と双生児研究

1. SAD患者は両親もSADであることが多く、また、SAD患者の親族には精神疾患やアルコール依存などの問題を抱えていることも多く、なんらかの遺伝的関与が示唆されるが、非SADの遺伝的関与と同程度であるという報告もある[11]。家族因子のあるSADでは、大うつ病の再発性が高い傾向にあると考えられている。
2. 質問表(SPAQ、ほか)を用いた双生児研究では、睡眠パターン・社会活動性・気分・食欲・意欲において遺伝性が認められた。症状の少なくとも29％は遺伝因子で説明可能と思われた[12]。多くの症状は男女ともに遺伝する傾向にあるものの、季節性を媒介する遺伝要因には性差があると思われる[13]。
3. セロトニン輸送に関与する遺伝子である、$5\text{-}HT\ TLPR$や$5\text{-}HT2A\text{-}1438\ G/A$遺伝子プロモーターに多形性が認められたとの報告もある[14][15]。

IV 病因

日光の季節変化はSADに影響しているようであるが、病因についてはいまだ決定的なものはない。しかし、体内時計を司るメラトニンが日照時間不足により低下することで分泌のタイミングが遅れることや、分泌量が多くなることで体内時計が狂ってしまう「メラトニン仮説」、これに関連して概日リズム(サーカディアンリズ

ム)の位相が後退しているという「位相変位仮説」、および、光刺激が少なくなることで神経伝達物質のセロトニンが減り、脳の活動が低下してしまう「セロトニン仮説」などが提唱されている[16]。

1 メラトニン

■メラトニン

　メラトニンとは眉間の奥にある脳の松果体から分泌されるホルモンで、アミノ酸のトリプトファンからセロトニンを経て合成されるインドールアミン誘導体である。この分泌の日中およびサーカディアンリズムは光が網膜へ入ることで惹起され、視床の視交叉上核を刺激する。昼間は松果体におけるセロトニンからメラトニンへの変換が抑制されているため昼間はほとんど分泌されない。暗くなってくるとこの抑制が解除され、松果体からメラトニンの分泌が始まり、夕方以降は分泌量が増え、自然な睡眠を誘導する。その後、午前2時頃にメラトニン分泌量がピークに達した以降徐々に減少し、覚醒に近づいていく。このように、メラトニンレベルはサーカディアンリズムを示し、脈拍、体温、血圧を低下させることによって睡眠と覚醒のリズムを上手に調整する。年をとると朝早く目が覚めたり、眠りが浅かったりするようになるのは、加齢によりメラトニン分泌量が減ることも一因である。

　SAD患者では、メラトニンの夜間分泌時間において、冬に夜間メラトニン合成が長くなるという健常人にはない季節変化がみられ、そのシグナルは哺乳類が季節に応じて行動を変化させる冬眠などと同様のパターンである。

　メラトニン分泌のタイミングと持続時間は、昼と夜の長さに影響を受けるが、SAD患者では、夜間のメラトニン分泌が始まるタイミングが遅れている。SAD患者において、サーカディアンリズムのずれがどのように症状を引き起こすのかは不明のままである。

　光療法の反応群と非反応群を比べた研究では、SAD症状が寛解しても持続していてもメラトニン分泌の反応の仕方が同じであったことから、分泌のタイミングのずれがSAD症候学の主要因であるとは断言できないかも知れない。メラトニンの光抑制には季節差もあり、冬季で光に対する感受性が高まっていることは、日光量の減少に伴うフィードバックであると推測される。

> **・メモ1・** 現代人と光
>
> 　近年では、明るいディスプレイを利用した夜間のVDT作業や人工照明も増えている。明るい画面で集中したVDT作業を行っている最中は、メラトニンの分泌が抑制され、体温や自律神経活動にも影響が出現し、集中したVDT作業が入眠を遅らせ、レム睡眠の減少を引き起こすようである。既に、いくつかの施設や企業では照明を利用し、朝に高照度、夜には徐々に人工照明の照度を落とし、快眠へ導く試みもされている。光は毒にも薬にもなる自然の力である。

2 位相変位仮説（サーカディアンリズム）

■サーカディアンリズム

　これまでに示したように、視床下部の視交叉上核は身体をサーカディアンリズムに導いている。人間やネズミの睡眠と覚醒のリズムは、環境を一定にしておいても24〜25時間の周期で保持される。ラットは昼間眠ることが多く、夜になると盛んに活動するが、この睡眠-覚醒リズムは、眼球や松果体を切除しても変化しないが、視交叉上核を破壊するとサーカディアンリズムが消失する。

　SADのメラトニン分泌パターンは、分泌開始・終了の時刻が正常な人より遅く、「リズムの位相が後退している」と考えられている。したがって、SAD患者に朝光療法を行えば、位相が前進して正常に近づき、治療に結びつけることができる。通常、睡眠の後半から明け方に毎日高照度光を浴び続けると、体温上昇が始まる時刻や、メラトニン分泌のピークが早まり、生態リズムの位相が前進する。しかし、位相が前進しても症状が治らない例があることから、リズムの後退だけでは説明できないという考え方もある。

　LewyとSack[17]は、朝の高照度光照射によるサーカディアンリズムの前進および抗うつ薬の効果を示した後に、最初に「位相変位仮説」を強く推進した研究者である。Averyらは、SAD患者および対照群において、早朝の高照度光療法前後の概日体温、コルチゾール、TSH（甲状腺刺激ホルモン）のリズムについて調査した[18]。夜間の最低体温およびコルチゾール値はSAD患者の方が遅く、光療法でその遅れは修正された。他の多くの研究結果からも、SAD患者では、メラトニンに加え他のホルモンや夜間体温でも位相の遅滞が存在することは明らかである。

> **・メモ2・** 時差ぼけ
>
> 　時間差の大きい地域に旅行した場合には時差ぼけが発生する。これは、人間の体内時計のリズムが1日につき約1時間しか調整できないためである。ほとんどの人の概日リズムは24時間よりやや長めになっており、東向き（昼間が短縮される）よりも西に向かう渡航（昼間が長くなる）方が問題は少なくなる。出発前の寝不足は、時差ぼけの状態の悪化を引き起こす恐れがある。西周りの旅行の場合、夜に明るい光に当たることで眠気を感じる時間を遅らせることができ、東周りの場合は早朝に明るい光に当たることで早い時間に眠気を催すことができる。メラトニンは、アメリカなどで時差ぼけの治療や睡眠薬として既に発売されているが、医薬品ではなく栄養補助食品（サプリメント）であり、日本では認可されていない。妊婦への安全性は確立されておらず、また、中には牛の脳から合成されたものもあり、注意が必要である。

3 セロトニン仮説

■セロトニン

　メラトニンや位相変位仮説に加え、研究者たちはSAD患者および健常者におけるセロトニンおよびカテコラミンレベルについても調べている。メラトニンはセロトニンから即座に合成される。セロトニンは脳の機能に関与し、産生量は冬に減少するため、"脳内セロトニンレベルが低いことがSAD症状と関連がある"と考えるのは妥当である。セロトニンは、ストレスがもたらすコルチゾール分泌の上昇な

どを抑制し、セロトニンが減少しているとされる「うつ病」におけるいくつかの生理的変化を説明することができる。

　SAD患者では、脳内セロトニン不足の典型的な症状である過食および炭水化物渇望がよくみられる。SAD患者16人と対照群16人に対して、2種類の食事（蛋白質の多い食事と炭水化物が多い食事）前後の違いを調べたクロスオーバー研究では、2種類の食事は同じカロリーであったにもかかわらず、SAD患者は炭水化物が多い食事の方が覚醒感は増え、疲労感が減ったと報告した。逆に、対照群では疲労感が増えたと報告した[19]。このように、SAD患者において炭水化物が食べたくなるのは、無意識に異常なセロトニンレベルを修正するように"セルフ・メディケーション"を行っているのかも知れない。また、トリプトファンはセロトニンの前駆物質であり、トリプトファン摂取はSADの症状を改善する可能性もある。

　うつ病と過食といった臨床症状の根底には脳内セロトニンが大きな役割を果たしている。脳内セロトニン性神経伝達の低下をもつうつ病に対して、選択的セロトニン再取込み阻害薬（SSRI）が抑うつ気分を是正する効果をもつ。一方、炭水化物の摂取はインスリン分泌を通して脳内セロトニンを増加させる効果があり、結果的に抑うつ気分を改善させる方向に作用し、また、一部のうつ病患者に過食を引き起こす要因となっている[20]。

　抑うつ症状として、カテコラミンの機能障害の可能性もある。セロトニンやメラトニンほど強いエビデンスは出されていないが、SAD患者では血漿カテコラミン濃度が低いという報告がある[21]。加えて、カテコラミン合成を阻害するチロシン水酸化酵素阻害薬を投与すると、光療法後に寛解していた症状が再出現し、いくつかの研究でも同様の結果であった[22]。

> **・メモ3・** セロトニン（serotonin, 5-hydroxytryptamine, 5-HT）
> 　セロトニンはヒトを含む動植物に一般的に含まれる脳内の神経伝達物質の1つで、必須アミノ酸のトリプトファンから生合成される。ほかの神経伝達物質であるドパミン（喜び、快楽）、ノルアドレナリン（恐れ、驚き）などの情報をコントロールし、精神を安定させる作用がある。中枢神経および末梢に存在しているが、多くは小腸粘膜にありセロトニンを合成する能力をもつクロム親和細胞内にある。ここで合成されたセロトニンは腸などの筋肉に作用し、消化管の運動に大きく関係している。約2％が中枢神経系（視床下部や大脳基底核、延髄の縫線核など）に高濃度に分布しており、精神活動に大きく影響している。うつ病やパニック障害などの疾病が体内のセロトニンと深くかかわっていることがわかってきており、セロトニン系に作用する薬物を用いることによって、これらの疾病を治療することができるようになった。主な薬物にSSRIやSNRI（セロトニン・ノルアドレナリン再取込み阻害薬）があり、両者ともシナプスから放出されたセロトニンの再吸収を阻害することによりセロトニンを増やし、症状を改善する。

V　治　療

　SADの治療としては、通常のうつ病と異なり、光療法が第一選択である。光療

法は1982年にLewy[23]がSADに対して効果を得たことから注目を浴びている治療法である。一般に、軽症SADでは光療法の効果が高いが、中等症から重症になるとその効果が減少するといわれている。SAD患者にセロトニン機能の低下がみられることから、セロトニンを増加させるSSRIなどの抗うつ薬の投与も効果がある可能性がある。日常生活では、朝に散歩をしたり、体内時計を狂わせたりしないように夜更かしせず規則正しく睡眠をとること、日光浴をすることなどが大切である。

1 高照度光照射（光療法）

■高照度光照射（光療法）

a 概論

2,500〜3,000ルクスの高照度光を通常6時から2時間照射する。10,000ルクスで30分照射でも同様の効果が得られるので時間を短縮できる。光の容量相関性の研究では、定型うつ症状に対しては、より強い光の方が効果は高かったが、非定型うつ症状に対しては相関が認められなかった[24]。光照射中は、読書・食事・テレビ観賞などは自由に行ってよい。しかし、症状から早朝に起きることが難しいことも多く、夕方照射なども考慮される。自動的に午前中に強い光になるなどの照明浴が得られる器具も商品化されている。人工照明で起床前に徐々に明るくする刺激（dawn simulation）の効果を検証した実験では、高照度（10,000ルクス×1時間）やプラセボよりも反応率やSAD症状の寛解率がよく、よい目覚め・少ない朝の眠気も得られたとされている[25)26]。どのスペクトラムの光でもよく、照度の方が重要である。青色LEDでの有効性も報告され、400ルクス程度で十分であるようである。

通常の照射装置は、特殊な蛍光灯を複数本並べた高照度照射器が用いられ、医療用に販売あるいはレンタルされている（図1）。効果発現には3〜7日必要であるが、

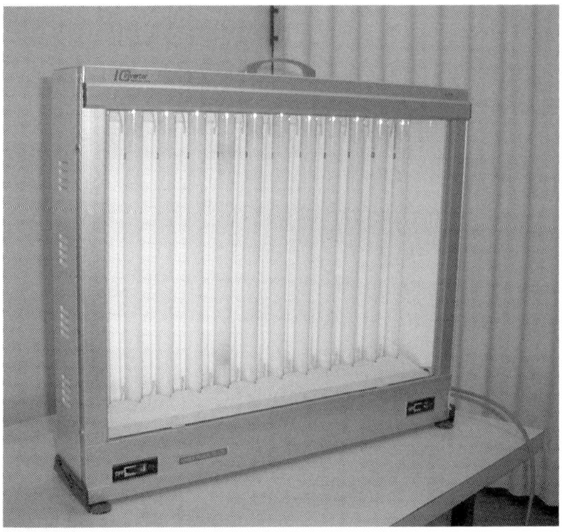

図1. 高照度光照射器

この時点で治療を中断すると再燃することが多いので、さらに長期間続けるのがよいとされる。光療法はSAD患者の60〜70％に有効であるといわれているが、過眠・過食などの非定型症状は光療法の有効性の指標となる。光療法は遅れた生物学的時計(睡眠・体温・ホルモンなど)をリセットすることで効果を発揮する。セロトニンやドパミンといった神経伝達物質のバランスの崩れや、低下した網膜の感受性を補正するともいわれている。

b 光療法のタイミング

研究の多くは、朝もしくは朝×夕方の照射が夕方照射より効果的であるとしているが、10,000ルクス(×30分)で朝照射と夕方照射の効果を比較した実験では、朝でも夕方でも同等に抗うつ効果を示している[27]。朝と夕方で効果に差がみられるのは軽症例であり、中等症から重症のSAD患者では朝夕差がみられない可能性もある[2]。

c 光療法のその他の応用

これまでにSADにおいて高い有効性が証明されているが、最近では季節性のないうつ病や、薬が使用できない妊婦に対しても光療法が試みられている。気分障害以外にも、リズム障害の疑われる状態に対して光療法の有効性が検討されている。睡眠時間帯が社会生活にとっても望ましい時間帯とずれてしまう睡眠覚醒リズム障害や、夜勤などの交替勤務によるリズムのずれ、時差ぼけ、高齢者介護施設などの睡眠-覚醒リズム障害の治療などに用いられている。さらに、体内時計に合うように人工照明を調節し、よい睡眠-覚醒リズムをつくることで疾病予防や健康増進にもつながる。ヒトの生体リズムに応じた適正な光環境を計画することにより、住宅・宿泊施設・病院や療養所・長距離運行用の交通機関などのスペースに適用でき、高齢者や身障者のように行動に制約を受けている人々には特に有効であると考えられる。生理的な眠気を調整してミスを減らせる可能性もあり、企業や病院などでも人工照明を利用した交代勤務者の健康管理の試みもなされている。さらに、ストレスや抑うつ気分が減り、QOLや生産性も上げることができる可能性がある。

d 副作用

光療法の副作用は通常軽く、開始時に吐気、頭痛、眼球圧迫感などがみられることもあるが、通常は1〜2日程度で自然軽快する。SADでは春や夏に易怒性、過活動、不眠などの軽躁状態を示すことがあるが、光療法中に稀に軽躁状態に切り替わることもある。そのような例では、光照射を低照度にするか、別の治療法を考慮するなどの工夫が必要である。有害紫外線は減らしてあるので眼球や日焼けなどの心配はないが、敏感肌のヒトは皮膚が赤くなることがあるのでフィルターなどが必要な場合もある。多くの場合は、治療開始前後に眼科的検査を受けることが推奨されている。

2　薬物療法

a　選択的セロトニン再取込み阻害薬（SSRI）

SADとセロトニンとの関連性も注目されており、前述の如く、SSRI（フルオキセチンやセルトラリンなど）が有効である可能性がある。生物学的時計の遅れを補正する効果よりも、神経伝達物質の機能を促進する効果が期待されている。光療法と併用したり、あるいは光療法が無効な場合に薬物療法単独で試みる。

b　その他

光療法や抗うつ薬が無効であった場合、医薬品ではないものの、トリプトファンやメラトニン、ハーブであるセントジョーンズワートなどが効果を示す可能性がある。

3　その他の治療法

高照度光照射は有効ではあるが、1日30分～2時間も座っていることが難しい人もいる。1日1時間の散歩でも効果があるということも報告されており[28]、朝の散歩や日光浴、さらに規則正しい睡眠なども大切であり、予防的でもある。通常のうつ病の治療でも行われている認知行動療法と組み合わせることもできる。高緯度地方ではSAD罹患率が高いことから、南方への旅行や引っ越しも効果があると考えられる。

VI　予後

光療法に反応しやすく、副作用もほとんどないため、治療を続けていれば比較的予後良好である。

SAD患者の自殺は、5月頃にピークがあり、冬や夏に比べて10～20倍高くなっており、10月にも小さなピークがあると報告されている[29]。気分障害同様に自殺にはやはり注意が必要である。

長期予後については、いくつかの報告があるが、当初SADと診断された患者のうち、約2/3は経過中に診断名の変更が必要であった。すなわち、SADという診断カテゴリーは長期経過の中でみると、必ずしも信頼性の高い診断とはいえない可能性がある。また、夕方になると悪くなる日内変動を示すタイプや、症状の出現する期間が短く、頻度の高い患者ほど、長期の追跡でもSADである可能性が高いとの報告もある[8]。

（石﨑潤子、三村　將）

■　参考文献　■

1) Rosenthal NE, Sack DA, Gillin JC, et al：Seasonal affective disorder；A description of the syndrome and preliminary findings with light therapy. Arch Gen Psychiatry 41(1)：72-80, 1984.

2) Terman M, Terman JS, Quitkin FM, et al : Light therapy for seasonal affective disorder ; A review of efficacy. Neuropsychopharmacology 2(1) : 1-22, 1989.
3) Thalén BE, Kjellman BF, Mørkrid L, et al : Light treatment in seasonal and nonseasonal depression. Acta Psychiatr Scand 91(5) : 352-360, 1995.
4) Rosenthal NE, Bradt GH, Wehr TA : Seasonal Pattern Questionnaire. National Institute of Mental Health, Bethesda, Md, 1984.
5) Thompson C, Cowan A : The Seasonal Health Questionnaire ; a preliminary validation of a new instrument to screen for seasonal affective disorder. J Affect Disord 64(1) : 89-98, 2001.
6) Magnusson A : An overview of epidemiological studies on seasonal affective disorder. Acta Psychiatr Scand 101(3) : 176-184, Review, 2000.
7) Rosen LN, Targum SD, Terman M, et al : Prevalence of seasonal affective disorder at four latitudes. Psychiatry Res 31(2) : 131-144, 1990.
8) Thompson C, Raheja SK, King EA : A follow-up study of seasonal affective disorder. Br J Psychiatry 167(3) : 380-384, 1995.
9) Higuchi S, Motohashi Y, Ishibashi K, et al : Less exposure to daily ambient light in winter increases sensitivity of melatonin to light suppression. Chronobiol Int 24(1) : 31-43, 2007.
10) Higuchi S, Motohashi Y, Ishibashi K, et al : Influence of eye colors of Caucasians and Asians on suppression of melatonin secretion by light. Am J Physiol Regul Integr Comp Physiol 292(6) : R2352-R2356, 2007.
11) Allen JM, Law RW, Remick RA, et al : Depresive symptoms and family history in seasonal and nonseasonal mood disorders. Am J Psychiaty 150 : 443-448, 1993.
12) Madden PA, Heath AC, Rosenthal NE, et al : Seasonal changes in mood and behavior ; The role of genetic factors. Arch Gen Psychiatry 53(1) : 47-55, 1996.
13) Jang KL, Lam RW, Livesley WJ, et al : Gender differences in the heritability of seasonal mood change. Psychiatry Res 70(3) : 145-154, 1997.
14) Enoch MA, White KV, Harris CR, et al : Association of low-voltage alpha EEG with a subtype of alcohol use disorders. Alcohol Clin Exp Res 23(8) : 1312-1319, 1999.
15) Rosenthal NE, Mazzanti CM, Barnett RL : Role of serotonin transporter promoter repeat length polymorphism(5-HTTLPR)in seasonality and seasonal affective disorder. Mol Psychiatry 3(2) : 175-177, 1998.
16) Miller AL : Epidemiology, etiology, and natural treatment of seasonal affective disorder. Altern Med Rev 10(1) : 5-13, Review, 2005.
17) Lewy AJ, Sack RL, Miller LS, et al : Antidepressant and circadian phase-shifting effects of light. Science 235(4786) : 352-354, 1987.
18) Avery DH, Dahl K, Savage MV, et al : Circadian temperature and cortisol rhythms during a constant routine are phase-delayed in hypersomnic winter depression. Biol Psychiatry 41 : 1109-1123, 1997.
19) Rosenthal NE, Genhart MJ, Caballero B, et al : Psychobiological effects of carbohydrate- and protein-rich meals in patients with seasonal affective disorder and normal controls. Biol Psychiatry 25 : 1029-1040, 1989.
20) Wurtman RJ, Wurtman JJ : Brain serotonin, carbohydrate- craving, obesity and depression. Obes Res Suppl 4 : 477S-480S, 1995.
21) Rudorfer M, Skwerer RG, Rosenthal NE : Biogenic amines in seasonal affective disorder : effects of light therapy. Psychiatry Res 46 : 19-28, 1993.
22) Neumeister A, Turner EH, Matthews JR, et al : Effects of tryptophan depletion vs catecholamine depletion in patients with seasonal affective disorder in remission with light therapy. Arch Gen Psychiatry 55 : 524-530, 1998.
23) Lewy AJ, Kern HA, Rosenthal NE, et al : Bright artificial light treatment of a manic-depressive patient with a seasonal mood cycle. Am J Psychiatry 139(11) : 1496-1498, 1982.
24) Lee TM, Chan CC : Dose-response relationship of phototherapy for seasonal affective disorder ; a meta-analysis. Acta Psychiatr Scand 99(5) : 315-323, 1999.
25) Avery DH, Eder DN, Bolte MA, et al : Dawn simulation and bright light in the treatment of SAD ; a controlled study. Biol Psychiatry 50 : 205-216, 2001.

26) Avery DH, Kouri ME, Monaghan K, et al：Is dawn simulation effective in ameliorating the difficulty awakening in seasonal affective disorder associated with hypersomnia? J Affect Disord 69：231-236, 2002.
27) Terman JS, Terman M, Lo ES, et al：Circadian time of morning light administration and therapeutic response in winter depression. Arch Gen Psychiatry 58：69-75, 2001.
28) Wirz-Justice A, Graw P, Krauchi K, et al：Natural light treatment of seasonal affective disorder. J Affect Disord 37：109-120, 1996.
29) Goodwin FK, Jamison KR：Manic-depresive illness. Oxford University Press, New York, 1990.

17 非定型うつ病

■非定型うつ病

■はじめに

非定型うつ病については、DSM-IV-TR[1]において、気分障害の一亜系「非定型病像を伴うもの」と記載されている。本疾患概念にはMAO阻害薬への反応性を検討する研究とコロンビア大学グループを中心とする「薬物への反応性から疾患概念の検討を試みる詳細な薬理学的吟味」との成果を背景としている[2]。一方で本疾患はDSM-IV導入以降にその定義を知られるようになったため、独立失疾患概念としての精神科臨床場面での浸透度は内因性うつ病に比べると低いと言わざるを得ない。

本稿では、非定型うつ病を5つの項目に分けて多面的に検討していきたいと考える。項目は、診断基準:DSM-IV-TRとADDS(atypical depression diagnostic scale)、5症状の分析(気分反応性、過食、過眠、鉛様の麻痺状態、拒絶への過敏性)、他疾患との鑑別、治療、特殊な型のうつ病postpsychotic depression(精神病後抑うつ)との近似である。

I 診断基準:DSM-IV-TRとADDS

■DSM-IV-TR

■気分反応性

DSM-IV-TR(表1)においては非定型うつ病の、気分の経過は大うつ病性障害、双極性障害、気分変調性障害のいずれでもよいとされている。最も特徴的なことは、通常の大うつ病エピソード中の主症状である、気分反応性の欠落、不眠、食欲

表1. DSM-IV-TR 大うつ病エピソード・非定型うつ病の特徴

非定型の特徴を伴うもの(大うつ病性障害、または双極Ⅰ型または双極Ⅱ型障害で、気分エピソードの最も新しい病態が現在の大うつ病エピソードである場合に、現在の大うつ病エピソードの最近2週間にこれらの特徴が優勢であるとき、または気分変調症の最近の2年間にこれらの特徴が優勢な場合に適用することができる。現在、大うつ病エピソードにない場合は、いずれの2週間でもこの特徴が優勢な場合には適用される)
 A. 気分の反応性(すなわち、現実のまたは可能性のある楽しい出来事に反応して気分が明るくなる)
 B. 以下の症状のうち2つ(またはそれ以上):
  (1) 明らかな体重増加、あるいは食欲亢進
  (2) 過眠
  (3) 鉛様の麻痺(すなわち、手や足の重い、鉛のような感覚)
  (4) 長期間にわたる、対人関係の拒絶に敏感であるという様式(気分障害のエピソードの間だけに限定されるものでない)で、著しい社会的または職業的障害を引き起こしている。
 C. 同じ病早期に、メランコリー型の特徴を伴うもの、または緊張病性の特徴を伴うものの基準を満たさない。

不振による体重減少などとは反対に「気分反応性がある」という A 項目と、「明らかな体重増加あるいは食欲亢進」、「過眠」、「鉛様の麻痺(手や足が重い、鉛のような感覚)」、「対人関係の拒絶に敏感である」という B 項目に含まれる 4 つのうち、2 つ以上を満たすという診断基準である。コロンビア大学グループによる半構造面接による診断基準 ADDS(atypical depression diagnostic scale)にはさらに詳しい評価方法が述べられている[3]。この ADDS を踏まえて上記 DSM-IV の診断項目についてさらに詳しく説明する。

■ADDS

「気分反応性がある」とはどういうことだろうか？　日常生活上、何かよい出来事が身の回りに起こったときにそれに反応して喜んだり、元気になったりすることを指す。臨床場面での指標としては、「落ち込んだときを 0、病前の元気な状態を 100 としたときに、元気が出たときの状態が 0～100 までの間でいくつくらいの数字になりますか？」と患者に聞き示して頂くとよいであろう。よいことがあった場合に、50 くらいに上昇すると答えることがあれば、気分反応性があるという。

B1「明らかな体重増加あるいは食欲亢進」：これについて ADDS ではより、むちゃ食いを前提とした食行動の異常として言及している。例えば、「むちゃ食いしたいと 1 週間に 3 回以上欲する」、「1 週間に 2 回以上むちゃ食いをする」などである。また体重についても「3 ヵ月以内で 10 ポンド(＝約 4.5 kg)以上の体重増加」などより診断の枠組みを明確にしている。

B2「過眠」は、週に 3 日以上・1 日 10 時間以上睡眠をとる日がある場合を指す。これは必ずしも持続睡眠でなくてもよい。

B3「鉛様の麻痺」は、神経症候学的に聞きなれないものであるが、鉛のように重い身体感覚であり(患者の言動で多くみられるのは、階段を上がるとき、椅子から立ち上がるときにこの感覚を生じやすいといわれている)、この症状を週に 3 日以上・1 日 1 時間以上きたす。

B4「長期間にわたる、対人関係の拒絶に敏感であるという様式」：他者に拒絶されることへの病的な過敏さから、拒絶に対する落ち込みや怒りを感じるレベルから、日常的に対人関係が荒れてけんかや口論が絶えなくなる。さらに日常的役割の回避や放棄拒絶、対人関係を避ける、といった生活における重大な機能障害をきたすレベルまでさまざまである。

II　5 症状の分析(気分反応性、過食、過眠、鉛様の麻痺状態、拒絶への過敏性)

非定型うつ病の各症状の因果関係を示した Posternak[4]らの研究を示す。661 人(男性 216 名、女性 445 名)の非定型うつ病者を対象として 5 症状(気分反応性、過食、過眠、鉛様の麻痺状態、拒絶への過敏性)と年齢、性別、重症度、罹病期間の各因子関係を分析している。全対象者に感情障害と統合失調症の調査表

表2. 非定型うつ病　症状の性差

	男性 (n=216)	女性 (n=445)
気分反応性	66.7	74.2
過食	14.8	25.8**
過眠	13.9	20.9
鉛様の麻痺状態	19.9	32.4**
拒絶への過敏症	39.8	41.8

** 特に相関の強いもの　　　　　　　　　　　　（Postemak, 2001 より引用）

表3. 非定型うつ病　重症度との関係

	1 軽症 (n=10)	2 やや軽症 (n=55)	3 中等度 (n=246)	4 やや重症 (n=177)	5 重症 (n=143)	6 非常に重症 (n=30)
気分反応性	80	74.5	82.5	63.3	67.1	46.7**
過食	20	18.2	22.8	21.5	23.1	26.7
過眠	20	16.4	15.9	20.3	19.6	20
鉛様の麻痺状態	10	20	22.8	28.2	37.8	50**
拒絶への過敏性	30	40	37.4	36.7	53.1	46.7

** 特に相関の強いもの　　　　　　　　　　　　（Postemak, 2001 より引用）

表4. 非定型うつ病　年齢との関係

	18〜19 (n=24)	20〜29 (n=143)	30〜39 (n=208)	40〜49 (n=177)	50〜59 (n=81)	60〜80 (n=34)
気分反応性	70.8	74.1	70.7	69.6	70.4	82.4
過食	12.5	21	20.7	30.4	17.3	14.7
過眠	41.7	32.9	11.5	16.4	11.1	14.7**
鉛様の麻痺状態	16.7	19.6	32.2	31.6	28.4	32.4
拒絶への過敏性	20.9	49	41.3	45	32.1	23.5**

** 特に相関の強いもの　　　　　　　　　　　　（Postemak, 2001 より引用）

表5. 非定型うつ病　罹病期間

	<3カ月 (n=24)	3〜6カ月 (n=143)	6〜12カ月 (n=208)	1〜2年 (n=177)	2〜5年 (n=81)	>5年 (n=34)
気分反応性	73.1	70.6	81.3	71.6	66	68.2
過食	12.6	27.1	25.3	25.7	30.9	22
過眠	16.5	22.4	18.7	20.3	17.5	18.9
鉛様の麻痺状態	19.2	31.8	24.2	31.1	37.1	33.3
拒絶への過敏性	29.7	44.7	37.4	41.9	40.2	57.6**

** 特に相関の強いもの　　　　　　　　　　　　（Postemak, 2001 より引用）

表6. 非定型うつ病　特徴のまとめ

	女性	年齢<30	中年以上	重症度	罹病期間 3カ月以上
気分反応性	＋			－	
過食	＋		＋		＋
過眠	＋	＋			
鉛様の麻痺状態	＋	－		＋	＋
拒絶への過敏性			＋	＋	＋

正の相関があるものは＋、負けの相関があるものは－で表す　　　（Postemak, 2001 より引用）

(SADS)を施行している。表 2 は 5 症状と性差について検討された結果、過食と鉛様の麻痺症状は有意に女性に多いことが示されている。表 3 は 5 症状と疾患の重症度についての検討結果である。重症度と相関が強くみられたのは気分反応性と鉛様の麻痺状態である。気分反応性は重症になるほど軽く、鉛様の麻痺状態は重症になるほど強く認める。表 4 は 5 症状と年齢について検討した結果で年齢との相関関係があったのは、過眠と拒絶への過敏性である。表 5 は 5 つの症状と罹病期間についての検討結果で、罹病期間が長いほど拒絶への過敏性が出やすいといえる。これらの 5 症状と各因子をまとめた総合的な傾向が表 6 である。なお、本研究の対象者性差はそのまま疾病有病率の性差(非定型うつ病の罹患率は女性が男性の 1.5〜2.5 倍という結果、Davidson[5])を支持している。

英国における古い研究(Sargant[6]ら)においては、気分反応性を、非定型うつ病の中心症状として捉えていなかった。むしろこの時代は「非定型うつ病患者の中心的特徴は体重減少である」と考えられ、過眠や過食傾向を示す現在の診断基準とは反している。Kraines[7]の頃から過食は女性に多く、抑うつ状態が過食症状に先行すると報告されるようになった。Kraines はさらに、非定型うつ病の症状をもつ女性の 30〜50 歳の間に最大の体重増加のピークがあることを示した。

過眠が非定型うつ病に罹患した若年者に多いことは Sargant の時代から検討されていたが、以後ピッツバーグのグループの研究によってその言及は強まっている。Casper[8]が軽い抑うつにおいて過眠が多いと報告している一方で、上述のPosternak[4]は過眠と抑うつの重症度の間には関連はないという。この成績の乖離については、今後の検討が必要といえよう。

鉛様の麻痺は神経症状として疑われていた時期もあったが、現在は疲労感の指標として概念化されている。うつ症状で生じる興味や意欲の減退とは区別されるように、臨床診療上面談時には注意すべきである。30 歳以上の女性患者で症状が重く 3 ヵ月以上の罹病期間をもつ場合、鉛様の麻痺が認められやすい。拒絶への過敏性の現れ方は性別により違いは少ないが年齢や罹病期間とは関係がある点も示されている[4]。

拒絶への過敏性は DSM-V-TR の 4 つの非定型症状 B の中で最も頻度の多いものである。この症状は、気分障害のエピソード間だけに限定されるものではないといわれ、むしろ対人関係論における人格傾向としても捉えられる。一般的にDSM-IV の II 軸診断として位置する人格傾向・特性が、非定型うつ病のようにI 軸診断基準の主要徴候として言及されていることは少なく、本疾患の大きな診断特徴といえよう。

III 他疾患との鑑別

現在、日常精神神経科での臨床現場で、鉛様の麻痺状態以外の 4 症状は、それ

■人格障害

それ単独でもよくみられるため、他の疾患群との鑑別を慎重に行う必要がある。特に拒絶への過敏性が性格傾向に所属する概念であり、人格障害のクライテリアとの鑑別を行う必要がある。横山ら[2)9)]は非定型うつ病の関連・合併疾患として境界型人格障害のほか、社会恐怖、神経性大食症、双極性障害、季節性気分障害などを挙げている。境界型人格障害の症状は、空虚な抑うつ、情動の増大、不安、不機嫌な反応という非定型うつ病の性格傾向と共通点が多いことも指摘される[6)]。しかし境界型人格障害に多くみられる衝動性の亢進や他者への操作的介入などは、必ずしも非定型うつ病に認められない。むしろ回避性人格障害症例が示す社会恐怖は、非定型うつ病の症状が長期化した場合に生じうる。

豊かな経済状態である現代において、「過食」は精神神経科臨床場面で増加している症状の１つである。非定型うつ病との鑑別疾患として摂食障害（過食症）がある。過食症はDSM-IV-TRにおいて神経性大食症（むちゃ食い排出型・むちゃ食い非排出型）と定義される。思春期以降の女性が罹患しやすい疾患である。発病当初から、患者にはボディイメージの障害がみられ「やせ願望」や「ダイエット」の目的で拒食行動を行うことが多い。その後、反動としての過食行動とそれに伴う食べ吐きや下剤乱用につながる。心理的背景には成熟や母親への同一化の拒否などが認められるが、情動コントロールの不安定さ（非定型うつ病の性格傾向にもみられる）も行動化を修飾し後押ししていく可能性がある。「太っていることで受け入れられない自己」が拒絶への過敏性に刺激を与えている点も指摘され、今後これらの症状理解と治療にはさらなる介入への視点が必要であろう。

■A型
■V型

さらに関連疾患として双極性障害がある。Davidsonら[5)]は非定型うつ病を２型に分け、A型非定型うつ病（単極性であり、不安、恐怖症状が前景に立つもの）とV型非定型うつ病（気分の動揺があり易刺激的で過食、過眠などの逆転した自律神経症状を伴うもの）を示した。DSM-IV-TRでは本疾患と単極性・双極性障害とのどちらが優位に関連するかという点については言及していないが、今後の診断基準ではさらに検討される部分であろう。Akiskalら[10)]は、「非定型うつ病を呈している患者群の中で双極性II型障害が71.0％を占める」と双極II型障害と非定型うつ病の関係性の高さを指摘している。

季節性気分障害は、本書別項でさらに詳しく述べられるため詳細はそちらをご参照頂きたいが、非定型うつ病と症状学的には近似している。両疾患ともに過眠・過食・強い疲労感がしばしばみられる。

鑑別点としては、季節性気分障害が文字どおり、一定の季節に発症し一定の季節に寛解するうつ病（夏季にみられるタイプと秋冬季にみられるタイプ）の一亜系である点、治療に高照度光療法が効果的な点などが挙げられる。今後さらに両疾患の質的類似点や脳内基盤に対しての検討が必要である。以上に述べた、関連疾患以外でも非定型うつ病の５症状（気分反応性、過食、過眠、鉛様の麻痺、拒絶への過敏性）を日常臨床場面で症例ごとに詳細に確認し、診断と治療に役立てることが大切

と考える。

Ⅳ 治療

　　非定型うつ病の研究は1950年代Westら[11]がMAO阻害薬(モノアミン酸化酵素阻害薬)によく反応する疾患として報告したという歴史的背景がある。MAO阻害薬は、精神賦活薬の範疇に入る薬剤でありipraniazidをはじめ多くの種類がある。米国では非定型うつ病の第一選択薬の1つとなっている。作用機序としてカテコラミン、セロトニンなどのモノアミンの分解を阻害しアミンを増加させ気分を回復させうるが、三環系抗うつ薬との併用で血圧を上昇させる、肝障害などの副作用が多いという副作用上の難点がある。現在本邦では抗うつ薬としてMAO阻害薬の適応はとれていない(セレギリンはパーキンソン病に保険適応はある)。MAO阻害薬の有効性については非定型うつ病60名を対象としたQuitkinら[12]の検討もある。

　　以下にMAO阻害薬以外の治療薬に関しての報告を示す。Sotskyら[13]は、三環系抗うつ薬の1つであるイミプラミンが有効であるか否かは、非定型うつ病の5症状分析により治療効果についてある程度の予測可能との見解を示している。気分反応性があり、過眠、過食、体重増加の少なくとも1つを示すものは、イミプラミンにはあまり反応せず、鉛様の麻痺と拒絶への過敏性については他の薬物の効果も認めないといっている。渡辺[14]は非定型うつ病に対しては、トラゾドン(レスリン®)、スルピリド(ドグマチール®)、アモキサピン(アモキサン®)などの数種の抗うつ薬に加え、炭酸リチウム(リーマス®)、カルバマゼピン(テグレトール®)、などの併用が効果を認めると述べている。また精神療法的関与も効果的といわれている。その際支持的な態度で以下の点に気をつけることが望ましい。すなわち、①患者に病気であることの自覚をもたせること、②予後を保証すること、③休息することが基本的に大切であること、④自殺行動をしないことを約束させること、⑤うつ状態下で物事の判断をすると間違って判断を下す危険性があるので治療終了まで人生の重要な問題について決定をしないこと、⑥治療中には症状が一進一退することがあることの説明、⑦服薬の重要性、⑧回復期には社会復帰を焦らないこと、などの根気強い介入が重要である。

■精神療法的関与

■SSRI

　　近年本邦でも、選択的セロトニン再取込み阻害薬(SSRI)が発売されていろいろなタイプのうつ病治療に汎用されるようになってきた。1999年にフルボキサミン(ルボックス®、デプロメール®)が、2000年にはパロキセチン(パキシル®)、2006年にはセルトラリン(ジェイゾロフト®)がそれぞれ発売された。これらSSRIは従来の三環系抗うつ薬に比して、口渇、便秘、低血圧などの抗コリン性副作用が少ないなどの利点があり、非定型うつ病に対する効果の研究報告も散見されている。Lonnqvistら[15]はSSRIや可逆的選択的monoamine　oxidase　A阻害薬

(RIMA)の有効性を検討した結果、SSRI、RIMAはうつ病と同程度に、非定型うつ病に対しても有効であると報告している。またSOgaardら[16]は大規模スタディとして197人の非定型うつ病の患者を無作為にセルトラリン治療群と可逆的MAO阻害薬であるmoclobemide治療群に分けて、3ヵ月後の治療効果を比較検討している。評価スケールとして、CGI-I(clinical global impression of improvement)とHAM-Dを用いており、CGI-Iにおいて、セルトラリン群で77.5%、moclobemide群で67.5%の改善を示した。同様に、HAM-Dにおいてもそれぞれ、65.2%、62.7%で改善を示した。また10〜40代女性に多い非定型うつ病の女性において、月経前緊張症と月経前気分不快症候群を呈した場合、その時期の過食・過眠への治療としてフルボキサミン・パロキセチンが有効であったという報告もある[17]。今後さらにSSRIの非定型うつ病のさまざまな症状への治療効果についての検討が俟たれる。

V 特殊な型のうつ病 postpsychotic depression (精神病後抑うつ)と非定型うつ病との近似性

■postpsychotic depression

　精神病理学的な意味において特殊な型のうつ病としては、身体疾患に伴ううつ病や他の精神疾患に伴ううつ病などがある。このカテゴリーに属するものとしては妄想型うつ病、産褥期のうつ病、症候性うつ病、postpsychotic depression(精神病後抑うつ)などが挙げられる。今回本項では、特にpostpsychotic depressionについて触れる。本病態は、Mayer-Gross[18]の記述に遡れば元来統合失調症など精神疾患経過後の病態であるといわれる。諸家の報告する臨床像はほぼ根幹で一致し「陰性症状を内在する病像」である[19]。

　その臨床像の特徴を調べると非定型うつ病の病態と近似している。以下にpostpsychotic depressionの症状について触れる。

　① 睡眠過剰、身体的違和感：病相の初期には入眠時間が早く覚醒が遅延するタイプの睡眠過剰が多く、その後は入眠遅延を伴う睡眠過剰に移行することが多い。同時に多食傾向や体重の急激な増加をみることが多い。またさまざまな身体異常感覚を伴うことがある。

　② 抑うつ気分：悲哀感、孤独感、無力感、自信喪失、罪責感、空虚感、などの感情障害があり患者は「負い目をもった感じ」「居場所がない感じ」を感じるという。

　③ 思考、作業能力の障害：患者は思考の散漫さ、集中困難などを訴えて読書は困難となり他者の話を理解できないという訴えももつ。

　④ 対人関係の障害：この時期に対人関係の障害が目立つが、その症状の中核を永田[20]は他者に対する「振る舞いの障害」であるとし、母など頼れる相手に対して依存的・退行的になる傾向を述べている。

⑤ その他：その患者の急性期に最も主題となった外的刺激に接近した場合、病的体験が軽度に出没することがある。

　これら5つの症状のうち睡眠過剰、過食、身体異常感覚などは、I「診断基準」で示した非定型うつ病の主症状にも結びつくものであり、対人関係の障害も「母以外の他者」に対する拒絶への過敏性と重なると解釈しうる。治療上、一般的な抗うつ剤が効きにくいという点も似ている。そのため、炭酸リチウムなどが治療に用いられることもある。薬物療法的治療以外には、この病態を治療者が正しく理解し、患者・家族に適切な精神療法的介入がなされるべきである。家族の病態の理解として大切なのは、睡眠過剰を「怠けあるいは無為・自閉」と捉えずに「防衛機制あるいは病後疲弊からの回復」とし、生活のリズムは整えながらも患者の良眠を保証する態度である。また退行的態度に対しては、患者の「拒絶への過敏性」を緩和する意義も含めて、母なるものへの依存感を認める必要も時にはあるかも知れない。このことは postpsychotic depression に多いといわれる自殺の予防にも大切である。この時期には患者の生活全般にもある程度の働きかけが必要であるが、本人・家族の焦りを引き出さず支持していくことが強調されるべき事柄である。

　このように操作的な診断で決められた非定型うつ病像と精神病後うつなどの病態の近似は、非定型うつ病が薬物療法のみでなく精神療法・認知行動療法的関与・家族支援・日常生活支援などからアプローチされうる疾患概念と改めて捉え直すことができ、臨床的視点と治療に幅が出る可能性が示唆されている。

VI まとめ

　非定型うつ病に関して、①DSM-IV-TR診断基準、②5症状の分析（気分反応性、過食、過眠、鉛様の麻痺状態、拒絶への過敏性）、③他疾患との鑑別、④治療、⑤特殊な型のうつ病 postpsychotic depression（精神病後抑うつ）と非定型うつ病との近似性、と分けて論じた。本邦ではMAO阻害薬が現実の臨床場面では使用できずさまざまな薬物療法が試みられるようになっていたが、近年はSSRIをはじめとした新しい抗うつ薬の使用によりその治療効果は確実に高まっている。また病態を正確に理解したうえでの患者・家族への精神療法的関与が必要なことがわかった。操作的診断基準による疾患概念形成期に「非定型うつ病として診断を1つにまとめる」ことは大変難しく、そのためには、本疾患の特徴としての、好発年齢・性差・重症度・罹病期間など各因子の関係、既存の疾患概念との近似性などを捉えなければならない。本疾患について正確な診断をし、適切な時期に治療を開始することで、治療効果があがる疾患であることは間違いなく、今後も注目すべき精神科疾患の1つであると考える。非定型うつ病についてさらなる検討を望む。

（穴水幸子）

■ 文　献 ■

1) American Psychiatric Association：Diagnostic and statiscal manual and mental disorders, 4 th edition (DSM-IV). APA, Washington DC, 1994［高橋三郎, 大野　裕, 染谷俊幸（訳）：DSM-IV-TR. 精神疾患の分類と診断の手引. 医学書院, 東京, 2002］.
2) 横山知行：非定型うつ病；気分障害；最新の知見. 各種の気分障害；非定型うつ病（解説/特集), 臨床精神医学　29(8)：927-993, 2000.
3) Quitikin FM, Stewart JW, McGrath PJ：Colombia atypical depression；A subgroup of depressives with better response to MAOI than tricyclic antidepressants or placebo. Brit J Psychiatry　163：30, 1992.
4) Posternak MA, Zimmerman M：Symptoms of atypical depression. Psychiatry Res　104(2)：175-181, 2001.
5) Davidson J, Zisook S, Giller E, et al：Symptoms of interpersonal sensitivity in depression. Compr Psychiatry　30(5)：357-368, 1989.
6) Sargant W：Drugs in the treatment of depression. British Medical Journal　1：225-227, 1961.
7) Kraines SH：Weight gain and other symptoms of the ascending depressive curve. Psychosomatics　13(1)：23-33, 1972.
8) Casper RC, Redmond DE Jr, Katz MM, et al：Somatic symptoms in primary affective disorder. Presence and relationship to the classification of depression. Arch Gen Psychiatry　42(11)：1098-1104, 1985.
9) 横山知行, 飯田　眞：非定型うつ病とその関連疾患. 精神科治療学　10(9)：1005-1011, 1995.
10) Akiskal HS, Benazzi F：Atypical depression；a variant of bipolar II or a bridge between unipolar and bipolar II? J Affect Disord　84：209-217, 2005.
11) West ED, Dally PJ：Effects of iproniazid in depressive syndromes. Br Med J　1：1491-1494, 1959.
12) Quitkin FM, Stewart JW, McGrath PJ, et al：Phenelzine versus imipramine in the treatment of probable atypical depression；defining syndrome boundaries of selective MAOI responders. Am J Psychiatry　145(3)：306-311, 1988.
13) Sotsky SM, Simmens SJ：Pharmacotherapy response and diagnostic validity in atypical depression. J Affect Disord　54(3)：237-247, 1999.
14) 渡辺昌祐：今日の精神科治療指針；非定型うつ病. p 63, 星和書店, 東京, 2000.
15) Lonnqvist J, Sintonen H, Syvalahti E, et al：Antidepressant efficacy and quality of life in depression；a double-blind study with moclobemide and fluoxetine. Acta Psychiatr Scand　89(6)：363-369, 1994.
16) Sogaard J, Lane R, Latimner P, et al：A 12-week study comparing moleclobemide and sertraline in the treatment of outpatients with atypical depression. J Psychopharmacol　13：406-414, 1999.
17) 広岡清信：非定型うつ病に合併した月経前緊張症に対するSSRIの有効性について；月経前不快気分障害のDSM-IV研究用基準案についての考察. 日精診誌　7(2)：28-41, 2001.
18) Mayer-Gross W：Uber die Stellungnahme zur abgelaufenen akuten Psychose. Z f ges Neurol Psyhiat　60：160, 1920.
19) 永田俊彦：今日のうつ病治療；Postpsychotic Depression. pp 268-275, 金剛出版, 東京, 1990.
20) 永田俊彦：精神分裂病の急性期症状消退後の緩解後疲弊病相について. 精神医学　23：123, 1981.

18 混合状態

I 混合状態とはどういう状態か (表1)

典型的な躁状態でなく、典型的なうつ状態でもないが、その人本来の平静な状態とは異なり、躁状態の特徴とうつ状態の特徴が混在する精神状態を、躁うつ混合状態(または単に混合状態)という。

西洋の伝統的精神モデルにならい、心を知・情・意の3つの観点から眺めてみた場合、知・情・意の3つとも高ぶっているのが躁状態、3つとも停滞するのがうつ状態であり、3つのうち1つか2つが高ぶり、1つか2つが停滞するのが混合状態である。

■躁うつ混合状態

■混合状態

但し、現在の国際診断基準の混合状態は、このモデルとはやや異なっているようである(メモ1参照)。

表1. 混合状態の大まかなイメージ

	知 (思考の進み方)	情 (気分)	意 (意欲)
うつ状態	低下	低下	低下
躁状態	高揚	高揚	高揚
混合状態	低下	低下	高揚
	低下	高揚	低下
	高揚	低下	低下
	高揚	高揚	低下
	高揚	低下	高揚
	低下	高揚	高揚

■Kraepelin E

・メモ1 混合的な状態の存在は古くから気づかれていたようだが、文献に登場するのは、Lorry AC(1765)の "mania malancholica" や、Boissier de Sauvages F(1768)の "melancholia enthusiastica" が最初のようである。躁／うつ状態の三要素(知=思考の進み方、情=気分、意=意欲)を区別し、3要素のあるものが高揚しあるものが低下する状態を混合状態と呼んだのは、Kraepelin Eの教科書第5版(1896)が最初である。

●症例1：51歳、男性

24歳時に躁状態で発病した双極性障害の症例。48歳時以降は概ね落ち着いて過ごしていたが、2ヵ月前から毎朝4時頃に目覚めるようになり、通勤の際に自宅から約3km離れた駅までバスを使わずに歩いて往復するようになった。1ヵ月半前からは夜中にインターネットで盛んに株取り引きをするようになり、新規上場銘柄を1週間で400万円分買うこともあった。寝不足だが苦痛は感じず、最近1ヵ月は毎朝6時過ぎに職場に着き、自分の業務(海外と合弁の大型プラント担当)とは

関連の薄い資料(農作物相場、世界航空需要予測、ほか)を作成し、部内に配布したり、時には1,500頁を超えるグラフをプリントアウトして同僚に見せたりする。疲れやすい、喜怒哀楽の感情や興味が湧かない、精力をつけて平成大不況に決然と立ち向かわなければならない、などと言い、昼食に寿司や鰻の出前を数人分頼んで部下に振舞うことが数日に一度ある。躁状態だから自重しなさいと妻に注意されたところ、俺はエネルギーはあるが全然ハイにはなっていない、仕事なんていくらやってもやる意味がない、俺の能力不足のせいで現地法人がつぶれそうだ、などと大声でぼやき続けた。精神科には定期的に通っており、最近は、睡眠薬はいらない、SSRIでハイにしてほしい、飛び降りれば絶対死ねると思うことがよくある、変な株を衝動買いしてしまう、などと言っている。

　この症例は、平静な状態とは違い、しなくてもよいことをしてばかりいて、金銭を浪費し、多弁・声高で、短時間しか眠らなくても苦にならないなど、躁状態の特徴を呈し続けている一方で、気が乗らない、喜びや楽しさがない、現実の自分の姿よりも過度に自己卑下をする、死について繰り返し考える、疲れやすいなど、うつ状態の気分の特徴も混在している。躁状態からうつ状態への移行期にあるのではなく、躁とうつの両方の病像が同時に混在している。こういう状態像を、(躁うつ)混合状態と診断する。

II 診　断

■混合性エピソード
■双極 I 型障害

　混合状態の診断基準は、国際的診断基準(世界保健機関の ICD-10、米国精神医学会の DSM-IV-TR)(表2、3)に記されており、上記の症例1はいずれの基準にも該当する混合状態を呈している。

表2．ICD-10

F 31.6　双極性感情障害、現在混合性エピソード　Bipolar affective disorder, current episode mixed
　患者は過去少なくとも1回の軽躁病性、あるいは混合性の感情障害エピソードがあり、現在は、軽躁病およびうつ病の症状の混在あるいは急速な交替を示す。
診断ガイドライン
　双極性感情障害の最も典型的な形は、正常な気分の期間で分離される軽躁病とうつ病のエピソードが交替するというものであるが、抑うつ気分が数日から数週間続く過活動性や談話心迫を伴ったり、あるいは躁的気分と誇大性が激越や活力と性欲の減退を伴ったりすることも稀ではない。抑うつ症状と軽躁病あるいは躁病の症状が、日ごとにあるいは時間ごとに急速に交替することもある。混合性の双極性感情障害の診断は、両方の症候群がいずれも現在の病気のエピソードの大部分で顕著であり、しかもそのエピソードが少なくとも2週間続く場合にのみ下すべきである。
　〈除〉　単一混合性エピソード(F 38.0)

F 38.00　混合性感情性エピソード(mixed affective episode)
　少なくとも2週間は続き、混合性あるいは軽躁病性、躁病勢およびうつ病性症状の急激な変化(通過数時間以内)によって特徴づけられる感情性のエピソード。

(文献4)による)

次の症例2はどうであろうか。

●症例2：20歳、男性

高校卒業後家電量販店に就職した。店の先輩に「疲れがとれる」と勧められて覚醒剤を使用するようになり、当初は月に1～2度の使用だったが最近はほぼ毎日使用していたらしい。半年ほど前から易怒的となり、夜通し両親や弟に暴言を吐き続けたり、丸2日間眠り続けることがあった。食事を摂らず、家中を歩き回り、特に用事もないのに携帯電話をかけ続け、多弁・大声でしゃべる一方、俺はうつだ、落ち着かない、集中力がないからサッカーも見られない、死ぬ、云々と言い、昨日煙草の火を自分の腹部や陰茎に押し当てた。

この症例は令状に基づく検尿で覚醒剤が検出されたため、双極性障害ではなく、覚醒剤精神病の症例である。しかし、覚醒剤使用に関する情報が一切なければ、病像の一部は双極性障害の混合状態に似たものと受け取られる可能性がある。

■外因性精神病

このように、混合状態の診断上、外因性精神病（器質精神病、症状精神病、中毒精神病）の除外診断が必要である。

次の症例3は、別の問題を示す症例である。

表3. DSM-IV-TR

■ 混合性エピソード　Mixed Episode
A．少なくとも1週間の間ほとんど毎日、躁病エピソードの基準と大うつ病エピソードの基準を（期間を除いて）ともに満たす。
B．気分の障害は、職業的機能や日常の社会的活動または他者との人間関係に著しい障害を起こすほど、あるいは自己または他者を傷つけるのを防ぐため入院が必要であるほど重篤であるか、または精神病性の特徴が存在する。
C．その症状は、物質の直接的な生理学的作用（例：乱用薬物、投薬、または他の治療）、または一般身体疾患（例：甲状腺機能亢進症）によるものではない。
　　注：身体的な抗うつ治療（例：投薬、電気痙攣療法、光療法）によって明らかに引き起こされた混合性様のエピソードは、双極I型障害の診断に数え上げるべきではない。

296.6x　双極I型障害、最も新しいエピソードが混合性 Bipolar I Disorder, Most Recent Episode Mixed
A．現在（または最も最近）は混合性エピソードにある。
B．以前に少なくとも1回、大うつ病エピソード、躁病エピソードまたは混合性エピソードが存在した。
C．基準AとBの気分のエピソードが統合失調感情障害ではうまく説明できないし、統合失調症、統合失調様障害、妄想性障害または特定不能の精神病性障害に重畳していない。
▶特定せよ（現在または最も新しいエピソードについて）：
　重症度/精神病性/寛解の特定用語
　緊張病性の特徴を伴うもの
　産後の発症
▶特定せよ：
　縦断的経過の特定用語（エピソードの間欠期に回復を伴うものと伴わないもの）
　季節型（大うつ病エピソードの型にだけ適用される）
　急速交代型

（文献5）による）

●症例3：30歳、女性

　自称完璧主義者の主婦。半年ほど前からなんとなくやる気がしなくなり、2ヵ月前から献立を考えられず、物忘れをするようになった。このままではいけないと思い、掃除だけはキチンとしようと心がけているが自分が思うようにははかどらず、毎日悶々として過ごした。1ヵ月半前から起床が遅くなり、食欲が減退し、夜は寝つけないため精神科を受診。抗うつ薬の投与を受けたが、上腹部不快感と日中の眠気が顕現し改善しないため、1ヵ月前に入院。抗うつ薬の増量によりやや意欲が改善したが、2週間前からは抑うつ気分・思考散乱・易疲労性が改善しないまま易怒性・多弁・金銭浪費・落ち着きのなさ・身体不定症状も加わった。

　症例3は抗うつ薬の影響で混合状態のような病像を呈した可能性がある。状態像は混合状態類似でも、治療薬の影響によるものは、双極性障害の混合状態とは区別して扱うことになっており、この症例は今のところは双極Ⅰ型障害（躁状態または混合状態とうつ状態を呈する疾患）とは診断しない。

●症例4：38歳、男性

　双極Ⅰ型障害で、炭酸リチウム（リーマス®）の効果が限定的で、昨年からカルバマゼピン（テグレトール®）の単剤投与を受けている。最近は社会生活上は特に問題なく過ごしているが、気分は概ね高揚していて気持ちよく、注意散漫なためおっちょこちょいな凡ミスをし、自信がないので顧客からの値引き要請を受けるか断るか決定できず、しきりと周囲に意見を求める。元来はむしろ即断即決型の人らしい。睡眠はよくとれているという。

　症例4は軽躁と軽うつの要素が混合しているが、国際的診断基準上は混合状態には該当しない。気分障害研究の指導的役割を担う研究者の中には、混合状態の国際診断基準が厳密過ぎる点を指摘する人もいる（AkiskalやHimmelhochなど）。
　以上をまとめると、混合状態の診断に際し、
　①国際的診断基準を参照して、

■外因性精神病
　②外因性精神病や治療薬の影響による混合状態を除外診断し、
　③国際的基準がやや厳格過ぎることも念頭におく必要がある、
といえるだろう。

Ⅲ　混合状態は珍しい状態像か？

　躁状態の症例のうち、大うつ病の診断基準も同時に満たす人の割合は6.7％であったとする報告があり、この数字だけをみると混合状態は頻度の低い状態像ということになる。但し、大うつ病の症状のうち2つ以上を伴う躁状態の割合は37％

にのぼり、決して少ない数字ではない。国際基準の混合状態を呈する人は少ないが、国際基準に該当しなくても臨床的には混合状態としての配慮を要する症例が少なくないと考えられる。

混合状態は病初期に現れやすい傾向がややあるが、症例1のように発病からしばらく経った後に混合状態を呈する場合もある。

多数例の検討結果ではないが、双極性障害の症例で、神経精神医学的問題（てんかん、脳波異常、片頭痛、頭部外傷の既往）も伴う症例では、混合状態を呈する割合が高い可能性が指摘されている。

IV 混合状態に合併する種々の問題

■物質濫用

混合状態の患者群では、混合状態を呈さない双極I型障害患者群と比べて、物質濫用者の割合が高いことが知られている。濫用される物質としては、アルコール・治療薬・非合法物質のいずれもが問題となり、物質濫用者の割合は混合状態で46％（純粋な躁またはうつ状態では20％）にのぼる。但し、この46％という数字の中には、双極性障害発病前から物質濫用があり、物質濫用では説明できないような病像を後に呈した症例が含まれているはずなので、双極性障害の発病後に物質濫用が始まる割合はもう少し低いと思われる。物質濫用のある混合状態では、混合状態の治療に加えて、物質の精神作用への対処、物質の身体面への影響（肝機能障害ほか）への対処、物質濫用に伴う種々の心理社会的問題への対処も要するため、治療に難渋する場合がある（メモ2参照）。

また、純粋な躁状態と比べ、混合状態群では精神病症状（幻覚、妄想など）を伴う割合と、強迫性障害を伴う割合が高いことが知られている。これらの場合にも、病状に応じて多元的に治療を進める必要がある。

・メモ2・ 混合状態を呈する症例で物質濫用の割合が比較的高くなるメカニズムは複雑である。混合状態そのものが不快なために物質濫用に走る場合と、元来性格的な問題があるために物質濫用に至る場合があるほか、この両方がある症例もある。また、医師の場当たり的な対応（頓服薬の多用など）が治療薬依存を助長していると思われる場合もある。

■治療薬依存

V 治療と予後

躁状態やうつ状態の治療と同様に、混合状態の治療も、急性期治療（混合状態を鎮めて平静な状態に近づけることを目標とする治療）と維持療法（平静に近い状態を持続させることを目標とする治療）に分けて考えると便利である。

混合状態の急性期薬物治療の原則は4つある。

①混合状態が見い出された時点で、抗うつ薬の投与は中止する。

■オランザピン

②第一選択薬は、バルプロ酸ナトリウム（海外ではdivalproex）、またはオラン

ザピン、またはこの両者の併用である。症例によっては、リチウムとオランザピンの併用、カルバマゼピン、またはアリピプラゾールも有効である。

③重症の場合、バルプロ酸ナトリウム、またはリチウムに、非定型抗精神病薬を併用する。定型抗精神病薬を併用した場合、病像が混合状態からうつ状態へ転化する割合が、非定型抗精神病薬を併用した場合と比べてやや高いと考えられている。

④混合状態を呈する患者群では、薬物の副作用が比較的現れやすいことが示唆されており、場合によっては、電気痙攣療法(ECT)が必要となる。ECT はリチウム単剤と比べて混合状態の躁・うつのいずれの症状にもよく奏効する。

混合状態が軽快した症例の維持療法には、定評のある治療法はなく、実際の臨床場面では、混合状態が軽快した時点での薬物療法の継続が行われる場合が多い。混合状態が軽快した後の患者群で、複数の維持療法について比較検討した研究は乏しく、しかも、混合状態を呈する患者群は混合状態のない双極Ⅰ型障害患者群と比べて、薬物による維持療法が奏効しない(つまり、再び躁・混合・うつのいずれかの病相に陥りやすい)ことが複数のデータから明らかにされており、現在でもなお、混合状態が軽快した後の治療には試行錯誤が伴わざるを得ない。

維持療法とはやや観点が異なるが、双極Ⅰ型障害の患者のうち、カルバマゼピンの投与を受けていた群では、受けていなかった群と比べて、後に混合状態を呈する割合が低いとする報告があるようだが、エビデンスのレベルとしてはいまだ低い。

このように、混合状態の治療で重要な役割を果たすのが薬物療法だが、病状に応じて、精神療法(主に簡易精神療法)、精神医学的リハビリテーション(レクリエーション療法、作業療法、生活技能訓練ほか)を組み合わせて社会復帰を援助することも、治療上重要であることは言うまでもない。

Ⅵ 専門医への紹介

混合状態の有無にかかわらず、気分障害と思われる症例に遭遇した場合、一般医の先生方は患者を精神科医に紹介する場合が多いと思われる。混合状態と思われる症例を紹介する場合、次の点に留意して頂くのがよいであろう。

1 本当に気分障害の病像か?

聞きかじりの用語を使って精神状態を表現する患者は意外に多いので、患者が「躁」「うつ」と述べても、それらが本当に躁やうつを表しているか、診察の際には疑ってかかるのが無難な態度である。

●症例5:50歳、女性

26歳時に産褥期のうつ状態で発病した双極Ⅰ型障害の患者。カルテを調べた限りでは混合状態を呈したことはないようだが、本人は「うつと躁が混じった日もあ

る」という。41歳時にうつ状態で大学病院に入院したときから、手帳に自分の気分の記録を書いており、躁状態の日は○、うつ状態では●、「混じった」状態の日には△、普通の日には−の印を付けている。

41歳の入院当初には連日●が記してあったが、退院前には−が記される日が多くなった。退院後は日によって○、翌日は●、その翌日は−などと記されるようになり、○や●の同じ記号の日が1週間以上連続することはなく、日によって○や●が記され、数日〜十数日ごとに△の日が散見されるパターンで9年間経過し、現在に至っている。この間2〜4週間ごとに通院しており、この9年間は入院を要する状態は呈していない。

症例5の女性は双極性障害だったが、41歳時に入院し退院した後は、維持療法が奏効していて、9年にわたり概ね寛解を保っている。寛解といっても、多少の気分変動はあったはずであるので、やや気分が乗っている日には−でなく○を記し、やや物憂い日には−でなく●を記したようである。また、よいことがあってうれしい日には○、娘に口答えされてイライラした日には●を記したとも言うので、こういう日には○や●が記してあっても、病的な躁状態やうつ状態ではなかったことがわかる。

このように、躁やうつを実際に体験した双極性障害の患者でさえ、「躁」や「うつ」という言葉で躁やうつとは異なる精神現象を表現する場合があるので、患者が「躁」「うつ」という言葉で具体的に何を表現しているか、よくよく確認する必要がある。

2 外因の除外診断

■中毒精神病
■症状精神病
■せん妄

中毒精神病（特にわが国では覚醒剤精神病）の除外と、症状精神病（特に内分泌精神症状群）の除外が重要である。また、器質精神病などの原因によるせん妄との区別も重要である。

● 症例6：69歳、男性

会社の名誉職にあるが、概ね自宅にいて隠居生活をしている。家族によると2年前からふさぎ込んでいて、睡眠リズムが不規則になり「うつ」のようだったが、3日前から「躁状態」を呈し、じっとしていられず、夜も眠らず、家から外へ飛び出そうとするため、家族総出で病院に連れてこられたという。診察室を恐ろしがって入りたがらず、処置室で臥床させると大人しくなったが突如起き上がって大声をあげた。日付・時刻・場所がわからず、家人を誤認した。家族にさらに話を聞いたところ、2年前から多発性脳梗塞のため他院を受診したが、本人が行きたがらないので様子をみていたという。

この症例は認知症の患者がせん妄を呈している病像だが、「じっとしていられず」

「夜も眠らず」「恐ろしがって」という字面だけをみると、混合状態と部分的に似ているようにみえなくもない。

混合状態と似たような状態に限らず、精神運動興奮や意識混濁を呈する症例については、いきなり精神科専門医を受診させるのではなく、可能性のある基礎疾患の検索をまず行った方が、診断に早く到達でき、診療上有益である。

3 治療薬依存をつくらない

ベンゾジアゼピン系・バルビツール酸系・メチルフェニデート(リタリン®)については、混合状態の改善に寄与するという証拠はまったくない。精神症状を示唆する訴えがあるととりあえずジアゼパム(セルシン®)などを処方する先生方が非常に多いため、患者の中には「ベンゾジアゼピン常用量依存」に陥る人がおり、患者と精神科医の双方が悩んでいる。

■ベンゾジアゼピン常用量依存

混合状態に対する有効性が確立されておらず、しかも依存性があるような薬物は、投与すべきではない。万一投与してしまった場合には、これらの薬物を漸減・中止してから精神科医へ依頼して頂きたい。

(齋藤正範)

■ 参考文献 ■

1) Lorry AC：De melancholia et morbis melancholicis. Luteria Parisiorum, Paris, 1765.
2) Boissier de Sauvages F：Nosologia Methodica Sistens Morborum Classes. Fratrum de Tournes, Amsterdam, 1978.
3) Kraepelin E：Psychiatrie (5 Aufl). Verlag von Johann Ambrothius Barth, Leipzig, 1896.
4) World health organization：The ICD-10 classification of mental and behavioural disorders. Clinical descriptions and diagnostic guidelines, WHO, Geneva, 1992.
5) American psychiatric association：Diagnostic and statistical manual of mental disorders. 4th ed, text revision, APA, Washington DC, 2000.
6) Akiskal HS, Hantouche EG, Bourgeois ML, et al：Gender, temperament, and the clinical picture in dysphoric mixed mania；findings from a French national study (EPIMAN). J Affect Disord 50：175-186, 1998.
7) Himmelhoch JM, Mulla D, Neil JF, et al：Incidence and significance of mixed affective states in a bipolar population. Arch Gen Psychiatry 33：1062-1066, 1976.
8) Dell' Osso L, Placidi GF, Nassi R, et al：The manic-depressive mixed state；familial, temperamental, and psychopathologic characteristics in 108 female inpatients. Eur Arch Psychiatr Clin Neurosci 240：234-239, 1991.
9) Chou JCY, Cancro R：Bipolar disorder. Biological Psychiatry, Bittar EE, Bittar N (eds), pp 217-232, JAI Press Inc, Stamford, 2000.
10) Vieta E, Gasto C, Escobar R：Treatment of dysphoric mania with risperidone. Hum Psychopharmacol Clin 10：491-492, 1995.
11) Bhana N, Perry CM：Olanzapine；A review of its use in the treatment of bipolar I disorder. CNS Drugs 15(11)：871-904, 2001.
12) Vieta E：The treatment of mixed states and the risk of switching to depression. Eur Psychiatry 20：96-100, 2005.
13) Kruger S, Trevor Young L, Braunig P：Pharmacotherapy of bipolar mixed states. Bipolar Disord 7：205-215, 2005.
14) Gonzalez-Pinto A, Aldama A, Mosquera F, et al：Epidemiology, diagnosis and management of mixed mania. CNS Drugs 21：611-626, 2007.

19 ラピッド・サイクラー

■ラピッド・サイ
クラー

■はじめに

　気分障害の治療中にうつ病相、軽躁病相や躁病相への移行が頻回にみられ、治療に抵抗を示す気分障害の1病態はラピッド・サイクラー（rapid cycler；RC）と呼ばれる。RCは難治性で治療経過は長期にわたり、その転帰は不良となることが多い。また、寛解期である期間が少なく、うつ病相、躁病もしくは軽躁病相を呈する期間が生活の大部分を占める。そのため患者が受ける心理社会面における障害の程度が大きく、苦悩の程度は計り知れない。治療抵抗性を示す気分障害の取り組みに関しては、いまだ知見の蓄積が十分とはいえず、その治療法が詳しく検討されてはいない。治療者の立場でも治療抵抗性を示すRC患者を目の前にして苦渋を味わう機会も多い。本稿ではこのようなRCの病態、臨床的特徴について概説し、近年検討されている治療法への取り組みについて触れる。

I　ラピッド・サイクラーの定義

■急速交代型

　RCという用語は1974年にDunnerら[1]によって初めて言及された病態である。躁あるいはうつの区別なく、また間欠期の有無を問わず、年4回以上の病相をもつ気分障害がRCと定義され、炭酸リチウムへの治療反応性が低い病態の一部として注目された。その後、diagnostic and statistical manual of mental Disorders 4th edition（DSM-IV）[2]において双極性気分障害の特定用語の1つとして「急速交代型（rapid-cycling）」が規定された。表1にDSM-IVにおける急速交代型の基準を示した。DSM-IVにおいては、「急速交代型」という特定用語は、双極I型障害または双極II型障害に適用され、基本的特徴として過去12ヵ月間に4回以上の気分エピソードが生じているときに用いられる。この場合の気分エピソードとしては大うつ病、躁病、混合性、または軽躁病エピソードの期間と症状の基準を共に満たし、かつ完全寛解の期間または対極性のエピソードへの転換によってほかと区別される必要がある。

　RCと病型を特定する際の注意点として気分エピソードの取り扱い方が挙げられる。DSM-IVにおける躁病、混合性、軽躁病エピソードには、身体的な抗うつ治療（例：投薬、電撃療法、光療法）によって明らかに引き起こされた躁病様のエピ

・メモ1・　DSM-IVにおいては、ラピッド・サイクラーという用語は双極性障害の病型を特定する場合に適用される。

表1. 急速交代型の基準（DSM-IV）

急性交代型（双極Ⅰ型障害または双極Ⅱ型障害に適用することができる）
過去12ヵ月間に少なくとも4回の大うつ病、躁病、混合性、または軽躁性エピソードの基準を満たす気分障害のエピソードがあった。 注：エピソードは少なくとも2ヵ月間の部分または完全寛解、または対極性のエピソードへの転換（例：大うつ病エピソードから躁病エピソード）によって区切られている。

(文献2) による)

ソードは双極Ⅰ型障害の診断に、軽躁病様のエピソードは双極Ⅱ型障害の診断にあたるものとするべきではないという除外項目が明記されている。ところが、RC化と双極性障害患者に投与される抗うつ薬との関連に関心が集まり、現在では抗うつ薬がRCの成因に関与する要因の1つであることは多くの臨床研究から示されている。実際、うつ病患者に対して抗うつ薬を投与中に認められたうつ病相から躁病および軽躁病相への移行が本当に抗うつ薬によって生じたのか、自然経過中に生じたのか特定するのが困難な場合も多い。厳密に、気分障害の治療中に生じた躁転を躁病、軽躁病エピソードとみなさないのであれば、このような気分障害はDSM-IVにおける急速交代型の診断基準を満たさないことになる。また、大うつ病性障害の診断基準は満たすが双極性障害の診断基準を満たさない気分障害の症例が増加することになる。躁病、混合性、軽躁病エピソードを特定する際には、このような視点から慎重に対応すべきであろう。上記の診断基準における除外項目に関しては、いまだ議論の余地があり、近年、再検討がなされている。

　RCの経過を検討すると、大うつ病エピソードの後に軽躁病ないし躁病エピソードが連続し、その後に寛解期が規則的に認められるタイプ(図1)、気分エピソードが不規則に出現するタイプ(図2)、病相期と病相期との間に寛解期が認められないで大うつ病、躁病、混合性、または軽躁性エピソードを長期間繰り返すような持続性のタイプ(図3)が認められる。診断基準に関して、大うつ病エピソードでは2週間、躁病エピソードでは少なくとも1週間(入院治療が必要な場合はいかなる期間でもよい)、混合性エピソードでは少なくとも1週間、軽躁病エピソードでは4日間の間ほとんど毎日、症状が持続する必要があるが、これらの期間に関する基準を満たさないで、極端に短期間の気分エピソードを繰り返すタイプの気分障害も存在する。数日ないしは数時間周期で気分エピソードを反復する場合は、ウルトラ・ラピッド・サイクラー(ultra rapid cycler)と呼ばれる(図4)。

■ウルトラ・ラピッド・サイクラー

　・注意点・ 抗うつ薬によるうつ病治療中に生じる躁転の取り扱いは慎重にする必要がある。

　・メモ2・ ラピッド・サイクラーの病型として規則型、不規則型、持続型およびウルトラ・ラピッド・サイクラーがある。

図1. 規則型

図2. 不規則型

図3. 持続型

図4. ウルトラ・ラピッド・サイクラー

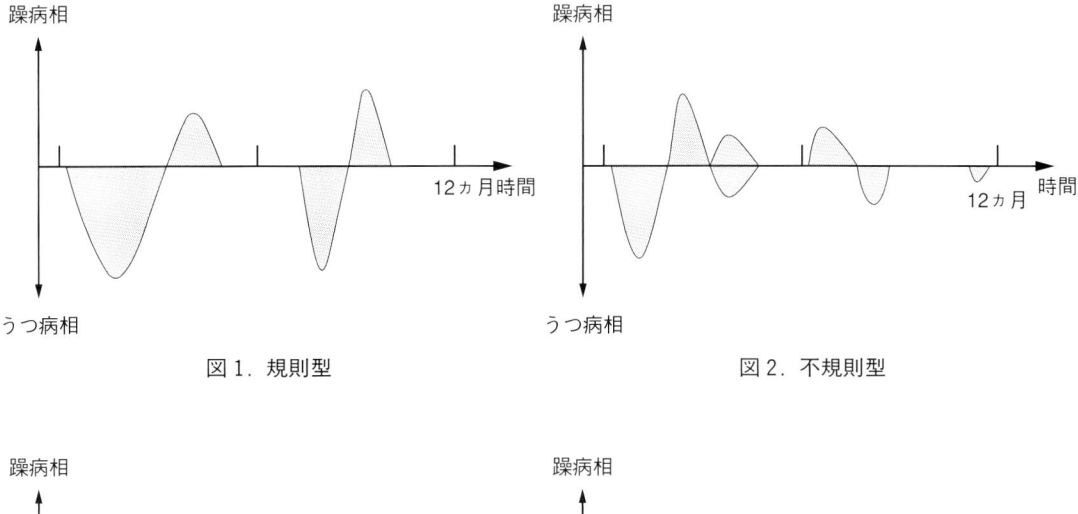

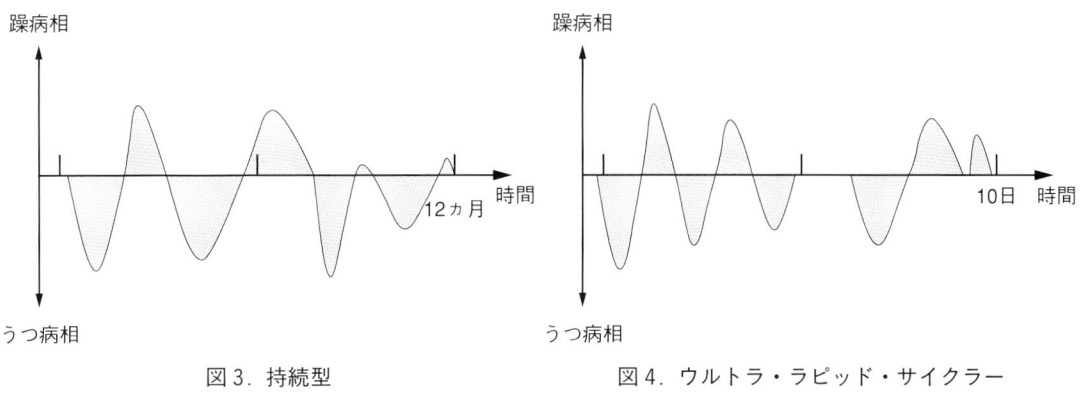

II 臨床的特徴

　DSM-IV において、急速交代型の発症は不良な長期的予後と関連していることが記述されている。RC は双極 II 型障害、躁うつ病混合状態、難治性うつ病などと同様に薬物療法に対してしばしば治療抵抗性を示す気分障害のキーワードとして挙げられる。RC の臨床的特徴を**表 2** にまとめた。

1 頻度

　臨床研究では、双極性障害の 13〜16％ が RC であると報告[1)3)] されている。2000 年に公表された diagnostic and statistical manual of mental Disorders 4th edition text revision(DSM-IV-TR)[4)] において、急速交代型は気分障害外来でみられる双極性障害のおよそ 10〜20％ に起こることが記述されている。1994 年に公表された DSM-IV では、急速交代型は気分障害外来でみられる双極性障害のおよそ 5〜10％ と記述されていたので、RC は増加傾向を示していることになる。近年の気分障害に対する治療は、抑うつ状態の時期には十分な抗うつ薬を十分な期間投与し、寛解期においても可能な限り急性期に投与されていた抗うつ薬を維

表 2. RC の臨床的特徴

1. 双極性障害の 10〜20％ にラピッド・サイクラーが出現する。
2. 女性が多い。
3. 大うつ病エピソードで発症することが多い。
4. 双極性障害のラピッド・サイクラー化までに数年単位の時間を要する。
5. ラピッド・サイクラー患者では、自殺企図が高頻度でみられる

持する投与法が推奨されている。抗うつ薬のもつ有効性が強調され、上記のようなうつ病への取り組み方が RC 化を助長している可能性がある。

・メモ3・ 近年の抗うつ薬療法がラピッド・サイクラーを増加させている可能性がある。

2 性 比

DSM-IV において、一般に双極性障害では性比は等しいのに対して、急速交代型をもつ者では女性が 70〜90％ を占めること、気分エピソードは月経周期のどの相とも関連がなく、閉経前および閉経後の女性のどちらにも生じることが記述されている。女性で認められることが多い甲状腺ホルモンの異常やエストロゲンやプロゲステロンなどの性腺ホルモンの異常が気分障害の RC 化と関連していることが考えられている。

3 発症年齢

双極性 I 型障害の発症年齢は小児期から 50 歳、稀にそれ以上にまで及び、平均発症年齢は 30 歳である。双極性 I 型障害の発病は大うつ病性障害と比べて一般的に早い。RC の発症年齢に関して、Kukopulos ら[3] は気分障害の発症年齢は女性 32.8 歳、男性 33.6 歳であり、RC 化は女性 40.1 歳、男性 42.4 歳であることを報告している。また、Wehr ら[5] は気分障害の発症は女性、男性ともに 30 歳であり、RC 化は女性 39 歳、男性 33 歳であることを報告している。これまでの臨床研究から、RC は 30〜40 歳までに認められることが多く、双極性障害の RC 化までに数年(3〜9 年)の時間を要すると考えられている。

4 病 型

RC が出現しやすい双極性障害の病型に関して、臨床研究では、RC の大多数が双極 II 型障害とするものが多い。ところが、精神疾患の診断・統計マニュアルの最新版である DSM-IV-TR において、双極 I 型障害と双極 II 型障害の RC の起こる頻度について以下のような記述がされている。すなわち、躁病エピソードがみられ双極 I 型障害と診断された者の約 5〜15％ が、1 年以内に生じる多数(4 つ以上)の気分エピソード(大うつ病、躁病、混合性、軽躁病)をもち、双極 I 型障害の急速交代型と特定される。一方、双極 II 型障害と診断された者の約 5〜15％ が、

1年以内に生じる多数(4つ以上)の気分エピソード(軽躁病または大うつ病)をもち、双極II型障害の急速交代型と特定される。また、生涯有病率に関しては双極I型障害では0.4～1.6%、双極II型障害では地域研究によりおよそ0.5%であり、双極I型障害と双極II型障害の生涯有病率に顕著な差がみられることは記述されていない。DSM-IV-TRの統計情報からは、双極I型障害と双極II型障害との間にはRCの頻度で大きな差はないことが考えられる。

5 経過

これまでの臨床研究から、双極性障害のRC化するまでにはある程度の時間を要すること、多くは大うつ病エピソードで発症すること、平均病相回数は年7回以上であることが示されている[6]。病相の変化に関してRC患者は、「ある朝急に気分が優れなくなり、ある朝急に気分が爽快になる」と述べ、気分はスイッチが入れ替わるように切り替わると表現されることが多い。

■自殺企図

RC患者では、自殺企図が高頻度でみられることが指摘されている[5]。自殺企図率が高い理由の1つとして、RCを呈する気分障害患者の心理学的特性が挙げられる。RCの病態は難治性であり、転帰が一般には不良で、治療経過は長期にわたる。寛解期である期間が少なく、うつ病相を頻回に繰り返し、躁病および軽躁病相からうつ病相に突き落とされてしまうことも多く、その落差は大きい。RC患者の苦悩の程度は強いと考えられる。また、躁病および軽躁病相とうつ病相を頻回に繰り返し、その変化がスイッチを入れるように突然起こるという生物学的特性と希死念慮が生じ自殺企図に至る過程との間になんらかの関連がみられる可能性がある。

■スイッチ・プロセス

・メモ4・ 病相の変化には、スイッチ・プロセスが関与していることが多い。

III 成因

RCの発症要因に関しては、薬剤性要因と非薬剤性要因に大別される。薬剤性要因としては主に抗うつ薬によるものが多い。非薬剤性要因としては身体的要因、病前性格などが挙げられる。RCの発症はこれらの発症要因が単一もしくは複数に重なり合って生じていると考えられている。RCの発症要因を表3にまとめた。

1 薬剤性要因

a 抗うつ薬

臨床場面において、うつ病相への抗うつ薬投与中に、躁病および軽躁病相が認められることはしばしば経験される。

抗うつ薬によりRCが引き起こされる過程に関してKukopulosは次のような仮説[7]を提唱している。すなわち、抗うつ薬によりうつ病相自体が短縮し、しかも

表3. RCの発症要因

1. 薬剤性要因
   a. 抗うつ薬
      三環系抗うつ薬
   b. その他の薬剤
      抗精神病薬、炭酸リチウム、レボドパ
      プロプラノロール、エストロゲン
      ピリベジル、シプロヘプタジン
2. 非薬剤性要因
   a. 身体的要因
      甲状腺機能低下
      性腺ホルモン異常
   b. 遺伝的要因
   c. 病前性格
      循環気質
   d. その他の要因
      脳波異常
      電撃療法の実施

躁転する可能性が高くなるのであれば、双極性障害の周期が短縮する。また、RCの躁病相が炭酸リチウム抵抗性であるので、躁病相からうつ病相へのスイッチが起こりやすく、病相を繰り返すことにつながる。この説明は、抗うつ薬の薬理作用を考えるうえで理解しやすい。うつ病相の後に躁病相が出現しやすい双極性障害患者においては、うつ病相のときに抗うつ薬が投与されると躁病相が誘発されやすく、これがRC化につながると考えられる。

●メモ5● 抗うつ薬は気分障害患者にラピッド・サイクラーを誘発する危険性をもっている。

b その他の薬剤

抗うつ薬以外にRCの誘因として、抗精神病薬やスルピリド、炭酸リチウムなどの向精神薬やレボドパ、プロプラノロール、エストロゲンなどの薬剤、ドパミン作動薬であるピリベジル、セロトニン受容体遮断薬であるシプロヘプタジンなどが報告されている。

c その他の要因

薬剤に関連する要因として、薬物コンプライアンスが悪いなどの患者自身の問題や医師による処方変更の仕方、投与方法、多剤併用などの処方に関する問題もRCを誘発する要因として考えておく必要がある。

2 非薬剤性要因

a 身体的要因

臨床研究においてRCでは甲状腺機能低下がみられやすいことが報告[8)9)]されている。特に、subclinical hypothyroidism（TSHの基礎分泌能は高い、fT_3およびfT_4は正常範囲内）とRCとの間に密接な関連がみられることが考えられている。甲状腺機能と精神症状の発生機序に関しては、甲状腺ホルモンによる直接的な作用とホルモンの増減に伴う中枢神経系における代謝変化によることが想定されているがいまだ明らかにされていない部分も多い。気分障害と中枢性の調節障害を伴う甲状腺機能異常との間には関連があることも示唆され、視床下部-下垂体-甲状腺系（HPT系）も視床下部-下垂体-副腎系（HPA系）同様に関心がもたれている。

RCでは女性に多いことから考えても、月経や妊娠などに関連する性線ホルモ

ン、特にエストロゲンとプロゲステロンのバランス異常の影響を考える必要がある。

b 遺伝的要因

海外においては、気分障害においてRC化する患者としない患者において遺伝学上の相違点が認められないことが報告[5]されている。一方で、本邦においては、RCにおいては高頻度で遺伝負因を認め、RC発症において遺伝的要因が関与する可能性が指摘[10]されている。

c 病前性格

RCと関連する病前性格として循環気質が指摘されることが多く、RCの危険因子の1つに挙げられる。

d その他の要因

RC化する前の気分障害では、ライフイベントが繰り返されることによりうつ病相が誘発されることが多いが、RC化した後では気分障害の病相の発現にライフイベントなどの状況要因が関与することは少なくなる。

脳波異常を伴ったRCの報告や電撃療法施行後に発症したRCの報告がされており、RCの成因に脳波異常の関与が示唆される。

IV 治療(表4)

RCの治療は、まずその発症要因について考えることから始める必要がある。第一に、発症要因として薬剤性要因がどの程度関与しているか検討し、投与されている薬剤の継続について判断する。第二に、気分安定薬の投与を検討する。薬剤は、原則として単剤で投与する。効果が乏しい場合は、気分安定薬を併用して投与する。第三に、薬物療法が無効であるRC患者に対して電撃療法を検討する。

薬物療法の実施に際しては、各薬剤の適応症に注意する必要がある。躁病もしくは躁うつ病の躁状態への適応症が認められているのは炭酸リチウム、カルバマゼピン、バルプロ酸ナトリウムのみであり、当然のことながら抗うつ薬は躁うつ病のうつ状態とうつ病が適応症として認められている。クロナゼパム、甲状腺ホルモンには双極性障害の適応症は認められていないため、双極性障害に投与する際には適応外使用となる。

表4. Rapid cyclerの治療方針

1. 発症要因の検討 　起因薬剤、抗うつ薬の減量および中止
2. 気分安定薬の投与 　炭酸リチウム、カルバマゼピン、バルプロ酸ナトリウムを単剤もしくは併用して投与
3. 甲状腺ホルモンの投与
4. (無痙攣性)電撃療法

1 薬物療法の検討

　RCと薬物療法との関与が大きいと考えられるときは、投与されている薬剤は減量、中止を含めてその薬剤の用い方を検討する。原則として、薬剤性要因が疑われるときは投与を中止した方がよい。起因性薬剤ばかりでなくすべての薬剤の投与を中止するのも1つの方法である。薬剤性要因の関与が乏しいときでも、躁もしくは軽躁状態を呈しているにもかかわらず、抗うつ薬が投与されているときは減量、もしくは中止する必要がある。RC患者が抗うつ薬を服用している場合、可能であるのならば、ある時点で抗うつ薬を中止してみると治療反応性が高まる場合がある。非薬剤性要因の関与が考えられたRCの中にはいわゆる内因性気分障害の概念でしか捉えられない症例も含まれることになる。これはRCの誘発要因がどの程度完全に否定できるかによって判断することになる。

2 気分安定薬

a 炭酸リチウム

　RCは当初、炭酸リチウム抵抗性として提唱された。炭酸リチウムはRCの頻度の減少には必ずしも効果的ではなく、炭酸リチウムの投与によりRCの頻度が増加することもある。しかしながら、炭酸リチウムはRCにおける病相の程度を軽減し、その期間を短縮し、寛解期間を延長するなどの有効性をもつ。RCにおいて、炭酸リチウム治療は重要であると考えられる。RCに対する効果が不十分である場合は、血漿中濃度を確認のうえ、投与量を再検討することも必要である。また、炭酸リチウムは有効血漿中濃度の範囲が狭く中毒症状を呈しやすいことやてんかんなどの脳波異常がみられる場合は投与が禁忌となることは忘れてはならない。

b バルプロ酸ナトリウム

　バルプロ酸ナトリウムはRCに対して、急性期の効果と予防効果において優れた効果が認められることが知られている。単剤投与よりも、他の気分安定薬との併用が効果的となることも多い。

c カルバマゼピン

　RCの治療においてカルバマゼピンは有効である。単剤投与よりも、ほかの気分安定薬との併用が有効であることが示唆されている。

d クロナゼパム

　クロナゼパムは抗うつ、抗躁、気分安定化作用をもつベンゾジアゼピン系薬剤である。RCの治療において有効性が期待できる。

3 抗うつ薬

　抗うつ薬により、RCを増悪させてしまうことがあるので慎重に投与する必要がある。RC経過中に生じるうつ状態に対して、短期間、少量投与するのが原則であ

表 5. Rapid cycler の治療アルゴリズムの一例

- 第一次選択：炭酸リチウム、カルバマゼピン、バルプロ酸ナトリウムのいずれか（有効血中濃度まで）
- 第二次選択：上記の 2 つ以上の併用
- 第三次選択：さらに thyroxine を追加（free-thyroxine レベルが 2 倍になるまで）
- 第四次選択：thyroxine を中止し、nimodipine（Ca 拮抗薬）を追加
- 第五次選択：nimodipine を中止し、clozapine（本邦未承認）を追加

(文献 11) による)

る。躁転を起こしにくい薬剤として、選択的セロトニン再取込み阻害薬(SSRI)、四環系抗うつ薬やトラゾドンが選択されることが多い。

4 甲状腺ホルモン

RC ではしばしば甲状腺機能低下が認められ、RC の病態を解明する 1 つの手がかりとなっている。RC の治療においても、甲状腺ホルモン補充療法が試みられている。

5 薬剤併用療法

RC の治療では、各気分エピソードの治療プロフィールに合った薬物が選択され、炭酸リチウム、カルバマゼピン、バルプロ酸ナトリウム、クロナゼパム、甲状腺ホルモン、抗うつ薬が用いられる。しかし、単剤投与では十分な効果が得られないため、2 つ以上の薬剤が併用されることも多い。特に躁病および軽躁病相に対する気分安定薬の効果は単剤では不十分であることが多く、治療抵抗性を示すことも少なくない。そのような場合は、気分安定薬を組み合わせて投与すると急性期の効果とともに予防効果が認められることもある。表 5 に RC の治療アルゴリズムの 1 例[11]を示した。今後は、このようなアルゴリズムの有効性が検証され、RC の治療アルゴリズムが確立する必要がある。

6 電撃療法

RC の薬物療法には限界がある。電撃療法は躁病相、うつ病相の治療において高い改善率を有する。RC に対しても電撃療法は有効であり、予防効果を得るために維持療法として電撃療法を行うこともある。電撃療法は副作用、事故防止のために無痙攣性電撃療法が望ましい。

V 予 防

RC の治療に際して最も重要なことは予防である。これまでの研究の蓄積により、RC の病態や臨床的特徴が少しずつ明らかになってきている。RC を生じる危険因子として女性、甲状腺機能低下、循環気質などが挙げられ、30～40 歳までに生じることが多い。このような特徴を有する気分障害患者においては、RC を予防

するためにも適切な抗うつ薬や気分安定薬の使用が望まれる。例えば、うつ病相の治療に際して、危険因子を数多くもつ気分障害患者に対しては、薬物療法は慎重に行う必要がある。この場合、三環系抗うつ薬の使用は控え、経過中に軽度であっても気分高揚や多弁、多動などの躁病症状が認められたときは抗うつ薬は早期に中止し、気分安定薬を中心とした薬剤に薬物治療内容を変更する必要がある。

●メモ6● ラピッド・サイクラーの危険因子をもつ気分障害患者に対する薬物療法は慎重に行う。

■おわりに

薬物療法に対し治療抵抗性であり、長期的経過をたどり、難治性気分障害といえるRCの基本的な概念、臨床的特徴、成因をまとめ、治療方針について触れた。RCへの対応において最も大事なことは予防であり、薬物療法における正しい知識と治療における工夫が求められる。

(吉邨善孝)

■ 文献 ■

1) Dunner DL, Fieve RR：Clinical factors in lithium carbonate prophylaxis failure. Arch Gen Psychiatry 30：229-233, 1974.
2) American Psychiatric Association：Diagnostic and Statistical Manual of Mental Disorders. 4th ed, American Psychiatric Association, Washington DC, 1994.
3) Kukopulos A, Caliari B, Tundo A, et al：Rapid cyclers, temperament, and antidepressants. Compr Psychiatry 24：249-258, 1983.
4) American Psychiatric Association：Diagnostic and Statistical Manual of Mental Disorders. 4th ed, Text Revision, American Psychiatric Association, Washington DC, 2000.
5) Wehr TA, Sack DA, Rothenthal NE, et al：Rapid cycling affective disorders ; contributing factors and treatment responses in 51 patients. Am J Psychiatry 145：179-184, 1988.
6) Kukopulos A：The role of antidepressant temperament in rapid cycling. Proceeding of The Second International Conference On Bipolar Disorder, University Pittsburgh Medical Center, Pittsburgh, 1997.
7) Kukopulos A, Reginaldi D, Landdomada P, et al：Course of manic-depressive cycle and changes caused by treatment. Pharmacopsychiatry 13：156-167, 1980.
8) Cho JT, Bone S, Dunner DI, et al：The effect of lithium treatment on thyroid function in patients with primary affective disorder. Am J Psychiatry 136：115-116, 1979.
9) Cowdry RW, Wehr TA, Zis AP, et al：Thyroid abnormalities associated with rapid cycling bipolar illness. Arch Gen Psychiatry 40：414-420, 1983.
10) 山口 登, 青葉安里, 常泉智弘, ほか：Rapid cycling affective disorder 発症に関する諸因子と治療について. 精神医学 34：63-68, 1992.
11) Taylor D, McConnel D, McConnel H, et al：Algorithm for the treatment of rapid-cycling bipolar affective disorder. The Bethlem and Maudsley NHS Trust 1999 Prescribing Guidelines, p 62, Martin Dunitz, London, 1999.

20 適応障害とうつ病

■はじめに

　国際疾病分類 ICD-10 診断ガイドライン WHO（国際保健機関）[1,2]によると適応障害は神経症性障害、ストレス関連障害および身体表現性障害 F4 の中の重度ストレス反応および適応障害に位置づけられ、うつ病エピソードや反復性うつ病性障害は気分障害 F3 の中に位置づけられている。うつ病と適応障害との診断学的鑑別を考えると、ストレスとの関係に言及せざるを得ないが、日常臨床や労災請求の診断名として混乱が起こっていることも事実であり、基本的な鑑別点を説明する。

■うつ病
■適応障害

I　労災請求事例に下された診断名

　2004年4月〜2007年3月までの3年間に筆者がかかわった自験例114例の58％（66例）がうつ病・うつ状態での診断名で労災請求されていた。通勤災害などの災害関係の事例でうつ病の診断名で請求された事例は4例、同事例の中でうつ病以外の診断名（急性ストレス反応など）で請求された事例は23例であった。したがって、災害関係の事例を除いて労災請求された事例は87例であり、この中の71％（62例）が、仕事のストレスによりうつ病・うつ状態に罹患したとの理由で労災請求された事例ということになる。請求病名は「うつ病エピソード」「うつ病」「うつ状態」で請求されていた。しかし、請求者が治療を受けた医証（診療録）に付けられた病名は「うつ、重度ストレス反応、反応性うつ病」「うつ状態、心因反応、PTSD、適応障害」「うつ状態、うつ病」「うつ状態、神経症、身体表現性障害、解離性障害」「うつ病、心気、強迫性人格障害」「うつ病、混合性不安抑うつ障害」「適応障害、パニック、気分障害」「うつ病エピソード、うつ病」「うつ病、人格障害」「反復性うつ病性障害」「不安神経症、身体表現性障害、重症うつ病性障害」「抑うつ神経症」「うつ病、混合性不安抑うつ障害、適応障害、パニック、気分変調」などさまざまな病名がうつ病とともに

■災害関係

■仕事のストレス

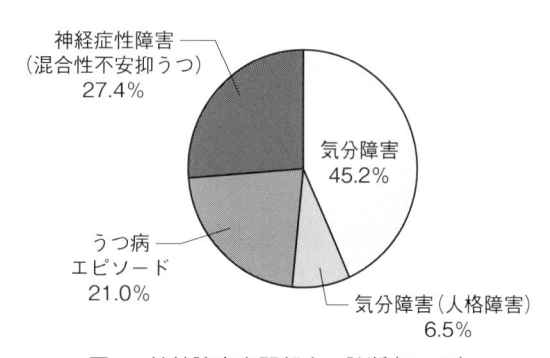

図1．精神障害専門部会の診断（N=62）
- 気分障害　45.2％
- 神経症性障害（混合性不安抑うつ）　27.4％
- うつ病エピソード　21.0％
- 気分障害（人格障害）　6.5％

245

付けられていた。都道府県の労働局に設置されている精神障害者専門部会の診断名は図1のとおりである。すなわち、ICD-10のF3気分障害の範疇に入ると判断された事例が45.2％(28)、うつ病エピソード21％(13)、神経症性障害(混合性不安抑うつ)が27.4％(17)であった。これらの診断名は、事例を調査・審議したうえで判断されており、請求者側からでなく中立的立場から3人の精神科医の協議で診断名が判断されたものであり、精神医学的に妥当な診断名が下されている。このように労災請求事例の病名をみても、医療機関によって「うつ病」に加えて「適応障害」が同時に診断されていたり、別々の時期に「適応障害」「うつ病」が診断されている事例もみられた。

II 適応障害とうつ病の診断基準

1 適応障害

■適応障害

適応障害とは、新しい環境に順応しようとして順応できずに、さまざまな心身の症状が現れて社会生活に支障をきたす病態を指している。

・事例1・ 都会と業務に馴染めなかった不適応事例：24歳、男性、研究開発
＜現病歴＞郷里の大学卒業後、実家から離れて職場の寮に入るが、通勤電車の混雑や今まで都会に住んだことがなかったこともあり、都会がなんとなく肌に合わないと感じた。学生時代からプログラムをつくるのは嫌で、この公務員であれば大丈夫だと思って公的研究所へ就職した。就職して研修、試用期間が終わり職場に配属されたものの、入社前に自分が思っていた業務内容と違うこと、都会の生活に馴染めないことなどから人に説明してもらっているときに緊張し、集中できなくなり、入社3週目頃から食欲もなく、職場のことを考えると憂うつになった。上司に「どうしたのか」と理由を聞かれたが、「体調が悪かった」と答え、本当のことは言えなかった。寝つきが悪くなり、研究所を辞めることも考えるようになって、診療所へ相談に来た。
＜診断と治療の留意点＞入社1ヵ月も経過しないうちに都会が苦手と思いながらも生活をしなければいけないこと、コンピュータ業務にどうしても馴染めないこと、職場での対人関係における緊張がとれないこと、など職場への不適性感が強く、この職場の中で将来も生活するという同一性が確立されていなかった。したがって、治療は今後、この職場で生活していくのか、別の就職を考えるのか、仕事に対しての気持ちの整理をすることから始め、郷里で療養しながら通院するという形を取り、ゆっくり療養させることにした。本人との面接、1ヵ月に1回は家族面接、家族とともに今後の方向性を模索した。本人は療養途中から「現在の仕事は合わない」という結論を出し、郷里で某会社の研究職の仕事を見つけ、療養3ヵ月目に退職していった。

━a━症状と診断

■ICD-10

【ICD-10診断】①心理社会的ストレスに対する反応で1ヵ月以内に発症、②ストレスに対する正常で予測されるものよりも過剰な症状、③社会的または職業(学業)上の機能の障害、④不適応反応はストレスが解消されれば6ヵ月以上は持続しない、⑤他の原因となる精神障害がないこと。

【症状】不安、抑うつ、焦燥、過敏、混乱などの情緒的な症状、不眠、食欲不振、

全身倦怠感、易疲労感、頭痛、肩凝り、腹痛などの身体症状、遅刻、欠勤、早退、過剰飲酒などの問題行動。

【DSM-IV 診断】ストレス因子の始まりから3ヵ月以内に情緒面または行動面の症状の出現

b 分類

【DSM-IV】[3] ①抑うつ気分を伴う適応障害、②不安を伴う適応障害、③不安・抑うつ気分を伴う適応障害、④行為の障害を伴う適応障害、⑤情動と行潟の混合した障害を伴う適応障害、⑥身体的愁訴を伴う適応障害、⑦特定不能。

【ICD-10】①短期抑うつ反応、②遷延性抑うつ反応、③混合性抑うつ反応、④他の情緒障害を伴うもの、⑤行為障害を伴うもの、⑥特定不能。

c 診断の要点

ICD-10(WHO)によると「主観的な苦悩と情緒障害の状態であり、通常、ストレスの多い出来事、あるいは生活の変化の発生から1ヵ月以内に発症し、症状が6ヵ月以上、持続するならば、診断は現在の臨床病像により変更すべきである」「ストレス因は(死別、分離体験によって)個人の人間関係網の統合性を侵したり、あるいは社会的援助や価値のより広汎な体系を侵したり(移住、亡命)することがある」と記載されており、ICD-10のDCR研究用診断基準には「発症前の1ヵ月以内に心理ストレス因を体験した(並外れたものや破局的なタイプではなくて)と確認されていること」と記載されている。ICD-10では「ストレスの多い出来事(重い身体の病気の存在あるいはその可能性を含む)の結果に対しての順応が生じる時期に発症」とも記載されており、環境の変化(外的ストレス)に対する反応として、抑うつ気分、不安などの症状が出現するとされている。

■DCR 研究用診断基準

2 うつ病

■うつ病

うつ病とは、抑うつ気分や不安・焦燥、精神活動の低下、行動制止などの精神症状を特徴とする病態を指す。

・事例2・ 部下の欠員を契機に発症したうつ病：40代、男性、設計技術者
＜現病歴＞今まで仕事は几帳面にこなし、無難なく過ごしてきた。しかし、数年に1～2回は職場の状況によっては食欲がなくなり、胃腸の調子が悪いことがあった。そういうときは内科医に診てもらい胃腸薬をもらうことで済ませていた。ある年の秋から部下が1人いなくなり、職場全体で仕事をカバーしたものの、残業が重なり、次第に疲労感を覚え、夜も寝つきが悪く、夜中に目が覚めるようになった。「頑張らなければいけない」と思い、とにかく働こうとしたが、身体がだるく、朝がおっくうとなり、出勤できなくなった。上司に辞表を提出したものの慰留され、家族に付き添われて来院した。
＜治療の留意点＞治療の基本は、本人を焦らせず、十分休息を取らせることが肝要である。事例は抗うつ薬を投与され、2ヵ月自宅療養した。日常生活のリズムが回復した後、誘因となったストレスを整理し、職場上司に来院して頂き業務量を軽減したうえで半日勤務からリハビリ勤務(仮復職)とし、1ヵ月後には通常勤務となり、正式に復職した。

•事例3• 単身赴任後、3ヵ月後に自殺したうつ病：40代、技術職[4]

＜現病歴＞プラント関連の機械設備、設計管理などに従事していたが、入社20年後、同社の関連会社である工場に出向を命じられ、某県へ単身赴任した。職場環境の変化や仕事内容が変化（機械の保守点検業務へと内容が変化）し、見習い中に赴任後3ヵ月後に倉庫で縊死自殺をした。遺族は労災請求したものの管轄の労働基準監督署では通常の異動であり、職場環境や業務内容の変化に伴う心理負荷の程度は中等度と判断され、業務外として労災認定は否定された。しかし、労災審査官、労働保険審査会へと不服請求されたが、いずれも業務外と判断されたため、遺族補償年金など不支給決定処分取消請求事件として地裁へ提訴された。

＜判決＞判決は「その時間中に行わなければならない特定の業務があったわけではなく、時間外労働もなく、帰宅後に呼び出されたのが2回のみで保全業務が過大な業務要求とまでは判断できない」とし、係長の退職が近づいた精神的重圧、本来の技術が未熟であるが故に相当程度の心理負荷がかかったとして労災として認められた。地裁判決は過重性そのものを否定していながら、本人の本来の業務処理の悪さや不器用さがあるが故に相当程度の心理負荷がかかり労災として認められたのである。そして地裁判決が高裁でも支持されたのである。

a 症状と診断

【ICD-10診断】①著明な抑うつ気分が、周囲の状況にほとんど影響されることなく、少なくとも2週間のほとんど毎日かつ1日の大部分続く、②通常なら楽しいはずの活動における興味や喜びの喪失、③活力の減退または疲労感の増加—上記①〜③のうち2項目該当—、①自信喪失、自尊心の喪失、②自責感や、過信で不適切な罪悪感といった不合理な感情、③死や自殺についての繰り返し起こる考え、あるいは他の自殺的な行為、④思考力や集中力の低下の訴え、⑤焦燥あるいは遅滞を伴う精神運動性の変化、⑤睡眠障害、⑥体重変化を伴う食欲の変化（減退または増進）—上記①〜⑥のうち2項目以上該当することが必要である。

b 分類（ICD-10）

①軽症うつ病エピソード、②中等症うつ病エピソード、③精神病症状を伴わない重症うつ病エピソード、④精神病症状を伴う重症うつ病エピソード、⑤他のうつ病エピソード、⑥特定不能。

c 診断の要点

ICD-10ではうつ病エピソードと診断されるためには、G1.うつ病エピソードは、少なくとも2週間続くこと、G2.過去に躁病性症状がないこと、G3.精神作用物質の使用、器質性精神障害によるものでないことが前提とされており、DSM-IVの診断基準は、気分の落ち込みや、何をしても晴れない嫌な気分や、空虚感・悲しさなどの「抑うつ気分」と以前まで楽しめていたことにも楽しみを見い出せず、感情が麻痺した状態である「興味・喜びの喪失」の2つの主要症状が、うつ病を診断するために必須の症状であるとされている。

III 適応障害とうつ病の鑑別

■反応性のうつ病

■内因性のうつ病

　従来診断では、ストレスが大きく関係してうつ病が発症した場合を反応性のうつ病といい、むしろ本人の側にうつ病に罹りやすい状態（素因を基礎として発症）があって発症した場合を内因性のうつ病という。うつ病の発病メカニズムは複雑で、素因の存在を前提に精神的、身体的ストレスが加わったときに発病すると考えられている。大熊[5]はストレスとうつ病との関係に関して「感情障害（うつ病）において、誘因（つまりストレス）が病因的意義として確実なのは20％前後。明瞭な感情的衝撃だけを取り出すと10％前後であるとされている（368頁）」と記載し、反応性うつ病に関して「ある種の情動体験を契機にうつ症状が出現し、その病像は内因性うつ病の病像に類似…原因となる体験は近親者との死別などにより悲哀体験、重篤な失望…内因性うつ病よりも日内変動が少なく、抑うつ体験の内容は契機となった体験と密接に関連して了解可能…横断面だけで内因性うつ病、あるいは：神経症

■神経症性うつ病

■状況因性うつ病

性うつ病と区別することは困難である」と指摘し、米国精神分析辞典[6]には、「反応性うつ病は神経症性うつ病とか状況因性うつ病とほぼ同じであり、もともとは結実因子に対する反応として現れるという意味があり、…最も意味ある心理力動的要因は、変化の体験を意識的、無意識的に個人的喪失として受け止めることで、喪失体験は容易に発見できる。例えば、恋人との別れ、配偶者の死、離婚、失業などである」と記述し、保崎[7]は、心因に関して、「一般に心因といえば、はっきり認められる精神的な契機、動機に抑うつ状態が帰せしめ得る、原因的に了解できうるもの」と結論づけている。現在、診断基準として、よく利用されているICD-10、DSM-IVでも、反応性うつ病は大きなタイトルになっておらず、他のものに含まれるという形になっている。例えば、ICD-10では反応性うつ病は、「F32うつ病エピソード」、「F33反復性うつ病エピソード」の中に抑うつ反応、心因性および反応性うつ病、心因性抑うつ精神病および反応性抑うつ精神病を含むと記載されている。愛する人やかけがえのない肉親の死に直面した者が、死別後、さまざまな心

■死別反応

理的問題が絡み、複雑な精神状態を呈することはよくみられることである。死別反応はDSM-IVでは「正常な死別反応の持続期間、およびその表現形は文化によってかなり異なってくる。一般的に大うつ病性障害の診断は、喪失後2ヵ月たってもまだ症状が存在していなければ下されない」（V62、82）と記載されており、

■家族の失踪あるいは死

■悲嘆反応

ICD-10ではXXI章「健康状態に影響を及ぼす要因」の中のZ64.4「家族の失踪あるいは死」に位置づけられ、いかなる持続期間の悲嘆反応であっても、その形式や内容から異常と考えられる場合、「適応障害」の混合性不安抑うつ反応F43.22、他の情緒障害を伴うものF43.23、行為障害を伴うものF43.24、情緒・行為の混合を伴うものF43.25、25と分類すべきであり、死別後6ヵ月経過しても以前、強

■遷延性抑うつ反応

度で持続しているものはF43.21『遷延性抑うつ反応』とすべきであると記載され

■死別(悲嘆)反応

ている。したがって正常な死別(悲嘆)反応は DSM-IV では 2ヵ月、ICD-10 では 6ヵ月以内と規定されているが、DSM-IV では大うつ病エピソードとの鑑別が強調されているのに対し、ICD-10 では病的な死別(悲嘆)反応は「適応障害」に位置づけられているのである。DSM-IV の適応障害には「D 症状は死別反応を示すものではない」と明確に記載されている。そして DSM-IV-TR には「正常な悲嘆反応に特徴的でないある種の症状の存在は、死別反応と大うつ病エピソードの鑑別に役立つことがある」と記載され、その鑑別点は、①自分が生き残った事実および亡くなった者の死を回避するために取るべきであった行動に対する罪悪感、②自分が死ねばよかった、または一緒に死ぬべきだったと考えること、③生きる意味をもたない無価値観に苛まれる、④著しい精神運動の制止、⑤日常生活全般における機能障害、⑥亡くなった人の幻覚・幻聴、である。すなわち、DSM-IV では大うつ病エピソードとの鑑別が重要であることが強調されているが、死別後 6ヵ月経過しても病状が改善されない場合、ICD-10 では『遷延性抑うつ反応』とすべきとの説明がなされている。しかし、その病態は「うつ病エピソード」、「持続性気分障害」(従来診断では抑うつ神経症)などの感情(気分)障害との鑑別をも考えるべきと記載されており、いかに中核となる病態把握が重要であるかということは論を俟たない。

■遷延性抑うつ反応

提示した事例 1 では、職場環境に適応できずに発症し、事例 2 は部下の欠員、業務量のへ変化、事例 3 は単身赴任、業務内容の変化を契機に発症している。事例 3 に関しては、単身赴任で生活環境の変化があり、業務内容の変化に順応しようとして順応できずに症状が出現したことを考えると、適応障害→うつ病へ移行したと判断することも可能であろう。しかし、事例 3 は医療機関を受診せずに自死に至っていることを考えると、遺族や会社側の証言をもとに自死後に判断しなければならず、①異動の内示の時期、②内示を事例がどう受け止めたか、③業務内容の変化に関しての事例の受け止め方、④異動を内示直後から嫌がっていたかどうか、⑤嫌がっていた時点から精神症状発現までの期間、⑥異動した時点から精神症状発現までの期間、⑦病状に影響を与えていると推測されるストレス因子の程度、⑧ストレス因子の病像(病態)に占める病因割合を客観的に評価すること、などを総合して、適応障害とうつ病への移行、あるいは鑑別をすべきである。ここで重要な点は、うつ病に罹患しているがために脆弱性が亢進し、過度に出来事を捉える自責的で些細な出来事を過度に捉えるという「うつ病思考」を考慮に入れたうえでの判断が求められるのである。すなわち、うつ病の発症が、ストレス因子曝露の前であるのか、ストレス因子曝露と同時期、ストレス因子曝露の後であるのか、もし後であるとすると、どれくらいの期間が経過して発症しているのか、などの観点も忘れてはならない。

■おわりに

　適応障害とは、はっきりと確認できるストレス因子に反応して起こる情緒面や行動面の症状が認められ、精神症状として抑うつ気分や不安症状が多いこともあり、うつ病と鑑別が困難となることがあるが、その鑑別点に関しては前述した。また適応障害では、原因となるストレスが始まってから3ヵ月以内（ICD-10では1ヵ月以内）に症状が出現するが、ストレス因子が排除されると、精神症状は消失するのが診断基準の1つの要点であり、症状がストレス曝露から6ヵ月以上、持続するならば、診断は現在の臨床病像により変更すべきであるとされている。すなわち、発症時期はストレス因子が契機であったとしても、治療経過の中で、本人のストレスの受け止め方や処理に問題があったり、別の精神疾患やパーソナリティの問題が根底に隠れていたり、病像の本質を見極めながら精神科診断[8,9]を検討していくことが重要であることは言うまでもない。

（黒木宣夫）

■　文　献　■

1) World Health Organization：The ICD-10 Classification of Mental and Behavioural Disorders ; Diagnostic criteria for research[融　道夫, 中根允文, 小宮山実(訳). 医学書院, 東京, 1993].
2) World Health Organization：The ICD-10 Classification of Mental and Behavioural Disorders ; Clinical descriptions and diagnostic guidelines[中根允文, 岡崎裕士, 藤原妙子(訳). 医学書院, 東京, 1994].
3) The American Psychiatric Association：Diagnostic and Statistical Manual of Mental Disorders 4th ed [高橋三郎, 大野　裕, 染谷俊之(訳). 医学書院, 東京, 1994].
4) 平成15年(行ウ)第31号遺族補償年金等不支給決定処分取消請求事件. 福岡地裁.
5) 大熊輝夫：反応性うつ病. 現代臨床精神医学, p 368, p 398, 金原出版, 東京, 1980.
6) Moore BE, Fine BD：反応性うつ病. 精神分析辞典, アメリカ精神分析学会(編), 福島　章(監訳), 新曜社, 東京, 1995.
7) 保崎秀夫：反応性うつ病. 精神科治療学 13(2)：157-162, 1998.
8) Stahl SM：Essential Psychophamacology Neuroscientific Basis and Practical Application. 2nd ed [(仙波純一(訳)：精神薬理学エッセンシャルズ；精神科学的基礎と応用. 第2版, pp 137-149, メディカル・サイエンス・インターナショナル, 東京, 2004].
9) 竹中秀夫：内因性うつ病の遷延化. 精神医学 35：169-176, 1993.

21 Comorbidityとうつ病

■はじめに

　最近、うつ病ではないかと自ら訴えて、医療機関を受診する人が増加している。実際、厚生労働省の調査によれば1999～2002年のわずか3年間に医療機関でうつ病と診断された人は、およそ1.5倍増加したことが報告[1]された。このようにうつ病と診断される患者が増加した背景としては、少子・高齢化、女性の社会進出など社会構造や経済・労働環境の変化などさまざまな要因が複雑に影響していると考えられている。

■自殺統計概要

　ところで警察庁が発表した2007年の自殺統計概要[2]によれば、自殺者約3万3,000人のうち、健康問題が原因とされた人が自殺者数のおよそ半数を占め、その中で6,000人余り（全体の18％）はうつ病が原因とされた。したがって、自殺防止対策として、その主な原因疾患とされるうつ病に対する介入、啓発がメディアを中心に盛んにされているが、これ自体もうつ病と診断される人の増加の一要因になっていると考えられる。しかし、その対策や介入の効果はまだ十分発揮されておらず、とりあえず一般診療科の医師（かかりつけ医）の中にもうつ病を治療する人が増加したこと、米国精神医学会のDSM-IV-TR（DSM）[3]診断基準の適応によって、以前よりはうつ病の診断範囲が広がったとされること、さらに1999年以降、わが国にも副作用が少ない新規抗うつ薬、選択的セロトニン再取込み阻害薬（SSRI）あるいはセロトニン・ノルアドレナリン再取込み阻害薬（SNRI）が導入され、製薬企業によるうつ病の啓発活動が盛んになされていることもうつ病として受療する人の増加要因の1つとなっているとされている。

　したがって、うつ病として受療する人の増加は、いわゆるメランコリー親和型、執着性格を有する人が呈する従来の内因性うつ病の人が増加しているのではなく、多様なうつ状態・うつ病が含まれている可能性がある。

■DSM診断基準
■併発症
■comorbidity

　ところで、DSM診断基準で気分障害とされた人の中には、うつ病だけでなく、併発したさまざまな精神疾患の人がおり、うつ病に併発する他の精神疾患、併発症（comorbidity）の理解がないと治療が円滑に進まないことが指摘されている。

　また、治療者がうつ病は「治る病気」と繰り返し説明しても、実際には症状が遷延する患者も多く、その場合は診断そのものが誤っている可能性や、精神療法や薬物療法が十分になされていない場合も考えられる。しかし、本稿の課題であるcomorbidity、併発した他の精神疾患の治療ができていない場合、あるいは他の精神疾患による二次性うつ状態が症状の遷延要因となっている可能性があり、その

ような症例では、原疾患の治療が優先されるべきである。したがって、comorbidityの理解はうつ病の診断、治療をするうえで重要である。

本稿ではうつ病のcomorbidityについて概説する。

I 米国精神医学会 DSM-IV-TR(DSM)診断基準の課題

■多軸評定

わが国でうつ病の診断が広がった大きな要因として、前述のようにDSM診断を安易に適応している可能性が指摘されている。すなわち、DSM診断の多軸評定がきちんとなされず、1軸(臨床疾患および臨床関与の対象となることのある他の状態)のうち、1つの臨床診断名だけが記載されて、臨床的関与の対象となる他の状態が無視され、特に2軸の(パーソナリティ障害、精神遅滞)、3軸(精神疾患への理解または管理に関連する可能性のある一般身体疾患)、さらにうつ状態に直接的、間接的にも大きな関与が考えられる4軸(心理社会的および環境的問題)が検討されず、5軸である機能の全体的評価がされていない症例が散見されるからである。

つまりDSM診断基準の適応目的である全人的な立場で診断し、治療をするという目的とはかけ離れ、診断の一致率を高めるという最低限の目的さえ十分になされていないのではないかと危惧されている。さらに1軸のうつ病の診断をするとき、持続時間など臨床上の基本的評価がなされていない場合も散見される。

また、DSM診断基準自体に対する批判もある。DSMの診断基準では気分障害を不安障害と区別した結果、気分障害の診断基準に不安症状が含まれておらず、臨床の実態からは乖離していると考える人もいる。すなわち最近、大うつ病性障害患者の1/3以上に高度の不安症状を伴うことが指摘[4]-[6]され、DSMの診断基準を作成した米国においても、不安うつ病(anxious depression)を独立した疾患単位と考えた臨床治験[6]がなされている。一方、不安は他の精神疾患にもしばしばみられることから特異性の低い症状とする立場もある。

■不安うつ病

さらに、DSM診断では、病前性格との関連は問わないことになっており、従来の内因性うつ病と他のうつ病との区別がなくなり、同じ大うつ病と診断されても薬物反応性に違いがあるのではないかとも考えられる[7][8]。さらに大うつ病と診断された人の中に双極性障害の人が相当入っている可能性も指摘されている[9]。

精神科医の中には、DSMの診断基準は用いず、従来の内因性うつ病、神経症性うつ病、反応性うつ病などと診断する人もいるが、これらの分類にはcomorbidity概念はない。大まかにはDSM診断の大うつ病は内因性うつ病に相当すると考えられるが、DSMの診断基準では病前性格や発病状況、病態などは吟味しないで、症状項目、持続時間などで操作的に診断を決定するため、臨床経験年数にかかわらず、診断の一致率は自ずと高まることになる。したがって、従来診断と

DSM診断とを比べること自体が次元の異なることであって、あまり意味はない。いずれにしても comorbidity 概念は、DSM の診断基準を用いるときに考えるべきである。

II Comorbidity（並存症、共存症、重複罹患）の概念

■併存症
■共存症
■重複罹患
■多軸診断
■操作的診断

多くの精神疾患の中にはうつ状態を示すことはよく経験される。繰り返すが、comorbidity の概念は、DSM-III の診断基準が導入された時点で初めて考えられるようになった概念で多軸診断を行うこと、しかも操作的診断という方法のもとに診断が行われることから必然的に生じてきたものである。Comorbidity とは[10)-12)]、一定の期間に1人の患者に併発する障害があることを指す。したがって、診療時点での並存と、既往歴を含めていう場合があり、いわゆる合併症とは異なるが、DSM の診断基準では気分障害圏の疾患が統合失調症などの精神病圏の診断よりも優先的に診断することになっている。したがって、たとえ幻覚、妄想状態があっても、気分障害があれば、精神病性の特徴を有する気分障害ということになる。ところで、ICD-10 では、著しい抑うつあるいは躁症状があり、統合失調症の症状が感情障害に先行したことが明らかでない場合は、統合失調症と診断すべきでないとしている。統合失調症と感情障害の症状の両方が同時に進行し、いずれが優勢ともいえない場合は、たとえ統合失調症症状それ自体が統合失調症の診断に妥当するものであっても統合失調感情障害（F25）と診断すべきとしている。

■統合失調感情障害

III うつ病と Comorbidity

1 身体疾患・物質（例えば、乱用薬物、投薬）によるうつ病の扱い

■アルコール依存症
■二次性うつ病
■身体疾患による二次性うつ病

DSM の診断基準では、うつ症状が、物質の直接的な生理学的作用による物質誘発性気分障害、または一般身体疾患によるうつ状態は気分障害とは区別することになっており、これらの疾患があれば気分障害の診断ができないことになるため、うつ病の comorbidity とはしない。例えば、アルコール依存症など物質による二次性うつ病や身体疾患、甲状腺機能低下症によるうつ病なども時間的な経過から原因身体疾患による二次性うつ病と考えられるため comorbidity とは区別している。しかし、この考えに批判的な立場の人もいる。というのは、大うつ病の診断基準を十分満たすが、日常的に飲酒量が多く、アルコール依存とはいえないまでも、病像にアルコールの影響が濃厚に反映していると推定される症例もあるからである。そして、うつ病とアルコール依存症との間には病態的に密接な関係があることが、睡眠[13)]やホルモン[14)]の変化などの生物学的研究や疫学研究[15)]からも指摘されており、両者を区別できない症例も臨床的には経験される。この関係はアルコール依存症の

診断からもいえる。つまりうつ病とはいえないが、気分変調症レベルのうつ状態はアルコール依存症の患者ではよく経験される。したがって、気分障害の並存症としてアルコール依存症を認めないのは、治療を考えたときには実践的ではないように思われる。このように考えると、操作的診断や構造化面接という方法にも限界がある可能性がある。

■操作的診断
■構造化面接

2　うつ病の comorbidity 疾患

DSM 診断の 1 軸に並列的に診断される精神疾患としては、不安障害、身体表現性障害、解離性障害、摂食障害など従来診断でいう神経症圏の疾患が挙げられる。特に、うつ病（気分障害）に並存する疾患について述べる。

■不安障害

a 不安障害

うつ病に不安症状が伴うことは、先に述べたように臨床的によく経験されるが、不安障害にもうつ症状を伴うことが多い。DSM の診断基準では、不安障害があってもなくても大うつ病の診断に影響されないことになっており、それぞれの診断基準を満たせば、両者の並列診断が可能である。

Robins ら[16]の報告では、うつ病の人の 75% は他の精神疾患を有していたと報告している。また、Kessler ら[17]は、1990〜1992 年に 15〜54 歳までの 8,098 名の一般住民を対象に DSM-III-R の診断基準を用いて操作的な診断で行った米国の疫学調査（National Comorbidity Survey；NCS）を報告し、大うつ病の生涯有病率は 14.9%、1 年有病率は 8.6% であり、女性が男性よりも多かったが、1 年間の発症率では性差は認めなかった。大うつ病の 61.8% は二次性うつ病であり、うつ状態を呈する前に少なくとも 1 つの DSM-III-R を満たす精神疾患を有していたと報告している。26% の症例だけが大うつ病だけの診断が付けられたという。特に男性には二次性うつ病が多く（69.3% vs 57.7%、t＝2.6、$p<0.05$）、うつ病だけの人は女性に多かった（30.1% vs 18.6%、t＝2.8、$p<0.05$）。

■米国の疫学調査

そして、大うつ病の 58.0%（生涯有病率）は不安障害、38.6% は物質乱用を併せ持っていた。不安障害の中では社会不安障害（27.1%）、広場恐怖を伴ったパニック障害（26.2%）、単一恐怖（24.3%）、PTSD（19.5%）、全般性不安障害（17.2%）の順で多かった。つまり大うつ病の人の 1/3 以上（31.9%）は、うつ病のほかに 1 つかそれ以外の精神疾患の並存があるとされた。

■社会不安障害
■全般性不安障害
■パニック障害

わが国では社会不安障害や全般性不安障害に対する認知度が低く、診断される症例が少ない現状にあるが、パニック障害に伴ったうつ病は臨床的によく経験されるのではないかと考えられる。そして多くのパニック障害は、SSRI や精神療法などの治療により予期不安を残し、発作そのものは時間とともに改善してくるが、次第にうつ状態を呈することがよく経験される。

SSRI の多くが、パニック障害の適応を有しており、パニック障害とうつ病には生物学的に共通の病態を有している可能性も示唆される。したがって、前述の

anxious depression も DSM 診断基準を用いた操作的診断では、うつ病とされ、なんらかの不安障害を並存することになるが、一方で、新たな疾患単位である可能性もある。

■身体表現性障害

b 身体表現性障害

高齢化すると、さまざまな身体疾患を併発するが、MRI、生化学的検査などあらゆる検査を施行しても身体疾患の原因が見つからず、さまざまな特定部位の痛みや不定愁訴が持続する人がいる。しかし、その多くは、その背景にストレス因や喪失体験があり、うつ状態を併発することがある。特にわが国では、気分障害に気づかれる前に身体症状を訴え、心気症など身体表現性障害とされる人がいるが、うつ病の治療をすると心気的な訴えが消失する、いわゆる仮面うつ病の人が多いとされている。つまり本人にはうつ病の意識がほとんどなく、精神科や心療内科などうつ病治療の専門医を受診するのではなく、内科、婦人科、耳鼻科を初診するうつ病の人は多い。特に、高齢の気分障害の人に身体表現性障害を並存する症例は多い。器質的な身体疾患がないことを確認して、支持的な精神療法に加えて、長期間十分な薬物療法を行う必要がある。

■仮面うつ病

■解離性障害

c 解離性障害

過度なストレス負荷がかかると、解離性障害のため突然自分の名前を含め、過去の生活史を忘れてしまう生活史健忘を起こすことがある。遁走（fugue）ともいうが、自分の過去をすべて忘れた全生活史健忘のため、周囲に対して無関心になったり、不安を訴え、抑うつ状態を呈したりする。逆に軽躁状態になることもある。また、ある一定の時期以降が部分的に思い出せない部分健忘の人もいる。

■遁走

過剰なストレスから無意識に回避する反応として多重人格を呈する人もいるが、そのような人は、人格変換に対する不安などから抑うつ状態を呈することもある。突然、幼児期の甘え声で話したかと思うと、高齢の男性や若い女性への人格変換を経験することがあるが、その間のことを患者自身は覚えていない。多くは、信頼していた人からの裏切りや虐待を受けるなど幼小児期の極度のストレス因や喪失体験による反応と考えられる。記憶がないために、さまざまな体験に対する不安から抑うつ状態を並存する人が多い。抑うつ状態を改善することで、次第に精神的な成長を促し、解離症状も改善してくることが多い。また、解離症状が持続しているときは、むしろ過剰適応のような軽躁状態を呈し、その後、解離症状が改善された後、現実の状況に直面して、うつ状態を呈する人もいる。

■摂食障害

d 摂食障害

若い女性に多いが、周囲の人の何気ない会話を契機に肥満を恐れ、摂食障害を起こす人がいる。あるいは両親や友人などとの人間関係から身体に対する歪んだ認知が起こり、標準体重よりも極端な体重減少やホルモンの変化による身体症状が出現しているにもかかわらず、摂食障害を起こし、自己嘔吐を繰り返す人がいる。一方、過食のために体重増加をする人、過食と摂食障害とを繰り返す人もいる。多く

の人は気分が不安定で未熟なパーソナリティと抑うつ状態を併発する。気分障害を改善することで、問題行動が改善することもある。

■境界性パーソナリティ障害

e 境界性パーソナリティ障害などのパーソナリティ障害

パーソナリティ障害はDSM診断基準では2軸であり、1軸に並列する診断名ではないが、特に境界性パーソナリティ障害は、気分障害を併発することが多いため、comorbidityとして意識して治療をすることが重要である。境界性パーソナリティ障害の人の行動に治療者まで振り回され、陰性感情をもち、薬物療法を行うことがあるが、彼らの言動を気分障害の表現型と考え、バルプロ酸や炭酸リチウムなどの気分安定薬や抗うつ薬を十分投与する方が症状は安定する場合が多い。最近、気分変動や問題行動が多い人を境界性パーソナリティ障害と過剰診断している症例が多いことも指摘されている。

■双極混合状態

また、双極混合状態の人に対して、境界性パーソナリティ障害と誤診して、治療が遷延化する場合があるため境界性パーソナリティ障害の診断は慎重にすべきである。

さらにパーソナリティ障害の中で抑うつ性パーソナリティ障害はDSM-IVでは削除された疾患となったが、回避性パーソナリティ障害や依存性パーソナリティ障害でも、抑うつ状態を呈することがあり、一時点の診察で大うつ病エピソードと臨床的に鑑別することは困難である。そして縦断的にみて、これらのパーソナリティ障害もうつ病のcomorbidityであることがある。その意味では、操作的診断を厳密に行って、1軸診断と2軸診断を並存させることになるが、臨床的には難しく、操作的診断の方法自体に限界がある可能性がある。

■適応障害

f 適応障害

DSM診断では、急激な職位や職務、職場環境の変化、職場の人間関係のトラブルなど明確な職場ストレスや家庭状況の変化などから3ヵ月以内にうつ状態を呈した人を適応障害としている。過剰なストレス負荷によって、躁状態を呈する人もいるが、多くはうつ状態である。職場不適応症[18]、逃避型抑うつ[19]、未熟型うつ病[20]、ディスチミア型うつ病[21]の多くは、DSMの診断基準では大うつ病(296.3)あるいは気分変調性障害(300.4)を満たすと考えられるが、最近、職場で増加しているとされるうつ状態には心因、ストレス因が明確にある場合も多く、このような症例に対しては、適応障害(309.0)と診断すべきである。この場合は、抑うつ気分を伴う適応障害と診断して、気分障害のcomorbidityとはせず、DSM診断では別の疾患単位としている。しかし、DSM診断では、適応障害の抑うつの程度が明確化されておらず、操作的診断によりうつ病と診断される症例も多いと思われる。

■職場不適応症
■逃避型抑うつ
■未熟型うつ病
■ディスチミア型うつ病

3 うつ病に併発した精神疾患の治療

前述のようにcomorbidityは、DSMの診断基準を適用した場合に必然的に生まれてきた概念である。したがって、うつ病の診断をより精緻に行って、経過を十

分診ていくことが治療を行ううえでは必要である。ところで、統合失調症などの内因性精神障害やアルコール依存症など物質関連障害によるうつ状態は、DSM分類では大うつ病の除外診断になっているためcomorbidityとは区別することになっているが、臨床的にしばしば経験する統合失調症の精神病状態後に抑うつ状態を呈した症例やアルコール依存症による二次性うつ病も含めるべきだとする人も依然として多く、どの疾患までをcomorbidityとするかについてはまだ議論の余地がある。さらにDSM分類が、気分障害を他の精神障害より優先的に診断するという原則も診断基準の混乱を招いていると考えられる。

■二重うつ病

そして、comorbidity概念の中に縦断的経過を含めて考えれば、気分変調性障害にうつ病が重畳した場合には二重うつ病(double depression)として、気分変調症はcomorbidityとなる。すなわち、気分変調症の最初の2年間は(小児や青年については1年間)、大うつ病エピソードが存在しないが、その後に大うつ病エピソードが重畳した場合には両方の診断が与えられる。

現状では、不安障害をうつ病のcomorbidityとするのが一般的となっている。また、わが国の境界性パーソナリティ障害のアルゴリズムでは第一選択薬をSSRI[23]としているが、多くの症例は、うつ状態の共存症となっていることが多く、SSRIを選択することに異論はないが、SSRIの投与初期に自傷、躁状態、不眠、パニック発作などいわゆるactivation syndrome[24]を発症することも稀にあるため、投与初期の慎重な対応が必要である。そのためには、SSRIと炭酸リチウムやバルプロ酸などの気分安定薬と併用する必要がある。

■activation syndrome

うつ病に不安障害を併発している症例に対しては、優勢になっている症状を治療目標としてまず治療していくが、面接においても病状の説明を十分に行い、対人関係や不安の誘因となったイベントに対する支持的な精神療法を行い、SSRIに加えて抗不安薬を併用せざるを得ないと考えられる。

また、勤労者の休職、復職に関連して抑うつを伴った適応障害に対する治療の重要性が指摘されているが、大うつ病のように薬物療法が奏効しない症例が多いため、このような症例に対しては、薬物療法だけでなく、対人関係療法や認知行動療法など精緻な精神療法が必要である。

■おわりに

DSMの診断基準の導入は、うつ病だけでなくcomorbidityの概念を生み、特にパニック障害、強迫性障害などの1軸診断となる病名だけでなく、2軸の診断名を並存すべき症例もあるが、その背景にはそれぞれの疾患に適応を有する新規抗うつ薬導入もあったと思われる。

精神医学においては、吉松[11]、大野[12]の総説で示されたように元来「1人の患者に1つの病気：one patient-one illness」という考え方が貫かれており、このような立場から精神疾患を考えるのが妥当だという前提のもとに学問が積み上げられ

てきた歴史がある。しかしその後、個人の病態は1つ以上の診断から成り立ち、患者は診断の複合性に従って変わる非特異的な臨床状態に適った治療を求めるという考え方が起こり、このため comorbidity 概念が有用となったと考えられる。その意味では、comorbidity 概念の導入は治療上有用になるはずである。しかし、臨床現場では、従来の診断基準と DSM 診断が混在しており、精神科医に共通の言語となるはずであった DSM 診断が中途半端に導入されているのが現状と思われる。そして DSM 診断の課題がいくつか指摘され、第5版が作成中である。

しかし、うつ病の comorbidity 疾患をきちんと診断することは治療上必要である。したがって、より正確に DSM 診断基準を理解し、利用していく必要が精神科医には要請されている。それが不十分であれば臨床現場では、これまでの従来診断と DSM 診断さらには ICD-10 精神および行動の障害などを並存して用いるべきではないかと思われる。

いずれにしても、患者が示す症状の精緻な観察を行い、優勢となっている臨床症状から優先的に治療していくことが原則と考えられる。

(中村　純)

■　文　献　■

1) 厚生労働省：平成11年および平成14年厚生労働省患者調査. 2002.
2) 警察庁生活安全局地域課：平成19年中における自殺の概要資料. 2008.
3) 高橋三郎, 大野　裕, 染矢俊幸(訳)：DSM-IV-TR 精神疾患の分類と診断の手引き. 第1版, pp 137-170, 医学書院, 東京, 2001.
4) Fawcett J：The detection and consequences of anxiety in clinical depression. J Clin Psychiatry 58(Suppl)：35-40, 1997.
5) Joffe RT, Bagby RM, Levitt A：Anxious and nonanxious depression. Am J Psychiatry 150：1257-1258, 1993.
6) Fava M, Alpert JE, Carmin CN, et al：Clinical correlates and symptom patterns of anxious depression among patients with major depressive disorder in STAR*D. Psychol Med 34：1299-1308, 2004.
7) Ueda N, Yoshimura R, Shinkai K, et al：Plasma level of catecholamine metabolites predict the response to sulpirde or fluvoxamine in major depression. Pharmacopsychiatry 35(5)：175-181, 2002.
8) Shinkai K, Yoshimura R, Ueda N, et al：Associations between baseline plasma MHPG (3-methoxy-4-hydoroxyphenylglycol) levels and clinical responses with respect to milnacipran versus paroxetine treatment. J Clin Psychopharmacol 24(1)：11-17, 2004.
9) Manning JS, Haykal RF, Connor PD, et al：On the nature of depressive and anxious states in a family practice setting；the high prevalence of bipolar II and related disorders in a cohort followed longitudinally. Compr Psychiatry 38：102-108, 1997.
10) Fabrega Jr.H, Pilkonis P, Mezzich J, et al：Explaining diagnostic complexity in an intake setting. Comprehensive Psychiatry 31：5-14, 1990.
11) 吉松和哉：Cormorbidity とは何か. 精神科治療学 12(7)：739-749, 1997.
12) 大野　裕：Cormorbidity と精神疾患の分類をめぐって. 臨床精神薬理 6：1387-1393, 2003.
13) Imatoh N, Nakazawa Y, Oshima H, et al：Circadian rhythm of REM sleep of chronic alcoholics during alcohol withdrawal. Drug Alcohol Depend 18：77-85, 1986.
14) Holsboer F, von Bardelben U, Buller R, et al：Stimulation response to cortictropin-releasing hormone(CRH) in patients with depression；alcoholism and panic disorder. Horm Metab Res 16(suppl)：80-88, 1987.
15) Coryell W, Winokur G, Keller M, et al：Alcoholism and primary depression；A family study approach

to coexisting disorders. J Affect Disord 24：93-99, 1992.
16) Hasegawa K, Mukasa H, Nakazawa Y, et al：Primary and secondary depression in alcoholism-clinical features and family history. Drug Alcohol Depend 27：275-281, 1991.
17) Robins LN, Guze SB：Establishment of diagnostic validity in psychiatric illness；its application to schizophrenia. Am J Psychiatry 126：983-987, 1970.
18) Kessler RC, Nelson CB, McGonagle KA, et al：Comorbidity of DSM-III-R major depressive disorder in the general population；results from the US National Comorbidity Survey. Br J Psychiatry(Suppl 30)：17-30, 1996.
19) 夏目　誠：増加し，混乱をきたしやすい職場のうつ状態への問題提起と職場不適応症への対応. 産業精神保健 I 15(4)：222-227, 2007.
20) 広瀬徹也：「逃避型抑うつ」について. 躁うつ病の精神病理2, 宮本忠雄（編）, pp 61-86, 弘文堂, 東京, 1977.
21) 阿部隆明, 大塚公一郎, 永野　満, ほか：「未熟型うつ病」の臨床精神病理学的検討；精神構造論(W. Janzarik)からみたうつ病の病前性格と臨床像. 臨床精神病理 16：239-248, 1995.
22) 樽味　伸, 神庭重信：うつ病の社会文化的試論；とくに「ディスチミア親和型うつ病」について. 日本社会精神医学雑誌 13(3)：129-136, 2005.
23) 平島奈津子, 岡島由佳, 衛藤理沙, ほか：境界性パーソナリティ障害の薬物療法の標準化を目指して. 精神神経誌 109(6)：572-577, 2007.
24) Culpepper L, RT Davidson J, Dietrich AJ, et al：Suicidality as a possible side effect on antidepressant treatment. J Clin Psychiatry 65：b742-b749, 2004.

22 身体疾患とうつ状態

■はじめに

うつ状態は内因性精神病としてのうつ病のみならず、さまざまな原因で生じ得る。中でも身体疾患に伴ううつ状態は、原因疾患の治療により改善する可能性があるために、その診断は確実になされなければならない。また、身体疾患に伴ううつ状態は、原因疾患自体の因子のみならず、治療の副作用（抗がん剤、インターフェロン、ステロイドなど）や心理社会的因子、例えば疾患に対する適応障害としての抑うつ反応などにより多因子的に生じていることが多く、各因子について適切に評価したうえで、総合的なアプローチが必要となってくる。

■多因子

本稿では、うつ状態をきたし得る身体疾患について概説する。原因によって、①脳に直接的に障害をきたす疾患（狭義の器質性気分障害）、②脳に間接的に障害をきたす身体疾患（症状性気分障害）、③疾患に対する適応障害としての抑うつ反応、の3つに大別してみていくことにする。通常、①と②が身体疾患に伴ううつ状態（表1）とされるが、臨床的には③も重要な因子であり、本章で扱うことにする。

■狭義の器質性気分障害
■症状性気分障害
■適応障害としての抑うつ反応

なお、用語についてであるが、ICD-10およびDSM-IVでは、①と②をまとめて、各々「症状性を含む器質性気分障害」および「一般身体疾患による気分障害」として扱っている。また最近では、内因性気分障害を「一次性気分障害 Primary Mood Disorder」とし、身体疾患に伴うものを総称して「二次性気分障害 Secondary Mood Disorder」と呼ぶようにもなってきている。

■二次性気分障害

I 脳に直接的に障害をきたす疾患によるもの（狭義の器質性気分障害）

1 脳血管性うつ状態（VD）

脳血管障害に伴ううつ状態は、脳血管性うつ状態（vascular depression；VD）と呼ばれている。VDは、明らかな神経症状を呈する脳卒中発作 stroke 後のうつ状態である post-stroke depression（PSD）と、明らかな stroke のエピソードはないが MRI にて皮質下白質や皮質下核に潜在性脳虚血性病変が検出される MRI-defined VD の2つに大別される。VDは、患者の ADL および QOL を低下させる重大な因子であるため、臨床的に極めて重要な疾患概念であり、さらに病変が拡大すれば、脳血管性認知症（vascular dementia）に移行するものと考えてお

■post-stroke depression
■MRI-defined VD

表1. 身体疾患に伴ううつ状態

＜脳疾患によるもの（狭義の器質性気分障害）＞
①脳血管性うつ状態 Vascular Depression
 　post-stroke depression（PSD）
 　MRI-defined Vascular Depression
②神経変性疾患
 　アルツハイマー病 Alzheimer Disease（AD）
 　前頭側頭型認知症 Fronto-temporal Dementia（FTD）
 　パーキンソン病 Parkinson Disease（PD）
 　レビー小体型認知症 Dementia with Lewy Bodies（DLB）
 　進行性核上性麻痺 Progressive Supranuclear Palsy（PSP）
 　皮質基底核変性症 Cortico-basal Degeneration（CBD）
 　多系統萎縮症
 　ハンチントン舞踏病 Huntington Chorea（HD）
 　脊髄小脳変性症 Spinocerebellar Degeneration（SCD）（特にSCA 2とDRPLA）
③多発性硬化症
④感染症
 　神経梅毒
 　HIV感染症
 　プリオン病（特に変異型CJD）
⑤頭部外傷
⑥脳腫瘍
⑦低酸素脳症・一酸化炭素中毒
⑧水頭症

＜一般身体疾患によるもの（症状性気分障害）＞
①内分泌系疾患
 　甲状腺機能障害（甲状腺機能低下症・甲状腺機能亢進症）
 　副甲状腺機能亢進症
 　副腎皮質機能障害（クッシング症候群・アジソン病）
 　褐色細胞腫
 　汎下垂体機能不全症（Sheehan症候群など）
 　月経前症候群・月経困難症・産褥期精神障害・更年期障害などの産科・婦人科系障害
②代謝性疾患
 　糖尿病
 　インスリノーマによる低血糖症
 　ポルフィリン症
 　電解質異常（低ナトリウム血症・高ナトリウム血症・高カルシウム血症）
 　ウィルソン病
 　ビタミン欠乏症（ビタミンB_1・葉酸・ビタミンB_{12}・ニコチン酸）
③膠原病および類縁疾患
 　全身性エリテマトーデス（SLE）
 　ベーチェット病
 　シェーグレン症候群
④悪性腫瘍（特に膵臓癌）
⑤循環器系疾患（特に虚血性心疾患）
⑥筋萎縮性側索硬化症（ALS）
⑦消化器系疾患
 　急性膵炎・慢性膵炎
 　過敏性腸症候群
 　炎症性腸疾患（潰瘍性大腸炎・クローン病）
⑧睡眠時無呼吸症候群
⑨慢性疲労症候群
⑩腎不全
⑪肝不全
⑫移植関連（腎移植・肝移植）

り、早期から脳血管障害の再発予防を含めた治療が必要である。

臨床的特徴としては、高齢発症であること、意欲・関心の低下や精神運動性の低下が目立つこと、罪業感などは乏しく希死念慮はみられにくいこと、遂行機能障害や流暢性低下などの認知機能障害の存在などを挙げている。背景因子としては、気分障害の家族歴が少なく、高血圧や高脂血症などの脳血管障害の危険因子があること、発症の社会心理学的因子の関与が少ないことなどが挙げられる。なお、PSDの局在との関連では、Robinson RGらの研究によれば、急性期には左半球前部病変、特に前頭葉、基底核病変で現れやすいと報告されている。重症度との関連については、左半球病変では病変が前頭極に近いほどうつ状態が著しいとされている。

■認知機能障害

■左半球前部病変

抗うつ薬への反応性としては、全般的に内因性うつ病に比べて反応性が低く、遷延しやすく、抗うつ薬は中止しにくいといわれている。副作用については、パーキンソン症候群などの錐体外路症状やせん妄などの中枢神経系副作用が出やすく、特に、基底核に病変があるものは、せん妄をきたしやすいとされており、治療に際しては病変部位や大きさなどに十分留意しなければならない。副作用の少ない四環系抗うつ薬や選択的セロトニン再取込み阻害薬（SSRI）やセロトニン・ノルアドレナリン再取込み阻害薬（SNRI）を少量から試すことが推奨される。

VDは、上述のように治療が難しいため、高齢発症のうつ状態の患者でVDが疑われる場合にはMRIを施行したうえで慎重に治療が行われるべきである。

2 神経変性疾患

神経変性疾患に伴ううつ状態の場合、脳病変に起因する器質的なものか、あるいは、慢性進行性の難病に罹患したことに対する適応障害としてのうつ状態なのかの判別は難しい。また、認知症を合併してくる疾患の場合には、認知症の初期の可能性もあり鑑別が難しい。

a アルツハイマー病（alzheimer disease；AD）

ADの初期、あるいは前駆症状としてうつ状態が現れることがあるがその機序は不明である。治療としては、アルツハイマー病治療薬であるアリセプト®によってうつ状態は改善することが多い。抗コリン作用のある三環系抗うつ薬は、認知機能を悪化させるために使いにくい。

心理社会的アプローチとしては、失った機能については受容させて、無理をさせずに、残った機能を使って生活させていくような指導は有効である。何よりも余裕のある介護環境の調整は重要で、デイサービスなどの利用などを行い、患者にとっても主たる介護者である家族にとっても無理のない環境調整が重要である。

b 前頭側頭型認知症（fronto-temporal dementia；FTD）

FTDは認知症をきたす神経変性疾患の中で病変の首座が前頭葉あるいは側頭葉、もしくは両者にある疾患の総称である。Pick病はここに分類される。前頭葉症状としての発動性低下をうつ状態に伴う意欲低下と間違われ、精神科を初診する

■Pick病

■発動性低下

こともある。客観的異常に比して、本人の主観的な抑うつ気分に乏しいところから鑑別が可能である。気分に関しては、むしろ多幸、無関心であることが多い。FTDのみならず、前頭葉機能障害をきたす疾患の場合には、発動性低下がみられることが多いので、うつ状態との鑑別が必要である。

c パーキンソン病(parkinson disease ; PD)

PDにおけるうつ状態の合併は高率で、50%前後にも及ぶ。うつ状態から始まり、精神科を初診することもある。PDにおけるうつ状態の特徴は強い不安である。それでも、うつ状態は軽度から中等症であり、自殺は少ないといわれている。Off期のうつ状態についても気をつけておくべきである。病型との関連では、振戦型よりも無動型の方が合併率が高いといわれている。なお、パーキンソン病に伴ううつ状態は、神経変性の直接の結果であると考えられている。進行するにつれて皮質下性認知症が現れてくるが、うつ状態と皮質下性認知症の鑑別が難しい時期もある。

■無動型
■皮質下性認知症

治療に関しては、ドパミン作動薬による治療によって、うつ状態も改善することがあるが、抗うつ薬の使用が有効といわれている。精神運動抑制に対してはドロキシドパなどのノルアドレナリン作動薬の使用も有効である。

d レビー小体型認知症(dementia with Lewy bodies ; DLB)

最近ようやく認知されてきた疾患単位で、認知症をきたす神経疾患としてはわが国では第3位に位置する疾患である。DLBはパーキンソン症候群を呈し得る疾患であり、PDと同様、初期にうつ状態をきたすことがあるため、精神科を初診することも多い。重要な点は、しばしば幻覚妄想状態(特に幻視が特徴的)をきたすことであり、しばしば抗うつ薬の使用により増悪する。このような老年期うつ状態は、DLBを鑑別として挙げておくべきである。

■パーキンソン症候群
■幻視

e 進行性核上性麻痺(progressive supranuclear palsy ; PSP)

PSPもパーキンソン症候群を呈する神経変性疾患の1つであるが、PDとは異なり、四肢の固縮や振戦は目立たず、体幹の固縮、寡動、ジストニア(頸部に多い)、核上性眼球運動障害などが主症状である。PDとは対照的に、後方への転倒が特徴的である。ニューロンのみならずグリアにも変性をきたす疾患で、孤発性タウオパチーに分類される。PSPでも、病初期にうつ状態を呈することが多く、精神科を初診することがある。PD同様、進行するにつれて皮質下性認知症が現れてくるが、うつ状態と皮質下性認知症の区別が難しい時期もある。

■孤発性タウオパチー

f 皮質基底核変性症(cortico-basal degeneration ; CBD)

ミオクローヌスやパーキンソン症候群などの基底核系の症状と大脳皮質症状(失行が最も多い)がみられる神経変性疾患である。PSPと同様孤発性タウオパチーに属し、ニューロンとグリアの両者に変性をきたす。病初期に、うつ状態を呈することがある。最終的には認知症に至る。

■ミオクローヌス
■失行

g 多系統萎縮症(multiple system atrophy ; MSA)

線条体黒質変性症(striatonigral degeneration ; SND)、シャイ・ドレーガー

症候群(Shy-Drager syndrome)、オリーブ橋小脳変性症(olivopontocerebellar atorophy；OPCA)は、病変部位に共通する部分が多く、独立した疾患とは捉えにくいため、まとめて MSA と呼ぶ。いずれも、パーキンソニズムをきたし、他の基底核系疾患と同様、うつ状態を呈する。

h ハンチントン病(Huntington's disease；HD)

■triplet repeat disease

■舞踏病

■自殺率が高い

HD は常染色体優性遺伝による神経変性疾患であり、近年注目されている triplet repeat disease の 1 つである。遺伝子は 100% の浸透率を示す。主として線条体(尾状核と被殻)が変性し、舞踏病などの基底核系の症状とさまざまな精神症状を呈する。うつ状態は HD でよくみられる精神症状であり、しばしば神経症状に前駆する。注意すべきは、ほかのうつ状態を伴う神経疾患に比べて自殺率が高いことである。不随意運動などの神経症状の苦痛や予後に対する悲観から、病初期に自殺する者があるので、精神状態については慎重に観察し、サポートしていく必要がある。うつ状態のほかにも、幻覚妄想状態、人格変化、皮質下性認知症などの精神症状を呈する。

i 脊髄小脳変性症(spinocerebellar degeneration；SCD)

SCD は小脳・脊髄を病変の首座とし、小脳性あるいは脊髄後索性の運動失調を主症状とする神経変性疾患の総称であり、さまざまな疾患から構成されており、その発症機序もさまざまである。遺伝性のものについては、近年、原因遺伝子が次々と同定されてきている。精神症状として問題になるのは、主に精神発達遅滞と認知症であり、遺伝性疾患に多い。明らかな認知症が問題になるのは、SCA 2 と DRPLA であるが、いずれも皮質下性認知症である。DRPLA の若年型は進行性ミオクローヌスてんかん(progressive myoclonus epilepsy；PME)を呈する。孤発性よりも遺伝性疾患は予後不良のものが多く、悲観してうつ状態となり、自殺企図に及ぶものがあることは念頭においておくべきである。

3 多発性硬化症(multiple sclerosis；MS)

中枢神経系、特に大脳・脳幹・脊髄の白質に、時間的・空間的に多発する原因不明の脱髄疾患である。運動症状・感覚症状・視力障害など、多彩な症状が現れる。精神症状として、うつ状態は多くみられる。再発を繰り返すと、人格変化なども現れ、認知症に至るものもある。

4 感染症

a 神経梅毒

梅毒は梅毒スピロヘータによる感染症で、中枢神経系の梅毒は、神経梅毒と総称されている。無症候性神経梅毒、髄膜血管梅毒、実質神経梅毒に分けられる。精神神経症状を呈するのは、主として第 3 期および第 4 期梅毒でみられる実質神経梅毒(進行麻痺)である。精神症状としては、初期には、不安、うつ状態がみられる

こともあるが、次第に多幸的で無関心な精神状態となる。気分障害（躁状態）、人格変化、知能障害などがみられる。進行すれば、認知症と人格の崩壊に至る。

b HIV (human immunodeficiency virus)感染症

■AIDS
■HIV脳症
■日和見感染症

HIV感染による後天性免疫不全症 acquired immunodeficiency syndrome (AIDS)では、中枢神経系も障害されるために、さまざまな精神神経症状が現れる。中枢神経系の障害は、HIVの直接侵襲によるHIV脳症と、末期の日和見感染症によるものとがある［トキソプラズマ、クリプトコッカス、サイトメガロウイルス、JCウイルスによる進行性多巣性白質脳症（progressive multifocal leucoencephalopathy；PML）など］。HIV脳症は、病初期にはうつ状態も呈するが、進行するにつれて、発動性低下、精神活動緩慢化、幻覚妄想状態、人格変化をきたし、終いには認知症に至る。

AIDSには、以上のような器質的な問題のみならず、予後不良な疾患であるために、告知に伴う特有な心理的な問題がある。多くの患者が反応性のうつ状態を呈する。感染経路により、怒りや後悔など複雑な感情が生じてくるために、癌患者とは異なる特殊なサポートシステムを必要とする。

c プリオン病

■変異型CJD

プリオン病の中でも、約80〜85％を占める特発性プリオン病［孤発性クロイツフェルト-ヤコブ病（Creutzfeldt-Jacob disease；CJD）］は急速進行性認知症を特徴とするので、診断は比較的容易であるが、狂牛病からの感染が疑われ近年問題となっている感染性プリオン病の中の変異型CJDは孤発性CJDに比べて経過がやや長く、病初期にはうつ状態などの精神症状が前景に経過するので診断が難しいことがある。但し、変異型CJDの大多数は英国での報告であり、わが国で遭遇する可能性は低いであろう。

5 頭部外傷

頭部外傷による脳挫傷により、局在症状としてさまざまな高次脳機能障害が現れる。精神症状としては、意識障害からの回復期に非特異的なうつ状態が現れることがある。通過症候群（durchgangs syndrom）の1症状といえる。局在との関連でいえば、脳血管障害と同様、左前頭葉、左基底核の損傷で、後遺症としてのうつ状態が多いといわれている。

慢性硬膜下血腫は、通常、軽い頭部打撲後、数ヵ月をかけて徐々に出血を続け、硬膜下に血液が貯留し、認知症症状をきたす。高齢者やアルコール依存症患者に多い。血腫除去により改善する。Treatable dementiaの1つである。

6 脳腫瘍

脳腫瘍には、原発性と転移性の2種類がある。原発性で最も多いのが神経膠腫、次いで髄膜腫である。転移性で多いのが、肺癌と乳癌である。症状は、癌がどこに

局在するかによるため、高次脳機能障害について、よく理解しておく必要がある。

7 低酸素脳症（anoxic encephalopathy）

　低酸素により、脳機能の低下がみられる。原因としては、心停止などによるショック状態、窒息、一酸化炭素中毒などがある。低酸素に脆弱な部位は、大脳（特に前・中・後大脳動脈の境界領域）、基底核、海馬で、脳幹などは低酸素に比較的強い。急性期には意識障害がみられやすい。低酸素の程度、時間により、さまざまな後遺症を残すが、重度になると記憶障害、認知症、失外套症候群などに陥る。

　一酸化炭素中毒では、意識障害回復後、1～3週間後に再び脳機能が低下し、失外套症候群などを呈する間欠型があるので、経過に注意しなければならない。

8 水頭症（hydrocephalus）

　水頭症とは、脳髄液が脳室や頭蓋内のくも膜下腔に過剰に貯留した状態で、大脳全般性の機能低下がみられる。重度になれば、昏迷状態となる。正常圧水頭症（normal pressure hydrocephalus；NPH）は、特発性のものと、外傷、くも膜下出血、髄膜炎に続発するものがある。NPHの三徴は、認知症、歩行障害、尿失禁である。Treatable dementiaの1つである。シャント手術などにより、改善することが多い。

II 脳に間接的に障害をきたす身体疾患によるもの（症状性気分障害）

1 内分泌系疾患

a 甲状腺機能障害

　甲状腺機能低下症は、わが国では慢性甲状腺炎（橋本病）によるものが最も多い。身体症状は、別名「粘液水腫」と呼ばれるように、全身臓器のムコ多糖類沈着による粘液水腫性変性が有名である。皮膚は乾燥し荒れる。精神症状としては、全般性精神活動低下、動作緩慢、うつ状態、重症になれば意識障害もきたし得る。

　甲状腺機能亢進症の原因として重要なのがバセドウ病（Basedow disease）である。身体症状は、甲状腺腫、眼球突出、頻脈（心房細動を合併することもある）などで、精神症状としては、不安・焦燥の強いうつ状態がみられる。

b 副甲状腺機能障害

　副甲状腺機能亢進症では、うつ状態、意識障害がみられるが、その原因としては、副甲状腺ホルモン過剰分泌による高カルシウム血症が考えられている。

■高カルシウム血症

c 副腎皮質機能障害

　副腎由来のコルチゾールが過剰に分泌される障害をクッシング症候群（Cushing

syndrome)といい、中でも下垂体からのACTH過剰分泌によるものをクッシング病(Cushing disease)という。身体症状としては、中心性肥満、満月様顔貌、高血圧、骨粗鬆症などである。患者の半数以上がうつ状態を呈するとされるが、内因性うつ病と区別するのが難しい。自殺する者もあるので注意を要する。

　一方、一次性副腎皮質機能低下症をアジソン病(Addison disease)という。身体症状としては、食欲低下、るいそう、脱力、低血圧、低血糖、色素沈着などがある。うつ状態というよりは、全般性精神活動低下が前景である。

d 褐色細胞腫

　カテコラミンを多量に分泌する腫瘍であり、カテコラミンにより不安・焦燥を前景としたうつ状態を呈する。頭痛・動悸・全身倦怠感なども伴うため、身体症状を前景とした内因性うつ病として治療されていることもある。

e 汎下垂体機能不全症

　下垂体機能低下により、その下位にある甲状腺・副腎・性腺などに全般的な機能低下が現れる。そのため、各機能低下に伴ううつ状態が混合性に現れる。うつ病や統合失調症として治療されていたケースもある。原因としては、出産後下垂体壊死によるSheehan症候群が有名である。

■Sheehan症候群

f 月経前症候群・月経困難症・産褥期精神障害・更年期障害などの産科・婦人科系障害

　詳細は27「産褥・性周期・更年期とうつ状態」(307頁)に譲る。

2 代謝性疾患

a 糖尿病

　糖尿病患者にうつ状態がみられやすいことはよく知られている。一方、うつ病患者のインスリン抵抗性が報告されており、うつ病と糖尿病との関連が注目されているが、その機序は不明である。

b インスリノーマによる低血糖症

■neuroglycopenic symptom

　低血糖に伴う症状としてneuroglycopenic symptomとして、めまい、耳鳴り、動悸、発汗などが発作的に現れる。慢性的に、易疲労感、倦怠感、集中困難、不機嫌、うつ状態などがみられるため、身体症状が前景のうつ病と誤診されていることもある。疾患が気づかれずに長期経過すると、非可逆性の人格変化、認知症などをきたすために、早期発見、早期治療が重要である。

c ポルフィリン症

　ポルフィリンの代謝障害により、ポルフィリンおよびその前駆物質が過剰に蓄積する疾患である。ポルフィリンの代謝は主に肝臓と骨髄で行われているが、肝臓での合成異常によるものを肝性ポルフィリン症、骨髄での合成異常によるものを造血系ポルフィリン症という。精神症状をきたすのは肝性ポルフィリン症の中の急性ポルフィリン症である。精神症状、神経症状(ポリニューロパチーが多い)、腹部症

状(腹痛、嘔吐、便秘)は急性ポルフィリン症の三主徴である。精神症状としては、うつ状態とせん妄が多い。ほかにも、パニック症状、幻覚妄想などもきたしうる。

d 電解質異常

i) ナトリウム：低ナトリウム血症では、不機嫌、不安、焦燥、全身倦怠感、うつ状態、意欲低下などの精神症状がみられる。重度の場合には、せん妄、意識障害をきたす。低ナトリウム血症をきたすものとして、SIADHなどがある。

■SIADH

高ナトリウム血症では、易刺激性、錯乱、意識障害などがみられる。

ii) カルシウム：高カルシウム血症は、うつ状態、せん妄、意識障害を呈する。副甲状腺機能亢進症におけるうつ状態は、高カルシウム血症が原因であると考えられている。

■副甲状腺機能亢進症

e ウィルソン病

先天性の銅代謝異常で、常染色体劣性遺伝を示す(原因遺伝子が同定されている)。肝臓、中枢神経系、腎臓、角膜などに過剰に銅が沈着し、さまざまな臨床症状を呈する。発症年齢はさまざまであるが、10～20歳までに大部分のものは発症する。ウィルソン病に特有の精神症状はなく、学業成績低下、不安、情動不安定、意欲低下、うつ状態、躁状態、幻覚妄想状態、人格変化、知能低下、認知症などさまざまである。精神症状で初発する場合も多く、躁うつ病、統合失調症として治療されていた症例もある。予後は治療開始の時期に左右されるので、早期発見が重要である。

f ビタミン欠乏症

精神症状をきたすビタミン欠乏症としては以下のものがある。ビタミン補充により治療可能であるので、見落としてはならない。原因として身体疾患が存在していることが多いが、精神科領域ではアルコール依存症、摂食障害、極端な菜食主義などによる摂取不足が原因となっていることがあるので注意しておかなければならない。

■アルコール依存症
■摂食障害
■菜食主義

i) ビタミンB_1：ビタミンB_1欠乏により、ウェルニッケ脳症が起こる。ウェルニッケ脳症は、意識障害(global confusional stateと表現される)、外眼筋麻痺による眼球運動障害、失調性歩行からなる症候群で、適切に治療がなされなければ、コルサコフ症候群が後遺症として残る。アルコール依存症によるものが有名である。

■ウェルニッケ脳症

ii) 葉酸：葉酸は神経伝達物質であるモノアミン(ドパミン、ノルエピネフリン、セロトニン)の生合成に関与している。ビタミン欠乏症の中でも、最もうつ状態を呈しやすいといわれている。幻覚・妄想、認知症症状を呈する場合もある。アルコール依存症で起こりやすい。身体症状としては、巨赤芽球性貧血がみられる。

iii) ビタミンB_{12}：ビタミンB_{12}欠乏により、造血系と神経系に障害をきたす。造血系では、巨赤芽球性貧血が起こる。神経系では、末梢神経障害、脊髄障害として亜急性連合性脊髄変性症(脊髄の後索と側索が障害される)、さらには大脳にも

変性が起こり、その程度により、うつ状態、錯乱状態、認知症まで、さまざまな精神神経症状を呈する。ビタミン B_{12} は葉酸合成に関与しているため、葉酸欠乏による症状も重なって現れる。

iv）ニコチン酸（ペラグラ）：躁状態、うつ状態、幻覚妄想状態、錯乱状態、せん妄など、多彩な精神症状を呈する。適切な治療がなされなければ認知症に至る。身体症状としては、皮膚症状と消化器症状（下痢など）がある。

3 膠原病および類縁疾患

a 全身性エリテマトーデス（systemic lupus erythematodes；SLE）

膠原病の中でも、特に精神神経症状をきたしやすいのは SLE である。SLE は多臓器障害性の膠原病で、女性に圧倒的に多く、20歳代に好発する。SLE に伴う精神神経症状は CNS ループスと呼ばれ、約 1/3〜1/2 の症例でみられる。てんかんの頻度が最も高い。精神症状としては、せん妄などの脳器質症候群、うつ状態、躁状態、幻覚妄想状態などをきたす。SLE では、ステロイドを使用していることが多いので、ステロイドによる精神障害の鑑別を要する。精神神経症状は、血清免疫学的な疾患活動性と必ずしも相関せず、精神神経症状をきたす機序はいまだに不明である。

■CNSループス

b ベーチェット病（Behçet disease）

全身性の小血管炎により、神経・皮膚・粘膜・眼症状をきたす自己免疫性疾患で、膠原病類縁疾患であると考えられている。中枢神経系の病変によるものを特に神経ベーチェット病と呼ぶ。精神症状は、うつ状態以外にも、幻覚妄想状態など多彩である。注意障害、記憶障害などの認知機能障害もみられる。一部は慢性に進行し、徐々に人格変化が進み、認知症化する。

■神経ベーチェット病

c シェーグレン症候群（Sjögren syndrome）

シェーグレン症候群は、唾液腺、涙腺を中心とする外分泌腺の原因不明の慢性炎症性疾患で、中枢神経障害をきたしうる膠原病の1つである。精神症状としては不安、抑うつがみられやすい。精神症状の発現機序は不明である。

4 悪性腫瘍

悪性腫瘍患者の多くがうつ状態を呈するが、それらの多くは心因性のものと考えられている。しかし、単純に心因性とは言い難い悪性腫瘍もある。例えば、膵臓癌ではほかの悪性腫瘍に比べてうつ状態になりやすいといわれており、しばしば、悪性腫瘍とわかる前から身体症状に先行して不安やうつ状態が現れる。このようなうつ状態を「警告うつ病」と呼ぶことがあるが、そのメカニズムは不明である。なんらかの生化学的機序が想定されている。

■警告うつ病

悪性腫瘍に伴ううつ状態に関しては、さらに疼痛、化学療法の副作用（vinblastine、vincristine、procarbazin、L-asparaginase、IFN など）、身体毀損に

よる喪失体験(特に乳房・女性生殖器切除など)などによるものも重なってくるため、常に多元的な視点からの治療・サポートが必要である。特に、疼痛のコントロールは極めて重要である。

一般にうつ状態にあるときには免疫低下が起こるが、悪性腫瘍患者では免疫低下は予後にかかわってくるため、うつ状態のコントロールは、悪性腫瘍の治療において極めて重要である。

5 循環器系疾患

虚血性心疾患、特に心筋梗塞後にうつ状態を合併することはよく知られている。心疾患は、生命にかかわってくるものであるが故に、不安・恐怖は当然強いものとなり、ストレスがかかりやすく、うつ状態に陥りやすい。また、元来、虚血性心疾患患者はA型行動パターンと呼ばれる特徴的な性格傾向を示すが、この性格はうつ病親和性性格としての循環気質と似ており、内因性の関与も考えられる。

■A型行動パターン
■循環気質

6 筋萎縮性側索硬化症(amyotrophic lateral sclerosis ; ALS)

ALSではうつ状態がみられることが多いが原因は不明である。心因性のものと考えられている。特に疼痛を伴っている場合に出現しやすい。うつ状態の程度が、生命予後に関連しているといわれており、有効な治療法のない現状では、精神医学的治療の意義は極めて大きいものといえる。予後不良な疾患であるが、自殺は少ないといわれている。

なお、典型的な孤発性ALSでは認知症をきたすことはないが、前頭側頭型認知症に含まれている「運動ニューロン疾患を伴う認知症(湯浅・三山型運動ニューロン疾患)」やグアム島や紀伊半島に集積している「ALS-パーキンソン症候群-認知症複合」などでは認知症をきたす。これらの疾患では、病初期に器質性のうつ状態がみられることがある。

7 消化器系疾患

a 急性膵炎・慢性膵炎

膵臓癌のところでも述べたが、膵臓疾患では原因は不明であるが精神症状を呈する場合がほかの消化器系臓器に比べて明らかに多く、精神医学的に重要な臓器である。まず急性膵炎あるいは慢性膵炎の急性増悪では、不安、焦燥、うつ状態、さらには錯乱、せん妄などの症状が現れるが、まとめて膵性脳症(pancreatic encephalopathy)と呼ばれている。特徴的なのは、錐体外路症状などの神経症状も伴うことである。

■膵性脳症

慢性膵炎に伴う特有の性格傾向・精神症状は、しばしば膵炎を発症する前より有していることが多く、心因性のものではなく、なんらかの生物学的機序に基づいた器質性のものと想定されている。具体的には、抑うつ傾向、強迫傾向、嗜癖傾向が

みられる。

b ─ 過敏性腸症候群 (irritable bowel syndrome ; IBS)

■心身症

IBSは器質的疾患が存在しないにもかかわらず、腹痛、腹部不快感、下痢、便秘などの消化管機能異常症状をきたす症候群で、心身症の代表的なものである。IBSのほとんどが、さまざまなライフイベントなどの心理社会的要因と強く関連しており、ストレス増強によって悪化する。精神症状としてはうつ状態を伴うことも多い(20～30%)。そのため、治療はストレスマネジメントが中心になる。薬物療法としては、消化器系薬剤のみならず、抗不安薬、抗うつ薬を併用する。

■ストレスマネージメント

c ─ 潰瘍性大腸炎 (ulcerative colitis ; UC) およびクローン病 (crohn disease ; CD)

UCとCDは炎症性腸疾患 (inflammatory bowel disease ; IBD) に分類されている原因不明の疾患である。いずれも若年期から慢性に罹患し、学業・趣味・友人関係・恋愛・就職などが症状や治療のために制限されるために、思春期・青年期の心理発達課題の達成が影響を受ける。このような問題からなのか、それとも疾患と生物学的に関連するものなのかは不明であるが、UCもCDもそれぞれ独特の性格傾向を有している。例えば、UCでは強迫性、アレキシサイミア (alexithymia) 傾向、CDでは、やはり強迫性がいわれている。また心理的葛藤がすぐに身体化されやすい傾向がある。UCとCDでは、さまざまな精神症状が生じやすいが(うつ状態など)、原因としては、以上のような背景のもとでの心因性のものと考えられている。症状のコントロールが不良な時期には、精神症状の悪化もみられるが、症状が安定してくれば、精神症状も安定してくることが多い。

■強迫性
■アレキシサイミア

8 睡眠時無呼吸症候群

日中の倦怠感、集中力低下、意欲低下、うつ状態、眠気などを主訴に精神科を初診することも多い。上記症状のために、うつ病として治療を受け続けているケースもある。

9 慢性疲労症候群

原因不明の疲労感が6ヵ月以上続く症候群で、微熱、筋肉痛、リンパ節痛、頭痛などの身体症状と、睡眠障害、集中力低下、不安、焦燥、うつ状態などの精神症状を呈する。ウイルス感染症に関連した免疫系の異常が疑われている。

10 腎不全

■尿毒症性脳症

腎不全により尿毒症性脳症をきたす。初期には倦怠感、集中困難、易刺激性、うつ状態などを呈する。より重度になれば、せん妄、意識障害となる。臨床症状はGFRと相関し、正常の10%以下になると現れるといわれている。

11 肝不全

■肝性脳症

　肝不全により肝性脳症をきたす。初期には、うつ状態などの症状を呈するが、より重度になれば、せん妄、意識障害となる。高アンモニア血症との関連がいわれてきたが、臨床症状が必ずしも濃度に相関せず、アンモニアは治療の1つの指標とはなるものの、実際は多因子によるものと考えられている。肝性脳症に特徴的な神経症状として羽ばたき振戦（flapping tremor）がある。

■インターフェロン療法

　なお、C型慢性肝炎におけるインターフェロン療法の副作用によるうつ状態が重要であるが、詳細は24「薬物とうつ状態」（282頁）に譲る。

12 移植関連（腎移植・肝移植）

　移植では、特殊な精神医学的問題が生じるので、専門的な治療・サポートが必要であるということをまず認識しておかなければならない。

　腎移植には死体腎移植と生体腎移植とがあり、欧米では80〜90％が死体腎移植であるが、わが国では生体腎移植が約70％を占めており、また、移植件数そのものも少ないという世界的にみて特殊な状況にある。このようなわが国の状況を踏まえ、ここでは生体腎移植に関連する精神医学的問題について考えることにする。生体腎移植の場合には、精神医学的にはドナー選択が非常に大きな問題であり、患者はドナーに対して負債感・罪責感などさまざまな心理的葛藤が生じることになる。しかし、腎移植の場合には、当座は人工透析で代替することができるために、葛藤を軽減させるだけの時間的猶予が与えられ、患者もドナーも納得して移植に臨むことができることや、ドナー側のリスクや侵襲も少なく、成功率も高いこともあって、生体肝移植に比較して精神医学的問題は生じにくい。

■ドナー選択

　一方、肝移植については、わが国では現在のところ生体肝移植が主である。生体肝移植の場合、ほかに代替手段がないために、ドナー選択にかけることができる時間が限られており、上述のような心理的葛藤はより強くなる。このとき、潜在的に存在していた家族関係の問題が顕在化することがある。特に劇症肝炎の場合には、患者もドナーも早急に手術の決断を迫られるので、問題が先鋭化しやすい。また、患者自身の意識状態が肝性脳症により正常ではない場合もあり、実際に心理的葛藤に直面するのは移植後という事態も起こり得る。

　なお、移植後も、上記心理的葛藤は存在し続けるということ、生涯にわたって治療を継続しなければならないというストレス、経済的問題、また免疫抑制薬（ステロイドやcyclosporinなど）の副作用などにより、慢性的に不安・うつ状態にあることが多いために、長期にわたる心理的サポートシステムが必要である。

III 身体疾患における心因性うつ状態（抑うつ気分を伴う適応障害）

■適応障害

いわゆる抑うつ反応であるが、DSM-IVなどでは、「抑うつ気分を伴う適応障害」に分類されている。慢性疾患や予後不良な疾患などでは、患者は、現在の社会的役割・立場から離れなければならないことや、将来の不安、死の不安など、さまざまな危機的な心理状況に直面する。疾患が急性に発病した場合や、病状の急激な変化の際には、このような心理社会的状況を受け入れることができずに、適応障害に陥ってしまうことが多い。その現われの1つとして、うつ状態は最もよくみられる症状である。身体疾患でみられるうつ状態には、このような心因性要素が少なからず関与していると考えていた方がよく、器質性に起因するものとの鑑別が困難な場合もあるが、適切な心理的サポートが必要であることを念頭においておくべきであろう。

IV 身体疾患に伴ううつ状態の治療

■原因疾患の治療

原因疾患の治療が可能であれば、まずはその治療が第一であることは言うまでもないが、神経難病など困難である場合も多い。原因疾患による疼痛などの不快な症状や、そのために起こる睡眠障害などは、うつ状態の増悪因子であるので十分にコントロールされなければならない。この場合は薬物療法が有効である。また、うつ状態に対しても抗うつ薬が有効である場合が多いので是非使用すべきである。但し、原因疾患への影響や副作用には十分に注意しなければならない。

■精神療法的アプローチ
■喪失体験
■患者としての役割

前項で述べたように、身体疾患でみられるうつ状態には、心因性要素が少なからず関与していると考えられるため、精神療法的アプローチも必要である。まず、身体疾患は喪失体験であるとの認識が大事である。そして身体疾患患者に対する精神療法のポイントは、まず治療者・家族が患者の「患者としての役割」を認めることである。これは、患者の苦痛・悲嘆に気づき、それを支えていく環境をつくるということである。しかし、急性期の防衛機制としての否認や怒りなどがみられるために患者自身がその役割を認めることはすぐには不可能であり、治療者はとりあえず患者のそのような防衛機制を当然の反応として共感的に肯定することが重要である。徐々に患者自身が患者としての役割と折り合いをつけ、受容できるようになるまで支持的に接することが原則である。

はじめにも述べたが、身体疾患でみられるうつ状態は、原因疾患自体の因子のみならず、治療の副作用（抗がん薬、インターフェロン、ステロイドなど）や心理社会的因子などにより多因子的に生じており、各因子について適切に評価したうえで、総合的なアプローチが必要となってくることを銘記しておくべきである。

（前田貴記、鹿島晴雄）

23 アルコールとうつ状態

■アルコール依存症
■うつ病
■パニック障害
■自殺
■非均質性
■多様性
■飲酒動機

■はじめに

　アルコール依存症には、うつ病、パニック障害、自殺などのさまざまな精神科合併症が伴う。この理由を理解し、またその病態を把握するためには、まずアルコール依存症の非均質性・多様性を理解する必要がある。さらに、アルコール依存症の類型についても若干の知識が必要である。本稿では、まずこの非均質性について述べ、またアルコール依存症の臨床類型に関して簡単に説明する。その後、アルコール依存症とうつ病、飲酒動機と抑うつ感について解説し、最後に具体的な症例を提示したい。なお、アルコール依存症の診断、アルコール依存症の合併症に関しては、「アルコール・薬物関連障害の診断・治療ガイドライン（2003）」を参照されたい[1]。

I　アルコール依存症の非均質性

■物質使用障害
■物質依存
■物質乱用

　アメリカ精神医学会が提案している最も新しい診断基準（Diagnostic and Statistical Manual of Mental Disorders, 4th edition, DSM-IV, 1994）[2]によると、アルコール症は、アルコール使用障害とされ、物質使用障害（substance use disorder）の中に含められる。この物質使用障害は、物質依存（substance dependence）と物質乱用（substance abuse）に分けられる。そして、この依存は、耐性と離脱、過剰飲酒・薬物探索行動・精神的身体的問題の悪化にかかわらず飲酒することなどの病的な飲酒パターン、および社会的な飲酒関連問題によって診断される。また乱用は、耐性と離脱以外の、病的な飲酒パターンと社会的および法律的な飲酒関連問題によってのみ診断される。これらの診断基準は非常に症候論的かつ操作的であるため、その診断の中に多くの異なる状態を含み、必然的にその病態は均質ではあり得ない。すなわち、耐性と離脱は、生理学的な概念でありその病態が比較的明らかで理解しやすいが、それ以外の病的な飲酒パターンと飲酒関連問題については、これを引き起こす原因や背景が患者によって異なる可能性がある。例えば、典型的な異常飲酒パターンである連続飲酒についても、さまざまな病態のうえに生じる可能性が高い。連続飲酒の最も簡単な説明は、アルコールを連続的かつ過剰に摂取しようとする行動が、離脱症状を回避しようとして、すなわちアルコールの血中濃度を保とうとするために生じるという説明であり、これは確かに臨床上しばしば観察される現象である。しかし、これだけが連続飲酒の原因であるとはいえ

■離脱症状

■抑制喪失飲酒

ない。このことは、例えば、大麻のような依存も耐性もない薬物における過剰薬物摂取を考えればよい。また、アルコール症の場合には、依存のない乱用の場合の過剰飲酒ないしは抑制喪失飲酒を考えればよい。アルコール依存のケースには、これに先立ってアルコール乱用の時期が認められることがしばしばである。すなわち、アルコール症は、乱用から依存に段階的に発展すると一般には考えられている(但し、例えば若年期の乱用と成人期の依存との関連を否定する報告もあり、どのようなタイプの乱用が、どのくらいの率で依存への移行するのかについては、実証的な研究は少ない)。この乱用のみが存在する時期に、社会的ないしは法律的な負の強化(negative reinforcement)にもかかわらず、なぜ大量飲酒が続けられるのかという基本的な問題にはさまざまな解答が可能であろう。例えば、極端な人格特徴、先行する精神障害、アルコール症の家族歴(感受性ないしは脆弱性の遺伝的変異)、環境要因などである。すなわち、異なったタイプの患者が、この乱用を続けるないしは続けざるを得ない。したがって、アルコール症は、非均質群によって形成されることを余儀なくされるわけである。アルコール症の臨床では、離脱症状とそれを回避するための連続飲酒には多くの共通点がみられるものの、これ以外の、例えば、発症年齢、飲酒動機および人格傾向などは患者ごとに非常に異なっており、これらのケースを1つの疾患として同じような治療を試みていることに戸惑いを感じることさえある。このことは、アルコール症の治療論や予後にも関連している。異なったタイプの患者には、異なったタイプの治療が必要かも知れないのである。また離脱症状の回避が、依存が形成された後の連続飲酒における飲酒動機の重要な部分を占めることはいうまでもないが、乱用のみの時期におけるさまざまな飲酒動機は、依存形成後も過剰飲酒の出現に大きな役割をもち、また、特に数ヵ月間の断酒後の再飲酒(いわゆる、断酒後の最初の1杯)の防止策を考えるうえでは極めて重要な要因であろう。

II アルコール症の臨床類型について

■発症年齢
■飲酒動機
■先行する精神障害
■家族歴の有無
■性差
■刺激希求性
■緊張の緩和
■反社会型
■感情障害型

アルコール症の臨床類型を同定するために用いられる指標としては、発症年齢、飲酒動機、先行する精神障害、アルコール症の家族歴の有無、性差などがある[3]-[5]。発症年齢を指標とした類型では、早発型(early onset alcoholism)と遅発型(late onset alcoholism)が想定されている。アルコール症の病的な飲酒動機としては、大きく分けて、sensation seeking(刺激希求性、新奇で刺激的な感覚の追求)と tension relief(緊張の緩和)の2つが想定されている。また、アルコール症に先行する精神障害としては、反社会性人格障害と感情障害がよく知られており、それぞれ、反社会型(antisocial alcoholism)、感情障害型(affective disorder alcoholism)と呼ばれている。さらに、これらの精神障害が先行し、これに続いて二次的に発症するアルコール症を続発性(二次性、secondary alcoholism)

表1. 性差、家族歴、人格障害のアルコール症発症過程および臨床特徴に及ぼす影響

性差		アルコール症家族歴	反社会性人格障害
女性	男性		
社会文化的背景 アルコール代謝の性差		身体依存形成の脆弱性	高刺激希求性 衝撃性
乱用の高年発症 身体依存の早期発症 自殺企画 誘因の存在 発症に先行する感情障害	酩酊時逸脱行為	身体依存の早期発症 離脱性せん妄の発現危険因子 離脱性痙攣発作の発現危険因子	アルコール乱用の若年発症 薬物乱用 自殺企画 酩酊時暴力行為

(文献9)より改変)

表2. アルコール症の実証的臨床類型のプロフィール

	Type A n=104	Type B n=87	F(df=1/188)
Age	56.0±8.2	45.4±8.0	
Abuse onset age	42.5±7.7	29.4±6.1	76.9*
MAC score	21.0±3.6	23.3±4.3	8.6†
SDS score	44.0±7.5	48.1±8.2	21.7†
			χ^2(df=1)
Family history of alcoholism(%)	31.0	50.0	7.0†
ASP(%)	0.0	15.4	14.6*
Drug abuse(%)	2.3	25.0	19.5*
Violence with intoxication(%)	5.7	26.9	14.9*

† $p<0.001$ (ANCOVA with age as covariate or χ^2 test).
* $p<0.01$ (ANCOVA with age as covariate or χ^2 test).
MAC: MacAnderw Alcoholism Scale
SDS: Zung Self-Rating Depression Scale
ASP: Antisocial Personality Disorder

(文献1)による)

とし、なんら明らかな精神障害が先行せず、一次性疾患として発症するアルコール症を原発性(一次性、primary alcoholism)と呼ぶ。また、アルコール症の遺伝歴を有するものは、家族性アルコール症(familial alcoholism)と呼ばれる。これらのうち、男性であること、反社会性人格障害ないしは感情障害を有すること、家族歴を有することは、アルコール症の発症危険因子でもある。

■家族性アルコール症

■発症危険因子

　以上のように、アルコール依存と乱用にはさまざまな病態が混在しており、その概略は上述したとおりである。吉野と加藤ら[6)-8)]は、本邦において、これらの臨床類型や発症危険因子をさらに明確にするために多変量解析を用いていくつかの検討を行った。これらをまとめたものを、表1に示す[9)]。まず、家族性のアルコール依存症では、アルコール依存が早期に発現し、それが急速に進行し重症化しやすく(すなわち、離脱性せん妄や離脱性痙攣が出現しやすく)、その背景として身体依存形成への脆弱性が想定された。反社会性アルコール症では、アルコール乱用が早期に出現し、ほかの薬物乱用、自殺企図、酩酊時の暴力行為が頻回に合併する。これらの特徴は、反社会性人格障害がもつ衝動性と高い刺激希求性で説明可能と思われた。また、女性アルコール症の特徴は、常習飲酒ないし乱用から依存までの期間

■自殺企画

■酩酊時の暴力行為

が短縮すること(telescoping)、発症誘因が存在しやすいこと、感情障害が先行しやすいことであることが明らかになった。これらの特徴は、女性の飲酒に対する社会文化的背景やアルコール代謝の性差によるものと考えられた[10]。また、Yoshinoら(1994)[11]は、191例の男性アルコール症例を対象として、いくつかの臨床指標を用いた非階層型クラスタ分析により、アルコール症の実証的臨床類型の導出を試みた。type A と type B alcoholism の2つの臨床類型が抽出され、家族性早発性アルコール症と考えられる type B alcoholism では、抑うつ症状が強かった(表2)。このタイプのアルコール症の背景には、character spectrum disorder という障害の存在が想定された。Character spectrum disorder は、衝動性と抑うつ症状を特徴とする不安定性人格障害に伴う早期発症の気分変調症である。また、反社会性人格障害は不安定性人格障害の1つとされている。これらの関係は、若干複雑であるが、アルコール症の病態ないしは臨床類型研究においては最も注目されるところである。

■反社会性人格障害

III アルコール依存症とうつ病性障害

気分障害、特にうつ病ないしはうつ状態が、アルコール依存症に最も頻度が高く合併する精神障害である。この合併状態は、うつ病とアルコール依存症のどちらが時間的に先行して発症するかという側面から、2通りに分類できる[12][13]。すなわち、うつ病がアルコール依存症に先行して存在する場合(一次性うつ病と二次性アルコール依存症)と、うつ病が、アルコール依存症発症後ないしは離脱期に続発して生じる場合がある(一次性アルコール依存症と二次性うつ病)。前者では、うつ病による抑うつ気分を晴らすための目的でアルコールを常用しているうちに依存に陥るケースも多い。後者では、アルコール長期連用による生体リズムや神経内分泌系の変化といった生物学的要因や、アルコール依存症による離婚・失業といった負の心理社会的なストレス、さまざまな身体合併症の合併などが、うつ病の発生要因となる[14][15]。また、アルコールの離脱症状も抑うつ状態を引き起こすことは言うまでもない。

■一次性うつ病と二次性アルコール依存症
■一次性アルコール依存症
■二次性うつ病

また、いずれの場合でも、両者がほぼ同時期に存在すると、飲酒や離脱症状によりうつ状態を生じ、この抑うつ感から逃れるためにさらに飲酒するといった悪循環が形成される。一次性うつ病か二次性うつ病か判然とせず鑑別困難なこともある。二次性うつ病の症状は一次性うつ病に比べ、内因性うつ病の特徴的症状である気分の日内変動、早朝覚醒、焦燥感が少なく、病前性格も執着気質や循環気質が少ないという報告もある[12]。

なお、アルコール依存症に躁病ないしは躁状態が合併することもしばしばみられる。これにも、躁病がアルコール依存症に先行して存在する場合(一次性躁病と二次性アルコール依存症)と、躁状態が、アルコール依存症発症後ないしは離脱期に

■一次性躁病
■二次性アルコール依存症

23. アルコールとうつ状態

■一次性アルコール依存症
■二次性躁病

続発して生じる場合がある(一次性アルコール依存症と二次性躁病)。前者では、躁状態による爽快気分および衝動性亢進に基づく飲酒量の増大やアルコール乱用の繰り返しなどにより身体依存が形成されてゆくことが想定される。後者では、アルコール依存や離脱による二次的な脳内の生物学的変化が躁病発現に関与している可能性がある。

■断酒

　一次性うつ病および二次性うつ病においても、断酒が最優先されるべき治療である。飲酒を継続したままで、抗うつ薬などの服用をはじめとした、うつ状態の治療を開始するべきではない。いずれの場合でも、アルコール依存症が既に成立しているときには、飲酒はうつ状態を増悪させるのみでなく、アルコール摂取と抗うつ薬などの同時服用により肝臓疾患などがさらに悪化する可能性があることを銘記すべきである。断酒のみで、うつ症状がかなり改善されることもあり、逆にこれが二次性うつ病の診断の決め手となる場合もある。また、断酒したうえでの、抗うつ薬による一次性うつ病の治療は、一般のうつ病同様に有効である。二次性うつ病でも、抗うつ薬による治療が有効なことが多い。しかし、二次性うつ病の場合は、一次性うつ病に比較すればその効果は十分でないこともある。アルコール依存症およびうつ病の再発予防と維持療法のためには、断酒指導が不可欠である。また、アルコール依存症では、自殺が認められることが多く、この頻度はアルコール依存症にうつ状態が合併している状態で頻度が高いので十分注意する必要がある。

IV　不快感と飲酒動機

　一次性うつ病に伴うアルコール依存症では、うつ状態における抑うつ感、不快感、絶望感などをアルコール摂取により緩和しようとして大量飲酒に陥り、徐々にアルコール依存という状態が成立してくる可能性があることは前述した。

　これに加えて、不快感ないしは緊張感の緩和は、アルコール依存成立以後の飲酒動機とも関連が強いことが示唆されている。すなわち、Luwigら[16)17)]によれば、アルコールの身体依存が形成されている段階では、断酒時においても、subclinical conditioned withdrawal syndromeという離脱症状類似の不快な状態が条件づけられており、ある刺激によって誘発されたこの不快感や気分変調を消失せしめんとして断酒後の再飲酒が開始されるという。しかし健常例の場合とは異なり、アルコール依存症例では、この不快感は飲酒により軽減することはなく、逆に増強する可能性がある[18)19)]。したがって、アルコール依存症者は、実際には起こらない緊張緩和効果や経験不能な多幸感を求めて、さらなる過剰飲酒を続けるのかも知れない。

V 具体的な症例

　52歳の男性で同胞2名第2子。精神障害の家族歴なし。大学卒業後某企業に就職。22歳頃よりほぼ毎晩飲酒するようになった（飲酒したいという強い欲望が認められる）。

　24歳で結婚したが、当時より休日は朝から飲酒していたという（抑制喪失飲酒）。35歳頃から、二日酔いで会社に出社することが時々みられるようになった。しかし、仕事は真面目で家族を困らせることもなかった。

　48歳、友人の葬式の後に3日間にわたって連続飲酒発作に陥ったことがある（一度飲酒を始めると、24時間以上にわたって飲酒を続ける状態。連続飲酒発作中には飲酒→泥酔→入眠→覚醒→飲酒の山形飲酒サイクルを繰り返すことが多い）。49歳、仕事中の飲酒を度々認めるようになり、不眠、憂うつ気分、食欲不振を訴えるようになる（うつ状態の出現）。

　50歳よりしばしば出社しなくなる。自己評価は低く、無価値観に支配され、生きていても仕方がないと口にするようになった（抑うつ気分、活力の減退、自己評価の低下、無価値観などを認め、中等症うつ病エピソードとも考えられる）。しかし酒は止められず、朝から酩酊していることが多かった。家族に勧められるままに精神科を受診し、入院となった。前日まで飲酒していたため、ジアゼパムによる置換療法が実施され、軽度の自律神経症状を認めただけでアルコールから離脱することができた。断酒1週間後には気分の変調は著明に改善した。ジアゼパムは漸減中止し、抗うつ薬も投与せずに経過観察したが、病状が再燃することなく経過した。退院後、しばらくして復職し、以後約3年間断酒継続しているが、うつ症状の再燃は認められていない。

　断酒によってうつ病エピソードも消失したことから、このエピソードは、飲酒に起因する精神病性障害、主としてうつ病性症状のもの、であったと診断できる。アルコール依存症の1/3の症例では二次性のうつ病を合併するといわれている。このケースのように飲酒に起因する二次性うつ病であれば、断酒によって軽快することが多い。

（加藤元一郎）

■ 文　献 ■

1) 白倉克之, 樋口　進, 和田　清（編）：アルコール・薬物関連障害の診断・治療ガイドライン. じほう, 東京, 2003.
2) American Psychiatric Association：Diagnostic and Statistical Manual of Mental Disorders. 4 th ed, American Psychiatric Association, Washington DC, 1994.
3) Schuckit MA：Genetic and clinical implications of alcoholism and affective disorder. American Journal of Psychiatry 143：140-147, 1986.
4) Hesselbrock MN：A review of empirical evaluations of common classification scheme. Recent Development in Alcoholism, vol.4, M Galanter(eds), pp 191-206, Plenum Press, New York, 1986.

5) Stabenau JR : Addictive independent factors that predict risk for alcoholism. Journal of Studies on Alcohol 51 : 164-174, 1990.
6) 吉野相英, 加藤元一郎, 原 常勝, ほか：アルコール症の発症過程を規定する因子について. 精神科診断学 2(3)：351-357, 1990.
7) 吉野相英, 加藤元一郎, 原 常勝, ほか：アルコール離脱性せん妄と離脱けいれん発作の発症危険因子について. 精神医学 33：827-831, 1991.
8) 吉野相英, 加藤元一郎, 原 常勝, ほか：アルコール症の臨床類型研究；乱用早発型と家族性アルコール症をめぐって. 脳と精神の医学 3(1)：25-32, 1992.
9) 吉野相英：アルコール症の発症過程および臨床特徴に関する研究；性差, 家族歴, 人格障害のおよぼす影響について. 慶應医学 70(4)：485-496, 1993.
10) 高木 敏：アルコール関連疾患の診断と治療. アルコール依存症の最新治療, 斉藤 学, 高木 敏, 小坂憲司(編), pp 41-127, 金剛出版, 東京, 1988.
11) Yoshino A, Kato M, Takeuchi M, et al : Examination of the tridimentional personality hypothesis of alcoholism using empirically multivariate typology. Alcoholism ; Clinical and Experimental Research 18(5) : 1121-1124, 1994.
12) Hasegawa K, Mukasa H, Nakazawa Y, et al : Primary and secondary depression in alcoholism-clinical features and family history. Drug Alcohol Depend 27 : 275-281, 1991.
13) Robins E, Munoz RA, Martin S, et al : Primary and secondary affective disorder. Disorder of Mood , Zubin J, Freyhan FA(eds), pp 33-49, John Hopkins Press, Baltimore, 1972.
14) Imatoh N, Nakazawa Y, Kotorii T, et al : Circadian rhythm of REM sleep of chronic alcoholism during alcohol withdrawal. Drug Alcohol Depend 18 : 77-85, 1986.
15) Kodama H, Nakazawa Y, Oshima H, et al : Biorhythm of core temperature in depressive and non-depressive alcoholics. Drug Alcohol Depend 21 : 1-6, 1988.
16) Ludwig AM, Wikler A : "Craving" and relapse to drink. Quarterly Journal of Studies on Alcohol 35 : 108-130, 1974.
17) Ludwig AM, Wikler A, Stark LH : The first drink ; psychobiological aspects of craving. Archives of General Psychiatry 30 : 539-547, 1974.
18) Tamerin JS, Weiner S, Mendelson JH : Alcoholics' expectancies and recall of experiences during intoxication. American Journal of Psychiatry 126 : 1697-1704, 1970.
19) Avery DH, Overall JE, Calil HH, et al : Alcohol-induced euphoria ; alcoholics compared to nonalcoholics. International Journal of Addiction 17 : 823-845, 1982.

24 薬物とうつ状態

■はじめに

精神科以外の一般診療科において種々の疾患の治療として薬物投与がなされている。近年は特に高齢患者が増加し、これらの人々は多くの臓器に障害を有するため必然的に薬剤も多種類になりやすい。しかし、これらの薬剤により、少なからず精神障害が引き起こされることが知られており、これらは薬剤性精神障害と総称されることが多い。薬剤性精神障害の症状は、多彩で一定の傾向がなく、1つの薬剤でも不安、焦燥、抑うつ、不眠、健忘、幻覚、妄想、せん妄などさまざまな精神症状を呈しうる。

■薬剤性精神障害

精神症状を引き起こす可能性のある一般薬剤についての知識を少しでも多くもっておくことは、身体疾患の治療中に併発する精神症状の原因を探究する際には不可欠であり、また精神疾患を併発した身体疾患を治療する際にも精神症状を悪化させないような治療薬を選択するうえでも重要である。本稿ではまず副作用として抑うつ症状を引き起こすことが知られている一般薬剤のうち代表的なものを取りあげ、これらを主作用の薬効別に整理し、続いてこのような薬剤性精神障害を治療するにあたっての留意点を簡単に紹介する。

I 薬剤誘発性うつ状態

■ステロイド剤
■β受容体遮断薬
■レセルピン

抑うつをきたす可能性のある原因薬剤のうち、特に有名なものとしては、ステロイド剤、β受容体遮断薬、レセルピンなどが挙げられるが、このほかにも種々の薬剤が原因となり得る。最近ではインターフェロンによるうつ状態の報告が相次いでいる。表1に抑うつをきたす薬剤のうち主なものを列挙した。

薬剤性精神障害とは投与された薬剤による、うつ状態をはじめとした精神障害であり、厳密な意味では薬剤投与に引き続き発症し、可逆性で、原因薬剤の中止によ

表1. 抑うつをきたす薬剤

解熱・鎮痛薬：アスピリン、インドメタシン、ペンタゾシン
循環器作用薬：レセルピン、プロプラノロール、グアネチジン、フルナリジン
消化器作用薬：シメチジン
化学療法薬・抗生物質：ビンクリスチン
ホルモン・生理活性物質：副腎皮質ホルモン、副腎皮質刺激ホルモン、インターフェロン
神経作用薬：ハロペリドール

（文献1）による）

り精神症状が消退する。しかし、診断が困難な場合がある。すなわち、薬剤投与の原因となった身体疾患そのものによっても精神障害が引き起こされる場合や、既往歴として内因性の精神障害がある場合などがあり、診断が困難な場合が少なくない。また、原因薬剤を中止しても精神症状が残存することも稀ならずあるため、注意が必要である。

　薬剤性精神障害は、その薬剤を服用すれば必ず出現するものでない。薬剤性精神障害が一部の人にしか症状が出現しない理由の1つは血中濃度の個人差であり、これには薬物を代謝する酵素の多様性が関与している場合が多い。薬物を代謝する酵素の型は遺伝によって決定されており、薬物の種類によっては血中濃度に著明な個人差が認められる。さらに、薬物によっては血中濃度が同じでも、その薬物に対する中枢神経系の脆弱性や感受性に個人差があることも関与している。

II　インターフェロン

■インターフェロン
■C型肝炎

　インターフェロンは抗ウイルス作用、細胞増殖抑制作用、免疫調節作用などさまざまな生物活性を有しており、生体防御にとっては極めて重要な物質と考えられている。1992年にはインターフェロンがC型肝炎治療の健康保険適応となり、その使用例が全国的に増加したが、それにつれてインターフェロンでの治療中に精神症状を呈したという報告も多くみられるようになった。医薬品としてのインターフェロンには、天然型インターフェロン α、遺伝子組み換えインターフェロン α-2a、遺伝子組み換えインターフェロン α-2b、天然型インターフェロン β、遺伝子組み換えインターフェロン γ-1aが知られているが、C型肝炎の治療には前記のうちインターフェロン γ-1aを除く4種類が使用されている。

1　症　状

　インターフェロンによる薬剤性精神障害では、多くの場合、不眠、焦燥、不安などの前駆症状があり、これに続いて抑うつ、無気力、自発性低下、興奮、多弁、幻覚、妄想など多彩な精神症状がみられる。用量依存性に精神症状発現の危険性が高くなる傾向がある。インターフェロン β によるうつ状態の発症はほかの型のインターフェロンに比較して少ないようであるが、インターフェロン β 自体の使用頻度が他の型のインターフェロンに比べて少ないため、うつ病の発現率に関して差があるという明確な結論は出ていない。

　うつ病を含めた精神症状は投与開始後1～8週の間に発症することが多い。インターフェロン投与中に出現するうつ病の頻度は、数%～65%と報告によりさまざまである。しかも抑うつ気分に関しては投与開始4週後に明らかとなる例が多い。

　特徴的な症状としては、抑うつ気分、焦燥、不安、希死念慮、睡眠障害などが挙げられる。しかしながら、明確な抑うつ気分を示す例は意外と少なく、精神運動制

止、焦燥が前景である症例が多い。睡眠障害が出現した後にうつ状態になることも多くみられる。確かに、睡眠障害が出現する場合はインターフェロン投与開始2週以内に出現することがほとんどであるが、前述したようにうつ状態はインターフェロン投与開始4週間後に明らかになることも多いので、不眠はうつ状態の前駆症状と考えて十分注意を払う必要があるだろう。また、インターフェロンのC型肝炎に対する治療成績は約40％といわれているが、患者自身が過大な治療効果を期待をしている場合も多く、効果の現れない場合に心理的な失望感や不全感から抑うつ状態に陥ることもある。

2 治療

抑うつ状態の治療は、まず第一にインターフェロンを中止あるいは減量することである。特に希死念慮の強い症例にはインターフェロン中止が望ましい。軽症のうつ状態では向精神薬投与によらず、インターフェロンの減量あるいは中止で軽快する。しかし、インターフェロン中止後もうつ状態が遷延する例が少なからずみられ、この場合、うつ状態に対して、amitriptyline（トリプタノール®）、mianserin（テトラミド®）、sulpiride（ドグマチール®）、trazodone（レスリン®）などの抗うつ薬が投与されている。また、抗不安薬、睡眠薬のみによりコントロールが可能なケースも意外と多い。

III グルココルチコイド（副腎皮質ホルモン）

■副腎皮質ホルモン

■ステロイド精神障害
■ステロイド精神病

副腎皮質ホルモンの適応は関節リウマチ、潰瘍性大腸炎、気管支喘息、膠原病、さまざまな皮膚疾患、ネフローゼ症候群、種々の神経疾患など多くの内科疾患にわたっている。プレドニゾロン、デキサメタゾン、コルチゾンなどのステロイド剤の治療中に発現する精神障害は一括してステロイド精神障害ないしはステロイド精神病と呼ばれる。その精神症状には、多幸、爽快気分、不眠、不安、焦燥、気分易変、思考のまとまりの悪さ、興奮、幻覚、妄想、昏迷、錯乱、せん妄などがあり、分裂病様の症状から、感情障害や意識障害の範疇に属する病態まであらゆる精神症状が報告されている。

1 症状

不眠、不安、焦燥、気分易変性、思考のまとまりのなさ、抑うつ症状のほか幻覚、妄想、興奮、せん妄、爽快感、認知障害など症状は多彩である。症状発現の危険因子としては、女性であること、全身性エリテマトーデス（SLE）に罹患していること、長期投与、60 mg/日以上の高用量が挙げられる。頻度はステロイド剤の種類と投与量、個体側の要因、原疾患などによって左右されるので報告によってまちまちであるが、2〜3％にのぼるといわれている。ステロイド精神障害の中で、

約5%の患者で重症の精神病状態をきたすといわれている。

連続投与よりも断続投与の方が、精神症状が引き起こされにくいといわれているが、断続投与例でも気分の易変性と行動異常が報告されている。一般に精神症状の発現は用量依存性であると考えられており、1日の投与量が多く、また投与期間が長いほど精神症状発現の危険性は高まるとされている。精神症状は服薬開始後30〜60日後で発症し、中止後2〜3週間で消失することが多いが、長期投与例では非可逆性の障害を起こすことがある。

関節腔内に注射しても精神症状が起こることがあり、月2回の注射を開始して1年以上経過して初めて症状が出現したという報告もある。このような注射を定期的に受けている人に精神症状が出現した場合には、まずステロイド剤の影響を疑うべきである。関節腔内への注射の場合は、注射を中止しても精神症状はその後2ヵ月間も持続することもあるので、注射を中止しても同様な精神症状が持続しているからといってステロイド剤と無関係とすぐには断定できない。

2 治療

治療の原則は、原疾患の病勢が許す限りステロイド剤を減量または中止することである。しかし、急激な中断は脳浮腫の誘発や精神症状の増悪を招くこともあり注意が必要である。使用時は精神症状を注意深くモニターしながら行うことが推奨される。副腎皮質ホルモンによるうつ状態に対しては、三環系抗うつ薬を投与すると却って焦燥感や幻覚といった症状を助長させてしまう危険性があるため、あまり推奨されていない。炭酸リチウム(リーマス®)はステロイド剤による躁状態やその予防に有効という報告があり、またうつ状態に対しても第一選択であるとの報告もある。既往にステロイド精神障害を有する患者に副腎皮質ホルモンを再開する場合には、短期的に炭酸リチウム(リーマス®)やhaloperidol(セレネース®)を予防的に使用することが有効であったとの報告もある。そのほか、抗精神病薬や電気痙攣療法(ECT)の使用も有効である。

IV 消化器用剤(ヒスタミン H_2 受容体遮断薬)

■ヒスタミン H_2 受容体遮断薬

ヒスタミン H_2 受容体遮断薬の cimetidine(タガメット®)は英国で開発され、本邦でも1982年以降消化性潰瘍治療薬として広く使用されている。cimetidine(タガメット®)はヒスタミン H_2 受容体遮断断薬の中で最も中枢に移行しやすく、中枢神経系に影響を与えるとされ、精神症状の報告も多い。

1 症状

cimetidine(タガメット®)服用患者の10〜20%に中枢神経系の副作用が出現するとされ、最も多く認められる症状は失見当識、錯乱、興奮、幻視などを伴うせん

妄状態であり、このほか昏睡、易刺激性、落ち着きのなさ、抑うつ状態などがみられる。血中濃度が $1.25\,\mu g/ml$ 以上のとき、精神状態の変化が出やすい。精神症状発現の危険因子としては、大量投与、経静脈投与（肝での初回通過効果がないため血中濃度が上昇する）、重篤な肝・腎障害、高齢者などが挙げられている。

2 治療

中枢神経系の症状が出現した場合や、危険因子に該当する消化性潰瘍患者の治療においては、sucralfate（アルサルミン®）、プロトンポンプ阻害薬（オメプラゾール®）などの使用が精神症状の出現を予防するという点から勧められる。うつ状態に対しては抗うつ薬が使用されるが、amitriptyline（トリプタノール®）などヒスタミン H_2 遮断作用の強い薬剤との併用では、精神症状の発現率が高まるので注意が必要である。

V 抗結核薬

■結核治療薬

isoniazid（イスコチン®）は一次性の結核治療薬として広く使用されているが、神経系の副作用としては痙攣、視神経障害、記憶障害、せん妄、抑うつ、幻覚、妄想などの精神症状が起こることが知られている。精神疾患の既往のないものでは 15 mg/日以上の投与量でないと精神症状の発現は稀であるとされているが、統合失調症の既往ないし家族歴がある場合には 5 mg/日の投与量でも容易に精神症状の再燃が起こった例が報告されている。一般に投与開始から数ヵ月以内に発症し、中止後 6 ヵ月以内に消失するが、時に精神症状の遷延することもあるという。精神症状の発生機序としてはニコチン酸との拮抗、γ-アミノ酪酸（GABA）低下作用、モノアミン酸化酵素抑制作用などが考えられている。

治療としては、isoniazid（イスコチン®）の場合、ニコチン酸（ナイクリン®）の投与が有効との報告もある。

VI カルシウム拮抗薬

■カルシウム拮抗薬

1980 年代後半からの脳機能改善剤の急速な普及により、カルシウム拮抗薬による精神症状が徐々に問題となってきた。脳循環改善薬の 1 つである flunarizine（フルナール®）は脳血管拡張作用があり、1 日 1 回投与という簡便な服用回数も幸いしてその使用量も増加したが、抑うつ症状、焦燥感、アカシジア、パーキンソニズムなどの中枢神経系副作用を高頻度に誘発することが報告されるようになり、現在ではほとんど使用されていない。また verapamil（ワソラン®）がうつ状態をきたすという報告がある。しかし、最近はカルシウム拮抗薬が躁うつ病に対する感情安定薬として使用されることもあり、verapamil（ワソラン®）は炭酸リチウムと同

等の抗躁作用をもち、明らかな副作用はなかったという報告もある。

VII β受容体拮抗薬

■β受容体拮抗薬　　β受容体拮抗薬により、抑うつ状態、倦怠感、脱力、疲労感、不眠、感情の易変性、自殺念慮、錯乱、幻覚などが誘発されたという報告がある。うつ状態の場合、悲哀感、罪悪感、自責感はさほど認められない。β受容体拮抗薬の副作用としては、抑うつ症状が初期に報告されたが、大集団を対象にした抗うつ薬の処方調査からはβ受容体拮抗薬とうつ病との相関関係は否定されており、両者の関係については一定の結論が出ていない。propranolol（インデラル®）、pindolol（カルビスケン®）などの脂溶性の薬剤は血液・脳関門を通過するため中枢神経症状をきたしやすい。propranolol（インデラル®）による中枢神経症状の報告が最も多く、用量と抑うつ症状の程度に相関関係がある。症状としては、眠気、倦怠感が最も多い。また、うつ状態の既往のあるもの、または家族歴のあるものでは高率に出現するとの報告がある。精神症状が生じる危険性のあるケースに使用する際は、抑うつ症状の出現を注意深く観察する必要がある。

■脂溶性

β受容体拮抗薬による中枢神経症状は、中止後2〜8日以内に消失する。β受容体拮抗薬が投与されている抑うつ状態の患者に対しては、例えば高血圧ならばβ受容体拮抗薬からアンギオテンシン変換酵素（ACE）阻害薬のcaptopril（カプトリル®）に変更すること、それができなければ脂溶性から水溶性のβ受容体拮抗薬への変更が勧められる。

VIII 薬剤性精神障害の治療上の留意点

薬剤服用中の患者が精神状態の変化をきたした場合には、まず投与されている薬剤を再確認し、投与開始日と精神症状発現までの期間を検討し、薬剤性精神障害である可能性を疑うべきである。しかし、診断についての結論は慎重に下した方がよい。また、全身性エリテマトーデス（SLE）などのような原疾患自体が精神症状を引き起こす可能性のあるような疾患において、ステロイド剤使用中に精神症状が出現した場合、それが原疾患に由来するものであるか、あるいは薬剤性のものであるのかは、臨床経過や薬剤投与経過との関連を十分に検討したうえで鑑別する必要がある。

患者に認められる精神症状が、薬剤により出現したものであると判明した場合の治療原則は、その精神症状を引き起こす原因となっている薬剤を中止することである。原疾患の病状にもよるが、可能な限り原因薬剤を減量あるいは中止し、可能であれば、作用機序の異なる他剤への変更することを検討すべきである。薬剤性精神障害の多くは用量依存的に出現し、また原因薬剤の中止によって一般的には治癒に

■原因薬剤を減量
　あるいは中止

■用量依存的

向かうとされている。この効果は中止後早期に出現することが多いが、高齢者では症状消失に2週間ぐらいかかることもある。

原因薬剤中止後も精神症状の遷延する場合や原疾患の病勢との関係で原因薬剤を完全に中止できないような場合には、対症的に抗不安薬、抗うつ薬、抗精神病薬、睡眠薬を使用することも考慮に入れて治療にあたるべきである。

また、精神症状の出現する可能性があるケースで、内科治療薬を使用する場合は、より中枢神経系の副作用の頻度の少ない薬剤を常に念頭におくべきである。日頃から薬剤投与に際しては、単剤による漸増漸減、適正量の投与を行うことを心がけ、肝腎疾患など身体合併症の存在、高齢者、精神疾患の既往のあるものなどの危険因子に注意しながら、精神症状をモニタリングすることが必要であろう。

さらには原疾患に対する不安、入院などによる環境変化が重大な要因となることも考えられるので、投薬治療中の患者に精神症状がみられた場合、このような患者の社会心理的要因の有無、発病前後の状況などをしっかりと把握することも重要である。症例によっては精神療法的アプローチを必要とすることがある。身体的な治療は内科医を中心に行われているのがほとんどである。うつ状態などの精神症状の早期発見、早期治療のためには、総合病院においてはコンサルテーション−リエゾン活動を積極的に行い、一般身体科と精神科との間で連携を密にすることが重要である。

■コンサルテーション−リエゾン活動

(田　亮介)

■ 参考文献 ■

1) 加賀谷有行, 山脇成人：薬物によるうつ病；特にインターフェロンについて. 臨床精神医学講座, 第4巻, 気分障害, 第1版, 広瀬徹也, 樋口輝彦(編), pp 517-523, 中山書店, 東京, 1998.
2) 秋山一文：医薬品による精神障害. 臨床精神医学講座, 第10巻, 器質・症状性精神障害, 第1版, 三好功峰, 黒田重利(編), pp 487-510, 中山書店, 東京, 1997.
3) 渡邊衡一郎, 八木剛平：内科治療薬による精神症状；抗潰瘍薬, 降圧剤, ステロイド剤ほか. 精神科治療学 11：141-146, 1996.
4) 阿部和彦, 寺尾 岳, 行 正徹, ほか：薬原性精神障害の治療と予防. 精神科治療学 11：151-156, 1996.
5) 稲田俊也, 八木剛平：一般科で使われる薬剤の副作用としての精神症状. 治療 76：900-904, 1994.

25 小児・思春期のうつ状態

■はじめに

　子どものうつ状態の精神病理学的な見方には、その自我発達が未熟な段階にあり罪悪感は十分に認識され難いとの考えから子どもにうつは起こらないとするものと、子どもにも成人同様うつ状態は生じるものだとするものがある。現在のところ、一般臨床においては子どもにもうつは生じるものと考えられており、基本的に成人と同様の診断基準に準じて診断される気分障害としてのうつ病や双極性障害あるいは適応障害の中のうつを伴うものを主として、その周辺群にみられる抑うつ状態を捉えることができる。特に気分障害圏の場合には治療は主に薬物療法が用いられ、診断・治療の大筋は一般的な成人の気分障害への対応を基盤としているが、子どもへのアプローチとして注意しなくてはならない点は、心身発達の途上にあること、環境の影響を受けやすい存在であること、成人までに受けるべき教育の機会を考慮すべきことなど、成人の精神障害への治療における配慮にも増してさらに広角的な判断と対応を要することである。さらに、子どものうつ状態にはさまざまな併存症がみられる点も念頭におく必要がある。

I　気分障害としての子どものうつ

1　診断と症状の特徴

　まず、子どもの精神障害全般に考慮されることであるが、子ども自身の精神的訴えには年齢的な能力からも表現される内容に限界があること、他覚的にみられる所見にもその子どもの成長段階の水準を考慮して評価しなければならないことなどから、発達歴と環境因子を養育者から丁寧に聴取する必要がある。特に発達障害の有無は、併存症として考慮するばかりでなく、歴年齢からのみ、その子どもの発達水準を評価し得ない点からも重要である。表1に問診のアウトラインを記す。

■発達歴
■環境因子

　子どものうつの症状は、基本的には成人のうつのエピソードと同様に考えることができるが、表現される様式にいくつかの特徴がある。診断基準としてはDSM診断を用いることは一般に有用であるとされている[1)2)]が、子どもの場合には、項目によって付加事項がある。これは、大うつ病では、抑うつ気分に代えてイライラした気分もあること、体重の変動に期待された体重増加がみられない場合も含むことである。実際に、うつ状態の子どもでは、一見沈み込んだようにはみえずイライ

表1．子どもの気分障害の評価に際し養育者に問診する事項

＜生育歴＞
・胎生期異常の有無
・出生時異常の有無
・乳幼児期の身体発育（定頸、寝返り、つたい歩き、始歩、身長・体重の伸びなど）
・乳幼児期の精神発達（eye contact、あやすと笑う、人見知り、始語とその後の言葉の発達、他者への興味、ごっこ遊び、性格傾向など）
・幼稚園・保育園への適応（母子分離不安、仲間関係など）
・学校への適応（学習能力、注意力・多動性の問題、仲間関係など）

＜家族の状況＞
・家族構成
・転居、別離、離婚、再婚、同胞の出生など子どもに影響する可能性がある要因
・精神病の遺伝負因

＜既往歴＞
・身体疾患
・精神状態の不安定

＜現病歴＞
・はじめは、いつ、誰に気づかれたか
・症状の経過（食欲、睡眠、体重の変化を含む）
・これまでの治療歴（使用薬剤を含む）

ラ感や落ち着きのなさ、時には乱暴な行動を示すことなどから、うつというよりはむしろ多動あるいは衝動性が高まったかのようにみえる場合がある。このような場合、うつ状態にあるかどうかの行動の目安としては、これまでにはできていた身の回りのこと(例えば歯磨きや着替えといった日常生活動作や、思春期であれば配慮が及ぶであろう身だしなみなど)ができなくなっている様子などに注意すべきであろう。さらに、Constance らは、子どものうつの症状に年齢による違いがあるかどうかを検討しているが、その著書の中で Mitchell らの研究を参照し、小児期と思春期ではうつおよび関連症状の出現する割合に特に差異は認めないと述べている[1]。表2に子どものうつに特徴的な症状のみられる頻度を示す。

■躁状態

また、大うつ病の子どもの 20～30％が、その後躁状態のエピソードを有するという報告がある[3]。うつが躁状態に移行する危険因子としては、①うつの症状として急性発症、精神運動制止、精神病症状があること、②気分障害特に双極性障害の家族歴があること、③抗うつ薬治療後に躁あるいは軽躁のエピソードがあること、が挙げられている[4]。そのうえで、子どもの躁状態は非定型であることを考慮しなければならない。子どもの場合、感情の変化はしばしば持続性を欠き、変化しやすいものであるし、躁症状の特徴である誇大さやイライラ、落ち着きのなさは、子どもの正常発達の過程でみられる自己顕示や空想的な遊び、活動性の高まり、若さ故の無分別などと区別しなくてはならない[2]。

■K-SADS

子どもの気分障害の診断・評価には DSM 以外に、海外では K-SADS[5]が用いられている。わが国でも用いることができる症状評価尺度としては子どもの行動

■子どもの行動チェックリスト (CBCL)

チェックリスト (CBCL)[6] がある。これは、親用と教師用があり、いずれもその子どもにみられる状態を簡単な質問に答える形でチェックしてもらう、113項目からなる尺度で、集計により内向尺度 (ひきこもり、不安、抑うつなど) と外向尺度 (非行的行動、攻撃的行動) が点数化できるものである。特に、注意欠陥/多動性障害 (attention-deficit/hyperactivity disorder; ADHD) との鑑別には有用であるといわれている[2]。

■注意欠陥/多動性障害 (ADHD)

■自殺
■自殺企図

さらに、自殺および自殺企図の危険性の評価を念頭におくことは重要である。小児期の自殺については事故として扱われることも多く、件数はさほど多くないとされているが、思春期に至れば自殺の危険は増大する。児童思春期の自殺に関する地域研究で、大うつ病の出現について、自殺企図していない者の1.1%

表2. K-SADS の症状にみるうつの項目の割合

症状	小児期 (n=45) (%)	思春期 (n=50) (%)
調査診断基準		
抑うつ気分	95	92
罪責感	44	56
快楽消失	89	92
疲労	62	92
集中力の問題	80	82
焦燥感	51	70
遅延・制止	56	48
不眠	82	64
過眠	24	60
食欲不振	56	48
体重減少	18	32
食欲亢進	22	34
体重増加	9	14
希死念慮	67	68
自殺企図	39	39
内因性の症状		
感情の質的障害	53	56
朝の抑うつ	15	20
出来事に無関係	68	59
抑うつの反応性の欠如	98	91
関連症状		
過剰な心配	76	86
無力感	60	68
心気性	16	24
身体的愁訴	77	78
社会的ひきこもり	78	73
低い自尊心	93	94
精神病症状		
躁症状	11	3
幻覚	31	22
妄想	13	6

注) 過眠 ($p<0.05$) 以外は、すべて統計学的に有意差は認められない。

(Constance H, Rudolph KD: Childhood Depression. Child psychopathology, Mash EJ, Barkley RA (eds), pp 153-195, The Guilford Press, New York, 1996 による)

に対し、自殺企図した者では19%にみられ、過去の大うつ病エピソードは自殺企図した者の35%にみられたという報告がある[7]。

2 適応障害としてのうつ

■適応障害

適応障害は、はっきりと確認できるストレス因子による心理的反応として生じるものであるが、これに抑うつ気分や行為の問題を伴うものが、小児・思春期にもみられる。子どものストレス因子にはさまざまな事柄があるが、例えば転居、転校、クラス替え、通学、いじめ、恋愛関係の終結、両親の別居、離婚など本人の問題のみならず環境因から受けるものも少なくない。その状態像は、学力の低下、集中力の低下、対人関係の一次的変化、頭痛や腹痛などの身体不定愁訴などがみられ、

自殺企図、行為障害、過剰不安、分離不安などを伴う場合もある。また、適応障害はなんらかの精神的脆弱性を有するものには起こりやすい傾向があるので、子どもでは軽度に発達障害のあるもの(例えば広汎性発達障害圏や学習障害、ADHDなど)では気をつけなくてはならない。これらの子どもは、普段から集団生活上うまくいかない面があるので、周囲からの非難や中傷をあびることも少なくなく、学校生活などにおいては常にストレスフルな状況におかれていると考えても過言ではない。それでも、その能力上の問題に早期に気づかれて、学習や仲間関係において配慮がなされた対応を親や教師が行っている場合には、十分支えられて重大なストレスに至らずに集団生活を送る子どももいる。しかし、その子どもの特性に周囲のものが気づかず、あるいは配慮されずに経過している場合、その子どものストレスが著しく高まっていることがあり得るのである。

特に、適応障害として自殺企図が生じる点は注意すべきである。ストレス因子は、周囲の大人からはそれほど重大であるとは思えない場合もしばしばある。1例ではあるが、ドアノブにベルトをかけて首を吊る自殺企図をして一命をとりとめたある中学1年生は、「みんなに首を絞められて、いつもいじめられていた」と述べた。これは、親も教師も当の友人たちも首の周りに手を回して接近する行為があったことは認めたが、親愛の情を込めた少年らしいスキンシップであったとしか考えられず、本人との認識の違いに愕然としてしまったというものであった。本人はこの出来事で治療を受けるに至り、アスペルガー症候群であると診断された。

3　子どもの虐待とうつ

■虐待

虐待を受けた子どもの情緒的反応には罪悪感、恐怖心、怒りなどと並んでうつが認められる。つまり、子どものうつ状態に遭遇した場合、その背景にネグレクトを含む被虐待体験が潜んでいる可能性を考える必要があるだろう。これまでの研究で、虐待を受けたこととトラウマティックな体験の結果生じる可能性がある多重人格障害、境界性人格障害、PTSDなどには関連があると考えられている[8]。特に、ネグレクトされて育った子どもは基本的な愛着形成に失敗しているためにうつをきたすと考えられる。これらの病態が、意欲低下、無気力感などを含む抑うつ気分やうつ状態を伴うことは、小児・思春期の症例でも時にみられるものである。また、うつの子どもはそうでない子どもに比べて、親からの体罰や物を使って叩かれてきたことが多いという研究報告があり[9]、虐待は思春期の自殺企図の重大な危険因子でもある。また近親相関は高率にうつと相関関係があり、性的虐待を受けると、就学前・学童期・思春期の子どもは共に、うつ状態、ひきこもり、自傷そして自殺行為を高率に示す[8]。

4　併存症

これまで述べてきた子どものうつ状態にはうつ以外のさまざまな併存症がみられ

るという特徴がある。うつに併存して最もよくみられるものが、不安障害と、ADHDや行為障害を含む破壊性行動障害であり、これらを表3に示す。

まず、うつの子どもに不安障害を併存する割合は30～75％というデータがあるが[10]、この中には分離不安、過剰不安(全般性不安)障害、恐怖症、強迫性障害などが含まれている[1]。

■ADHD
■行為障害

■分離不安
■過剰不安(全般性不安)障害
■強迫性障害

次に、破壊性行動障害の併存に関してFlemingらは、行為障害の併存が17～19％、反抗挑戦性障害は0～50％、ADHDは0～57％、アルコールや薬物依存が23～25％と報告している[11]。わが国では、このうち小児のアルコール依存や薬物依存はそれほど高率に併存していないかも知れないが、その他の行為の問題はしばしば認められるところである。特に、行為障害は表現された非行にばかり注目されがちであるので、非行を繰り返す子どもには気分の問題がないかどうか注意を向けることが大切である。ある中学2年生の少年は、入院中の母が病苦で自殺したことを薄々気づいてはいたが、はっきり知らされずに数ヵ月を過ごした。この間、普段と変わらない様子にみえたが、万引きや飲酒をするようになった。特に不良仲間とのつきあいもなく1人でやっている。父がみかねて問いただすと、やる気がなく、勉強も手につかず、これまでの楽しそうな様子がまったくなくなっていた。心配した父が母の元主治医に相談したところ、母の死について息子と話し合った方がよいのではないかとアドバイスを受けたので、ある日話し合うことができた。以後、少年は万引きや飲酒をしなくなり、静かな様子ではあるが学校に通っている。この少年と父親は、母親(妻)を失ったことへの喪の作業ができずに互いに苦しんでいたのだが、そのときの子どもの反応はまさしく非行という形で表されたのであった。

子どものうつにこういった併存症が多い要因は、精神発達が未熟な段階にあることと関連すると考えられる。成人になるにつれ経験や能力が増し、自信がもてるようになる事柄も、子どもにとっては未経験や失敗によって、不安や悲観、自尊心の低下を引き起こす可能性がある。但し、このような発達的背景とは別に、これらの併存症とうつ病とが診断的に区別のつきにくいことも、併存症の多さの要因になっているという指摘もある[1]。

■発達障害

また、自閉性障害などの発達障害に気分障害が合併することもよく知られている。最近の報告では、軽症自閉症96例のうち37％に大うつ病を合併していたというものがあり、負因としての親のうつについて、うつのある親の64％は、自閉症の子どもが生まれる前に最初のうつのエピソードがあったという[12]。アスペルガー障害に、感情

■自閉症

■アスペルガー障害

表3. 子どものうつに併存を考慮すべき障害

不安障害
　分離不安障害
　社会恐怖
　強迫性障害
　過剰不安障害
注意欠陥/多動性障害(ADHD)
行為障害
物質乱用
摂食障害
広汎性発達障害

293

障害が併存する症例の報告[13]や、稀な症例であるが、栗田らは季節性気分障害と抜毛症を併発した20歳自閉症男性例を報告している。

■摂食障害

さらに、摂食障害には物質乱用とうつがしばしば併存する[14]。子どもでは、これらが気分障害に先行する場合もその逆もある。例えば、ある小学校5年生の女児は、当初悲観と不眠を主とする明らかな抑うつがあり、うつの症状と思われた食欲不振が移行するように拒食に陥り、その後に身体イメージの歪みや同胞葛藤といった摂食障害特有の症状をきたした。一方、中学生年代には比較的典型的な拒食と過食を経た摂食障害の女児が、高校年代に入り、食行動異常とともにかなりはっきりした双極性の気分障害を呈している例もある。

II 子どものうつの治療

1 休息と環境調整、親ガイダンス

まず、学校を休むことや塾やクラブ活動などを一時休止することを含め、休息を促す。但し、これにはまず親に疾病を理解してもらうことが大切である。そうでないと、子どもを休息させることについて「あまやかし」と捉えられ、どこかで子どもにプレッシャーがかかってしまい、結局子ども自身は休んだ心地がしないばかりか、さらなる罪悪感にさいなまれることになる。このような場合、罪悪感への防衛機制としての強迫症状がしばしば併存し、親を巻き込んだ強迫行為に発展した結果の家庭内暴力に至ることもある。このような場合の対処法も含めた親へのガイダンスは治療の重要な柱である。

2 薬物療法

気分障害としてのうつの診断がつけば、成人の治療同様に薬物療法に導入することが一般的である。子どもの精神疾患全般にいえることだが、わが国では薬物療法の適応が子どもに認可されているものがほとんどない。しかし、特に内因性精神障害が疑われれば、実際には投薬することが一般的である。この際、注意すべき点は、親に対してインフォームド・コンセントをきちんと行うことである。筆者は、子どもへの投薬は経験的に積み重ねられてきていること、さらに作用と副作用を率直に説明して、親の同意を得たうえで処方するようにしている。とはいえ、抗うつ薬は子どもの治療に用いる薬剤の中でも有用性が高い。うつ病にはもちろんのこと、夜尿や遺尿、時には不安やADHDの治療などにも用いられているので、子どもの治療薬としては比較的広く認められている薬剤であろう。

うつ病ないしはうつ状態が休息程度では改善しない場合、あるいは遷延していたり焦燥感がつのっている場合には抗うつ薬を用いる。三環系抗うつ薬がこれまで第一選択薬として用いられてきているが効果はあまり期待できなかった。これに対

表4. 子どものうつの精神薬理学的治療の臨床ガイドライン

　小児思春期のうつの治療については、いまだ明確なコンセンサスは得られていない。例えば、より軽症あるいは中等度のうつに対しては抗うつ薬を用いる前に精神療法を行うべきであるという専門家もあり、一方、投薬と精神療法を同時に始めるべきであるというものある。また、まず抗うつ薬の投与を行い、よい反応が得られなかった患者に精神療法を加えるようにと述べている者もいる。この点は議論が尽きないところであるが、理にかなう治療的アプローチは以下のようなものであると考える。

- 大うつ病の診断を裏づけるために、両親、教師、その他からの情報を含めて、明確な病歴を得ること。
- 大うつ病の診断と間違えやすいほかの症候群の可能性について調べること。これらには虐待の結果や、双極性障害、内科的疾患などが含まれ、異なる治療法が必要である。
- 治療を開始するまでに、1～2週間の観察期間をおき、再評価することを心がけよ。小児・思春期の患者において、初診時から膨大な陽性の所見をもっていることは稀ではなく、確かに将来的には状態観察のみでは支えられなくなるかも知れないが、少なくともいくらかの子どもにおいては、評価のみで長期にわたり維持でき、それ以上の治療を要さない場合があるのである。このインターバルは、この障害について子どもと家族の教育に役立つ可能性もある。
- 治療の第一選択には、SSRIの単剤がしばしば用いられる。その有用性についてエビデンスの得られている薬剤のどれを選択するか、あるいはほかのグループの薬剤を選択するかについては、専門家の中でも議論のあるところである。また、ほかの新しいタイプの抗うつ薬を初期治療に用いる専門家もいる。三環系抗うつ薬については、その好ましくない副作用と有効性のデータに欠ける点から、小児・思春期の第一選択薬としての使用は支持し難い。
- これらの化合物の排泄の主要経路である肝代謝経路は、若年者ではより速い代謝がみられるので、小児・思春期においては一般に成人と同じ服用量が必要である。これらの化合物の半減期は子どもではより短いので、投薬スケジュールは少なくとも成人と同じ頻度にする。
- これらの薬剤のほとんどは、成人と同等の投与量で効果を表すが、治療開始の最初の週に不安と焦燥が増すことが比較的高頻度にみられる。臨床経験上では、低い投薬量から開始し、徐々に投与量を増やすことで、この不快な副作用を避けることができることが示唆されている。
- 重篤な有害な副作用がなければ、もし効果が不十分であったり改善しない場合でも、無効であると断定するまでには、最低8週間以上12週未満は治療を継続すべきである。
- 小児・思春期の研究データはないので、もし最初に用いた薬剤がうまく作用しなかった場合どうするかという選択は、専門家のコンセンサスを得るか、あるいは成人のデータから推定する。

(子どものうつの精神薬理学的治療の臨床ガイドラインによる)

■セロトニン再取り込み阻害薬 (SSRI)

し、近年、子どもの治療におけるセロトニン再取込み阻害薬(SSRI)の有用性と安全性がクローズアップされ、国外では児童思春期の症例へのfluoxetine、paroxetine、sertraline、fluvoxamineの有効性が報告されている。しかし、2003年6月に、米国FDA(U. S. Food and Drug Administration)は、18歳未満の大うつ病に対するparoxetineの投与が自殺念慮および自殺企図のリストを増す可能性があるという報告に基づき、18歳未満の大うつ病に対してparoxetineを投与しないよう勧告した。それ以外にも、SSRIに関連する有害作用として成人同様に、落ちつきのなさ、不眠、胃腸障害、行動上の抑制欠如あるいは興奮の自覚などがみられることには注意を要する。また、子どもの場合症状が典型的でないこともよくあるため、このような場合sulpirideを投与して様子をみるという方法も実際には行われるところである[15]。子どものうつの薬物療法のガイドラインとしてNealらが奨励するもの[16]を**表4**に示した。

成人のうつ病の治療と異なる点は、抗不安薬を安易に用いない方がよいことであろう。これは、うつに限らず子どもの薬物療法における一般的な注意点であるが、抗不安薬の奇異作用として、脱抑制や興奮などをきたすことが意外に多い。さらに、思春期年代では依存や乱用の問題が生じてくるので、睡眠導入薬も必要最小限にとどめるべきであろう。

　なお、ADHDを併存している場合、まずADHDの治療を行うことで気分障害の改善が図られることがある。齊藤は、気分障害が先に問題として気づかれたADHDのケースにmethylphenidateを投与することで不適応症状が緩和することが、抑うつ症状を改善することになると述べている[17]。

■methylphenidate

3　薬物療法を支える治療的アプローチ

　精神療法、心理教育、認知行動療法なども、子どものうつには重要なアプローチである。子どもに気分障害が生じると、洞察力や自己統制の未熟さ故に、行動上の問題が生じやすいために本人の被る不利益は症状以上に大きくなることもある。例えば、先に述べた摂食障害後に双極性の気分障害を現した症例は、ある時期主治医に対して反発や失望を露わにして不安定な治療関係に陥ったが、面接の中で、躁状態のときには家族や友人への態度がひどく横暴になることが徐々に共有され、いたずらメールなどを携帯電話からやたらと発信してしまうことを報告し「でも、全然悪いと感じないんですよね」と笑って述べた。その後治療関係は安定し、lithium carbonateとcarbamazepineの併用で気分の変動も軽くなっている。このように、子どもの場合、思春期心性の不安定さとも相俟って、治療者との関係を良好に保ち信頼関係を維持することが時に困難となる。しかし、子どもの精神発達を考えると、成人以上に社会的経験や仲間関係から発達促進される要素は多い。このためにも社会的基盤の揺らぎを最小限に食い止め、家族や仲間との関係をより良好に保つことは重要であり、安定した治療の継続性が必要となる。これらから心理的あるいは心理教育的な技法を併用し、子どもの精神発達全般を支えることが重要であると考える。

4　教育の機会への配慮

　治療の冒頭で休息の必要性を述べたが、その後の教育の機会をいかに再開すべきかは治療上、常に念頭においておかねばならない。義務教育中であれば、症状の回復度に応じて、徐々に学業復帰させることが望ましいが、長期欠席を余儀なくされたり、子どもの思春期的心性などにより仲間関係への復帰に葛藤が高まっている場合には、地域の適応指導教室や病院内学級などを適宜利用するよう勧める。学校には復帰できなくても、塾などを活用して次の年代へ進んでいく準備を行うことも有益である。いずれにせよ、子ども自身が一時的に活動停止に至ったことについて落胆し過ぎぬように、子どもたちにとっての治療者は常に光を見失わず、たとえそれ

がかすかな明度であってもしっかりと前進できることを提示しつつ共に歩むことが重要であると考えている。

(笠原麻里)

■ 文 献 ■

1) Hammen C, Rudolph KD : Childhood Depression. Child psychopathology, Mash EJ, Barkley RA(eds), pp 153-195, The Guilford Press, New York, 1996.
2) Practice parameters for the assessment and treatment of children and adolescents with bipolar disorder. Journal of the American Academy of Child and Adolescent Psychiatry 36(suppl) : 157 S-176 S, 1997.
3) Geller B, Fox LW, Clark KA : Rate and predictors of prepubertal bipolarity during follow-up of 6 to 12 year old children. Journal of the American Academy of Child and Adlescent Psychiatry 33 : 461-468, 1994.
4) Strober M, Carlson G : Bipolar illness in adolescents with major depression ; clinical, genetic and psychopharmacologic predictors in a 3-4 year prospective follow up investigation. Arch Gen Psychiatry 39 : 549-555, 1982.
5) Puig-Antich J, Chambers W : The Schedule for affective disorders and schizophrenia for school age children(Kiddie-SADS). New York State Psychiatric Institute, New York, 1978.
6) Achenbach TM : Integrative guide for the 1991 CBCL/4-18. YSR, and TRF Profiles. University of Vremont Development of Psychiatry, Burlington VT, 1991.
7) Reynolds WM, Mazza JJ : Suicide and suicidal behaviors in children and adolescents. Handbook of depression in children and adolescents, Reynolds WM, Jonston HF(eds), pp 525-580, Plenum Press. New York, 1994.
8) Geraldine D, Scott F, Jananne K, et al : Maltreatment and childhood depression. Handbook of depression in children and adolescents, William MR, Hugh FJ(eds), pp 481-508, Plenum Press, New York, 1994.
9) Segull EAW, Weinshank AB : Childhood depression in selected group of low-achieving seventh-graders. J Clinical Child Psychology 13 : 134-140, 1984.
10) Kovacs M : Comorbid anxiety disorders in childhood-onset depressions. Comorbidity of mood and anxiety disorders, Master JD, Cloninger CR(eds), pp 272-281, American Psychiatric Press, Washington DC, 1990.
11) Fleming JE, Offord DR : Epidemiology of childhood depressive disorders ; A critical review. Journal of the American Academy of Child and Adolescent Psychiatry 29 : 571-580, 1990.
12) Peter ET : Pervasive developmental disorders ; A 10-year review. Journal of the American Academy of Child and Adolescent Psychiatry 39 : 1079-1095, 2000.
13) Nutt D, Bell C, Masterson C, et al : Mood disorders. A psychopharmacological approach, Mood and anxiety disorders in children and adolescents(eds), pp 37-64, Martin Dunitz, London, 2001.
14) Wilson GT, Hoffernan K, Black CMD : Eating Disorders. Child psychopathology, Mash EJ, Barkley RA (eds), pp 541-571, The Guilford Press, New York, 1996.
15) 本城秀次:大うつ病性障害. 精神科治療学 16(増):291-294, 2001.
16) Ryan ND : Depression. Practical child and adolescent psychopharmacology, Stan K(eds), pp 91-105, Cambridge University Press, UK, 2002.
17) 齊藤万比古:AD/HD と気分障害. 精神科治療学 17:163-170, 2002.

26 老年期のうつ状態

■はじめに

　人生の晩年に抑うつ的になることはごく普通のことだと考えられているかも知れない。うつ病は突然に起こることもあるが、なんらかのイベントに引き続いて起こることも少なくない。憂うつなイベントの頻度は、高齢になるに従って高まる。主なものはさまざまな喪失体験(配偶者を失う、友人を失う、仕事を失う、地位を失う、健康を失う、身体機能を失うなど)である。高齢者に特徴的な心理社会的背景を考えながら治療をすることは重要である。老年期には失うものがたくさんあるので、抑うつ気分の心因を探そうとすれば、どの高齢者にも1つくらいは当てはまるものがあるであろう。しかし、そのようなイベントは、高齢者にいつのときか起こるものであるが、非常に抑うつ的になるのは、ごく一部の人である。「同じ立場にあれば憂うつになるだろう」とは考えるべきではない。老年期うつ病は、老年期には認知症と並んで頻度の高い精神障害でありながら、家族のみならず医療関係者でさえも見逃しやすいという問題を抱えている。これは、うつ状態を喪失体験に対する正常の結果であると考えて、病気を過小評価してしまうためであろう。うつ病は適切な治療を受ければ改善する可能性が高いだけに、見逃された場合の損失は大きい。

■喪失体験

I　疫　学

　老年期おける大うつ病の有病率は、ライフサイクルのほかの時期の有病率とほぼ等しく、1～2％ほどとされている[1]。また、高齢者の約2％が気分変調症を、約4％が抑うつ気分を伴う適応障害を有している。これらの診断基準を満たさない抑うつ状態を呈する高齢者は15％と考えられている。うつ病の有病率は高齢者になるとやや低下するとする報告もある。このことは、高齢者のうつ病が身体症状を示しやすいこと、高齢者は医師に抑うつ気分を訴えることをためらいがちであることとも関連しているかも知れない。抑うつ状態は医療機関においてしばしば観察される。医療機関を受診した患者の17～37％で抑うつ状態が認められ、約30％が大うつ病の診断基準を満たすとされている。入院患者と長期施設利用者の10～20％が大うつ病の診断基準を満たしたとの報告もある[2]。老年期うつ病は、離婚や別居、経済社会状態の低下、社会的援助の低下、思いもよらない不幸なライフイベントと関連することが多い。重度の身体疾患も重要なリスクファクターである。神経

疾患や内分泌疾患、さらに慢性呼吸器疾患、心筋梗塞、悪性疾患はうつ病との関連が深い。

II 病因

老年期うつ病の病因は明らかではない。頭部CT検査上では、側脳室の拡大を報告する研究がある。脳室の拡大は、同年代のうつ病でも、若年発症と比較して高齢発症で特に顕著である。高齢発症のうつ病患者の側脳室は、アルツハイマー型認知症患者の側脳室と同等であるとの報告もある。このことは、一部の老年期うつ病が抗うつ薬治療に対する反応性が悪いことと関連しているかも知れない。頭部MRIを利用した研究では、老年期うつ病患者で、大脳白質の高信号域が報告されている。この所見は、同年代のうつ病でも、若年発症と比較して高齢発症で特に目立ち、薬物療法に対する反応の低さと関連するという。また、うつ病の発症年齢と大脳皮質の萎縮が相関することを報告し、高齢発症のうつ病はアルツハイマー型認知症のハイリスクであると考えている研究者もある。先行する脳血管障害が老年期うつ病を促進することも指摘されている。脳血管障害と関連した老年期うつ病では、認知障害とハンディキャップはより大きくなる。脳血管障害と関連したうつ病では、流暢性と呼称に障害が目立ち、無気力とひきこもりの頻度が高く、焦燥感や自責感の頻度が比較的低いとされることが多い。

■アルツハイマー型認知症

III 診断

高齢者のうつ病の症状は若年の患者と基本的には似ているが、いくつかの点では異なっている。老年期うつ病でも抑うつ気分は認められるが、患者の訴えの中心ではないことが多い。その代わりに、老年期うつ病患者は、頭痛、めまい、口渇、動悸、便秘、排尿困難などの心気的愁訴を繰り返し訴えることが多い。疾病妄想といっていいほどの症状が出ることも高齢者では珍しくない。老年期うつ病患者で最も顕著にみられる精神症状は、抑うつ気分ではなく、集中力低下、快感消失、エネルギー低下、食欲低下、不眠などである。不安と焦燥が強いことも特徴である。落ち着きなくウロウロと歩き回ったり、立ったり座ったりし、イライラを訴えることが少なくない。若年者と比較した老年期うつ病の症状の特徴を**表1**に示した。さらに、せん妄による軽度の意識レベル低下や、認知症による認知機能低下が同時に存在し、うつ病の症状を修飾している頻度は、高齢になるほど高くなり、そのような場合には、実に多彩な臨床症状を示しうる。老年期うつ病は、自殺の可能性が高いことも特徴であろう。自殺念慮を有する老年期うつ病患者が、心気的で、焦燥感が強く、なんらかの妄想を伴う場合には特別な注意が必要であろう。

■心気的愁訴
■疾病妄想

表1．老年期に至るまでのうつ病と比較した老年期うつ病の特徴

老年期で比較的頻度の多い症状
　　心気的愁訴
　　不安焦燥
　　快感喪失
　　自殺念慮
　　妄想
　　せん妄
　　仮性認知症

老年期で比較的頻度の少ない症状
　　精神運動抑制
　　抑うつ気分

1　身体疾患と老年期うつ病

　老年期うつ病は、さまざまな身体疾患に伴って起こってくる。例えば、甲状腺機能低下症、副甲状腺機能異常、心筋梗塞、ウイルス感染症、脳血管障害、基底核疾患、認知症などは、うつ病との関連が大きいとされている。いかなる身体疾患であれ、ハンディキャップの大きい重度の身体疾患をかかえることは、うつ病の重要なリスクファクターになる。既存の身体疾患を有する高齢者が、身体疾患自体はそれほど変化がないのに、極めて抑うつ的になることがある。このことも、うつ病のサインの1つである。このような場合に、うつ病の治療をすることは、身体的問題を取り除くことにはならない。しかし、うつ病がよくなれば耐えられないような身体のつらさは軽減するであろう。身体疾患にうつ病を合併した場合には、非常に大きな機能障害をきたす。そのため、うつ病を適切に治療することは、高齢者と家族のQOLを大きく改善させ、医療コストの削減にもつながってくる。

　身体疾患を有することの多い高齢者では、身体疾患を治療するための医薬品がうつ病に関連してくる頻度も高くなる。β遮断薬、ステロイド、インターフェロン、抗パーキンソン薬が頻度の高い薬剤である。高齢者では代謝が遅延していることが多いため、ベンゾジアゼピン系睡眠薬が蓄積したり、ハングオーバーしたりして、翌日の認知機能障害をきたすことがある。その場合には、認知症やうつ病と似たような症状を医源性につくってしまうことがある。

2　神経疾患と老年期うつ病

　認知症患者にうつ病が発症する確率は、同年齢の非認知症者と比べて明らかに高くなる[3]。認知症患者の50％にはなんらかの抑うつ状態が生じる。アルツハイマー型認知症患者が大うつ病を発症する可能性は17〜31％とされている。脳血管障害患者が大うつ病を起こす可能性は約25％である。皮質の梗塞やラクナ梗塞でうつ病との合併率が高い。前頭葉病変、特に左前頭葉の障害が脳卒中後うつ病 post-stroke depression のハイリスクであるとされている[4]。パーキンソン病で

■脳卒中後うつ病

うつ病をきたす頻度は約 40% で[5]、うつ病の重症度は運動機能の低下と関連しない。高齢発症のうつ病に続いてさまざまな神経疾患が起こることがある。その神経疾患は、初回うつ病エピソードのときに、既に明らかなこともあれば、その時点では明らかでない場合もある。初期のアルツハイマー型認知症が、興味消失、エネルギー低下、集中困難、焦燥感などを示すことがあるなど、うつ病と認知症の症状が時に類似しているために診断が難しくなることがある。認知症、パーキンソン病、脳血管障害などの患者に合併したうつ病を診断することは極めて重要である。これらの疾患にうつ病を合併した場合にはより重度の認知障害を呈するが、うつ病に対する治療が行われると、抑うつ気分だけでなく認知障害にも改善がみられるからである。うつ病は薬物療法や電気痙攣療法によって改善する病気であるので、うつ病の診断は積極的に行う必要があろう。

3 仮面うつ病

■仮面うつ病

　老年期うつ病患者は抑うつ気分を訴えない傾向がある。その代わりに、高齢者は身体症状を訴えることが多い。原因となる身体的異常は認められないとする診断を受けた後でも、一貫して身体の不調を訴え続けることがある。この現象の原因は、1つには、高齢者の多くは、医師は身体症状を診るものだという固定観念のために、精神的な問題を相談することに抵抗を感じやすいからかも知れない。仮面うつ病 masked depression という用語は、うつ病患者が気分の問題ではなく、便秘、頭痛、腰痛、腹痛などの身体的な問題を訴えるときに用いられる。仮面うつ病患者は精神科以外の科に最初に受診することが多く、うつ病との診断がなされないままに、効果のない治療を続けることになりかねない。抗うつ薬による診断的治療が、これらの身体の訴えが身体症状であるのか精神症状であるのかを鑑別するのに役立つことは少なくない。副作用の少ない選択的セロトニン再取込み阻害薬(SSRI)やセロトニン・ノルアドレナリン再取込み阻害薬(SNRI)などの抗うつ薬が次々に開発されていることを考えると、うつ病の可能性を考えて薬物療法を試みることは正当化されるであろう。慢性のうつ病を身体表現性障害や心気症から区別することは時に困難である。また、気分障害が性格傾向を増幅している場合には、主な問題がパーソナリティ障害であるかのようにみえることさえある。これらの病態を疑う場合にも、抗うつ薬による薬物療法はいずれかの時点で考慮されるべきであろう。

4 老年期うつ病による仮性認知症

■仮性認知症

　老年期うつ病では、うつ病の改善とともに消失する一時的な認知症様症状を示すことがある。老年期うつ病においては、食欲、睡眠、エネルギーの変化などうつ病の症状は確かに現れるが、主症状は記憶障害と集中力低下であり、抑うつ気分を伴わないことがしばしば起こりうる。その場合に、老年期うつ病の症状は認知症症状と似たものになる。このような状態は、老年期うつ病による仮性認知症 pseudo-

表2. 仮性認知症とアルツハイマー型認知症との鑑別

	仮性認知症	アルツハイマー型認知症
病識	症状や問題を誇張する	症状や問題を過小評価する 病気を否定する
抑うつ症状	症状が多い メランコリー型の特徴 不安 焦燥	症状が少ない 無気力 意欲低下
既往歴	気分障害の既往歴	精神障害の既往歴はない
家族歴	しばしば気分障害	しばしばアルツハイマー型認知症
頭部MRI	脳室拡大と皮質萎縮ははっきりしない	両側の側頭葉内側萎縮、脳室拡大を認める

dementiaと呼ばれる。うつ病としての治療が奏効することが多いので、常に老年期うつ病による仮性認知症を疑ってかかることは重要である。アルツハイマー型認知症との鑑別のポイントを表2に示した。もし、老年期うつ病の改善後もなんらかの認知障害が残る場合には、実際に初期の認知症であり、併発したうつ病によって認知障害が一時的に増悪または顕在化したと考えるべきであろう。また、認知機能が完全に回復した仮性認知症群でも、その後に非可逆性の認知症に至る可能性は高く、1年間に約20％ともいわれている。仮性認知症は、その認知機能障害が、主にうつ病そのものからきていると思われるケースから、潜行性の認知症の影響が極めて強く、抑うつ状態が多少の影響を与えているだけのケースまで、非常に幅広い病態を含んでいる。抗うつ薬が過去に著効した仮性認知症患者も、その後の経過観察中に再び抑うつ状態となり、2度目の抑うつ状態では、認知障害が薬物療法に反応せず、認知症の存在が確認されることもある[6]。明らかな神経学的疾患を認めない高齢者においても、大脳の全般性萎縮と白質の病変が、認知機能障害と関連することを示して、老年期うつ病による仮性認知症の神経学的な要因を指摘する研究もある[7]。

5 妄想性うつ病

若年層や中年層のうつ病と比較して老年期うつ病では精神病症状を伴うことが多い。精神病症状を伴ううつ病は、入院治療を受けた老年期うつ病患者の20〜45％に認められる。また、外来治療を受けている老年期うつ病患者の4％に認められる。精神病性の症状は、なんらかの妄想であることが多いが、時に幻覚を有することもある。妄想をテーマで分けると、心気妄想、貧困妄想、罪業妄想、迫害妄想が中心で、時に嫉妬妄想を有するケースも認められる。認知症の妄想と比較すると、老年期の妄想性うつ病 delusional depression の妄想は、系統化されて、気分に合致するものである。無価値であるとか、希望がないなどの支配観念とうつ病の妄想を鑑別することは時に困難である。自分の考えが誇張されたものであることを理解することが可能であるが、それにとらわれてしまっている場合が前者である。妄想性うつ病には、抗うつ薬と抗精神病薬の併用による薬物療法、または、電気痙攣

療法（ECT）が必要になる。抗うつ薬だけによる治療には反応しないことが多いからである。向精神薬を組み合わせて使う必要性があり、それ故に副作用も生じやすく、ECTが必要になるケースもあるため、老年期の妄想性うつ病は入院治療の適応になることが多い。

6 死別反応

■死別反応

　死別体験をした高齢者の大部分は臨床的に明らかな抑うつ状態を示すことはない。したがって、死別体験をした高齢者全員に予防的薬物療法を行う必要はないであろう。しかし、配偶者、友人など非常に重要な人の喪失体験の後に、死別反応 bereavement が起き、大うつ病と似たような、抑うつ気分、喜びの喪失、不眠、食欲低下などの症状が出ることがある。DSM-IVでは、死別反応と診断された場合は、大うつ病の診断基準を満たさなくなる。死別反応と考えられる症状は、死に際して生き残った人がとった行動、または、とらなかった行動に関する罪責感、自分が死んだ方がよかった、または、自分も死ぬべきだったとする自殺念慮などがある。死別体験後の患者では、症状が喪失体験後2ヵ月を超えて続くか、または、症状の持続が2ヵ月以内の場合でも、著明な機能低下、無価値感への病的なとらわれ、自殺念慮、精神病性の症状、精神運動制止などの症状を有するときには、大うつ病を考えて治療を開始するべきであろう。

IV 予　後

■慢性大うつ病

■メランコリー型

　抗うつ薬の進歩は目覚ましいが、1〜6年の経過観察で7〜30％の老年期うつ病患者が慢性大うつ病の経過をたどると報告されている。部分的寛解を含めると慢性化率は40％に至るとされている。慢性化のハイリスクは、過去のうつ病エピソードが長いこと、身体疾患があること、今回のうつ病エピソードが長いこと、重症度が高いこと、メランコリー型でないこと、妄想を伴うことである。1年後の再発率は、老年期うつ病で約15％とされており、これは老年期でない成人のうつ病の34％と比較して低い数字である。しかし、3〜6年間にわたって経過を追ってみると、老年期うつ病の再発率は38％まで上昇する。予後不良因子は、重症頻回エピソード、70歳以上、身体疾患、2年以上持続、妄想、経過中の重大なライフイベントなどである。一般にうつ病の結果が認知症であるとはいえない。しかし、多くの老年期うつ病が認知機能障害や認知症を伴うのは事実である。当初は仮性認知症と考えられていたケースでも1年に9〜25％の頻度で永続的な認知症に至る。初回エピソードの仮性認知症が2年後に非可逆性の認知症になる可能性は、同年齢の健常者の2.5〜6倍である。老年期うつ病患者を平均38ヵ月間経過観察した研究では、うつ病が高齢発症であり、脳溝の拡大が大きいほど、認知症を発症する可能性が高いことが示されている。

V　治　療

　老年期うつ病は薬物療法と精神療法により効果的に治療することができる。対人関係療法と認知行動療法が有効なことも知られている。老年期うつ病も若年層のうつ病と同様の薬物から利益を得ることが可能である。しかし、高齢化と身体疾患は薬物動態に影響を与えており、血中濃度が低い場合でおいてさえ、副作用に対する感受性を増大させている。肝代謝の低下は大部分の薬物の排泄能を低下させており、もとの薬物やその活性代謝産物が蓄積し、中毒症状の出現につながることもある。高齢者は、食欲低下により容易に脱水をきたしやすく、脱水のために薬剤の血中濃度が上がると、思いがけない副作用が生じることがある。脳の予備機能が全般に低下している場合には、薬剤性せん妄をきたす可能性が増す。また、便秘、排尿障害、口渇、起立性低血圧などの副作用も起きやすくなるので注意が必要である。そのため、老年期うつ病の薬物療法においては、通常量の1/3～1/2の少ない量の抗うつ薬から開始して、副作用に注意しながらゆっくり増量していく必要がある。

■薬物動態

■薬剤性せん妄

■コンプライアンス

　高齢のうつ病患者で、認知機能が低下していると、うつ病の性質や薬物療法の必要性を理解できないかも知れない。そのことがコンプライアンスの低下につながる可能性がある。また、服薬の必要性を理解していたとしても、実際の規則正しい服薬に困難をきたすかも知れない。身体疾患の薬物療法を受けている高齢者では、もともとの薬剤のうえに、向精神薬が加わることによって、薬の飲み方が煩雑化してしまい、必要な量を服薬できなかったり、過量に服薬したりという問題が起こりやすい。1日1回投与の薬剤を選択することが可能であれば、コンプライアンスの面では有利である。また、家族などに服薬の管理・確認を依頼したり、必要な薬を1回ずつまとめて一包化したものを用意したりすれば、服薬の誤りは減るだろう。

1　選択的セロトニン再取込み阻害薬

　老年期うつ病に対しても選択的セロトニン再取り込み阻害薬(SSRI)による治療が従来の三環系抗うつ薬による治療と同等に効果的であることが示されてきている。高齢者に対しては、少ない用量から開始してゆっくり増量する。SSRIで比較的頻度の高い副作用は、不眠、焦燥、鎮静、胃腸障害、性機能障害である。一方、SSRIは三環系抗うつ薬と比較して心循環系の副作用が少ないので、うつ病の治療において、特に軽度のうつ病、メランコリー型の特徴を示さないうつ病、心疾患を伴う患者に対しては第一選択の薬剤である。三環系抗うつ薬と比較して過量服薬をした場合の危険性が低いことも、SSRIのメリットである。

2　抗不安薬と睡眠薬

■ベンゾジアゼピン系抗不安薬

　老年期うつ病患者で不安焦燥が強い病状や時期に対してはベンゾジアゼピン系抗

不安薬が投与され、効果を認めることが多い。また、不眠を示す患者には睡眠薬が投与されることが多い。これらの薬物は必要性が高いものではあるが、時にせん妄をきたしたり、せん妄を助長したりする。せん妄は、夜間の不眠・不穏、幻視、日内変動などの特徴が揃った場合には診断しやすいが、興奮を伴わない穏やかなせん妄も存在するので注意が必要であろう。ベンゾジアゼピン系薬物による認知障害のために、認知症を疑わせるような症状を示す可能性も、高齢者では無視できない。

■筋弛緩作用

また、筋弛緩作用と関連した転倒事故にも注意が必要である。睡眠薬の添付文書では高齢者に対する最高投与量は、通常成人の半分量が明記されていることが多い。例えば、フルニトラゼパム（ロヒプノール®、サイレース®）では、通常成人は 2 mg まで、年齢・症状により適宜増減するが、高齢者には 1 mg までと示されている。ベンゾジアゼピン系薬物の効果が最高量まで投与してもはっきりしない場合には、クエチアピンやレボメプロマジンなどの抗精神病薬やプロメタジンのような抗ヒスタミン薬を少量から併用することがある。

3 電気痙攣療法（ECT）

■電気痙攣療法（ECT）

ECT は老年期うつ病に対しても安全で効果的であり、考慮されるべき治療法である。高齢者の約 80％ はなんらかの合併症を有しているので、うつ病と身体疾患が同時に起こることは十分考えられる。心伝導障害、前立腺肥大、緑内障などの身体疾患は薬物療法の危険性を高める。また、身体疾患のために服用している治療薬と抗うつ薬との併用により副作用が重畳し、せん妄などの副作用を起こすこともある。薬物療法の効果発現を待つ間に、自殺する危険があるのはもちろん、高齢者の場合には、食欲低下により容易に脱水、電解質異常、低栄養状態をきたしやすい。効果発現が早いことも ECT の利点である。ECT の死亡率は 0.01％ である。死亡の大部分は、治療の直後、または数時間の間に起こる。高齢者や、心疾患の既往があるケースでは、ECT 後に、虚血性心疾患、不整脈、非代償性心不全、一過性の高血圧などを起こすリスクが高くなる。高齢者では、ECT 後の記憶障害からの回復に、若い年齢層よりも長い時間を要する。時に、老年期うつ病患者は、ECT の後に遷延性せん妄を呈することがある。ECT が著効したケースも再発の可能性は高いので、維持療法として ECT が行われることもある。ECT は、老年期うつ病の中でも、精神病性の特徴を伴ううつ病、緊張病性の特徴を伴ううつ病、自殺念慮が強いうつ病において、特に適応が高いが、その他の薬物療法抵抗性のうつ病においても適応になる。現在では、全身麻酔管理下で筋弛緩薬を使用して行う無痙攣性電気痙攣療法が一般的となってきている。無痙攣性の場合には循環動態の変化が少なく、骨粗鬆症や関節拘縮のある高齢者に対しても、脊椎圧迫骨折やその他の骨折の心配をせずに実施することができる。老年期うつ病に対しては無痙攣性電気痙攣療法を行うことが望ましいであろう。

■無痙攣性電気痙攣療法

若い年齢層のうつ病と比較すると、老年期うつ病では心気的症状が目立ち、不安焦燥が強く、疾病妄想・貧困妄想・罪業妄想などの妄想が出現しやすく、せん妄や仮性認知症などを呈することもあり、病状は多彩であり、診断に迷うことも少なくない。一方、薬物療法に関しては副作用の少ない SSRI の開発、ECT に関しては無痙攣性電気痙攣療法の普及があり、治療の安全性はますます高まっている。老年期うつ病は安全に治療可能な病気であり、臨床面では積極的に診断し治療を試みることが望まれている。

（吉益晴夫）

■ 文　献 ■

1) Blazer G, Houpt L：Perception of poor health in the healthy older adult. J Am Geriatr Soc 27：281-287, 1987.
2) Koenig G, Meador G, Cohen J, et al：Self rated depression scales and screening for major depression in the older hospitalized patient with medical illness. J Am Geriat Soc 36：699-706, 1988.
3) Small W：Behavioral disorders in Alzheimer disease；depression is common. Bull Clin Neurosci 54：2-7, 1989.
4) Starkstein E, Robinson G, Price R：Comparison of patients with and without post-stroke major depression matched for size and location of lesion. Arch Gen Psychiatry 45：247-252, 1988.
5) Cummings L：Depression and Parkinson's disease. Am J Psychiatry 149：443-454, 1992.
6) Reynolds F III, Hoch C：Differential diagnosis of depressive pseudodementia and primary degenerative dementia. Pcychiatric Annals 17：743-748, 1987.
7) Soares C, Mann J：The anatomy of mood disorders；review of structural neuroimaging studies. Biol Psychiatry 41：86-106, 1997.

27 産褥・性周期・更年期とうつ状態

■はじめに

　うつ病が男性より女性に高頻度にみられることはよく知られている。性ホルモンが精神症状に及ぼす影響についてはいまだに不明な点も多いとされているが、女性の場合性ホルモンのバランスが大きく変化する産褥期(主に分娩後2～10日頃)、月経前、更年期(閉経前)といった3つの時期にいずれもうつ状態を含む気分関連障害の症状を呈することが多いことから、強い関連が示唆されている[1]。

　うつ病は心理・社会的ストレス状況で発症することが知られており、これら3つの時期にみられるうつ状態にも関係する。それぞれの時期にみられるうつ状態を順番に紹介していく。

I 妊娠中および産褥期にみられるうつ状態

　産褥期はヒポクラテスの時代から精神疾患が起こりやすい時期であるとされており、現在もうつ病の起こりやすい時期とされている。

■内分泌精神症候群

　生物学精神医学的に産褥期を捉えると、M. Bleuler の唱えた内分泌精神症候群という概念に当てはまる。内分泌の変動によって、発動性、気分の変化、欲動の亢進や減弱、生体の周期性の異常などの症状が産褥期を含めた周産期に起こりやすい。また心理社会的には、出産や育児への心理適応の準備、生まれてくる子どもとの愛着形成、など重要な課題に直面する[2]。女性にとっては精神的破綻をきたしやすい時期であり、うつ状態の発現頻度も高いことが知られている。またうつ状態が見逃され適切な治療が受けられないと母子相互関係に多大な影響を及ぼすこともわかってきた。

　また従来、妊娠自体、生体防御的に作用し精神疾患の発現は少ないとされていたが、最近は妊娠期は比較的軽症のうつ病や強迫性障害などが発症しやすいことが知られている。

　そのため産褥期のうつ状態について述べる前に、妊娠中のうつ状態について概説する。

1 妊娠中のうつ病

─a─症状

　現在の診断学では確立された病名ではないが、妊娠中に興味の喪失、意欲の低

表1. 妊娠期のうつ病の発症に関連する危険因子

1. 人生早期(15歳以前)における養育者の喪失体験および養育者から否定的な態度で養育された生活史
2. うつ病の既往歴や家族歴
3. 性格傾向(神経質傾向と精神病質)
4. 月経困難症
5. 結婚関係における葛藤、妊娠に対する両価的な感情
6. 妊娠中の吐き気や嘔吐などの身体症状
7. 若年での出産
8. 初回妊娠、人工中絶の経験
9. 子どもの数が多いこと
10. 住環境の物理的狭さや妊婦が住環境から受ける心理的圧迫感

(文献3)による)

下、抑うつ気分、不安、焦燥感を伴うもので精神病状を伴うほどの重症例にはならない[2]。また一般に妊娠初期に初発のうつ病の形で発症することが多い。発症に関する危険因子を**表1**[3]に示す。

b 経過

多くは出産までに症状は回復し、追跡調査でも産後にみられるうつ状態との重複群が少ないことから、産褥期のうつ状態とは異なる病態であることが示唆される[3]。

c 関連する要因

妊婦に対する社会的援助不足、妊娠中の不利な出来事、婚姻上の葛藤、夫からのサポートの低さ、その他の危険因子として望まれない妊娠、望まれない結婚など本人の結婚、妊娠に対しての否定的な反応が報告されている。

d 治療

軽度のうつ状態では妊娠中に気づくことは少ないと思われるが、妊婦がうつ状態を訴えてきた場合には精神科と連携する必要がある。前記のように多くは出産までに回復するが、妊娠中期以降にも症状が持続し、妊娠の継続が困難になれば、抗うつ薬の使用も考える。

妊娠中のうつ病の治療に関しては、抗うつ薬投与に伴うリスクと薬物療法をしないことに伴うリスクを考えることになる。一般的に三環系抗うつ薬(TCA)や選択的再取込み阻害薬(SSRI)は比較的安全とされているが、SSRIを妊娠後期に使用した場合、新生児のセロトニン系システムに影響がみられることが指摘されているので、注意が必要である。自殺傾向のある場合や、妄想をもつうつ病の場合は、入院治療も必要となり、電気痙攣療法(ECT)も選択肢の1つになる[4]。

■産褥期のうつ状態とは異なる病態

■多くは出産までに自然軽快

・重要項目・ 妊娠初期に発症。多くは出産までに自然軽快するが、妊婦がうつ症状を訴えたとき、妊娠の継続に支障をきたすときには早期に精神科医との連携を図る必要がある。

2　産褥期のうつ病

出産後に発生するうつ病を産褥うつ病あるいは産後うつ病という。またうつ病の診断基準は満たさないが、出産直後より気分の不安定な状態がしばらく出没することがありこれをマタニティ・ブルーと呼ぶ[3]。

①**マタニティ・ブルー**：産褥期において妊婦の10〜50％に起こるとされる。

a 症状
一過性の軽度抑うつ状態、不眠、不安、焦燥感、涙もろさ、離人感、泣き叫び、夫への敵意。新生児への陰性感情などで気分の高揚もみられることがある。

b 関連する因子
月経前緊張症の既往、過去の流産や死産、産科合併症の有無、望ましくない出来事、夫の支援不良、妊婦と親の不良の関係、性格的特徴、過去の精神科既往、生物学的要因(トリプトファン、コルチゾール、エストロゲン、プロゲステロン、甲状腺ホルモンなど)が挙げられている。

c 経過
通常数日から2週間以内に症状が改善するため、ほとんどの症例では治療は必要としない。

d 治療
不安や不眠が強い場合は抗不安薬や睡眠薬を頓用する。また約5％の症例が産褥期うつ病に移行するともいわれており、症状が1ヵ月以上持続するものはうつ病としての治療が必要になる。

■里帰り出産

> **・メモ1・**　産褥期のうつ状態の頻度は日本では欧米の報告より低いとされてきた。これには感情を出さないことを美徳とする文化背景、里帰り出産など妊産婦を大切にする社会習慣などが関与するといわれていたが、最近の報告では従来の報告より高いことが明らかになった。

②**産褥期うつ病**：産褥期の精神障害は発症時期によって症状が異なってくる。産褥1ヵ月以内では錯乱、せん妄、幻覚妄想状態のような統合失調症の症状が多く、産褥1ヵ月以降ではうつ状態を主体とするものが多い[5]。うつ病は産褥期の精神障害の半数を占める。

■うつ病は産褥期の精神障害の半数を占める

a 症状
抑うつ気分、不安、焦燥感、不眠などで、育児に対する不安や恐怖、母親としての責任が果たせないこと、夫や子どもへ愛情が沸かないことに対する自責を訴える。また「生んだ赤ん坊は病気で育たない」などの妄想を抱くこともある。程度は軽度から何もできない状態になるものまでさまざまだが、放置し重症化すると自殺、児殺し、親子心中などに至る危険性もあり十分な注意と監視を要する。産褥期に精神症状を呈しやすい要因はいくつかあり**表2**[3]に示す。

表2. 産後精神障害のリスクファクター

1. 過去の精神科既往歴
2. 妊娠中に診断がついたうつ病
3. 妊娠や出産に対する不安の訴えの持続
4. 夫の協力がなく、夫婦関係が極めて悪い
5. シングルマザーになる妊婦
6. 自分の家族や友人などからサポートが乏しい
7. 今回の妊娠前後から出産までに経験するライフイベント
   （本人や家族の重篤な病気、死別や離婚、経済的危機など）
8. マタニティーブルーの症状が著しい

(文献3)による)

b 治療

薬物療法と精神療法があるが主な治療は抗うつ薬による薬物療法が中心である。欧米ではSSRIが主流になっている。またエストロゲンや甲状腺ホルモンも有用であるとされている[6]。

■抗うつ薬服用時の授乳

・メモ2・ 抗うつ薬服用時の授乳

抗うつ薬をはじめ、各種の精神科薬は母乳移行性があり、したがって母親が服薬中の母乳栄養児には母親の投与量の数％が母乳を通して摂取される。そのため新生児の腎機能、肝機能、脳への影響などを考えて断乳する場合が多かった。しかし母親が三環系抗うつ薬服薬中の母乳栄養児と同じく母がうつ病だが人工栄養で育てられた児での成長、発達に差がなかったとの報告[3]もあり、母親の授乳希望が強い場合には授乳に関してははっきりとした説明が大事である。

■精神科母子ユニット

・メモ3・ 欧米では産褥期うつ病の母親と乳幼児が同時に入院して、母親の病気を治療しながら、母性と養育能力を獲得できるように指導する精神科母子ユニットという入院形態がある。本邦でも各地で創設され始めており、核家族など周囲の援助が受けられない母子に有用である[6]。

II 性周期にみられるうつ病

精神疾患を有する女性患者は月経周期に伴い精神症状に変化を認めることが知られている。通常月経前に精神症状の増悪をみることが多く、プロゲステロンの関与が示唆されているが、具体的な機序は解明されていない。

精神疾患に罹患していなくとも、月経前に繰り返し出現する不快な心身症状を認めることがあり、これを月経前症候群(premenstrual syndorome；PMS)と呼ぶ。またDSM-IVに盛り込まれている月経前不快気分障害(premenstrual dysphoricdisorder；PMDD)はPMSの重症型と考えられており、月経前の、なんらかの症状によって、家庭や社会で著しく日常生活が障害されるもので、3〜8％の患者にみられるという。

1 月経前症候群(PMS)

性成熟期にある女性の20〜50％に黄体期(月経周期後半の2週間)、特に月経前の数日前から身体症状や精神症状を呈することがある。これらの症状は月経開始後

表3. Common Symptoms of Premenstrual Syndrome

Affective	Cognitive
Sadness	Decreased concentration
Anxiety	Indecision
Anger	Paranoia
Irritability	"Rejection sensitive"
Labile mood	Suicidal ideation
Pain	Neurovegetative
Headache	Insomnia/hypersomnia
Mastalgia	Anoerxia/food cravings
Musculoskeletal	Fatigue
Autonomic	Lethargy
Nausea	Dermatologic
Palpitations	Acne
Sweating "hot flushes"	Greasy/dry hair
Fluid balance	Behavioral
Bloating	Decreased motivation
Weight gain	Poor impulse control
Oliguria	Decreased efficiency
Edema	Social isolation

(文献5)による)

すぐに消失するが、次回の黄体期には同じ症状を繰り返すことが多い。

これをPMSと呼ぶ。この症候群は1931年Frankが同様の症状を示す15例を月経前緊張症として報告したのが始まりであるが、1953年、Greene & Daltonが月経前症候群と呼んで以来こちらの名称の方が一般的となっている。

a 症状

表3[5)]に示すように多彩であるが、よくみられる症状としては、身体症状として食欲の変化、嘔気、嘔吐、頭痛、腹痛、のぼせ、発汗、易疲労感、浮腫、色素沈着などである。精神症状としては不安、抑うつ、緊張、睡眠の異常、焦燥感、情緒不安定、集中力、判断力の低下などがみられる[1)]。

b 原因

黄体期に繰り返すことからプロゲステロン(黄体ホルモン)の関与が考えられるが、しかしPMS患者の血中プロゲステロン濃度にほとんど異常がないことなどからホルモンの血中濃度の問題ではなく、性ステロイドと他の神経伝達物質の関連も示唆されている[5)]。

■性ステロイドと他の神経伝達物質の関連

c 診断

DSM-IVのPMDDの診断基準を表4[7)]に示すが、PMDDの診断基準を満たさないPMSに関しては、研究者や施設によりいくつかの診断基準がある。

d 治療

薬物療法と非薬物療法に分けられる。非薬物療法は医学的根拠が証明されているわけではないが、表5[5)]に示すようなものであり、PMDDに至らない軽度のPMSで広く試みられている。

表4. PMDDの診断基準

A. 過去1年の間の月経周期のほとんどについて、以下の症状が黄体期の最後の週に起こり、卵胞期の開始後2、3日以内に消失し、月経開始後の1週間は存在しなかった。
　少なくとも5つがほとんどの期間存在しており、その状態のうち少なくとも1つは①、②、③、④のどれかである。
　①著しく抑うつ的な気分、絶望感、または自己非難
　②著しい不安、緊張、"調子が高い"とか"苛立っている"という感情
　③著しい感情不安定性、例えば、突然、悲しく、涙もろく、他人からの拒絶に敏感になる
　④持続的で著明な怒り、イライラ、対人関係の変化
　⑤日常の活動、例えば、仕事、学校、友人、趣味への興味減退
　⑥集中困難の自覚
　⑦無気力感、易疲労性または著しい気力の消失
　⑧食欲の著明な変化、過食、または特定の食物への渇望
　⑨過眠または不眠
　⑩抵抗できない感じ、自分ではどうにもならない感じ
　⑪他の身体症状、例えば、乳房痛と腫脹、頭痛、関節または筋肉痛、"膨れている"感じ、体重増加

B. この障害は、仕事、学業、または日常の社会的活動や他者との人間関係を深刻に障害している（例えば、社会的活動の回避、仕事や学業における生産性・能率の低下）。

C. この障害は、大うつ病、パニック障害、気分変調性障害、または人格障害のような、他の障害の症状の単なる増悪ではない（但し、これらの障害のどれに重なってもよい）。

D. 基準A、B、Cは、症状のある周期の少なくとも2回について、前向き的になされる毎日の自己評価により確認される（診断は、この確認に先立ち、暫定的に下されてもよい）。

月経のある女性では、黄体期は排卵から月経開始まで、卵胞期は月経開始からである。月経のない女性（子宮摘出後など）では、黄体期・卵胞期の確認には生殖ホルモンの測定が必要である。
（文献7）による）

表5. 月経前症候群に対する非薬物療法

1. 症状調査、教育
2. 食事、嗜好品　3回以上のバランスのとれた食事
　　（制限）塩分、糖分、カフェイン、アルコール、タバコ
　　（摂取）不飽和脂肪酸、ビタミン、ミネラル類
3. 運動　中等度の規則的な運動、有酸素運動
4. ストレスマネジメント
5. リラクゼーション
6. カウンセリング、認知行動療法など
7. ハーブ
8. 光療法

（文献5）による）

■月経開始後に症状が消失すること

・ポイント・　PMSの診断では月経開始後に症状が消失すること、既にある症状が月経前に悪化したものでないことの確認が必要である。各種精神疾患、甲状腺機能異常、喘息などが月経前に症状悪化をみることがあり、これらとの鑑別は必要である。

薬物療法は表6[5)]に示すようにさまざまな薬物が用いられるが、中等症～重症ではSSRIが第一選択薬になっている。黄体期のみの投与でも有効とされている。不安、焦燥間の強い症例にはalprazolamが、また水分貯留症状が著明な場合はspiranolactoneが用いられる。またはイライラを抑制する目的で、経口避妊薬を用いることがあるが、現在日本で処方可能な経口避妊薬は、精神症状に対する効果は少ないとされている。欧米ではspiranolactone誘導体であるdorospirenone

表6. 月経前症候群に対する薬物療法

1) 対症療法			
・利尿薬	Spironolactone	50〜100 mg/D	luteal phase
・頭痛・骨盤痛	Mefenamic acid	750〜1000 mg/D	luteal phase
・乳房痛	Bromocriptine	2.5〜5.0 mg/D	luteal phase
	Danazol	200 mg/D	luteal phase
・精神症状	Pyridoxine	100 mg/D	
2) ホルモン療法			
・プロゲステロン	Micronized capsule*	100 mg/D	luteal phase
	Dydrogesterone	5〜10 mg/D	luteal phase
・経口避妊薬			
・排卵抑制	GnRH agonist		
	Danazol	200〜400 mg/D	
3) 向精神薬			
・SSRI	Fluoxetine*	10〜20 mg/D	(luteal phase)
	Sertraline*	25〜50 mg/D	
	Paroxetine	5〜20 mg/D	
	Citalopram*	5〜20 mg/D	
	Fluvoxamine	25〜50 mg/D	
・その他	Alprazolam	0.75 mg/D	luteal phase
	Buspirone*	30 mg/D	luteal phase
	Clomipramine	25〜75 mg/D	

* 本邦では未発表　　　　　　　　　　　　　　　　　　　　　　　　（文献5）による）

を黄体ホルモン剤として含有するピルが発売されており、効果が期待されている。GNRHa は長期に投与すると卵巣機能を抑制するため、他の治療が無効な場合に慎重に行う[8]。

・メモ4・ PMDD に関しては三環系抗うつ薬と SSRI の効果に差があることから PMDD とうつ病は異なるものである可能性も推測されている[5]。

III 更年期のうつ病

一般的には婦人科的な「更年期障害」という概念が知られているが、ICD-10、DSM-IV のいずれにも、更年期うつ病に該当する項目はない。更年期は閉経(平均50歳)前後の前後約10年間を指し、生殖可能な性成熟期から不可能な年代の移行期であり、卵巣機能の衰退という内分泌変化が大きな要因である。

■卵巣機能の衰退という内容分泌変化が大きな要因

内分泌変化は情緒、感情に影響を及ぼし、心理的ストレスが内分泌変動にも関与する。更年期に起きる身体的、精神的症状は表7[1]のように多彩で個人差も大きい。

内分泌的には閉経(1年以上の無月経が続いた状態)前後では、卵巣機能の低下により、卵胞ホルモン(エストロゲン)の分泌が減少し、またエストロゲンの低下による negative feed back のために、視床下部からの GnRH(gonadotropin releasing hormone)や下垂体前葉からの卵胞刺激ホルモン(folicle stimulating hormone；FSH)などの過剰分泌が起こる。この過剰分泌による視床下部による調節機能の障害が、同じく視床下部にある自律神経の中枢に異常をきたすことによ

表7. 更年期障害の症状

のぼせ・熱感・冷え・動悸	血管運動神経
頭痛・めまい・不眠・耳鳴り・憂うつ感	精神神経系
しびれ感・知覚鈍麻・瘙痒感・蟻走感	知覚神経系
腰痛・肩凝り・背部痛・関節痛	運動器官系
発汗・口内および眼球乾燥・しみ・しわ	皮膚・分泌系
嘔気・食欲不振・便秘・腹部膨満感	消化器系
頻尿・残尿感・血尿・尿漏れ・性器下垂感・性交痛・性欲低下・外陰部瘙痒感	泌尿器・生殖器系

(文献1)による)

り更年期障害の症状がもたらされるとされる[1]。

また心理的には閉経や老化による女性らしさや身体に対する自信の喪失、子どもの自立、夫の定年、近親者の死など環境の変化も影響する。これらの喪失体験や失望感、否定的観念はうつ病の発症と関係があるとされている。

1 更年期うつ病

前述したとおり、更年期障害は卵巣機能低下という身体的要因、心理的要因、社会的要因が複雑に絡み合って起こるとされているが、内分泌という要因を除けば、ほとんどが内因性うつ病、特に単極性うつ病の発症要因と同じである。更年期に発症する特異的なうつ病として従来より「退行期うつ病」という概念が提唱されていたが、現在ではうつ病と質的に異なるものでなく、内因性うつ病の遅発型とみるのが一般的である。

■退行期うつ病

a 症状

感情障害に関しては抑うつ気分が悪化し微小妄想、貧困妄想、罪業妄想などに発展しやすく、自殺の危険性も常に念頭におく必要がある。不安、焦燥感も強く認めることが多い。意欲の低下もみられるが、更年期のうつ病では抑うつ気分に比べ、意欲、行動の制限が軽く、不安、焦燥感も加わって、むしろ動きや口数が多く、不穏で攻撃的な傾向が認められる激越型うつ病となり、この状態は衝動的自殺の危険性もより高い。

b 治療

うつ病としての治療は従来の治療と同じである。抗うつ薬中心の薬物療法は三環系抗うつ薬からSSRIに移行しつつあるが、SSRIは副作用は少ないとされているが抗うつ効果が弱い、効果の発現がやや遅いなどの点も指摘されており、焦燥感が強い症例には三環系抗うつ薬の方が望ましい。

精神療法も必要であるが、支持的精神療法で十分である。

不安焦燥感の強い激越性うつ病や自殺念慮の強い症例では薬物療法の効果が出現するまで待つ余裕のない場合があり、このときは電気痙攣療法(ECT)の適応となる。

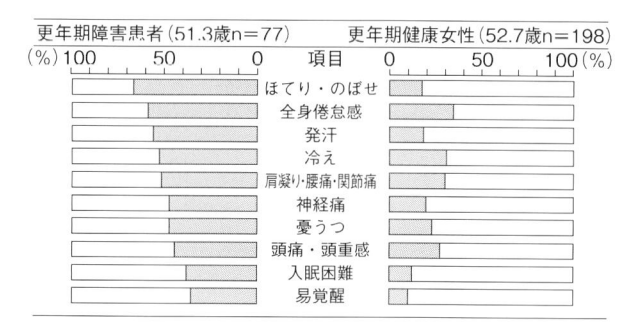

図1. 更年期障害患者と更年期健康女性における症状の頻度(%)
(赤松達也, ほか：更年期女性とデプレッション. 産婦人科の実際 48：1937-1945, 1999 による)

2 一般的な更年期障害と更年期うつ病

　更年期障害といわれる患者にみられる多彩な症状を同年代の健康女性における症状出現頻度を比較したのが図1である[9]。これらは更年期障害の患者に特徴的な症状ではあるが、健康女性もある程度自覚している。またこれらはほてり、のぼせ、発汗、冷え性などの血管運動症状と抑うつ気分、不眠、全身倦怠感に大別できる。しかしこれらは内因性うつ病にもみられる症状であり、婦人科医がいわゆる更年期障害の中に存在するうつ病の患者を鑑別することは困難である[10]。

　更年期女性のうつ病に対するホルモン補充療法の効果は現在も一定の結論は出ていない。暫定的な結論として、狭義の更年期症状が強くそれがストレスになっている場合は併用を検討する。軽症うつ病の患者は身体症状の改善によっても抑うつ症状の改善をもたらす可能性はある。しかし中等症から重症例にはホルモン補充療法による抗うつ効果は不十分とされ[11]、純然たる精神科疾患として分類すべきである[12]。

■ホルモン補充療法(HRT)

(吉田芳子)

■ 文　献 ■

1) 山田和男：性ホルモンと気分関連害. 臨床精神医学 27(9)：1105-1112, 1998.
2) 吉田敬子, 山下　洋：児童精神科の広がり；周産期精神医学の立場から. 精神医学 4(12)：1317-1323, 1999.
3) 北村俊則：周産期の女性のうつ病；その頻度と発生要因. 日本新生児学会雑誌 33：454-456, 2000.
4) 島　悟, 佐藤恵美：妊娠・出産とうつ病. 臨床精神医学 33(2)：141-148, 2004.
5) 相良洋子：月経前症候群の診断と治療. ホルモンと臨床 49：433-439, 2001.
6) 岡野禎治：周産期のうつ病. 産婦人科治療 81：105-108, 2000.
7) Burt V, Hendrick V(著), 島　悟, 長谷川恵美子(訳)：コンサイスガイド；女性のためのメンタルヘルス, p13, 日本評論社, 東京, 1999.
8) 相良洋子：月経随伴症状；更年期障害. Progress in Medicine 27(9)：2047-2053, 2007.
9) 赤松達也, 奥田　剛, 佐々木純子, ほか：更年期女性とデプレッション. 産婦人科の実際 48：1937-1945, 1999.
10) 鹿島晴雄：更年期うつ病. 産婦人科の実際 46：195-199, 1997.
11) 堀川直史：更年期障害と精神医学的問題. 精神科 10(5)：394-399, 2007.
12) 大川玲子：更年期の不定愁訴と薬物療法. 産婦人科治療 77：828-835, 1998.

28 難治性うつ病

■はじめに

「うつ病は治る」という記載が修正を求められている時期であると思う。社会の変化に伴ってうつ病自体が変わった面もあろうし、精神医学のもつ診断体系の変化に起因する部分もある。難治性うつ病に関しては既に総説や書籍が少なくないことを考え、できるだけ重複しない部分を中心に述べてみたい。

I 定 義

難治性うつ病とは字義のとおり、治りにくいうつ病である。その中には「うつ病は本来治療の有無にかかわらず寛解するはずである」という考えに立つ場合もあるはずであるが、通常は「適切な治療にもかかわらず寛解に達しないうつ病」という意味に用いる。慢性うつ病や遷延性うつ病を前者に近い意味で用いることがあるし、治療抵抗性うつ病は後者の意味である。さらに病相を頻回に繰り返すうつ病あるいは躁うつ病（ラピッド・サイクラー）をも難治性うつ病に含めることもある。以下では治療抵抗性うつ病を中心に論じる。

■慢性うつ病
■遷延性うつ病
■治療抵抗性うつ病
■ラピッド・サイクラー

1 難治性うつ病の判定基準

難治性うつ病は一般に治療方法と治療期間をもとに定義されるが、定義にはばらつきが大きい。最も甘い（難治と判定されやすい）基準では「1種類の三環系抗うつ薬に反応しないもの」というものがある。さらに「うつ病相が最低6ヵ月間続く。2種類の抗うつ薬に反応しない」や「2種類の抗うつ薬に反応しないか1種類の抗うつ薬と電気痙攣療法（ECT）に反応しない」などとうつ病相の持続期間と治療方法が加わって、基準が厳密かつ厳しくなる。持続期間の定義として「最低2年間のうつ病相の持続」を加えた定義もある。

2 難治性うつ病における判定基準の違い

a 診断

うつ病治療開始前の診断名を大うつ病に限定するのか、気分変調性障害などを含めるのかによって、難治性となる症例の割合に差が大きくなる。この背景にはさらに、従来の内因性うつ病と抑うつ神経症の関係があり、難治性うつ病という概念自体が「うつ病は本来挿話性の経過をとる」という前提から生まれていることに注意

■内因性うつ病
■抑うつ神経症

する必要がある。

　DSM-III(1980)が生まれる前の精神医学ではうつ病の中核は内因性うつ病であり、脳器質性および症状性精神障害や薬剤性精神障害などの身体因性精神障害としてのうつ状態以外のうつ状態は内因性うつ病と抑うつ神経症に分類されると記載する教科書が多かった。経過という観点から比較すれば、内因性うつ病は一定期間、持続したのち寛解する挿話性をとり、抗うつ薬療法を行えばさらに短い期間で改善する可能性がある。一方、性格に起因する部分の大きい抑うつ神経症は抑うつが遷延しやすい。

　このような状況では「治療しなくても一定期間の持続の後に寛解に達するのが内因性うつ病の中核群であるから、治療の有無にかかわらず遷延するものを難治性うつ病と呼ぶ」という考え方が理解しやすい。一方、性格に起因する部分の大きい抑うつ神経症の典型例は、もともと長期の経過をとることが多いため、非難治例に対して難治例があるという考え方で捉えられることは少ない。

b　持続期間と治療期間

　うつ病相は本来挿話性であるとして、難治性うつ病の定義にうつ状態の持続期間を重視する考え方があり、その期間にもかなりの幅がある。また治療期間を重視した基準では「入院して最低8週間のECTに反応しない」などという定義もある。

c　治療内容

　薬物療法のみで一定期間治療しても寛解に達しないことを基準とする場合とECTを加える場合がある。さらに薬物療法でも抗うつ薬の種類を1種類とする場合と2種類とする場合があり、さらにMAO阻害薬や炭酸リチウムでの治療にも反応しないことを基準に含めることもある。

d　重症度の指標

　何を重症度の指標として難治性うつ病を定義しているかにも注意しておく必要がある。最も多いのはうつ状態全般の重症度としてハミルトンうつ病評価尺度を用いる方法である。これは神経症症状などを含むため、抑うつに関する項目のみを取り出して評価する方法もある。そのほか、希死念慮や精神病症状の有無を重視する、社会適応を重視する、副作用も含めたquality of life (QOL)を評価する、などの違いがある。症例に則していえば、「抑うつ感は改善したが仕事に復帰できない状態」と「抑うつ感は残っているが仕事は通常のペースでこなしている状態」のいずれを、よりうつ病が重症であると捉えるかというような問題である。これらは個々の報告者が難治性うつ病に対してどのようなモデルを考えているかによって決まってくる。

　この重症度の指標を何にとるかという点は難治性うつ病に対する治療の有効性を検討する際の改善の指標にも関係する。

― ハミルトンうつ病評価尺度

― quality of life (QOL)

II 頻　度

難治性うつ病をどのように定義するかによって頻度は大幅に異なる。DSM-IVでは慢性うつ病を大うつ病の基準を満たす状態が2年以上続くとしているが、それに準じていくつかの報告をみると15％程度であろうか。

III 特　徴

1 治療に関係する問題と背景因子

難治性うつ病患者にみられる特徴を挙げる。①治療自体に関係する問題は極めて重要であり、②服薬コンプライアンスが悪い、③うつ病相の開始から治療開始までの期間が長い、④抗うつ薬の量が不十分である、などが指摘されている。うつ病治療の主流が三環系抗うつ薬（TCA）から、TCAよりも副作用は耐えやすいが効果は同等かやや劣るとされる選択的セロトニン再取込み阻害薬（SSRI）に変わった現状では、治療薬による差も検討する必要がある。発症前よりも病相発現後の好ましくないライフイベントが病相を遷延させるという指摘がある。

■選択的セロトニン再取込み阻害薬(SSRI)

背景因子からみると、①高齢者と若年者、②非定型症状が多いとされる女性、③神経症的な性格傾向、④家族歴に気分障害が多い、⑤気分に影響を与える薬剤の服用、などが挙げられている。

2 診断や疾患に対する評価

a うつ病の重症度

うつ病の重症度について、軽症例において、軽症のまま持続する症例はうつ病自体は重症でなくても、改善という観点でみれば難治である。重症例の中には改善しない例と、却って薬物療法やECTが奏効しやすい例があることが知られている。重症度と難治性の関係は対象症例の選択基準などの研究方法まで含めて慎重に評価する必要がある。

b 診断体系の変化

■統合失調症

第一に統合失調症との関係である。かつてうつ病症状とともに思考吹入やさせられ体験を認めた場合、統合失調症と診断された。ところがDSM-IVでは「気分に一致しない精神病性の特徴を伴う」気分障害と診断される。従来ならば緊張型統合失調症と診断された症例が「緊張病性の特徴を伴う」気分障害と診断されることもある。

■comorbidity

第二はcomorbidityにかかわる部分である。DSM-III以前の古典的精神医学では統合失調症患者が抑うつ感を訴えたとき、統合失調症にはしばしば抑うつ症状

がみられるとして、新たにうつ病の病名を付けることはなかった。また内因性うつ病と抑うつ神経症は鑑別すべき疾患であり、1症例で合併することはなかった。

ところがDSM-Ⅲ、ⅢR、Ⅳでは、症状内容と症状の出る時期によっては同一症例に統合失調症と大うつ病という診断を同時に付ける場合がある。また大うつ病と気分変調性障害の診断を同一症例に付けることもある。このように複数の精神疾患に同時に罹患することがあるという考え方をcomorbidityといい、DSM-Ⅲ、ⅢR、Ⅳではこの考え方がとられている。「DSM-Ⅳで大うつ病と診断された症例を対象とした研究」などという記載をしばしば目にするが、comorbidityについてきちんと記載されていない場合は、その中に統合失調症や気分変調性障害の合併例があるかも知れないと考えておく必要がある。

このように診断体系が変わると、当然のことながら難治化する症例の割合という数字は変化することになる。

3　疾患自体の特徴

■comorbidity

難治例には不安、広場恐怖、薬物依存、人格障害などを伴う場合が多いとする報告がある。Comorbidityの考え方に立てば、うつ病と他の精神疾患の合併と診断されるし、他の診断体系によれば随伴症状と評価されることになる。また難治例には非定型症状(過眠、体重増加、ヒステリー症状など)や身体疾患(リウマチ性疾患、癌など)を伴う例が多いといわれる。難治例の生物学的特徴として、治療によりDST(デキサメサゾン抑制試験)が正常化しない、TRH(甲状腺刺激ホルモン放出ホルモン)負荷試験によってTSH(甲状腺刺激ホルモン)が正常化しない、血中トリプトファン濃度の低下などがいわれたこともあるが、一定の見解には至っていない。

Ⅳ　難治性うつ病に対する対応と治療

うつ病が治りにくいとき、検討すべき問題は既に述べた難治性うつ病の特徴のうち、治療者による対応が可能な部分である。その要点を挙げる。

1　診断に関係して

a　診断は適切か

抗うつ薬が有効であると予測されるのはいわゆる内因性うつ病、あるいは大うつ病と診断される症例である。診断を再考することは不可欠である。プライマリ・ケアではうつ病と軽度の意識障害、軽症の認知症との鑑別がしばしば問題となる。中枢神経疾患を含めた身体疾患、身体疾患治療薬を含めた薬物などによるうつ状態の可能性はないか、またそれらが直接の原因ではないにして抑うつ気分に影響を与えてないかを検討する。パロキセチンやフルボキサミンなどは薬物相互作用によって

■薬物相互作用

他の薬物の血中濃度を特に変えやすいことも頭において対応する。治療薬などでは中止や減量が難しい場合も多いが可能な限りの対応を図る。最近、不安感や軽度の抑うつ感への対応のためにプライマリ・ケアの段階で向精神薬が使用され、それが関係して反応性の低下を生じ、うつ病ではないかと精神科に診察依頼される症例にしばしば出会う。

b comorbidity について

難治性うつ病に関連して、随伴症状や他の精神疾患の comorbidity を適切に評価しておくことは極めて重要である。ある症例の DSM-IV 診断は「第1軸　臨床疾患、臨床的関与の対象となることのある他の状態：大うつ病性障害・単一エピソード、気分変調性障害、社会恐怖、特定不能の身体表現性障害、第2軸　人格障害、精神遅滞：自己愛性人格障害、依存性人格障害、第3軸　一般身体疾患、気管支喘息、第4軸　心理社会的および環境的問題：ストレスの強い勤務日程、1人住まい、親の過保護、第5軸　機能の全体的評定：GAF 53点」となった。

DSM は comorbidity まで厳密に評価して初めて適正使用といえる。日本の臨床現場では当てはまりそうな疾患の項目だけチェックして診断するような不適切使用が多いように思う。これでは治療につながらない。ある意味でうつ病の転帰予測に有用な最大の要因は comorbidity であるともいえよう。

次にこのような症例の経過が遷延しても「難治性うつ病への対応」と一括される場合があるが、気分障害以外の診断から治療を考える必要はないか。さらに診断における comorbidity という考え方自体を再考する必要があるようにも思う。

c 心理社会的側面の評価

心理社会的側面の評価と対応も重要な問題である。しばしば臨床に登場する治療アルゴリズムに心理社会的側面への対応が記載されることはほとんどない。そのためアルゴリズムによるうつ病治療から難治性うつ病を判定するとすれば、薬物療法無効例と難治性うつ病がほぼ同義ということになりかねない。

このあたりを DSM を取りあげながら述べる。病因や発症機序に関係する可能性のある心理社会的側面が DSM ではどのように扱われているのであろうか。

■多軸評定

DSM の大きな特徴の1つは多軸評定であり、各軸において前項目のような評価が行われる。DSM では発症や経過に関係する可能性のある性格面の問題や身体疾患も含めた環境要因が第2、3、4軸に記載される。第2軸記載上の注意として「第2軸に記載することが、決して、その病因または適切な治療が第1軸にコード番号をつけて記録される疾患に対するものと基本的に異なることを意味するとは考えていない」とある。また「第1軸、第2軸、第3軸の疾患の間における多軸システム的区別は、その各々の概念化において基本的差異があること、精神疾患が身体的または生物学的要因または過程と無関係であること、一般身体疾患が行動的または生物学的要因または過程と無関係であること、のいずれを意味するものではない。一般身体疾患を区別する目的は、評価の完全性を促進し、保健関係者間でのコミュ

ニケーションを増進させることである」との記載もある。すなわち第1軸に記載される臨床疾患との関係の有無を問わず、人格面の問題、環境要因、身体疾患が記載されることになる。すなわち第2軸に記載される人格障害や第4軸の心理社会的および環境的問題は独立して評価することになる。例えばかつて抑うつ神経症は「苦痛な体験に続いて認められるが、この体験に不相応なうつ状態」などと教えられた時期があるが、このように環境面の問題と、結果としての精神症状の関係は評価されない。すなわち、やや極端な言い方をすれば、DSM-IVでは診断の時点では心理社会的問題を記載するが、それを治療に生かす必要があるかどうかの判定は求められない。

　ICD-9あたりまで用いられてきた診断体系とは異なり、DSM-IVでは診断者は心理社会的側面と症状の関係や治療における意義を評価する必要がなく、治療者が、適切に評価された多軸評定をみて、心理社会的側面と症状の関係を検討して治療に当たることになる。すなわち心理社会的側面を含めた診断という面では、診断の意味するものが変わった、あるいは診断する者と治療する者に求められるものが違ってきたと理解しておく必要がある。ところが臨床の現場ではDSMを用いながら、治療者が心理社会的側面と症状の関係の検討をしないまま治療に当たることが起こっているように思う。このような診断体系の変化、あるいは変化した診断体系を使いこなせていない現状が、うつ病の適切な治療を妨げているかみかけの難治性うつ病を増やしている可能性がある。

2　病歴や症状評価に関係して

　難治例で詳細に生活史を聴取すると、若い頃に一過性に明らかに統合失調症症状を認めた症例に出会うことがある。生活史や病歴の再評価も重要であろう。

　治療が長引いてくると、治療目標が抑うつ気分の改善、他の神経症症状への対応、社会適応などのいずれであるのか、治療者も混乱してくることがある。「仕切り直し」とでも呼ぶべき面接を行って、以後の治療目標を明確にすることも不可欠である。

3　心理社会的要因の再検討と対応

　環境や性格とうつ状態にどのような関係があるかを積極的に検討し、問題によっては面接の中で取りあげていく必要がある。特にうつ状態になってから新たに生じたかのようにみえる環境の問題には、患者自身の悲観的な思考が関係していることが多いので慎重に対応する。

　病状については患者と家族に説明を繰り返し、理解を得る。社会復帰に関しては、無理しない程度に社会機能を果たすように促す方が有効な場合もある。

4 身体的治療の見直し

a 抗うつ薬療法

まず与薬量は十分か、服薬アドヒアランスは保たれているか（可能であれば服薬アドヒアランスを抗うつ薬の血中濃度で確認する）、与薬期間は十分か、などの基本的な検討が必要である。フルボキサミンやパロキセチンでは他の薬剤との相互作用にも注意を払う。次に作用機序の異なる抗うつ薬への変更や点滴による静脈内注射なども考慮されるが、有効性に関する実証的なデータに乏しい。

■服薬アドヒアランス

b 抗うつ薬と他剤の併用（増強療法）

抗うつ薬と併用することによって、難治性うつ病を改善させる可能性があるとして多くの薬物が報告されている。一応、有効性が確立しているとみなしてよいのは炭酸リチウムと甲状腺ホルモン製剤であろうが、副作用や添付文書における用法、用量に注意する。

c 修正型電気痙攣療法（m-ECT）

薬物療法が有効でない場合や希死念慮が強い場合、一度は試みるべきであろう。電気痙攣療法（ECT）も無効である場合に初めて難治性うつ病と診断すべきであるという考え方もある。最近は筋弛緩剤を用いる修正型電気痙攣療法（m-ECT）が用いられることが多く、高齢者にも適用が容易になった。

■修正型電気痙攣療法

5 治療者の姿勢

うつ病の治療アルゴリズムどおりに治療しても改善しない場合、簡単に難治性うつ病と考える治療者に出会ったことがある。また抑うつ気分は軽快したが不安などの神経症症状が続く症例に対して、「うつ病の神経症化」などという用語が安易に用いられることがある。神経症化とは、抑うつ感は目立たなくなった後に神経症症状の残存したうつ病、うつ病の遷延、うつ病への罹患を心因として起こった神経症などの意味が考えられるが、意味を明確にしておかないと治療者による治療自体が不適切であるのにそれを患者の問題であるかのように考える傾向を生む。治療者は難治性うつ病やうつ病の神経症化というある種の妥協ともなりかねない治療姿勢を排し、治療の可能性や治療者自身の治療能力を検討し続ける必要がある。

■神経症化

6 その他の問題

a 治療開始前の説明について

うつ病患者に対しては「必ず治るから薬をきちんと服んで治療してください」という説明が一般的であったし、そう教育されてきたと思う。しかし実際に初回エピソードが、2年間という長い期間をとっても、寛解する者の割合は80％程度とする報告もあり、期間を短く取れば寛解率はさらに低い数字となる。

もちろん希死念慮が強い患者に対しては、家族を含めて時期によって適切な説明

を考慮する必要があるが、基本的には正しい数字を説明して、治療に対する同意を得る必要がある。治りにくかったとき、「うつ病は治る病気である」という説明が却って患者医師関係を複雑にすることがある。

同様、増強療法などの新たな治療を開始する場合にも寛解の可能性について数字を挙げて説明し、同意を得る。

b うつ病に関する社会への啓発

■啓発活動

最近しばしば気になるのは「うつ病は適切な薬物療法で治る病気である」という啓発活動である。新しい抗うつ薬の発売に伴ってそのような啓発が活発になった印象がある。既に述べたようにうつ病では comorbid な精神疾患、人格傾向や人格障害、身体疾患の合併、環境要因の有無がしばしば転帰の指標として指摘されているため、例えば DSM-IV の大うつ病の診断基準に当てはまるかどうかのみ検討して転帰良好な疾患であるかの如く述べるのは不適切である。うつ病を広く捉え過ぎるとみかけの難治性うつ病を増やす可能性があるし、一方では「治るはずのものが治らない」と精神科治療への失望を招くかも知れない。うつ病は社会的な注目を浴びる機会の多い疾患であるため、精神科医は適切な啓発という面にも注意を払うべきである。

c 難治を前提とした心理社会的治療

■残遺症状

治癒する疾患であるというモデルのもと、うつ病の治療体系がつくられているように思う。しかし寛解しない症例が多いのは事実であるし、気分障害の残遺症状という記載はクレペリンにもみられる。「寛解しない症例が一定の割合存在する」という理解に立ち、難治をどう受け入れるかという精神療法や、うつ状態が遷延している段階での社会復帰に関する治療技法がより検討される必要がある。

■おわりに

難治性うつ病の特徴や対応について概説した。最近の研究では、2年以上うつ病相が遷延しても、その後寛解に達している症例が少なくないとされる。難治性うつ病の治療として最も大切なのは患者に非科学的な説明はせず、かつ絶望感をもたせないように接しながら、患者と医師の共同作業として「待つ」ことであるのかも知れない。

〔宮岡　等〕

29 うつ病と自殺

■はじめに

　わが国の自殺者は、昭和50年以降2万人台で推移していたが、平成10年に3万1,755人[24]と初めて3万人台となり、以降平成18年を除いて3万人を超えている。自殺を死亡率からみると、昭和30年代前半を除いて、戦前・戦後を通じて人口10万人あたり20人前後で推移していたが、平成10年には、人口10万人あたり25人を記録し、昭和30年代前半と同等の数字を示すようになった。最近の特徴として、40代後半から60代の男性の自殺者が増加している。また、平成18年の死因の順位からみると、自殺は死因の第6位であり、男性の20～44歳、女性の15～34歳で、死因の第1位である。季節では春から初夏にかけて増加し、最も多い月は6月である。

　うつ病と自殺との密接な関連は以前より指摘されている。Salmon[43]は、自殺者の1/3が精神病徴候を示し、その1/3がうつ病であると述べている。Kraepelinは、精神病を原因とした自殺は全体の1/3程度であろうと結論づけた。Gruhle[15]は、自殺者に占める狭義の精神障害の割合は10～20%と考えるのが妥当であるとした。このように、20世紀前半は、精神障害を原因とした自殺は、10数%から1/3程度とされていた。しかし、1960年頃から欧米において始まった心理学的剖検（psychological autopsy）の手法をもとにした調査によると、自殺者の30～70%がうつ病の診断に当てはまるという報告[39,41]が多い。方法論的に信頼度の高いGuzeらのデータ[14]によると、自殺全体の中でうつ病の占める割合は45%前後であるという。診断基準によってさまざまな統計値が出てくるが、うつ病の自殺率は一般人口の自殺率の数十倍[40,42,45]であり、うつ病は精神疾患の中で最も自殺率の高い疾患であるという報告[37,39,41]が多い。

■自殺率の高い疾患

　統合失調症（精神分裂病）の自殺が残忍で奇異な印象を伴うことがあるのに対して、うつ病の自殺は、周囲の迷惑にならないように自殺手段や場所を配慮するなど、比較的穏やかな手段がとられやすい[32]。また、情死や親子心中など、精神的につながりの強い人々を巻き込んだ拡大自殺がみられることもある。

　うつ病の治療において自殺の対処法を考えることは非常に重要である。うつ病と自殺について、うつ病の病期との関係、ライフサイクル、危険因子、精神力動、治療と予防のそれぞれを検討する。

I　うつ病の病期と自殺

うつ病の病初期と回復期に自殺が起こりやすいといわれている[20)34)]。うつ病の極期は、精神運動制止が強く、自殺念慮を内に秘めていても行動に移すことが困難であるとされている。しかし、極期にも自殺念慮は存在しており、どの時期においても自殺の可能性があることを忘れてはならない。回復期は、病初期と同様に気分変動が激しい時期であること、回復してきているので周りも油断しやすいこと、復職などの負担を感じやすいことなどから自殺が起こりやすい。再発を繰り返すうつ病、遷延化しているうつ病も自殺には注意を要する。Schneiderら[44)]は、入院治療を行ったうつ病者の5年追跡調査にて、自殺者の81％が再発を繰り返すうつ病であったと報告している。

■極期にも自殺念慮

双極性障害の躁病相からうつ病相に転じて間もない時期に自殺が多いという報告[20)]や、躁うつ混合状態で自殺が多いことも指摘[21)34)]されている。

Weekeら[56)]は、うつ病の自殺の50％が初回入院後1年以内に起こると述べ、Schneider[44)]らも、入院治療を行ったうつ病者の5年追跡調査にて、自殺の50％が1年以内に生じたと報告しているなど、うつ病の自殺は発病後の1年以内に最も多く、徐々に低下していくといわれている[21)]。

II　ライフサイクルとうつ病の自殺

a　児童期

児童は自殺頻度が低く、典型的なうつ病の症状を示す者も少ないが、大原らの調査[30)31)]では、児童期の自殺の約半数が衝動的に、残りの半数が抑うつ状態を推定させるものであったという。混乱した家庭状況、親のうつ病、家族の中で自殺行動が、児童の自殺の危険を高める[50)]。児童期の自殺は、耐え難い環境からの逃避という意味合いをもつことがある。

b　思春期・青年期

うつ病の症状は典型的な大人のうつ病の症状に類似したものとなる。親から自立する年代であり、自我同一性の確立の失敗からうつ病発症となり、自殺に至ることがある。思春期・青年期は、強い衝動性をもち、うつ病の症状も否定しがちであるので注意が必要である。

c　壮年期

社会においても家庭においても重要な役割を果たすようになる時期である。昇進、転勤、降格、失業など仕事上の問題や、配偶者、子ども、両親などの家庭内の問題が自殺のきっかけになることが多い。この年代では、わが国の自殺の特徴でもある、責任を自分の身に引き受け自殺する引責自殺や親子心中が認められる。

d 老年期

老年期の自殺率はほかのどの年代よりも高率[24]であり、うつ病の自殺の既遂率も高い[33]。喪失体験が多く、老年期の自殺はうつ病との関連性が非常に深い。重篤な身体疾患にうつ病が合併していることも多く、病気を苦にした自殺も多い。老年期の自殺は、絶望的で救い難い内容をもち、死に直行しているために「あきらめの自殺」といわれることもある。

■喪失体験

III うつ病の自殺の危険因子

うつ病の自殺率はおよそ15%であるといわれてれる[14)45]。GoodwinとJamison[13]は、29の研究、述べ9,389人のうつ病者の自殺率の平均を18.9%とした。うつ病では、感情障害として抑うつ気分、思考障害として、自己評価の低下や物事に対して否定的な見方をする微小念慮が出現するため、自殺念慮を抱きやすい。一般的には重症のうつ病で自殺の危険が高いが、注目すべき危険因子があり、以下に列挙していく。

■微小念慮

a 不安焦燥

激越うつ病に代表される不安焦燥の強いうつ病では、行動は活発であり、自殺を衝動的に行うことがある。

■不安焦躁

b 不眠

不眠、早朝覚醒は多くのうつ病者に認められる。うつ病者は、周囲の目が届かない夜間や早朝にしばしば自殺を決行する[51]。

c 意識障害

潜在的な自殺念慮を有しているうつ病者が、飲酒や睡眠薬多量服薬などにより意識障害を呈し、自己統制力が低下した場合、自殺に走る場合がある。また、うつ病にせん妄を伴う場合も自殺に至ることがある[51]。うつ病にアルコール依存症を伴うと、自殺率が上昇するといわれている[21]。

d 認知症

認知症の初期にうつ状態を伴い、自殺が起きることがある。周囲の状況を正しく認知できないことから絶望的になり、自殺の危険が高まると考えられる。

e 重度の自責感

うつ病者は、他者に対する配慮が目立ち、他者を責めることは少なく、自責傾向になることが多いが、この傾向が著しいと自殺が生じやすい。

f 身体疾患、身体症状、心気妄想

老人のうつ病者は身体疾患を苦に自殺することが多い。器質的な異常が認められずに身体的な愁訴が続く場合も、その背後に隠されてる抑うつ状態や自殺の危険性を検討する必要がある。また、心気妄想を伴ううつ病で、自殺率が高いという報告[23)44]がある。なお、妄想を伴ううつ状態の場合、統合失調症の可能性も念頭に

入れて治療すべきである。統合失調症が顕在化する前のうつ状態は、自殺につながることが少なくない。

g 事故傾性

自殺に先立って、事故を起こしやすくなることがある[51]。健康管理に無関心になることもある[51]。

h 自殺企図、自殺念慮、自殺の家族歴、重要な他者の自殺

■自殺企図

自殺企図した患者が将来再び自殺行動を繰り返し、死に至る危険は一般人口よりもはるかに高い。自殺念慮の訴えも、自殺の前にしばしば認められる。また、自殺の家族歴や、重要な他者の自殺も自殺の危険を高める[23,51]。

i 孤独感

Pokornyら[38]は、自殺に強い影響を及ぼすのは、病者を取り巻く周囲からの支援であると述べている。周囲からの支援の有無が自殺念慮をもつ病者にとって大きなものになることが少なくない。うつ病者は、人影だけでも自殺を中止することがある。

しかし、周囲に人が存在しても孤独感が打ち破られるとは限らない。笠原[22]は、「うつ状態にありながら自殺企図しない群では、家庭の中心へと常に志向する求心的力動が目立ち、自殺企図群では、他者の助力を間接的被動的にしか求めない傾向にある」と述べており、病者自身の他者の援助の受け入れが重要であると推定される。うつ病者の孤独感を和らげ、援助を受け入れるよう働きかけることが大切である。

j 絶望感

Beckら[4]は、うつ病自体よりも、絶望感の方が将来の自殺を予測する重要な因子であると述べている。

IV 自殺の精神力動

精神分析理論からうつ病と自殺について検討する。

Freud Sは、自殺について初めはリビドー論の枠内で、1920年以降は死の本能論に基づいて論述した。Freud[9]はうつの力動の理解を深めていく中で、「自我が対象充当の逆転によって自分自身を対象として扱い、対象に向かっていた敵意を自分に向け、それが外界の対象に対するものと入れ替わったとき、自我は自らを殺す……」と述べ、自殺は置き換えられた殺人的な衝動、内在化された対象に対する破壊願望が自己に向かっていくことによって引き起こされると考えた。つまりFreudは、失った対象に彼らが向けている無意識的な攻撃がうつ病者の示す自責であると考え、ここから自殺傾向も説明している。さらに、構造的モデルの発展の後、Freudは自殺を加虐的な超自我による自我の犠牲化として再定義した。

■無意識的な攻撃

他者との間から展開される対象関係様式からうつ病者を眺めてみると、うつ病者

は自ら進んで精神科に受診することは少なく、治療者になかなか心を開かず、治療者の指摘も聞こうとしないなど、援助を受け取ろうとしないことが多い。Abraham K や Freud をはじめ精神分析諸家は、うつ病者の自己愛的対象関係を指摘している。Freud[8)10)]は、うつ病者はリビドーが外に向かず、治療者との間に転移が起きないと述べている。うつ病者は、他者とのかかわり合いを絶ち、自分の世界に閉じ込もり、自分自身を責め続けた結果、自殺に至ると考えることもできる。

■自己愛的対象関係

V 治療と予防

うつ病の自殺防止は、うつ病の治療を行うことである。うつ病者は、なかなか援助を受け取ろうとしないことが多いが、そのことを承知のうえで、治療者と患者の治療関係をしっかりと築くことが重要である。そして、病者にはうつ病の経過、休養と薬物療法の重要性、必ず改善する疾患であり、自殺はよくないことなどを積極的に伝える必要がある。

以下、薬物療法、電気痙攣療法(ECT)、精神療法、入院治療、外来治療での自殺を防止するための方策を挙げていく。

■治療関係
■休養
■薬物療法

a 薬物療法

近年、セロトニン選択的再取込み阻害薬(SSRI)をはじめとしてすべての抗うつ薬に共通して、小児期から若年成人に自殺関連行動を増加させるという報告[11)17)]がなされた。その後、自殺そのものは増加させないという報告[19)27)]がみられるが、実際に自殺に至ると訴訟に至る場合[53)]がある。わが国においても[19)]、パロキセチンは2003年8月に18歳未満の大うつ病性障害患者への投与は禁忌となり、2006年1月からは禁忌は削除されたが警告となっている。他のSSRIとセロトニン・ノルアドレナリン再取込み阻害薬(SNRI)についても、18歳未満の大うつ病性障害患者へ投与した場合に自殺の危険が増加すると使用上の注意に記載されている。若年成人については、パロキセチンは自殺の危険に関して重要な基本的注意に記載されている。

抗うつ薬により精神運動制止が改善するために、逆に自殺衝動が駆り立てられることは以前より知られていた。したがって、うつ病は抗うつ薬だけ治療するのではなく、他の薬剤の併用、ECT、家族の付き添い、精神療法、自殺されにくい病棟の構造や自殺に用いる物品を避けるなどさまざまな工夫が治療上必要である。

薬物療法の注意点を以下に挙げる。抗うつ薬の点滴投与は即効性を認めるが、自殺衝動の惹起に十分注意する必要がある[55)]。自殺念慮がある場合は、鎮静作用の強い抗うつ薬のほかに、抗精神病薬の併用が適当である。不眠に対しては、十分な睡眠薬の投与のみならず、抗うつ薬の夕食後または就寝前投与が勧められる。特に不安焦燥が出現している場合や若年の場合は、抗うつ薬による衝動性や焦燥などの惹起といった activation syndrome[35)] および自殺関連行動に十分注意して治療する

ことが大切である。なお、双極性障害ではリチウムにより自殺率が低下するという報告[5)53)]がある。しかし、リチウムの過量服薬には十分注意する必要がある。

b 電気痙攣療法（ECT）

自殺念慮が強いうつ病者に抗うつ薬の効果が認められないとき、患者が自殺企図したとき、自殺が切迫しているときは、ECTの適応である。ECTの治療効果は、いかなる抗うつ薬の治療効果よりも優れている[16)]。

c 精神療法

誠意ある態度で接し、支持的で共感に満ちた精神療法が必要である。うつ病者の孤独感を和らげる働きかけが望まれる。うつ病者は「死にたい」と願う反面、必ず「助かりたい」「救ってほしい」と願っている。自殺念慮については、早急な解決を急ぐのではなく、自殺念慮について話し合い、共に悩んでいき、よい聞き役になることが重要である。うつ病の回復期にも、他者に対する配慮が先行してしまううつ病者に対して自分を大事にしていくことや、復職などの責任を強く感じ過ぎないように伝えるなど、精神療法は重要である。うつ病が改善してからも、また病相期と病相期の中間の時期においても、精神療法は重要である[26)52)57)]。既に述べたが、うつ病の再発例に自殺が多いという報告[44)]がある。自殺予防の観点からも、発病状況の検討を通して、うつ病者の対人関係、価値観、性格傾向などがうつ病の発生をいかに準備していったか洞察をし、再発を防ぐことが大切である。

d 入院治療

入院治療では、治療者や家族ができるだけ病者のそばにいて、うつ病者の孤独感を和らげる働きかけが大切である。自殺念慮が認められる期間は、十分な観察が必要である。タオルや紐やベルトなどは遠ざける。手すりやドアノブやベッド柵も危険になりうるため、病棟の構造も工夫すべきである。入院中1人部屋は避け、大部屋で入院生活を送ることも効果的である。スタッフとの緊密な連携が必要であり、情報交換や病者の理解のためにカンファレンスをもつことが有効である。主治医、家族、スタッフが少ない夜間や早朝に自殺することが多く、睡眠を十分に取らせることが大事である。身体抑制が必要となる場合もあるが、肺塞栓や窒息に注意する必要がある。ほとんどの場合は足に抑制帯を付ける必要はない。

入院1日目や入院1ヵ月以内に自殺が多いという報告[47)55)]がある。遂に入院してしまったという絶望感によるものであろう。また、自殺企図にて入院した場合、自殺企図後の一過性気分高揚が認められることがあり[46)48)]、症状の軽快と誤診しないよう注意が必要である。

早期の外泊や早期の退院の要求は危険な徴候である場合[25)]があり、慎重に決定すべきである。退院直後や退院1ヵ月以内に自殺が多いという報告[20)29)36)]もある。

e 外来治療

自殺念慮の強いうつ病者の入院治療は絶対安全であるとはいえず、患者のもつ家庭環境によっては通院治療の方が安全である場合も多い。外来治療でも病者の孤独

感を和らげる働きかけが必要であり、できるだけ家族がそばにいることが大切である。

入院に至らなかったうつ病の自殺例の調査では、1ヵ月以内に受診歴がある症例が多く[3]、治療関係を築く前に自殺した可能性もある。

三環系抗うつ薬（TCA）の致死量は1,000～3,000 mgといわれており、1週間分以上の薬を処方しないことが大事である。

通院は頻回にし、自殺念慮が強くなった場合は連絡したり受診するように約束させることが大切である。いのちの電話を活用することも有効である。

■ま と め

うつ病と自殺について、統計学的報告、うつ病の病期、ライフサイクル、危険因子、精神力動、治療と予防を述べた。うつ病者はなかなか援助を受け取ろうとしないが、薬物療法などの身体的治療を行うためにも、治療者とうつ病者の治療関係をしっかりと築くことが重要である。治療者は、うつ病の経過の説明、休養と薬物療法の重要性、必ず改善する疾患であること、自殺はよくないことなどをうつ病者に積極的に伝え、うつ病者の孤独感を和らげる働きかけが大切である。これらのことが自殺の防止につながると考えられる。

（船山道隆、白波瀬丈一郎）

■ 参考文献 ■

1) Abraham K：Notes on the psychoanalytic investigation and treatment of manic-depressive insanity and allied conditions, 1911. In selected papers on Psycho-analysis, Hogarth Press, London, 1927.
2) 飛鳥井望：精神疾患による自殺の病理．医学のあゆみ 194(6)：514-519, 2000.
3) Barraclough BM, Bunch J, Nelson B, et al：A hundred cases of suicide；clinical aspects. Brit J Psychiatry 125：355-373, 1974.
4) Beck AT, Steer RA, Kovacs M, et al：Hopelessness and eventual suicide；A 10-year prospective study of patients hospitalized with suicidal ideation. Am J Psychiatry 142：559-563, 1985.
5) Coppen A, Standish-Barry H, Bailey J, et al：Does lithium reduce the mortality of recurrent mood disorders？ Journal of Affective Disorders 23：1-7, 1991.
6) Dorpat TL, Ripley HS：A study of suicide in the Seatle area. Compr Psychiatry 1：349-359, 1960.
7) Erikson EH：Identity；Youth and Crisis. W.W. Norton, New York. 1968.
8) Freud S(1914)（著），懸田克躬，吉村博次（訳）：ナルシズム入門．フロイト著作集5，人文書院，東京，1969.
9) Freud S(1917)（著），井村恒郎（訳）：悲哀とメランコリー．フロイト著作集6，人文書院，東京，1970.
10) Freud S(1924)（著），加藤正明（訳）：神経症と精神病．改訂版フロイド選集10，日本教文社，東京，1969.
11) FriedmanRA, Leon AC：Expanding the black box；depression, antidepressants, and the risk of suicide. N Engl J Med 356：2343-2346, 2007.
12) Gabbard G：Psychodynamic Psychiatry in Clinical Practice；The DSM-IV edition, American Psychiatric Press, Washington DC, 1994.
13) Goodwin FK, Jamisen RK：Manic-depressive illness. Oxford University Press, Oxford, 1990.
14) Guze SB, Robins E：Suicide and primary affective disoiders. Brit J Psychiatry 117：437-438, 1970.
15) Gruhle HW：Selbstmord. Geoge Thime, Leipzig, 1940.
16) Hamilton M：The effect of treatment on the melancholias(depressions). Brit J Psychiatry 140：223

-230, 1982.
17) Hammad TA, Laughren JR, Racoosin J：Suicidality in pediatric patients treated with antidepressant drugs. Arch Gen Psychiatry 63：332-339, 2006.
18) Healy D：Let them eat Prozac. New York University Press, New York, 2004［田島　治（監）：抗うつ薬の功罪．みすず書房，東京，2005］．
19) 樋口輝彦：うつ病におけるSSRIのリスク評価とその対応．医学のあゆみ　223：587-592, 2007.
20) 広瀬徹也：うつ病と自殺．臨床精神医学 8(11)：1261-1267, 1979.
21) Joseph F, Goldberg MD, Martin H：Bipolar Disorders. American Psychiatric Press, Washington DC, 1999.
22) 笠原　嘉：青少年の自殺未遂者の家族内力動について．精神経誌　67：221, 1965.
23) Kielholz P：Diagnose und Therapie der Depressionen für den Praktiker, 3. Aufl. München, Lehmanns, 1974.
24) 厚生労働省ホームページ　http://www.mhlw.go.jp
25) Kraepelin E（著），西丸四方，西丸甫夫（訳）：躁うつ病とてんかん．みすず書房，東京，1986.
26) 宮本忠雄：うつ病治療の問題点；とくに中間期治療の重要性．日本医事新報 2493：157, 1972.
27) Nakagawa A, Grunebaum MF, Ellis SP, et al：Association of suicide and antidepressant prescription rates in Japan, 1999-2003. J Clin Psychiatry 68：908-916, 2007.
28) 西園昌久：精神分析学的研究．躁うつ病の臨床と理論，大熊輝雄（編），医学書院，東京，1990.
29) Noreik K：Attempted suicide and suicide in functional psychoses. Acta Psychiat Scand 52：81-106, 1975.
30) 大原健士郎，清水　信，藍沢鎮雄：児童の自殺（第1報）．精神経誌　65(5)：468-481, 1963.
31) 大原健士郎，藍沢鎮雄，清水　信：児童の自殺（第2報）．精神経誌　66(10)：817-825, 1964.
32) 大原健士郎：日本の自殺．誠信書房，東京，1965.
33) 大原健士郎：躁うつ病による社会的問題．躁うつ病，新福尚武（編），医学書院，東京，1972.
34) 大原健士郎，大原浩市：感情障害と自殺．感情障害，笠原　嘉，松下正明，岸本英爾（編），朝倉書店，東京，1997.
35) 尾鷲登志美，大坪天平：Activation Syndromeと自殺関連行動．臨床精神医学 36(増刊号)：92-97, 2007.
36) Paykel ES, Dienelt MN：Suicide attempts following acute depression. J Nerv Ment Dis 153：234-243, 1971.
37) Pokorny AD：Suicide rates in various psychiatric disorders. J Nerv Ment Dis 179：499-506, 1964.
38) Pokorny AD, Kaplan HB, Tsai SY：Hopelessness and attempted suidide；a reconsideration. Am J Psychiatry 132：954-956, 1975.
39) Rich CL, Young D, Fowler RC：San Diego suicide study. Arch Gen Psychiatry 43：577-582, 1986.
40) Richman J：Family Therapy for Suicidal People. Springer, New York, 1986［高橋祥友（訳）：自殺と家族．金剛出版，東京，1993］．
41) Robins E, Gassner S, Kayes J, et al：Some clinical considerations in the prevention of suicide based on a study of 134 successful suicides. Am J Public Health 49：888-899, 1959.
42) Robins E：The final months；A study of the lives of 134 persons who committed suicide. Oxford University Press, New York, 1981.
43) Salmon TM：A psychiatric study of suicide. Arch Neuro Psychiatry 7：389, 1921.
44) Schneider B, Philipp M, Muller MJ：Psychopathological predictors of suicide in patients with major depression during a 5-year follow-up. Eur Psychiatry 16：283-288, 2001.
45) Schneider B, Muller MJ, Philipp M：Mortality in affective disorders. Journal of Affective Disorders 65：263-274, 2001.
46) Schweizer E, Dever A, Clary C：Suicide upon recovery from depression；a clinical note. J Nerv Ment Dis 176：633-636, 1988.
47) Sletten IW, Brown ML, Evenson RC, et al：Suicide in mental hospital patients. Dis Nerv Syst 33：328-334, 1972.
48) 篠原　隆，青木浩子：自殺企図後の精神症状について．精神科診断学　4(2)：141-149, 1993.

49) 白波瀬丈一郎：精神療法．感情障害，笠原　嘉，松下正明，岸本英爾(編)，朝倉書店，東京，1997.
50) 高橋祥友：自殺の危険．金剛出版，東京，1992.
51) 高橋祥友：気分障害と自殺．臨床精神医学　29(8)：877-884, 2000.
52) Tellenbach H：Grundsatze der Behandlung Melancholischer. Nervenarzt 36：339-343, 1965.
53) Tondo L, Jamison KR, Baldessarini RJ：Effect of lithium maintenance on suicidal behavior in major mood disorders, in The Neurobiology of Suicide；From the Bench to the Clinic. Stoff DM, Mann JJ (eds), Annals of the New York Academy of Sciences, Vol 836, New York, 1997.
54) Tondo L, Baldessarini RJ, Hennen J, et al：Lithium treatment and risk of suicidal behavior in bipolar disorder patients. J Clin Psychiatry 59：405-414, 1998.
55) 渡辺昌祐，横山茂生：抗うつ薬の選び方と用い方．新興医学出版社，東京，1993.
56) Weeke A, Vaeth M：Exess mortality of bipolar and unipolar manic-depressive patients. Journal of Affective Disorders 11：227-234, 1986.
57) 矢崎妙子：回復期うつ病者の精神療法．精神医学　10：277-284, 1968.

30 一般医のためのうつ病診断の留意点と専門医紹介のタイミング

■はじめに

　本書は一般身体科医、プライマリ・ケア医がうつ病診療を行ううえでの実践的ガイドを主眼に編集されたものである。うつ病が精神疾患である以上、本来は精神科で診療すべき対象だが、うつ病の有病率の高さを考えると精神科医だけではとても対応しきれず、また患者サイドからいっても一般身体科医を選ぶ傾向があることとも併せて考えれば、精神科以外の医師がうつ病への診療能力をある程度もつことは必須ではないかと思われる。事実、医師国家試験の出題基準にもうつ病、抑うつは必須項目として挙げられている。

　本稿では一般診療においてうつ病を扱う場合の前提、非精神科医がうつ病を診断するためのポイント、身体疾患とうつ病との接点、一般科臨床医と精神科医との連携などについてまとめる[1)-6)]。

I 一般科臨床医（一般医）がうつ病を診るために必要な前提

1 リスクを知る

　通常、精神疾患というと一般医は苦手とする人が多いが、その中でうつ病は何例かの治療成功体験を経ると、一見わかりやすい病気であるためか、一気に自信をもち、安易に考えてしまう可能性もある。しかし、うつ病を非専門医が診ることにはかなりのリスクがあることを知るべきである。それはうつ病が自殺という手段で死ぬ可能性のある病気だからである。医者をやっている以上、患者が死ぬのをまったくゼロにすることは不可能であるが、それが自殺である場合、後味がひどく悪いことはもちろん医療訴訟の対象となる可能性もある。特に非専門医だけで安易に診ていた、と判断される場合はそうである。時に「自殺のリスクの低い軽症うつ病なら非専門医でも診療が可能」という論述を目にすることがあるが、これは必ずしも正しくない。うつ病は軽症にみえるケースであっても、ほぼ必ず自殺のテーマは心中に渦巻いているし、軽症がいつ重症化するか、まったく予断を許さないからである。

　このように書くと、一般医はうつ病診療に関与すべきではない、あるいは診断だけにとどめてうつ病が疑わしいと思った時点で全部精神科医に任せた方がよいと思われるかも知れない。しかしよい、悪いを別にするとして、患者が多数受診するこ

■自殺という手段で死ぬ

■医療訴訟

とや、治療への期待が存在する事実を踏まえると、ある程度の治療を含めての技術が一般医に要求されることは現実である。特に従来から家庭医として診ていた患者、特に高齢患者などは、心身両面から引き続いて一般医が担当した方がよい場合が多い。このような場合には、「精神面については精神科医にかかってくれ」と言っても、「それも含めて先生に診てほしい」と患者本人や家族から要請されることが多いのではないかと思われる。もちろん精神科医が勤務していない一般病院の医師の場合も、入院患者の中でのうつ病の発見と治療技術を身に付けることは重要である。

いずれにしろうつ病を診る以上、どの場合も「リスクを背負って診ているのだ」ということを自覚することが必須なのである。これはちょうど精神科医が高血圧を合併する精神障害者に降圧薬を処方するのと似ている。ちょっと血圧が高いからといって、「これは内科の問題だから、内科に行ってくれ」というのは正論ではあっても、患者からすれば「ここで高血圧の薬くらい向精神薬と一緒に出してくれ」と言われることが多い。処方するのは簡単だが、実は心筋梗塞や脳血管障害などの高血圧症に伴うリスクを含めて診る必要がある。このような場合、ある種のリスクを承知で診ざるを得ないことが多くなるが、いつも血圧をモニターし、場合によっては内科医への紹介を速やかに行うこと、そのための体制づくりを普段からしておくことが重要になってくる。一般医がうつ病を診る場合も同様であって、うつ状態の程度、特に自殺念慮の評価、併発精神障害の有無に気を配り、精神科医との連携を心がけることが大切である。

■自殺念慮

2 医学生時代の精神医学の教科書でうつ病の項目を読む

精神医学にもしっかりとした体系があり、うつ病という精神疾患を診る以上、その基本を押さえておかないと海図なしで航海するようなものになってしまう。そのために新しい教科書を買うのも1つの方法であろうが、学生時代に使った教科書が残っていればとても役に立つ。もちろん、学生時代の教科書では古いのではないかとの疑問もあるかも知れない。確かに治療法などは10年以上前の本では古いと言わざるを得ないが、うつ病が精神医学全体ではどのような位置づけにあるのかを知ったり、うつ病概念全体をコンパクトに捉えるには、やはり教科書を眺めるのが一番である。この目的に限れば、少しくらい古い教科書でも大丈夫と思われる。

3 相談できる精神科医をもつ

これは1.に述べたことと重なるが、治療に難渋したりなど、困ったときにはいつまでも患者を引っ張らないで、専門家に任せるというのが臨床医の常識である。患者を紹介するとまでいかない段階でも、診断的、治療的によくわからないことが出れば、精神科医に訊ねたくなることもあるに違いない。

■親しい精神科医

そのとき、もちろん親しい精神科医がいれば便利であるし、患者にとっても有益

である。うつ病診療では「今すぐ知りたい」という局面がどうしても出てくる。その点で、通り一遍の紹介状を介してではなく、ツーカーの間柄でなんでもすぐに相談し合える医者仲間がいれば、理想的である。これは何科の医者にもいえることであるが、このような他科医をもつことは強力な武器となる。

またもし可能なら、精神科医をスーパーバイザーとした勉強会を開くことも勧めたいことである。「1.リスクを知る」にも述べたように、うつ病患者を診るのはある種のリスクを伴う行為である。困った症例も出てくるに違いない。本を読むだけではピンとこないこともある。また一般論として専門家に聞きたい素朴な疑問もある。このような場合に、同好の士を集めての定期的な勉強会はとても役に立つ。それに、人脈をつくるのにも有効に違いない。最初は基本的な系統講義のようなものでもよいが、後には是非ともケース・スタディを勧める。ケースを通して技法を学ぶことは、精神医学でも他科と同様である。

■定期的な勉強会

II うつ病診断のポイント

1 抑うつ状態を判定するためのコツおよび「症状の聞き出し方」

うつ病の診断については、本書の他章において詳しく述べられているし、一般医の場合にも診断の方法としてはそれらとなんら変わることはない。ここでは重複を避け、一般医がうつ病をできるだけ正確に診断するための「コツ」といったものを主体に述べてみる。

診断の第一歩は「そういえば、うつ病なる病気があったな」と思い浮かべることから始まる。実は一般医にとってはこれが最も大切なステップである。「うつ病かも知れない」と思わなければ絶対に診断はできない。

■うつ病かも知れない

しかしながら、一般身体科の現場でうつ病を診断することは、必ずしも容易ではない。まず、うつ病患者(特に初発の場合)は症状のために苦しんではいても、医学的になんとかしてほしいという意識が希薄であることがよくある。つまり、神経症患者の場合は、多くは微細にわたって自分の感じていることを述べてくれ、その内容が診断のヒントとなるが、うつ病患者は質問に答えたとしても、感じていることを具体的かつ的確に表現してくれない場合も多い。これは自己表現の苦手な性格の人が多いということも多少はあるが、それよりも抑うつ状態の結果による面が大である。

また、**精神科外来**においては「気分の落ち込みで困って来る」にしても、「元気があまりないので、家族が連れて来る」にしても、いずれにしても受診の動機、すなわち主訴は「憂うつ」である。故に抑うつ状態であるかどうかは、ストレートに質問しやすい。ところが、内科などの一般科の場合にはそのようなケースは少なく、患者はなんらかの身体愁訴をもったうえでの受診であり、本人にしてみれば身

体的治療を希望していることがほとんどである。よって、身体愁訴があっても身体疾患が見つからない場合はもちろんのこと、身体疾患が実際にあったとしても(この身体疾患にうつ病が合併していることがあるため)、抑うつを「掘り出して」見つけるという作業が必要となる。ここに一般科診療におけるうつ病診断の難しさがある。

具体的な診断の道筋を述べる。まず、「うつ病といえるレベルの抑うつ状態があるかどうか」を判断する。これについては、本書の前章までに記述されてきた諸症状が判断基準となるであろう。

次に、どのくらいの期間続いているか(あまり短いとうつ病らしくない)、どのくらいの抑うつの変動性があるか(日によってコロコロ調子が変わるようだとうつ病らしくない)、またほかの精神疾患ではないことの判断(明らかな統合失調症であるとなれば、うつ病との重複診断はできない)などを総合して、診断を下す。さらに診断根拠にはならないが、参考データとして病前の適応レベル(もともとひどく社会適応が悪いようではうつ病らしくない)も考慮する。

■疲労感

症状の中では特に「疲労感」に注目する。プライマリ・ケア外来を受診するうつ病患者の主訴で最も多いのがこれであり、もちろん多くの操作的診断基準にも加えられている症状である。但し、身体的検索は必須であり、「内科的に異常がないのに疲労感が強い場合に、うつ病の可能性を思い浮かべる」ということもできるかと思われる。しかし、この言い方は正確ではない。実際に身体的な異常があったとしても、それがうつ病を否定することにはならないからである(後述するが、身体疾患で入院中の患者の2割強にうつ病が合併している[7]というデータも存在する)。ともかく、身体愁訴、特に倦怠感、易疲労感がやや長く続き、これに加えて「いかにも活気がなく、小さくボソボソしゃべる」「動作が鈍く、つらそう、表情が暗い」などが目立てば、うつ病の可能性が高まる。

■smiling depression

但し、その前に2つ注意が必要である。1つは無理して頑張ってニコニコしているうつ病患者(smiling depression)というのが存在することである。これは「症状をごまかす」ということではなく、「人前では常に感じよく」といううつ病患者の習い性のためである。この場合には、例えば待合室での表情などを看護師や受付の事務員から聞くとか、可能ならば家庭や職場からの客観情報も参考になるし、医者自身が、ある程度時間をとって患者とつきあったり、回を重ねて会ったりすれば、徐々にわかってくることも多い。2つ目は、先に述べた「実際に身体疾患があって、しかもうつ病が合併している」という場合であるが、本来の疾患とは別の症状が多いとか、客観的な所見に比べて、症状が強く、しつこく続く場合などにうつ病を考えることになる。

「眠れるか」「食欲はあるか」という質問は必ずする。不眠と食欲不振が強いようなら、さらに一歩、うつ病の可能性が高まる。次にかなり直接的な感情面についての質問に入る。例えば、次のように聞く。「最近、仕事(主婦なら家事)はできてい

30. 一般医のためのうつ病診断の留意点と専門医紹介のタイミング

ますか?」「この頃自分でも妙に元気がないと思いますか?」「気力がないですか?」「スランプ状態ではないですか?」などである。「人に会いたくない、人と話したくないなどということはありませんか?」と聞くのもポイントである。なかなか表現できない場合には、「いつ頃から会社を休んでいますか?」などの具体的な時期や事実関係の質問をするのもよい。一般科の現場では、これらは時間をかけないスクリーニング的な手段となりうる。意外に思うかも知れないが、これらの質問には通常、うつ病患者は的確かつ誠実に答えてくれることが多い。なぜなら、うつ病患者は「病気であるという問題意識」(病識)は乏しいが、「感情面で具合が悪いと感じていること」(病感)を医者に隠そうなどとは特に考えていないからである。

■病識
■病感

また、うつ病の本質は認知面、つまり「物の考え方」によるとする説もある。その点、考え方を聞くことは診断を下すうえにも実は最も重要な事柄である。つまり「今の状態をどう考えているか」「先のことをどう考えているか」などについて話し合う。これは時間がかかり、一般科外来では困難かも知れないが、可能な限り試みてほしい点である。もちろん、取り調べ風に逐一聞いていくというのではなく、自然な会話の形をとっていくことがコツである。うつ病患者であれば、まず現実適応がうまくいっていない(それが事実であるかどうかは別にして、そのようにうつ病患者自身は受け止めている)ので、それについての「身の上相談」風に話を聞くのがよい方法である。このあたりの技が「臨床家としての腕のみせどころ」といえる部分であろうか。

■身の上相談

表1. うつ病自己診断テスト

①次のうち、最近2週間のあなたに当てはまるものに○を付けて下さい。
( ) ほとんど毎日、1日中憂うつで仕方がない。
( ) ほとんど毎日、1日中何をやってもつまらないし、喜びも感じない。
1つでも○が付いた場合　➡　②に進む。
1つも○が付かない場合　➡　うつ病ではない。テスト終了。

②次のうち、いつもと違って最近2週間のあなたに認められるものに○を付けて下さい(もともとずっと、そのような傾向がある場合には○は付けない)。
( ) ほとんど毎日、ひどく食欲がないか、逆に食欲がひどく増加している。
( ) ほとんど毎日、眠れないか、逆に眠り過ぎてしまう。
( ) ほとんど毎日、イライラして仕方ないか、動きがひどく低下している。
( ) ほとんど毎日、疲れやすくて仕方がない。
( ) いつも「自分はどうしようもない人間だ」「悪い人間だ」などと考えてしまう。
( ) 考えが進まず、集中力や判断力が落ちた状態が続く。
( ) 死んだ方が楽だ、と考える。
4つ以上に○が付いた場合　➡　③に進む
(①の質問で2つに○が付いていた場合は、3つでも③に進む)
○が3つ以下の場合 (①の質問で2つに○が付いていた場合は、2つ以下)　➡　うつ病ではない。テスト終了。

③以上の症状のために、ひどく苦しんでおり、仕事や家事、学業などができにくくなっている場合　➡　うつ病である可能性が高い。テスト終了。
以上の症状があっても、それほど苦しんでおらず、日常の生活にもそれほど支障がない　➡　うつ病ではない。テスト終了。

(文献2)による)

2 心理テストによる簡易診断

何か心理テストでも実施してうつ病の診断が下せないのか、という質問は一般医からよく受ける。筆者らは個人的には「心理テスト」というのはあまり診療に利用しないことにしている。一見客観性があるようにみえて、実は多くのバイアスが生じるからである。好みの問題にもなるが、患者と話す方が自然だし、人間的な交流ができるのではないかと思われる。しかし、「当たりをつける」という一般科臨床でのスクリーニング目的なら、心理テストも多少は役に立つように思われる。「うつ病を診断する」自己回答式の心理テストとして確立したものはないが、抑うつ状態の程度の判定なら、心理テストは便利でもある。心理テストと呼べるほどのものではないが、患者自身が評価できる尺度として表1に野村[2]がDSM-IVに基づいて作成したテストを記しておく。うつ病の可能性があると考えたケースにこれをやり、見当をつけるのも1つの方法であろう。

■スクリーニング目的

III 一般身体疾患とうつ病をめぐる接点

1 仮面うつ病の概念

■仮面うつ病

仮面うつ病(masked depression)という概念は、1958年にカナダのKralにより提唱されたもので、その意味するところは、「本来はうつ病なのだが、身体症状ばかりが目立っていて、うつ病のようにはみえないタイプ」ということである。

ただ「仮面うつ病」という特別の臨床単位があるわけではない。既に述べたように、そもそもうつ病は特に一般科に受診したときには気分(感情)的な症状を自ら訴えることは少なく、身体症状のみを述べる。その点、その気になって診断しない限り、うつ病はすべて「仮面うつ病」なのである。言い換えれば、仮面うつ病は診断する側の技量ということにもかかわってくる。とすると、そもそも「仮面うつ病の診断基準」なるものは存在しないのであり、仮面うつ病を診断するコツは「うつ病を常に念頭において診療する」としか言いようがないのである。

・重要項目・ 仮面うつ病の概念は、実は功罪相半ばする。功の部分についていえば、一般医に「うつ病は身体症状が前景に立つことがある」とか「身体的異常がないのに愁訴が続くケースではうつ病も考えねばならない」ということを啓蒙した意義が大きい。一方、罪の部分はこれとは正反対に、「はっきりしない身体愁訴が続けば、とにかくうつ病の治療をしてみる」という「診断抜きの雑な臨床」を生みかねない点である。実際、プライマリ・ケアの現場で、意味のない抗うつ薬の投与が漫然となされているケースが増えているような印象を受けるのは、仮面うつ病の概念の普及と無関係ではないと思われる。仮面うつ病は正確にうつ病を診断したときに、初めてその意味が出てくるといえよう。

2 うつ病を背景とした心身症

　一見簡単なようで、実は考えれば考えるほど、心身症の定義というのは難しいが、簡単にいえば「心がつくった身体の病気」ということで、なんとなく納得できることも確かである。ここでは、心身症をこのように緩やかに考えることにして、うつ病との関係をみることにする[8]。

■non-ulcer dyspepsia (NUD)

　まず、消化器系の心身症からみる。最も一般的なのがnon-ulcer dyspepsia(NUD)であるが、これは上部消化管の不定愁訴が続くにもかかわらず、器質的所見のないものである（近年、NUDは一括してfunctional dyspepsiaと呼ぶようになってきているという）。NUDの非常に多くに（一説には60％近くに）うつ病が合併しているとの報告がみられる一方、うつ病患者でNUDと呼んでもよいのではないかと思えるケースも精神科外来では非常に多い。故に、NUDと診断するときは、うつ病を意識しておくのは無駄ではない。また過敏性腸症候群(IBS)であるが、これは慢性的に便秘と下痢を繰り返す病態で、神経質で過敏な性格のものに多く（つまり神経症との親和性が高い）、うつ病者には比較的少ないとされている（もっともIBSの30％くらいがうつ病であるとの報告もあるが）。うつ病の場合、むしろ一方的に便秘に傾くことが多いようである。さらに明らかな器質的病変を認める胃・十二指腸潰瘍は、ストレス潰瘍とも呼ばれるように典型的な心身症でもあるが、これにかなりの割合でうつ病が合併しているという報告は多い。特に難治性のものに、うつ病の合併が多いといわれている。このことは、うつ病の病前性格の「几帳面さ」や「無理して我慢する傾向」などが、消化性潰瘍を起こしやすい性格とも重複する面があることを示唆している。

■過敏性腸症候群 (IBS)

■胃・十二指腸潰瘍

■気管支喘息

　次に、呼吸器系の心身症としては気管支喘息が有名であるが、喘息に抑うつが多いという報告は多いものの、それらの多くは身体症状の苦しさ、難治性である場合の心理的ストレス、あるいは治療薬としてのステロイド剤の影響などからくる二次的なもののように思われる。うつ病と喘息の合併が多いとの報告はみられないし、筆者ら自身も真のうつ病を基盤とした喘息を経験したことはない。むしろ呼吸器系の疾患で心身症的な面が大きく、うつ病との関係が深いのは「感冒（風邪症候群）」である。昔から「風邪は気の緩みから」ともいわれるし、経験的にもストレスを受けると風邪にかかりやすいことは誰でも感じているはずである。精神的な面の中でも抑うつとの関連が高い。実際、風邪をきっかけとしたうつ病の報告は昔からあるし、うつ病患者が風邪をひきやすいことは筆者らの外来での経験からも強く感じるところである。

　・メモ1・　日本心身医学会の定義によれば、心身症とは「身体疾患の中で、その発症や経過に心理社会的な因子が密接に関与し、器質的ないし機能的障害が認められる病態をいう。但し、神経症やうつ病などほかの精神障害に伴う身体症状は除外する」となっている。

■糖尿病

　糖尿病にも心理的要素が絡むといわれており、うつ病と糖尿病とは互いに合併しやすいという報告[9]も少なくないが、これについてはいまだ広く完全に認められた説ではない。ただ、うつ病は視床下部-下垂体-副腎系が亢進し、高コルチゾール血症をきたしてインスリン抵抗性を増大させ、高血糖を招くことが知られており、結果として糖尿病になりやすいことはありうる。また、糖尿病という診断を下された場合、その疾患により生活やライフスタイルにおいてさまざまな制約を受けて自由が損なわれることは否めず、健康が失われるという喪失体験を状況因としてうつ病が発症することもあろう。このことから、理論的には、うつ病と糖尿病とが互いに合併しやすい可能性は大いにあると思われる。

　そのほか、高血圧、狭心症、円形脱毛症、アトピー性皮膚炎などが心身症として位置づけられているが、これらとうつ病との関係は今一つはっきりしない（すなわち、あまり強い関係がないということでもある）。

3　身体疾患に併発したうつ病

　実は、身体疾患に続発してうつ病になるケースは非常に多い。しかし、それがきちんと診断されることは少ないといわれている。宮岡[10]によれば、その理由は2つあって、1つはうつ病の身体愁訴が種々の身体疾患と類似しているため、身体疾患に起因する身体症状とみなされやすい点であり、もう1つは身体疾患に罹患しているのであるから多少気分が落ち込むのは当然で、病的とみなす必要はなく、正常反応としての単なる落ち込みと判断されがちな点であるという。確かに、身体を病み、まして入院でもすれば、抑うつに傾くのは当然のことであるが、それが極端になってうつ病が発生することもあることを知っておく必要があるといえよう。具体的に入院病棟でうつ病を診断するためには、①うつ病をともかく頭に浮かべる、②外見の暗さ、投げやりな態度、③治療に消極的で、「そっとしておいてほしい」「このまま死なせてほしい」などの発言、④イライラ、焦燥、落ち着かずいつも歩き回っている、⑤ひどい不眠、食欲低下、などがポイントとなる。

　一般病棟の入院患者でどのくらいの割合でうつ病がみられるのかについては、多くの調査研究がある。最近のわが国での調査[7]によれば、身体疾患で総合病院に入院中の患者の21.5％にうつ病（DSM-IVで大うつ病エピソードに該当するレベルのもの）がみられたという。疾患別でいえば、やはり症状精神病をきたしやすい内分泌疾患（特に甲状腺機能障害、副腎皮質機能障害に目立つ）、膠原病、パーキンソン病、重症感染症の後、腎透析などに多いが、脳の器質的損傷による脳梗塞や脳腫瘍でもしばしばうつ病が併発する。また、心理的な反応を起こしやすい重篤な身体疾患、特に癌はうつ病を併発しやすい。今後増加が懸念されるエイズの場合にも、心理反応と症状精神病、器質精神病（HIV脳症）などの種々の要素が重なり、うつ病が合併する可能性を考えておかねばなるまい。**身体疾患とうつ状態**に関しては、本書の他章に詳しいので、細部についてはそちらを参照されたい。

4 警告うつ病

警告うつ病という言葉を聞いたことがある一般臨床医は少なくないと思われる。これは「癌を警告するうつ病」、つまり「癌が発見される前に、まずうつ病が出てくる現象」と受け止められている。特に膵臓癌はかなり進行しないと特有の身体症状が出てこないことがほとんどであり、抑うつ症状で始まることが多いとされるため、警告うつ病は膵臓癌と一体化して語られることが多い。

■膵臓癌

警告うつ病の細部については、青木の詳しい総説[11]があるのでそれを参照されたいが、総体としては警告うつ病の概念は、その発生のメカニズムという学問的な面は確かに興味深いが、**臨床的な有用性を強調するまでには至っていない**ように思われる。膵臓癌にうつ病の合併が多いことは確かだが、うつ病が先行するとは限らない。ただ、少数ではあっても、このようなケースがあるとすれば、臨床家としては一応知っておくべきである。

5 アルコール依存症とうつ病

■アルコール依存症

うつ病者がアルコール依存症になりやすいこと、またアルコール依存症者にうつ病が多いことは非常に多く報告されているが、どちらが原因で、どちらが結果であるかにより、2つのタイプがある。うつ病者は抑うつ気分を紛らわせる目的でアルコールに逃げる場合があり、この場合はうつ病が原因である。またアルコールは基本的に抑制的な薬物であり、乱用すれば抑うつに傾きがちとなる。その結果、慢性的なうつ病に陥るときがあり、この場合はうつ病は結果ということになる。ともあれ、一般臨床医としても大酒家の中にうつ病が多いことは知っておいてよく、生活指導の参考にする必要があると考える。

6 薬物によるうつ病

身体疾患の治療目的で投与した薬物で、うつ病が惹起されることがある。うつ病とまでいかなくても、薬により抑うつ的になることは案外多い。このことを知っておけば、患者が抑うつ的になれば速やかに他剤に変更できるし、もともとうつ病の既往や素因のある患者には、そのような薬物を最初から処方せずに済む。すなわち、これは一般臨床医に必須の知識といえよう。**薬物およびアルコールとうつ状態**との関係の各論については、本書の他章に詳しく記述されているので、そちらを参照されたい。

IV 一般医の限界と精神科医への紹介のポイント

いくらうつ病の診断ができ、ある程度の治療もできるといっても、限界を知っておくべきことは言うまでもない。以下のような場合には、精神科への紹介が必要で

ある。
a 重症で、自殺念慮が高度

■自殺念慮

うつ病患者が「死にたい」と口にするときはもちろんのこと、自殺念慮が強いのではないかと判断されるケースは、当然一般医ではリスクを背負い切れないと思われるし、自殺予防の観点からも可及的速やかな入院治療が望ましいので、精神科医に紹介する。また、自殺念慮がなんとなくありそうだが、はっきりしない場合や、自殺念慮が強いのか弱いのか判断に困るときも精神科医にコンサルトだけでもしてほしい。前述したように、smiling depression ということもあるので、患者がニコニコしながら「死にたいんですけど……」と訴える場合もありうる。希死念慮の表現法に深刻味がないからといって、自殺念慮が軽いとは限らない。いずれにしろ、希死念慮の存在が疑われるときは、精神科医との相談が必須である。

b イライラ、焦燥感

■焦躁が加わった
とき

これも自殺につながる症状である。うつ病患者は意欲低下だけでは自殺することは少ない。焦燥が加わったときに、自殺リスクは飛躍的に高まることを知っておくべきである。

c 軽症だが、ずるずる遷延する

この場合には狭義のうつ病ではなく、気分変調症の可能性もある。またうつ病の治療が適切ではなく、結果として遷延させている可能性もある。いずれにしろ精神科医への紹介が望ましい(もちろん、遷延する前に適切な判断を下して紹介することがより望ましい)。

d アルコールや薬物乱用の合併

先に述べたように、うつ病、特に遷延したり、再発再燃を繰り返したりするケースでは、アルコール、薬物(特に抗不安薬)依存に陥っている場合が高率にみられる。これらの問題は、うつ病と併せて統合的な精神科治療が必要である。

e 躁病相の既往

■躁状態

躁状態を伴う躁うつ病(双極性障害)は、それと診断ができた段階で精神科医に任せる方がよい。この場合、治療には炭酸リチウム、バルプロ酸ナトリウム、カルバマゼピンなどの気分安定薬の投与が必要で、血中濃度の臨機応変的なモニタリングなどが要求されるし、患者に問題行動が出現することが多く、入院をも含めた対応が不可欠となる場合があるからである。

f 幻覚や明らかな妄想を伴う精神病性うつ病

この場合、抗うつ薬と抗精神病薬の併用などの特殊な薬物療法が必要になるし、入院対応が要求されることも多いので、専門医でないと無理である。

g うつ病以外の精神障害の合併

これもfと同様である。

h 家族状況が複雑に絡む

心理的に状況が複雑になり、家族調整や家族精神療法が必要になるケースでは、

やはり精神科医の関与が必要である。たとえ家族の問題が原因ではないにしても、遷延化要因となっていることは案外多いものである。

　次に、精神科医への紹介の仕方のポイントは以下のようである。当然、これまでの身体疾患の経緯や精神科的問題、および治療薬をすべて書いた紹介状が必要である。またわかっていれば、生活や家庭的背景、心理的な面についても印象でも結構であるから書いて頂けると助かる（紹介状の具体的な書き方については文献[12]も参考にされたい）。

　紹介に際しては、患者に「見捨てられた」と感じさせることのないように説明する必要がある。「あなたは精神科に行った方がよい」などというストレートな言い方は、「精神病扱いされた」と感じられることがある（そのように感じ取られた場合、精神科には来ず、治療が中断して深刻な結果を招きかねない）。実はこの段階で、精神科医に診てもらうことの意味や一般医自身の考えについて丁寧に説明し、精神科への敷居を低くして頂けると本当に助かる。但し、だからといって「精神科に行けば、必ず治るから」といった類の過剰な期待を抱かせるような説明はよくないことも、ここで強調しておきたい。

　ところで、精神科医に紹介した患者が舞い戻ってきて、「先生、紹介頂いたあの精神科の先生とはどうも……」という類の相談を受け、別の精神科医を紹介してほしいと要請されることもあるかと想像される。確かに、日本の精神科医のすべてが立派な優れた医者ではない。これは覆い隠せない事実であるし、単に医者と患者との人間的な相性が悪いということもある。今や患者の方も医者を選ぶ時代であるので、**医者をある程度替わるのは、それほど悪いこととは思えない**。しかし、もちろんこれにも限界がある。あまり頻繁に替わり過ぎると信頼関係ができないし、継続的な治療が困難になる。また、患者の側にドクターショッピングなどの問題のあることも精神科では多い（但し、うつ病患者に限っていえば、そういった問題はむしろ少ないという印象を筆者らはもっている）。よって、ケース・バイ・ケースではあるが、患者から別の精神科医を紹介するよう依頼されたときは、面倒でも一度前医（精神科）と連絡を取り、諸状況を確認したうえで、患者に前医に戻って治療を継続した方がよい旨を説明するか、あるいはほかの精神科医を紹介状付きでもう一度紹介するのがよいと思われる。

■ドクターショッピング

　　　　　　　　　　　　　　　　　　　　　　　　　（清水邦夫、野村総一郎）

■　文　献　■

1) 野村総一郎：内科医のためのうつ病診療．第1版，医学書院，東京，1998．
2) 野村総一郎：もう「うつ」にはなりたくない．星和書店，東京，1996．
3) 野村総一郎：うつ病を知る；軽症化の時代に．メディカルトリビューン社，東京，1993．
4) 野村総一郎：うつ病の分類と診断．臨床と研究　77：878-880，2000．
5) 野村総一郎：ウツの気分とつきあう方法．河出書房新社，東京，1994．
6) 野村総一郎：「心の悩み」の精神医学．PHP研究所，東京，1998．

7) 青木孝之, 保坂 隆, 渡辺俊之, ほか：総合病院入院患者におけるうつ病の合併率. 総合病院精神医学 9：119-123, 1997.
8) 桂 戴作(編)：プライマリ・ケアにおけるうつ病(うつ状態)診療のポイント. トーア総合企画社, 大阪, 1996.
9) 山家邦章, 岡島美朗, 加藤 敏, ほか：糖尿病を合併するうつ病の臨床的研究. 精神神経学雑誌 104：417-426, 2002.
10) 宮岡 等：各診療科でみられる気分障害. 精神科ハンドブック2「気分感情障害」, 大原健士郎(監), 星和書店, 東京, 1996.
11) 青木孝之：警告うつ病. 脳と精神の医学 6：485-493, 1995.
12) 野村総一郎：精神科における紹介状の書き方. 精神科臨床サービス 2：54-57, 2002.

和文索引

アーロン・アントノフスキー
　　……………………121
笠原　嘉…………………38
シューマン ………………149
下田光造…………………35
ハンス・セリエ …………116
平澤　一…………………36

あ

アドレナリン学説 ………119
アリピプラゾール ………231
アルコール依存症
　　………254,269,275,341
　　――，一次性 ………278
　　――，二次性 ………279
アルツハイマー型認知症 …299
アルツハイマー病 ………263

い

インターフェロン ………283
　　――療法 ……………273
位相変位仮説 ……………211
易疲労感 …………………336
胃腸障害…………………76
意識障害…………………319
維持療法 …………………176
遺伝因子…………………25
遺伝子多型………………25
一次性アルコール依存症 …278
一次性気分障害 …………261
一般身体疾患による気分障害
　　………………………168
稲垣らの換算表 ………69,77

う

うつ状態 ………………2,151
　　――，心因性 ………274
　　――，脳血管性 ……261
　　――，薬剤誘導性 …282
うつ病 ……………3,245,247
　　――（大うつ病性障害）の危
　　　険因子………………45

　　――相 ………………163
　　――の自殺防止 ……328
　　――の長期化 ………6
　　――の否定的認知の3徴
　　　………………………103
　　――，A型非定型 ……222
　　――，仮面
　　　………58,130,256,301,329
　　――，器質性 ………9
　　――，警告 ……112,270,341
　　――，激越(型)………52,151
　　――，抗うつ薬抵抗症の…82
　　――，更年期 ………314
　　――，産後 …………308
　　――，思春期の ……44
　　――，症候性 ………9
　　――，状況因性 ……249
　　――，心因性 ………181
　　――，神経症性 ……249
　　――，制縛……………54
　　――，性格因性 ……183
　　――，青年期の ……44
　　――，遷延性 ………316
　　――，疎隔……………51
　　――，双極性 ………70
　　――，躁………………1
　　――，大………………298
　　――，単極性 ………148
　　――，治療抵抗性 …316
　　――，ディスサイミア型 …257
　　――，内因性……52,134,249
　　――，難治性
　　　………69,70,77,90,316
　　――，二次性 ………254,278
　　――，二重 …………258
　　――，妊娠中の ……307
　　――，反応性 ………12,249
　　――，非定型 ………169,218
　　――，不安 …………253
　　――，慢性 …………316
　　――，慢性原発性単極性
　　　………………………183
　　――，慢性続発性 …183
　　――，未熟型 ………257
　　――，妄想性 ………302
　　――，老齢の ………44

ウィルソン病 ……………269
ウェルニッケ脳症 ………269
ウルトラ・ラピッド・サイク
　ラー ……………………236

お

オランザピン ……………231

か

カリウム…………………30
カルシウム拮抗薬 ………286
カルバマゼピン…………83,231
仮性認知症………54,129,301
仮面うつ病
　　………58,130,256,301,329
家族性アルコール症 ……277
家族の失踪あるいは死 …249
過食 ………………………207
過眠 ………………………207
回復期 ……………………111
海馬 ………………………21
解離性障害 ………………256
潰瘍性大腸炎 ……………272
外因性精神病 ……………229
笠原・木村の分類………10
褐色細胞腫 ………………268
肝性脳症 …………………273
患者-医師関係 …………323
感情障害 …………………276
　　――，季節性 ………207
　　――，統合失調 ……254
感情喪失の感情…………51
眼窩皮質…………………31

き

キャノン …………………119
几帳面……………………36
　　――さ………………37
気分安定薬………158,170,205
気分循環症 ………………195
気分循環性障害……11,167,195
気分障害 ………………2,154,182
　　――の生涯有病率………42

――，一次性 …………261
――，一般身体疾患による
　　 ………………………168
――，月経前不快 ………310
――，子どもの ……291,293
――，持続性 ……………198
――，二次性 ……………261
――，物質誘発性 ………168
気分反応性 …………………218
気分変調症 …………………200
――，準感情病性 ………183
気分変調性障害
　 ………11,70,181,185,186,187
季節型 ………………………170
季節性感情障害 ……………207
季節性パターン評価質問表 208
起立性低血圧………………… 75
器質性うつ病………………… 9
休養 …………………………328
急性躁病 ……………………160
急速交代型 ……………169,235
強迫症状…………………… 54
境界性人格障害 ……………201,292
境界性パーソナリティ障害
　 ………………………………257
均質性………………………… 26
筋萎縮性側索硬化症 ………271
筋弛緩作用 …………………305
緊張型統合失調症 …………318
緊張病 ………………………135

く

クレッチマー ……………34,157
クローン病 …………………272
グリア細胞………………… 24

け

経頭蓋磁気刺激療法………… 90
――の副作用………………… 96
軽症型の双極II型障害 ……154
軽躁状態 ……………………197
軽躁病エピソード ……164,166
痙攣発作…………………… 78
継続療法 ……………………175
警告うつ病 ………112,270,341
激越うつ病………………… 52
激越型うつ病 ………………151

結核治療薬 …………………286
月経前症候群 ………………310
月経前不快気分障害 ………310
倦怠感 ………………………336
健康生成モデル ……………122
健康生成論 …………………121
幻視 …………………………264

こ

コタール症候群 …………56,130
コミュニケーション ………111
コモビディティ ……………137
コンサルテーション―リエゾ
　ン活動 ……………………288
コンプライアンス …………304
子どもの気分障害 ……291,293
子どもの虐待 ………………292
子どものストレス因子 ……292
孤独感 ………………………327
口渇………………………… 74
甲状腺機能障害 ……………267
甲状腺ホルモン…………… 85
行為障害 ……………………293
行動チェックリスト ………291
行動療法 ……………………100
抗うつ薬 ……………………174
　　――抵抗性のうつ病… 82
　　――，三環系 ……62,63,141
　　――，四環系 …………62,64
抗痙攣薬…………………… 83
抗神経病薬 …………………161
抗精神病薬………………87,171
抗ヒスタミン作用………… 75
抗不安薬……………87,205,304
更年期うつ病 ………………314
更年期障害 …………………313
高照度光照射 ………………213
高中性脂肪血症…………… 30
国際疾病分類第10改訂版… 164
黒胆汁症 ……………………126
昏迷 ……………………52,129
混合状態 ………………151,227
混合性エピソード …………228

さ

サーカディアンリズム ……211
サイコエデュケーション …176

災害関係 ……………………245
罪業妄想………………… 55,130
錯乱性躁病 …………………151
三環系抗うつ薬 ……62,63,141
産後うつ病 …………………308
残遺症状 ……………………323

し

ジアゼパム………………… 87
ジャミソン …………………149
四環系抗うつ薬 …………62,64
仕事熱心……………………… 36
仕事のストレス ……………245
死別反応 …………249,250,303
思春期のうつ病…………… 44
視床下部―下垂体―副腎皮質
　系 ………………………… 21
自己愛的対象関係 …………328
自殺 ……112,170,275,324,333
　　――企図 …239,277,291,327
　　――者数 ………………115
　　――統計概要 …………252
　　――念慮 …………325,333,342
　　――の危険因子 ………326
自動思考 ……………………102
自閉性障害 …………………293
持続性気分障害 ……………198
持続性勃起………………… 75
持続療法 ………………… 69,77
時差ぼけ ………………211,214
疾病妄想 ……………………299
実在的空虚………………… 51
社会的再適応評価尺度 ……120
社会不安障害 ………………255
受容体仮説………………… 18
修正型電気痙攣療法 ………322
執着気質 ……………5,35,40,131
執着性格……………………… 36
重症型の双極I型障害 ……154
循環気質 ………34,157,195,271
循環精神病 ………………1,126
循環病質……………………… 34
準感情病性気分変調症 ……183
女性アルコール症 …………277
症候性うつ病……………… 9
症状精神病 …………………233
焦燥 ……………………129,342
衝動性 ………………………290

状況因性うつ病 …………249
職場・家族へのサポート …109
職場の対応 ………………112
職場不適応症 ……………257
心因性うつ状態 …………274
心因性うつ病 ……………181
心因性抑うつ ………………53
心因反応 ……………………33
心気妄想 ………………56,130
心身症 ………………272,339
心理教育…………………99,176
身体感情の消沈……………50
身体疾患による二次性うつ病
　…………………………254
身体愁訴 …………………335
身体表現性障害 …………256
神経栄養因子 ………………23
　　――，脳由来……………23
神経可塑性 …………………22
神経細胞の新生……………22
神経症化 …………………322
神経症性うつ病 …………249
神経症性抑うつ …………181
神経梅毒 …………………265
振戦 …………………………78
進行性核上性麻痺 ………264
人格障害 …………………191
　　――，境界性 ………201,292
　　――，多重 ………………292
　　――，反社会性 ……276,278

す

スキーマ ……………103,105
ステロイド精神障害 ……284
ステロイド精神病 ………284
ストレス …………………115
　　――コーピング …………121
　　――症候群 ………………118
　　――反応性 …………………4
　　――マネージメント ……272
　　――，仕事の ……………245
ストレッサー ……………116
水頭症 ……………………267
睡眠時無呼吸症候群 ……272
睡眠薬 ……………………304
膵性脳症 …………………271
膵臓癌 ……………………341

せ

せん妄………78,233,299,305
　　――，薬剤性 ……………304
セカンドメッセンジャー不均
　衡仮説 …………………157
セリエのストレス学説 ……117
セロトニン ……………15,212
　　――症候群………………77
セロトニン・ノルアドレナリ
　ン再取込み阻害薬
　………………62,65,141,192
セロトニントランスポーター…27
セントジョーンズワート……88
生気悲哀……………………50
生気抑うつ…………………50
制止 ………………………129
制縛うつ病…………………54
性格因性うつ病 …………183
性格スペクトラム障害 …183
性機能障害 ……………72,77
性欲の減退 ………………110
青年期のうつ病……………44
青斑核 ………………………20
精神運動制止………………52
精神運動抑制………………52
精神刺激薬…………………86
精神疾患の診断統計マニュア
　ル第4版 ………………163
精神病後抑うつ……………59
精神病性障害 ……………167
精神療法……………………98
　　――的アプローチ ………274
脆弱性………………………15
脊髄小脳変性症 …………265
摂食障害 ……………256,269
絶望感 ……………………327
選択的セロトニン再取込み阻
　害薬 ………………………62,
　64,141,174,192,205,215,304
遷延性うつ病 ……………316
遷延性抑うつ反応 ……249,250
全身性エリテマトーデス …270
全般性不安障害 …………255
前頭側頭型認知症 ………263

そ

疎隔うつ病…………………51
双極Ⅰ型障害
　………148,155,163,167,230
　　――，重症型の …………154
双極Ⅱ型障害 ……………163,201
　　――，軽症型の …………154
双極混合状態 ……………257
双極性うつ病………………70
双極性障害 ……………154,163
　　――，特定不能の ………167
早発認知症 ………………126
相関研究 ……………………25
喪失体験 ……………298,326
葬式躁病 …………………157
操作的診断 ……………190,254
　　――基準 …………………148
躁うつ混合状態 …………227
躁うつ病 ……………………1
躁状態 …………………149,150
躁転…………70,153,154,165
躁病エピソード …………166
　　――の基準 ………………155
躁病相 ……………………163
増強薬………………………82

た

タイプⅠエラー ……………26
ダブルデプレッション ……188
多系統萎縮症 ……………264
多軸診断 …………………254
多軸評定 ……………253,320
多重人格障害 ……………292
多動 ………………………290
多発性硬化症 ……………265
体重増加 ……………72,75,207
対人過敏 ……………………36
対人関係上の役割をめぐる不
　和 ………………………108
対人関係の欠如 …………109
対人関係療法 …………100,107
対他的配慮 …………………38
退行期 ………………………38
大うつ病 …………………298
　　――性障害………………11
大うつ病エピソード ………166

──の基準 …………156
単極性うつ病 …………148
──, 慢性原発性 ……183
短期精神力動的精神療法 …101
短期精神療法 …………98
断酒 …………279

ち

チラーヂン® …………85
治療アルゴリズム …………7
治療効果領域 …………68
治療抵抗性うつ病 …………316
治療薬依存 …………231
秩序愛 …………38
秩序志向 …………37
中毒精神病 …………233
注意欠陥/多動性障害 …………293

つ

通過症候群 …………266

て

テグレトール® …………83
テレンバッハ …………37
ディスサイミア …………184
──型うつ病 …………257
デキサメタゾン …………21
デパケン® …………84
低コレステロール血症 …………30
低酸素脳症 …………267
適応障害
……11, 245, 246, 257, 274, 292
電気痙攣療法 …………
90, 142, 159, 232, 305, 314, 329
──の副作用 …………95
──, 修正型 …………322

と

ドクターショッピング ……343
ドパミン …………17, 212
逃避型抑うつ …………257
統合失調感情障害 …………254
統合失調症 …………59
──, 緊張型 …………318
糖尿病 …………268, 340

特定不能の双極性障害 ……167
読書療法 …………99
遁走 …………256

な

内因性うつ病 …………52, 134, 249
内因性疾患 …………4
難治性うつ病
…………69, 70, 77, 90, 316

に

二次性アルコール依存症 …279
二次性うつ病 …………254, 278
──, 身体疾患による …254
二次性気分障害 …………261
二重うつ病 …………258
尿毒症性脳症 …………272
尿閉 …………74
妊娠中のうつ病 …………307
認知機能障害 …………263, 302
認知行動療法 …………100, 101
認知症 …………299, 319
──, アルツハイマー型 …299
──, 仮面 …………54, 129, 301
──, 前頭側頭型 …………263
──, 早発 …………126
──, レビー小体型 …………264
認知障害 …………185
認知の歪み …………102
認知モデル …………101
──, 不安の …………106
認知療法 …………100

ね

眠気 …………75

の

ノルアドレナリン …………15
脳血管障害 …………300
脳血管性うつ状態 …………261
脳腫瘍 …………266
脳由来神経栄養因子 …………23

は

ハンチントン病 …………265
バルプロ酸ナトリウム
…………84, 158, 231
パーキンソン病 …………264
パーソナリティ …………46
──障害 …………100
──, 境界性 …………257
パニック障害 …………255
破壊性行動障害 …………293
迫害妄想 …………56
発達障害 …………289
発病状況論 …………33, 37
反社会性人格障害 …………276, 278
反応性うつ病 …………12, 249
汎下垂体機能不全症 …………268
汎適応症候群 …………118

ひ

ヒスタミン H_2 受容体遮断薬
…………285
ヒペリシン …………89
ビタミン B_6 …………30
ビタミン B_{12} …………30
皮質基底核変性症 …………264
否定妄想 …………56
非定型うつ病 …………169, 218
疲労感 …………336
被害妄想 …………56
悲嘆反応 …………249
微小念慮 …………326
微小妄想 …………130
光療法 …………213
表現型 …………25
病感 …………337
病識 …………57, 337
貧困妄想 …………54, 130

ふ

フェラグートの皺襞 …………50
プライマリ・ケア医 …………6, 333
プリオン病 …………266
不安うつ病 …………253
不安焦躁 …………326
不安障害 …………51, 255, 293

―――, 社会 ……………255
―――, 全般性 ……………255
不安の認知モデル …………106
不機嫌躁病 …………………151
夫婦療法 ……………………100
服薬アドヒアランス ………322
服薬コンプライアンス………99
副交感神経 …………………119
副甲状腺機能亢進症 ………269
副甲状腺機能障害 …………267
副腎皮質機能障害 …………267
副腎皮質ホルモン …………284
物質依存 ……………………275
物質使用障害 ………………275
物質誘発性気分障害 ………168
物質乱用 ……………………275
―――者 ……………………231

[へ]

ベーチェット病 ……………270
ベンゾジアゼピン…87, 141, 171
―――常用量依存 …………234
併発症 ………………………252
併用療法 ……………………100
米国精神医学会 ……………140
米国の疫学調査 ……………255
扁桃核 …………………………31
便秘……………………………74

[ほ]

ホメオスタシス ……………116
ポスト・フェストゥム………53
ポルフィリン症 ……………268

[ま]

マグネシウム…………………30
マタニティ・ブルー ………309
マニー型性格 ………………157
慢性うつ病 …………………316
慢性原発性単極性うつ病 …183

慢性続発性うつ病 …………183
慢性疲労症候群 ……………272

[み]

未熟型うつ病 ………………257

[む]

無意識的な攻撃 ……………327
無痙攣性電撃療法 …………305
霧視……………………………74

[め]

メチルフェニデート…………86
メラトニン …………………211
メランコリー ………………126
―――型 ……………………303
―――の特徴 ………………132
メランコリー親和型 …37, 40, 131
―――性格 ……………………5

[も]

モノアミン……………………15
―――仮説 ………………15, 157
―――酸化酵素阻害薬 …16, 66
妄想性うつ病 ………………302
問題解決療法 ………………100

[や]

役割の変化 …………………108
薬剤性せん妄 ………………304
薬剤性精神障害 ……………282
薬剤誘発性うつ状態 ………282
薬物相互作用 ………………319
薬物動態 ……………………304

[ゆ]

憂うつ …………………3, 335

[よ]

葉酸……………………………30
抑うつ
―――気分 …………………129
―――神経症 …………181, 200
―――スパイラル …………103
―――, 心因性…………………53
―――, 神経症性 ……………181
―――, 生気 …………………50
―――, 精神病後 ……………59
―――(反応), 遷延性…249, 250
―――, 逃避型 ………………257
抑制喪失飲酒 ………………276

[ら]

ライフイベント ……………157
ライフチャート ……………161
ラピッド・サイクラー
　…………………85, 201, 235

[り]

リタリン® ……………………86
リチウム …………82, 158, 231
―――増強療法 …………69, 77
リーマス® ……………………82
離人症 …………………………51
離脱症状 ……………………275

[れ]

レビー小体型認知症 ………264
連鎖解析 ………………………25
連続飲酒 ……………………276

[ろ]

老齢のうつ病…………………44

欧文索引

Akiskal HS ……………126
Baillarger ……………126

Binswanger L ……………53
Emil Kraepelin ……………126

Janzarik W……………54, 56
Jaspers………………………137

Jules Falret ………126
Kraepelin E ………227
Kranz H ………59
Tellenbach H………55, 59

5-HIAA ………18
5-HT ………15, 212
5-HTT ………27
5-HTTLPR ………27

β受容体拮抗薬 ………287

A

A型行動パターン ………271
A型非定型うつ病 ………222
activation syndrome ………258
AD (Alzheimer disease) …263
ADDS (atypical depression diagnostic scale) ………219
ADHD (attention-deficit/hyperactivity disorder)…293
ALS (amyotrophic lateral sclerosis) ………271
anhedonia ………129
anoxic encephalopathy …267
APB (abductor pollicis brevis) ………94

B

Bcl-2 ………23
BDNF 遺伝子 ………28
BDNF (brain-derived neurotrophic factor) ………23
Behçet disease ………270
bibliotherapy ………99
brief psychodynamic psychotherapy ………101
BT (behavioral therapy) …100

C

CBCL ………291
CBD (cortico-basal degenerarion) ………264
CBT (cognitive behavioral therapy) ………100
CD (crohn disease) ………272
clinging depression ………53
CNS ループス ………270
comorbidity…137, 170, 252, 318
CT (cognitive therapy) …100
cyclothymia ………195

D

DCR 研究用診断基準 ………247
depressiver zustand ………2
DLB (dementia with lewy bodies) ………264
double depression ………258
down regulation ………19
DSM 診断基準 ………252
DSM-IV ………163
――による分類 ………10
DSM-IV-TR ………164, 218
durchgangs syndrom ……266

E

ECT (electroconvulsive therapy)
…90, 142, 159, 232, 305, 314, 329

F

folie circulaire ………1
FTD (fronto-temporal dementia) ………263
fugue ………256

H

HD (huntington's disease) ………265
Hippokrates ………126
HIV (human immunodeficiency virus) ………266
――感染症 ………266
HPA (hypothalamic-pituitary-adrenal axis) 系 ………21
hydrocephalus ………267

I

ICD-10 ………164
――による分類 ………13
IPT (interpersonal psychotherapy) ………100

K

Kielholz の分類 ………9

M

m-ECT ………91, 322
manisch-depressives Irresein …1
MAO-I ………66, 192
MAO 阻害薬 ………16
masked depression …301, 329
MHPG ………18
mood disorder ………2
MS (multiple sclerosis) …265
MSA (multiple system atrophy) ………264
MST (magnetic seizure therapy) ………93
MT (marital therapy) ……100

N

NCS (national comorbidity survey) ………255
neuroglycopenic symptom ………268

P

PD (parkinson disease) …264
PMDD (premenstrual dysphoricdisorder) ………310
PMS (premenstual syndorome) ………310
post-stroke depression …300
postpsychotic depression ………224
primary mood disorder …261
problem-solving therapy 100
pseudodementia………301
PSP (progressive supranuclear palsy) ………264
psychoeducation ………99
PTSD (posttraumatic stress disorder) ………292

S

SAD(seasonal affective disorder) ……………207
SCD(spinocerebellar degeneration) ……………265
secondary mood disorder ……………………261
SIADH……………269
single pulse TMS ………92, 94
　――の副作用……………96
SLE(systemic lupus erythematodes) ……………270
SNRI(serotonin norepinephrine reuptake inhibitor) ……………62, 65, 141, 192
SOC(sence of coherence) ……………121, 124
social stress ……………46
social support ……………47
soft bipolar spectrum ……196
SPAQ(seasonal pattern assessment questionnaire) ……………………208
splitting ……………202
SSRI(selective serotonin reuptake inhibitor)…62, 64, 141, 174, 192, 205, 215, 304

T

TCA(tricyclic antidepressants) ……………62, 63, 141
therapeutic windows ………68
TMS(transcranial magnetic stimulation) ……………90

U

UC(ulcerative colitis) ……272
up regulation ……………19

V

V型非定型うつ病 …………222
VD(vascular depression) 261
von Gebsattel VE …………51

Z

zyklothymie ……………195

```
改訂第2版
よくわかる  うつ病のすべて—早期発見から治療まで—
           ISBN 978-4-8159-1838-5 C3047
```

平成15年12月5日	第1版発行
平成19年2月1日	第1版第2刷
平成21年6月1日	第2版発行

編　集	鹿　島　晴　雄
	宮　岡　　　等
発行者	松　浦　三　男
印刷所	株式会社　真　興　社
発行所	株式会社　永　井　書　店

〒553-0003 大阪市福島区福島8丁目21番15号
電話(06)6452-1881(代表)/Fax(06)6452-1882
東京店
〒101-0062 東京都千代田区神田駿河台2-10-6(7F)
電話(03)3291-9717(代表)/Fax(03)3291-9710

Printed in Japan　　© KASHIMA Haruo, MIYAOKA Hitoshi, 2003

・本書の複製権・翻訳権・上映権・譲渡権・公衆送信権（送信可能化権を含む）は株式会社永井書店が保有します．
・**JCLS** <㈳日本著作出版権管理システム委託出版物>
本書の無断複写は著作権法上での例外を除き禁じられています．複写される場合には，その都度事前に㈳日本著作出版権管理システム(電話03-3817-5670，FAX 03-3815-8199)の許諾を得て下さい．